系統看護学講座

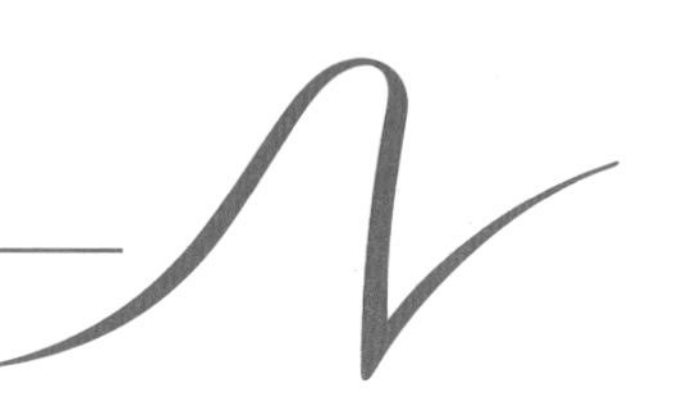

別巻

看護情報学

中山　和弘　聖路加国際大学教授
瀬戸山陽子　東京医科大学准教授
藤井　徹也　豊橋創造大学教授
篠崎恵美子　人間環境大学教授
米倉　佑貴　聖路加国際大学准教授
高木　晴良　東京医療保健大学准教授
戸ヶ里泰典　放送大学教授

医学書院

系統看護学講座　別巻　看護情報学
発　　行　2012年2月1日　第1版第1刷
2016年2月1日　第1版第6刷
2017年1月6日　第2版第1刷
2020年2月1日　第2版第4刷
2021年1月6日　第3版第1刷©
2024年2月1日　第3版第4刷
著者代表　中山和弘（なかやまかずひろ）
発 行 者　株式会社　医学書院
代表取締役　金原　俊
〒113-8719　東京都文京区本郷1-28-23
電話　03-3817-5600(社内案内)
03-3817-5657(販売部)
印刷・製本　三報社印刷

ISBN978-4-260-04205-5

はしがき

看護師にとっての▶「情報」とは

看護師にとって，「情報」とはなんであろうか。

それはとても便利なもので，ますます身近なものになっている。医療現場はすでにコンピュータの端末であふれ，さらに，スマートフォンやタブレット端末など，持ち運べて，歩きながらでも，いつでもどこでも情報を手に入れられるコンピュータも数多く導入されてきている。他方では，そうやって便利になったがゆえに，患者の個人情報が流出したというようなニュースも聞かれる。便利なものとはいえ，思わぬところにリスクもかかえている両刃の剣なのである。したがって，看護師は「情報とはなにか」を知り，その「いかし方」と「まもり方」の両方を学ぶ必要がある。情報によって得られる患者の利益と同時に，患者の人権はなんとしてもまもらなければならない。

看護師は，医療の最前線において患者に最も近いところにいて，患者中心の医療の実現において重要な役割を担っている。そのため，患者をつねによく観察し，そこから得られる情報によって，看護を展開しなくてはならない。そして，そのプロセスを情報として記録し，医療チームのメンバーとコミュニケーションをとって，共有し合う。もちろん，誰よりも患者にこそ，治療やケアについての情報を，わかりやすく伝えていかなくてはならない。すなわち，看護師は，患者の情報を安全に活用し，情報をもとにコミュニケーションをとる仕事であるともいえる。しかし，この「情報」と「コミュニケーション」の特徴をよく知らないと，単にうまく伝わらないだけでなく，それが原因で大きな医療ミスにつながることが多いのである。

もう1つ大事なこととして，看護師の仕事を発展させていくためには，看護学の研究が不可欠である。そのためには，新しい情報の「つくり方」も知らなくてはならない。それにはまず，すでにある研究の情報を収集し，わかっていることとわかっていないことを明らかにしなくてはならない。そして，新たに解明する課題が見つかれば，調査などによって，患者や看護師などから情報を正確に収集し，適切に統計処理を行うという作業が待っている。そこで得られた研究結果は，協力してもらった患者のためにも，より多くの人が役だてられるように発表する必要がある。さらにいえば，このような看護の仕事は，まだまだわが国の人々に十分に知られているとは言いがたい。「看護学」とはなんなのかの「広め方」を，学んでいかなくてはならない。

したがって，「情報」と「コミュニケーション」の専門職である看護師にとって，情報通信技術 Information and Communications Technology(ICT)は，その専門性を発揮するために必要不可欠なものであり，看護師にとって，いまだかつてない強力な味方となるものである。

本書の目的と構成▶ 本書の目的は，ICT を取り入れながら，「情報」と「コミュニケーション」を看護の実践や学問としての看護学にいかす方法として学ぶことである。

第1部は，まず「情報とはなにか」について述べる。情報は，よりよい意思決定のために役だつものであり，そのような情報を共有するコミュニケーションがなぜむずかしいのかについて理解し，それを克服し，たすけ合うためのしくみとしての ICT があることについて解説している。

第2部は，保健医療における情報の「いかし方」について，信頼できる情報としてのエビデンスとナラティブに基づいた医療と看護，看護の「見える化」のための標準化や看護用語と看護の質指標，電子カルテなどの情報システムにおける多職種による連携と医療安全，患者が情報に基づいて意思決定できる能力としてのヘルスリテラシーを向上させる支援方法などを紹介する。

第3部は，情報を扱ううえでの患者を中心とした「まもり方」としての情報倫理について，プライバシーや守秘義務と医療倫理，患者の知る権利としてのインフォームドコンセントやセカンドオピニオンと診療情報の開示，看護における個人情報の利用と保護，情報セキュリティなどを解説する。

第4部は，新しい情報の「つくり方」と「広め方」として，研究によって新しい情報を生み出し，発表する方法について解説する。既存の文献や情報を検索し，自分で情報を生み出す必要性について検討する方法から，調査によってデータを収集する方法，データを統計的に分析し，レポートとしてまとめたり，口頭やポスターで発表したりする方法，さらにインターネットで発表して，看護学について発言やアピールを行う方法まで記してある。

第3版の改訂内容▶ 第3版では，近年注目が高まってきた人工知能(AI)や IoT(Internet of Things)などの記述を加えた。また，ソーシャルメディアの普及に伴い，多くの人がますます発信しやすい社会となった。このような背景をふまえて，看護学生・看護師が知っておくべきことについて加筆・修正を行った。

歴史を振り返れば，「情報は力」であることは間違いない。これまでは独占されてきたが，それを誰もが等しく手に入れることができるようにと，ICT が発展してきたのである。しかし，「いかし方」を知り，「力」を手に入れなければ，格差はかえって開いていき，問題に直面して必要な情報を求めている人々を支援することはできない。それを実感するためにも，実際に活用して，さまざまな人とコミュニケーションをとって共有してみよう。情報社会とは，誰もが安心して喜びと悲しみを分かち合え，たすけ合える社会である。人のために役だちたいと考えて看護の道に進んだ学生の皆さんが，本書を通して，そのような社会づくりにますます参加していけるようになることを願っている。

2020 年 10 月

著者代表　中山和弘

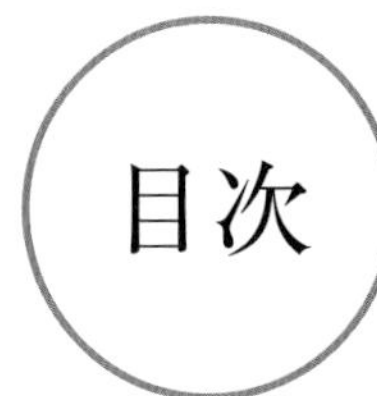

目次

第1部 情報と情報社会

第1章 情報の定義と特徴

中山和弘

第2章 社会と情報

瀬戸山陽子

第2部 保健医療における情報

第3章 保健医療と情報

中山和弘

第4章 看護と情報

中山和弘

第5章 医療における情報システム

藤井徹也・篠崎恵美子

第3部 情報と倫理

第6章 情報倫理と医療

米倉佑貴

第7章 患者の権利と情報

高木晴良

第8章 個人情報の保護

戸ヶ里泰典

第9章 コンピュータリテラシーとセキュリティ

米倉佑貴

第4部 情報処理

第10章 既存の情報の収集方法

中山和弘・米倉佑貴

第11章 質問紙調査によるデータ収集 米倉佑貴

第12章 Excelによる統計解析

高木晴良

第13章 文字情報の整理

戸ヶ里泰典

第14章 情報の発表とコミュニケーション

高木晴良・中山和弘

画像・写真協力 社会福祉法人　聖隷福祉事業団　総合病院　聖隷三方原病院（図 5-2，5-5，5-6，5-8，5-10～15）

第1部

情報と情報社会

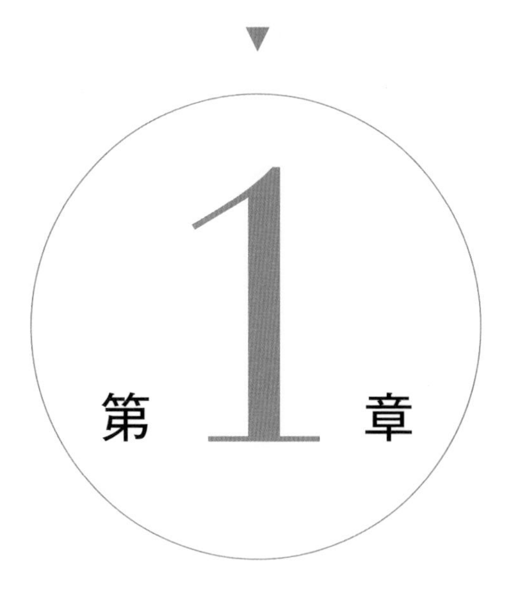

情報の定義と特徴

A 情報とは

① 情報とよりよい意思決定

よりよい意思決定▶ 私たちは，日々なんらかの問題に直面している。問題をストレスに感じることもあるが，それを解決することで生きていける。したがって，生きていることは問題解決の連続でもあるが，それを糧(かて)として問題解決力を養い，生きる強さを身につけていると言ってもよい。問題にぶつかれば，現在の方法をかえたり，新たな解決方法さがしを迫られたりすることもある。そのときどうするかを，どのように決めているであろうか。

決める，すなわち意思決定とは複数の選択肢から１つを選ぶことである。意思決定の方法には，よりよいものがあることが知られている[1)]。よりよい意思決定では，結果が納得いくものになりやすく，後悔が少なくてすみ，多少結果がわるくても，よく考えた自分に納得がいく。

衝動買いは，「こんなに安いのにいま買わないと誰かに買われてしまう」など，そのときの感情や気分で決めていることが多い。また，買い占めはいけないとわかっていても，実際に行っている人を見たあとに，残りわずかになった商品を見れば，残り全部を買いたくなる感情も生じるかもしれない。よりよい意思決定は，そのような一時的な感情ではなく，「情報」に基づくといわれる。

「情報」とは▶ それでは，「情報」とはどのようなものであろうか。たとえば，がんの治療効果の判定に用いられる５年生存率という指標がある(▶図 1-1)。がんと診断された人が，それから５年後に生存している割合をあらわしたものである。胃がんでは，早期のがんなら 100%に近く，進行したがんなら 10%前後となっている。言うまでもないが，これは過去におこったことについてのデータ data である。

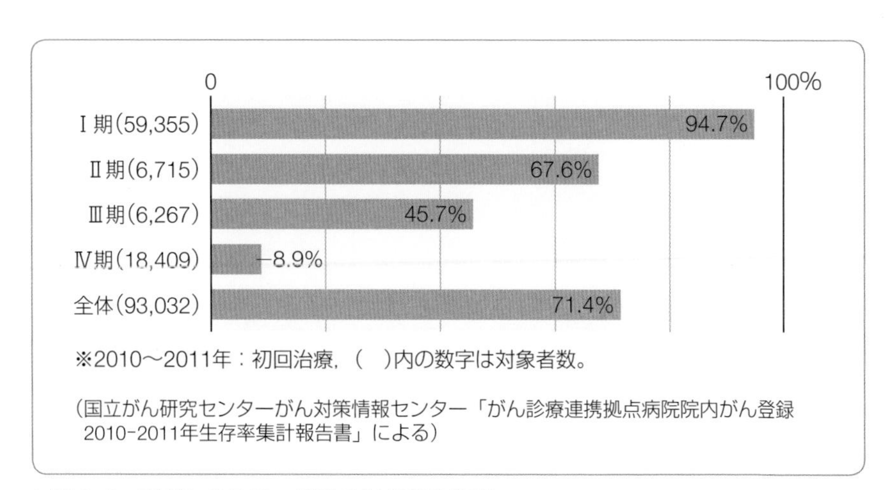

▶図 1-1　胃がんのステージ別５年相対生存率

そして，これを未来にあてはめてみると，期待される確率となる。進行したがん患者がこのデータを知れば，5年後までに死亡する確率は90%前後と予想ができる。そこで，5年以上生きるかもしれないと思いつつも，5年以内でできることをしておこうと考えるかもしれない。人によっては，自分はもっと長く生きてみせると長い計画を立てるかもしれない。このデータをどういかすかは，人それぞれである。

そもそも人間にはさまざまな人がいる。人々におこる未来のできごとは不確実なものである。こうすれば必ずこうなると100%保証されていることは少ない。それでももし，おこる確率についての情報が手に入るのであれば，それをもとに予想してみたいと考えるものである。そのため，「情報」とは，それがもつ役割から，「不確実性を減らすもの」ともいわれる。

② 情報と確率

現在では，未来のできごとのおこりやすさについて確率であらわすことが増えている。たとえば，天気は降水確率であらわされるし，スポーツでもさまざまな「○○率」をもとに作戦を考える。健康や医療に関しても，「肥満する確率が高い」「生活習慣病になる確率が高い」「治る確率が高い」という情報があふれている。

リスクとは▶ さらに現代社会は，損失の発生確率や大きさに関連するリスク risk に対して関心が高まっており，「リスク社会」[2]ともいわれる。リスクは，目には見えず，実態はないが，あると思えばあるものである。

このような概念であるリスクは次の式であらわされることが多い。

リスク ＝ 損失の発生確率 × 損失の大きさ

たとえば，原子力発電所は，事故がおこれば損失の大きさははかりしれない。それでも発電所の建設や設置を受け入れてきたのは，発生確率が0に近いとみなし，リスクも0に近いとしているからである。ただし，たとえそうでも，あくまで0ではないことは確かである。このリスクという確率的な見方が，ますます生活のなかに浸透してきている。

医療とリスク▶ 「くすりは(反対から読むと)リスク」と言われる。医療行為というものは，治療のためにリスクをおかすことでもある。そのため，それを行う者は，専門職として制度化され，特別な教育を受けているのである。

以前は，患者や市民は，そのようなリスクについての情報は知らされていなかったし，知ることもできなかった。しかし，消費者の知る権利への意識の高まりは，保健医療サービスの消費者(欧米では患者を消費者とよぶ場合が多い)でも同様である。治療やケアの方法として，どのような選択肢が考えられ，それぞれの効果やリスクを知ったうえで自分で意思決定できるという，**自己決定**が重視されてきている。保健医療分野において確率を扱う統計学は，ナイチンゲール Nightingale, F. などの創始者らと，そのあとを継ぐ者たちによって発展してきた。そして，確率を広い範囲に伝達できる情報化の進展が，自己決定を支えているのである。

③ 情報とはなにか

情報は，意思決定において「不確実性を減らす」役割を果たすといっても，それはどのような内容をもつものであろうか。一般的な使われ方としては，おもに「データ」と「情報」と「知識」の3つがある。つまり，本来の「情報」の意味以外に,「データ」や「知識」も情報とよばれるということである。この3つは次のように区別できる。

1 データ

3つのなかで，最もシンプルで，もとになるものはデータである。**データ**とは，記号のことであり，言葉や文字，数字である。いま,「血液型がA型の人は，1.2倍胃がんになりやすい」という研究[3]を目にしたとしよう。「1.2倍」というのがデータである。データは，それが大きいのか小さいのかといった価値は含まないものである。「1.2倍」も，それがもつ価値あるいは意味を評価できなければ，数字の羅列(られつ)にすぎない。つまり，それをもとに，なにかの判断ができなければ，情報ではなく，ただのデータにすぎないのである。

2 情報

データに対して，**情報**とは，データの価値を評価して，意思決定に使えるように加工したものである。つまり，情報は「データ」+「価値」である。価値は，意味づけ，評価ともいえる。

情報 = データ + 価値

「1.2倍」というデータに対して，遺伝するということか，いわゆる「A型の性格」のためからか(血液型と性格の関連に科学的根拠はない)，わが国での研究データなのか，1.2倍とは大きい数字なのかなどの評価が行えれば，情報となっていく。さらに，血液型はかえられないので，胃がんの予防を含めて，幅広い健康のために，より食塩を控えた生活をし，毎年胃がん検診を受けようと決めた場合は情報として活用できたことになる。

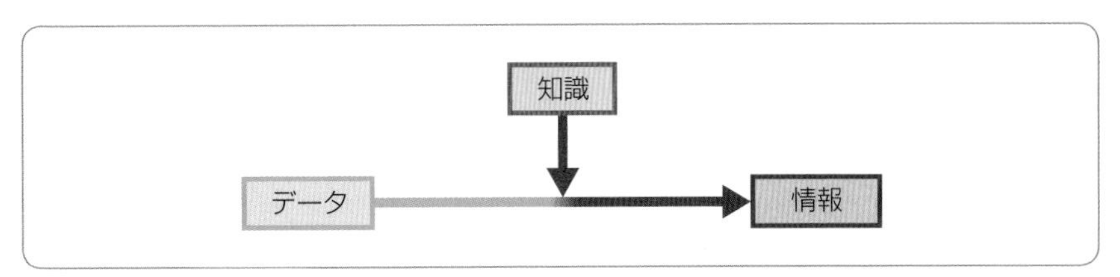

▶図 1-2　知識がデータを情報にかえる

3 知識

知識▶　**知識**は，あることがらについての幅広い情報が，整理されて蓄積されていることであり，これによってデータを情報にかえることができる(▶図 1-2)。たとえば，「1.2 倍」というデータを情報にかえるためには，その数値の計算方法や意味，血液型が決定されるしくみや特徴，胃がんの予防方法などについての知識がなければ評価することはむずかしい。

そして，その新しい情報は，目的に応じて使い分けて評価できるように知識のなかに取り込まれていくのである。たとえるなら，知識とは情報が整理されて入っており，必要なときに取り出せるようになっている引き出しであり，無秩序におもちゃがほうりこまれているおもちゃ箱とは違うのである。

知識があれば，データを得て新たな情報にして活用し，それを取り入れてはまた新たな知識をかたちづくることができる。専門家は，このようにしてつねに新しい情報を取り入れて知識をふくらませている。そうでない人は，データが与えられても，情報にもかえられず，知識にもできないので，よりよい意思決定はしにくい。たとえ専門家でも，これを怠っていれば，知識は古くなり，情報も得られず，意思決定に支障が生じるのである。

知恵▶　また，知識のさらに上のレベルとして，「知恵」を位置づける考え方もある。知識のあり方のなかにも，つねにすぐれた意思決定ができるレベルと，必ずしもそうでないレベルを考えるものである。つまり，いつも適切な意思決定が可能な，洗練された知識のあり方を**知恵**とよぶということである。そのためには，知識の量もさることながら，それを意思決定に結びつけるスキルが必要となる。

④ 情報における期待と価値

期待価値理論▶　**期待価値理論**とは，なにかを目的として行動しようと思うかどうかという動機づけは，「期待」と「価値」で決定されているという心理と行動の理論である。これは先述した情報の定義によく似ている。

行動の動機づけ ＝ 結果がおこると予想される「期待」 × 結果の「価値」

たとえば，肥満が気になってダイエットをしようと思ったときに，ヨガをしてみようかと考える。それによって，本当に減量できるのかという「期待」と，結果として減量に成功することの「価値」が動機づけになる。ダイエットしたいといくら強く思っても，からだがかたいのでヨガは続かないだろうと思えば始めないであろう。

経済学では，この「価値」が「効用」におきかわった，**期待効用理論**がよく知られている。どちらの理論にしても，「期待」とは，その人が予想する「確率」のことで，主観的なものである。「価値」または「効用」は，基本的によいこと，満足できることである。これらは，すでに説明したリスクの定義での「確率」と「損失の大きさ」と内容が重なっていることから，リスクも「期待」×「価値」ということが確認できる。

期待値と意思決定▶ 「期待(確率)」と「価値」からは，その期待値を考えることができる。宝くじを例にとれば，くじを１枚買って１等３億円があたる確率が100万分の１とすれば，掛け算をすると期待値は300円になる。しかし，人は期待値を正確に計算していることは少ない。より主観的な要因から，人によって期待値は異なるのである。宝くじを実際に買う人は，300円より大きい価値を期待し，反対に，買わない人は，300円の価値も期待していない。期待する価値の違いによって，買う人と買わない人がいると考えることができる。したがって，期待や価値のとらえ方は人によって異なるとはいえ，その２つをもとに意思決定している点では共通しているといえる。

⑤ 情報を必要としない行動としての習慣

実際の生活では，「確率」や「価値」についての詳しいデータを得られなくても，行動している場合が多い。たとえば確率をよく考えて宝くじを買う人は少ないであろう。そこで，健康教育学では，この確率と価値を知らせれば，人が健康のために望ましい行動をするだろうという考えのもとに多くの研究が行われてきた。しかし，「タバコを吸っていると，高い確率で肺がんになりますよ」と伝えただけでは，あまり成功しないことがわかってきた。すでに「習慣」になっていて，それをかえるのはむずかしいからである。

習慣とは▶ 習慣とは「意思決定を必要としない行動」である。なにかのきっかけさえあれば自動的に行われる行動ともいえる。食事が終われば，無意識のうちにタバコを一服といった調子である。これは，いいかえれば情報が用いられない行動である。わざわざ情報を得た意思決定による行動が必要となるのは，習慣に問題があったり，習慣では解決できない新たな問題が生じたりしたときである。しかし，習慣なので自分だけでは気づきにくいため，つね日ごろから新しい情報を確認しておくことが必要になる。誰かに「それはよくない」と指摘してもらうことが重要で，まったく環境の異なる人と話をしたり，学校や職場では新人に指摘してもらったりすることも必要である。

そして，問題に気がついたあとも，習慣をかえるためには，つねに周囲や環境からのはたらきかけが必要なことがわかる。たとえば，喫煙や運動，食事などの行動をかえるのに効果的な方法は，リスクをよく知らせたうえで，自分の行動を監視(セルフモニタリング self-monitoring)したり，ソーシャルサポート social support(社会的支援)を利用したりすることなのである[4)]。

⑥ よりよい意思決定に必要な情報

これまで述べてきたように，情報はよりよい意思決定に結びつく。現在のような情報社会(▶24 ページ)では，情報を適切に集めれば，より多くの選択肢が得られ，その中から自由に選べるようになってきている。たとえば，多くの人は，生活のなかで，入学や進学・就職・結婚・出産・子育てなどという問題に直面する。そこで，より多くの選択肢を考え，自由に選び，意思決定に満足したかどうかが重要になる。

保健医療における意思決定▶

保健医療における意思決定の場合，そこでの情報は，生命や健康にかかわることでもあり，信頼できる情報が求められる。その情報には，まず，科学的に確かな「根拠」または「証拠」が必要である。この根拠は，**エビデンス** evidence とよばれ，根拠に基づいた(evidence-based)医療は，EBM(evidence-based medicine)とよばれる。エビデンスは，医療者による治療やケアや教育といった介入行為が，患者や市民といった対象に効果があるのかどうかを検証するための研究によってつくられる。たとえば，「血液型によって 1.2 倍胃がんになりやすい」「タバコを吸っていると，高い確率で肺がんになります」というのは，エビデンスの一例である。ただし，エビデンスにも信頼性のレベルがあることに注意が必要である(▶51 ページ)。

B 情報の特性

① 真の値と誤差

エビデンスに信頼性のレベルが生じる理由は，その情報をつくるときに発生する誤差のためである。次のように，測定において観測された値には，本当に知りたい値である「真の値」だけでなく，必ず誤差が含まれている。

観測値 ＝ 真の値 ＋ 誤差

その誤差には，**表 1-1** のように，**偶然誤差** random error(**ランダムエラー**)と**系統誤差** systematic error(**システマティックエラー**)がある。偶然誤差と系統誤差を，信頼性と妥当性として，ちらばりとずれの大きさであらわしたものが図

▶表 1-1 偶然誤差と系統誤差

誤差の種類	発生の要因	別称
偶然誤差	外的要因はなく，偶然に散らばる	信頼性，精度
系統誤差	外的要因があり，方向性をもってずれる(かたよる)	妥当性，正確度，バイアス

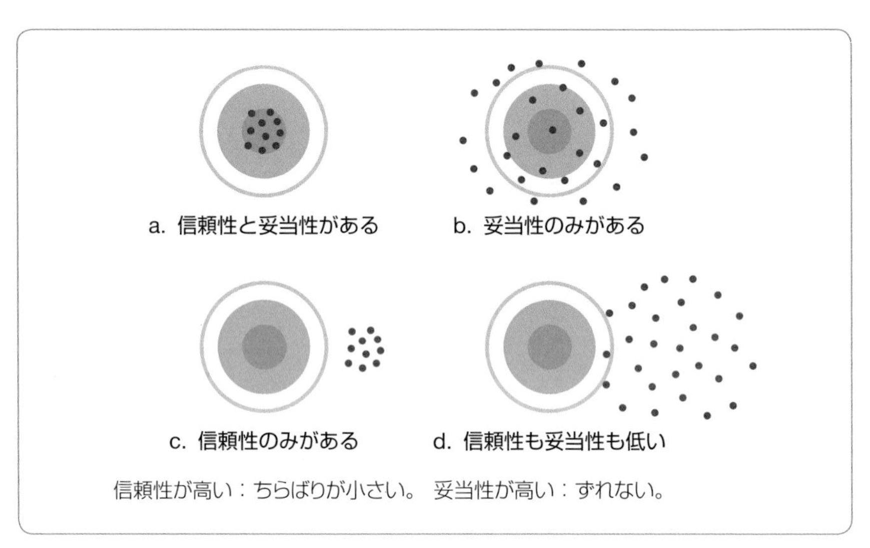

▶図 1-3 信頼性と妥当性

1-3である。

誤差は，なるべく小さくしたいものであるが，そのためには誤差の発生原因を知る必要がある。偶然誤差については，それがどの程度の確率でおこるかを把握することで，観測値から誤差を取り除き，真の値を推定する。その役割を担うのが，統計学である。誤差の小さな血圧を知りたければ，何回も測定して，平均値を計算すればよい。偶然誤差は，正と負の両方にランダムに発生するので，それらは足し算すれば相殺されて0に近づく。これは，統計学でよく知られている「大数(たいすう)の法則」によるものである。

② バイアス

系統誤差は，**バイアス** bias(かたより)とよぶことが多い。研究でバイアスが生じる原因には，主として3つある。

- 選択バイアス：母集団から標本を抽出するときに生じるかたより
- 測定(情報)バイアス：標本からデータを測定するときに生じるかたより
- 交絡バイアス：着目していない別の因子の影響によって生じるかたより

たとえば，あるテレビ番組で，5人を対象に，簡単な体操がダイエットに効果があるかという実験を行い，5人は1か月で平均体重を3kg減らしたとする。しかし，この数値には，バイアスがかかっていることが考えられる。

まず，研究対象者を選ぶとき，一般の人を代表しているといえるかである。実験前に頼まれて無理に太らされた人で，前の生活に戻せばやせてしまう人かもしれない(**選択バイアス**)。体重計の設定が正確でないとか，テレビカメラが縦長に映しているかもしれない(**測定バイアス**)。体操以外はふだんどおりの生活をしたといっても，やせなければいけないというプレッシャーがかかっていて食生活に変化がおきていたことも考えられる(**交絡**(こうらく)**バイアス**)。

これらは，研究の方法や実施の過程で配慮して減らすことができるほか，データが得られたあとにも，偶然誤差と同様に統計学を用いて対処できる場合がある。したがって，エビデンスを得たり，見る目をもったりするためには，研究の方法と統計学を学ぶことが不可欠であることがわかる。

③ 情報の量

1 ビット

情報のもとであるデータは，文字や数字などの記号からできている。このとき，記号で表現できる量を考えてみる。情報量が多いとはどのようなことをさすかを考え，より多くの情報を得る方法について知るためである。

最も単純な情報は，「ある」か「ない」かであり，いろいろなものがその2択で分類できる。たとえば，「ON」「OFF」，「表」「裏」，「Yes」「No」，「看護師である」「看護師でない」などである。

「ある」「ない」を情報の単位としたものを，1**ビット** bit とよぶ。ビットは binary digit(2進数)の略で，1と0であらわされる。そのため，「デジタル digital とは，1と0がもとになっている」といわれる。コンピュータは，この単位を情報量の最小単位として使っている。

2 バイト

1ビットのままでは，「ある」か「ない」かの2つの選択肢までしか示せない。ある人の年齢を伝えたいと思っても，「高齢である」か「高齢でない」などとしか伝えられない。そこで，1ビットを最小単位として，情報を増やしていくためには，その組み合わせを増やしていくしかない(▶表1-2)。1ビットと1ビッ

▶表1-2 ビットと情報量

ビット	1	2	3	4	5	6	7	8	9	10
情報量	2	4	8	16	32	64	128	256	512	1024

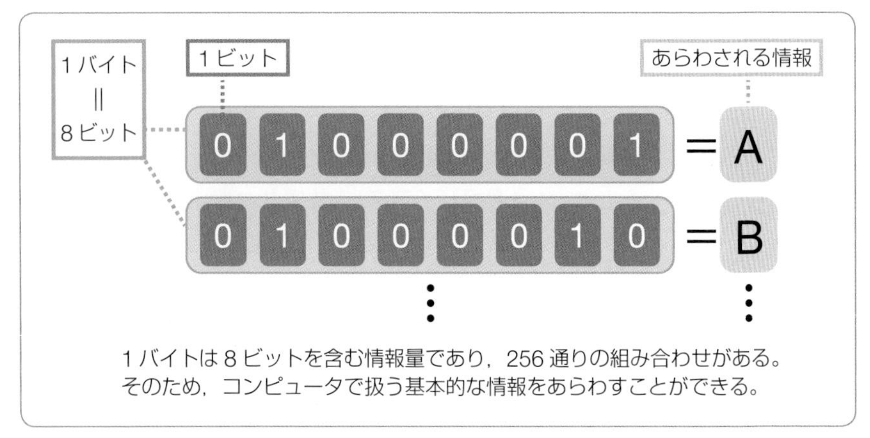

▶図1-4 ビットとバイトの関係

トを組み合わせれば，2ビットになる。2通りと2通りなので，2^2で4通りの選択肢を伝えられる。これでトランプのマークや東西南北など，4種類でなりたっているものが表現できるようになる。

8ビットまで増やせば，2^8で256通りになる。これは，「ニゴロ(256)」などとよばれる。これだけ種類があると，アルファベット(A～Z)や数字(0～9)，記号(＝，＋，－など)などのたいていのものがあらわせるようになる。そこで，この8ビットを**1バイト**(B)とよび，文字数や情報量の単位として使っている(▶図1-4)。

情報量のもとになっているのは選択肢の数であり，情報量が多いとは，おこりえる組み合わせ，すなわち「選択肢が多いこと」である。そして，そのうちどれになったのかが示されているということである。

電子ファイルのサイズはバイト

年齢は，たいてい1歳きざみであらわされる。100歳代が最大なので，記録しようと思えば，3桁(けた)あれば足りる。3桁の数字をつくるには，3つの数字の組み合わせが必要である。そのため，それぞれを1バイトとすると3バイトが必要になる。

たとえば，Windows(ウィンドウズ)のパソコンの「メモ帳」などのテキスト編集ソフトを用いて，「1」と数字を1つだけ打ったファイルのサイズは1バイトになり，256種類のうち，どの文字や数字なのかをあらわしている。ここで数字が3つあれば，3バイトのサイズになる。このように，ファイルの大きさは，そのまま情報量の大きさになっている。どれだけ選択肢があり，それぞれがなにを選んだのかという数が増えていくと情報量が増えていくのである。

数値の桁数▶ 体重計でも体温計でも，小さい桁数まで表示されている場合には，そのぶんだけ小さい桁の選択肢が出てくるので情報量が増えていく。細かな目盛りでは

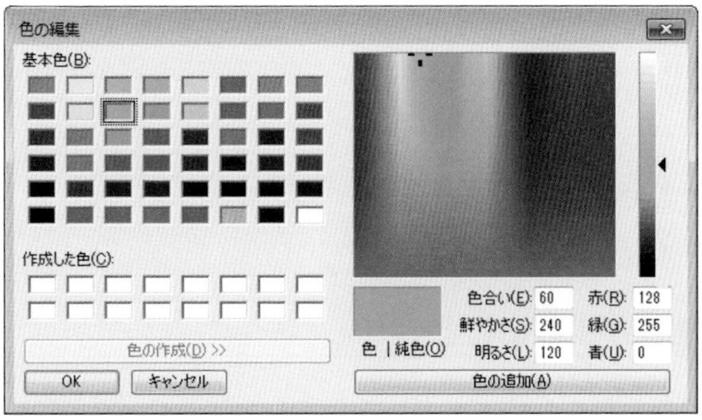

RGBはそれぞれ256通りあり，赤(0～255)は150，緑(0～255)は255，青(0～255)は97，で「現在の色」は緑が強くなっている。

▶図 1-5 RGBカラーの指定

かるほど，情報量は多いのである。なお，せっかく目盛りが細かな体重計ではかっても，平均体重より重いか軽いかという1ビットの情報に変換してしまうと情報量は減ることになる。

画像の色の数▶ 画像が何色かの選択肢でも，モノクロであれば，白に近いか黒に近いかでしか表現されていない。そのため白黒写真では，たとえば肌がどんな色なのかは伝わらない。カラーの記録の場合は，色の数が多いほど情報量が多い。パソコンで扱うデジタル写真は，1つの点の色を記録するのに，赤(Red)，緑(Green)，青(Blue)の3原色(RGB)の組み合わせを使っている。3つの色が，それぞれ1バイト=8ビット=256通りあるため，図 1-5のように，RGBそれぞれの0から255までの数値によって色を指定できる。したがって，色の組み合わせは，256^3=16,777,216色を使えることがわかる。

1つの点が3バイトなので，フルハイビジョンといわれる横1,920×縦1,080の点で記録されている写真は，6,220,800バイトある。1,000バイトが1K(キロ)バイト，1,000Kバイトが1M(メガ)バイトなので，6Mバイトほどあるということである(▶177ページ，「NOTE」)。

3 情報量を多くするには

このように，多くの情報を収集したいときには，選択肢が豊富になるように細かな数値をとれるようにしたほうがよい。たとえば，より正確な年齢を知るには，生年月日を聞いて，現在「何歳何か月」なのかを把握したほうがよいし，スポーツをする頻度を知りたければ，「いつも」「ときどき」「たまに」「しない」と聞くよりは，「月に何回するか」を聞いたほうが，情報量は多い。

患者の痛みの程度を知りたければ，「強い」「弱い」よりは，10 cmの横線を1本引き，一番左を「痛みがない」，一番右を「非常に痛い」にして，線上のどこかに印をつけてもらい，ものさしで，左から，何cm何mmだったのかをはかるほうが，情報量は多い。これはVAS(visual analog scale)というスケールとして実際に用いられている(▶240ページ)。

④ 情報の質

ここでは，これまでに述べてきた情報の量に対して，情報の質について，さまざまな角度からみていく。

● 誤差が少ないこと

情報の質としてまず求められることは，データの信頼性と妥当性(▶10ページ，図1-3)があること，つまり誤差が少ないことである。この誤差は**ノイズ** noiseともよばれ，ノイズが多いほど情報の質が低い。これは電話で話をするときに，雑音が入ればうまく情報が伝えられないことと同じである。

● 評価基準の適切さ

データに対して価値づけをするとき，その評価が正しいかどうかも情報の質にかかわる。つまり評価基準が客観的に信頼できなければ，情報の質は低いといえる。知識が十分にあってもうまく使えなければ，評価はできない。

● 十分な範囲と速度

情報の範囲が，意思決定のために必要十分なものをカバーしているかも情報の質にかかわる。つまり，選択肢の範囲や，それぞれのベネフィット benefit(利益)とリスクを十分に網羅できていなければ，情報の質は低いといえる。

また，情報が伝わる速度も重要である。つまり，最新の情報を，すばやく手に入れられたのであれば，それは質の高い情報といえる。

● 変化しないこと

アナログの弱点▶ 伝言ゲームでしばしば途中で内容に変化がおこってしまうように，データや情報を保存したり伝えたりするときに，その過程で意図しない変化があると情報の質は低下する。そのため，明確に記録することやその記録が変化(劣化)しないことが大切である。紙に書いた文字や絵，本や雑誌，コピーや写真などの印刷物は，時間とともに劣化する。レコードのみぞやビデオの磁気テープなどをはじめ，アナログなものは一度劣化すると修復がむずかしい。

デジタルの利点▶ それに対して，デジタルな情報とは，数値化したものである。デジタルな情報は数値のまま劣化せずに保存され，伝われば完全に同じものが再現できることが強みである。CDもDVDもブルーレイディスク(BD)もデジタルカメラのSDカードも，そのデータはすべてビットの1と0を使って数値化されていて，温度や湿度の変化，摩擦などがあっても数値自体は変化しないのである。

デジタル化 ＝ 数値化 ＝ 変化しない

メディアの耐久性や規格の注意点▶ ただし，保管するメディアの耐久性の問題は残る。よく使うUSBメモリやSDカードはいつ読み込めなくなってもおかしくないと考えてバックアップをとるべきである。CDやDVD，BDなどの光学的なメディアでも，頻繁に使用しない条件であっても，その寿命は数十年を目安にしなければならない。

また，より保存容量が大きく，読み書きが高速な新しい規格のメディアがつぎつぎと開発され，光磁気ディスク(MO)のように，あまり使われなくなっているものもある。メディアや機器を選ぶときは，どこでなにが普及しているか，どの規格が使えるのかを確認することが必要である。

● 認知におけるバイアス

データを情報化する過程では，意図していないなんらかのバイアスが入り込んでいないかにも注意が必要である。人がデータを見るときは，それまでにさまざまな経験や知識をもっているがゆえに，それらを前提として判断する。経験や知識が異なれば，同じ評価基準で価値づけする場合でも，個人差が生じることがある。これは次で述べる情報の認知の問題である。

C 情報の認知と意思決定

① データの認知と情報

先述したように，観測された値には，観察する対象を選ぶ過程や観測の途中で誤差が入り込む。さらに，その観測された値をどのように見るか，どのように解釈するかという認知の過程でも，人によってかたよりが入り込んでしまうことが知られている。このようなバイアスを**認知バイアス**という。

たとえば，数字についての認知では，「0.05」と「5%」と「20分の1」では，大きさに対するイメージが違っている。「20分の1」を大きく感じるという人が多いといわれる。同じデータを見ても，人によって受けとめ方が違えば，情報としても違ったものとなるので注意が必要である。

② 認知や意思決定におけるバイアス

1 ヒューリスティック

人には，なるべく情報を活用する手間を省こうとする傾向がある。たとえば，体重が100 kgある人が，「2 kg減量できる方法」を紹介されても，自分の体重から判断すると魅力を感じないかもしれない。しかし，その2 kgが50 kgぐらいの人の平均値であったとすれば，「自分の場合は，倍の4 kgの減量になるかもしれない」と考えるかもしれない。このように，人は表面的な情報をもとにして，直観的に判断することがよくある。

私たちは，なるべく早く，らくに答えを出そうとしてしまいがちなのである。そのため，話がとてもじょうずな人の言うことを信じたり，十分なデータがなくても自分に都合よくとらえたりする。このように，十分な材料がないなかで判断を下すことを，**ヒューリスティック** heuristicという。十分に情報を活用しない意思決定である。

これは，答えが早く出るという長所がある反面，信頼性に欠けるという短所をもつ。考える時間がない場合には，ある程度は効果的であるが，そうでない場合は，データがどのような意味をもつのかについての選択肢が不足しているため，選ぶべきものを選べなかったとして後悔しやすいことが予想される。

2 議題設定効果

情報を用いようとしても，それがさまざまな要因によってある方向へ導かれてしまうことがある。たとえば，よく読んでいる雑誌や新聞で，瘦身（そうしん）やダイエットに関する記事が多いと，そのことがあたかも重要な問題なのだと考えがちになる。全体の情報に占める割合の多さが影響するのである。これを，**議題設定効果**あるいは**アジェンダセッティング** agenda settingという。

情報を伝える役割を担うメディアなどの情報提供者は，直接見たり聞いたりしたことをある種のフィルターにかけて提供している。すなわち，ある話題(議題)に触れる分量や頻度，紙面上の位置や順番，写真の有無などで強調することで，その重要性を示そうとする。そうすると，情報の受け手は，その強調の程度に応じて関心をもつようになる。

新聞の健康欄のページが多くなれば，やはり健康が重要なことであると思いやすい。著名人がある病気で亡くなったというニュースが多く流れれば，いまは，その病気で亡くなる人が増えているのかもしれないと考えてしまうのである。

3 プライミング効果

議題設定効果と同様に，ある方向に導かれてしまう効果に，**プライミング** priming **効果**がある(社会調査法ではキャリーオーバー効果とよばれる，▶242ページ)。これはいわゆる「10回クイズ」として知られており，「ピザと10回言って」と言わせて，「ヒジ」をさして「ここは？」と聞くと「ヒザ」と答えてしまうものである。

人がなにかに注目していたとき，それは，その次に提示されたものになんらかの影響を及ぼすのである。いいかえると，直前の情報がそれに続く情報に影響を与えるということである。

第一印象が，そのあとに影響を与えるように，コミュニケーションにおいても，苦手なタイプの人だと思うと，それが影響する。厳しいことばかり言う人だといったん思ってしまうと，ほめられているのに，叱られていると思うかもしれない。質問紙(いわゆるアンケート)を用いて，人を対象に調査をするときにもこれはおこる。患者を対象に，先に病気のつらさや苦しみをたくさん質問しておいて，「自分の健康状態をどう思いますか」と聞けば，健康でないと答えやすくなる可能性がある。

4 フレーミング効果

情報の内容はまったく同じでも，提供する方法で伝わり方が違うことを**フレーミング** framing **効果**とよぶ。これは，同じ絵でも，額縁(フレーム)が豪華な金のものと，質素な木やプラスチックのものでは，絵に対する評価がかわってしまうことに由来する。

医療の場合，医師による説明で，「手術による生存率は99%です」という場合と，「手術による死亡率は1%です」という場合では，「99%の生存率」という，ポジティブな表現のほうが，手術を受けるという割合が高いことが知られている。

人は，パーセンテージという客観的な数値の大きさだけではなく，「生きたい」「死にたくない」といった自分の価値基準という枠(つまりフレーム)にはめて，ものを見ているともいえよう。

③ 情報リテラシー

このように，情報を受け取る側は，提供される情報の量や順序，その方法などによって，受け取る内容に違いが出てくる。客観的なはずのデータにバイアスがかかっていたり，ある方向に誘導されたりしていないかに気をつけなければならない。

これは，情報の受け手になった場合だけでなく，情報提供者になった場合でもそうである。無意識のうちにでも，自分の思っていない方向へ他者を導いていないかどうかを確認することが必要である。

情報の性質をよく知ったうえで，必要な情報を入手し，理解し，評価して活用できるこのような能力を**情報リテラシー** literacy とよぶ。リテラシーとは文字や数字を読み書きし，理解できる能力(識字能力)をさす。それを，情報が理解できる能力に応用したものである。また，いいかえると，情報リテラシーはデータを適切に評価して，よりよい意思決定のために情報を活用できる能力ともいえる。

D 情報の伝達とコミュニケーション

① コミュニケーションの前提

コミュニケーションがなりたつには▶

情報とは，データと価値のことである。これを他者に伝達するにはどのようにすればよいだろうか。データは，口頭で直接伝えたり，インターネット internet などのさまざまなメディアを通したりして伝えることができる。そのとき問題になるのは，それに対する価値づけ，意味づけである。人はそれぞれ，過去の経験や歴史といった社会文化的な背景をもって生きている。データをどう評価するかは過去の評価の経験に基づいて行われるため，それらが異なれば評価も異なるはずである。

情報を伝えることは，**コミュニケーション** communication とよばれることが多い。しかし，コミュニケーションは，情報の送り手と受け手でそれまでの経験に共通点がなければ伝わらない。英語で本来の意味は，互いの「共通項」をつくること，情報を伝えたり交換したりして「共有」することである。それがなりたつためには，コミュニケーションのための「前提」が必要である[5]（▶図1-6）。

前提には，①共通言語，②社会的なルール，③知識，④コミュニケーションの目的がある。

1 共通言語

そもそもコミュニケーションは，共通の言語がなければむずかしいし，身振り手振りでも，同じ意味をあらわしているとは限らない。たとえば，首を横に

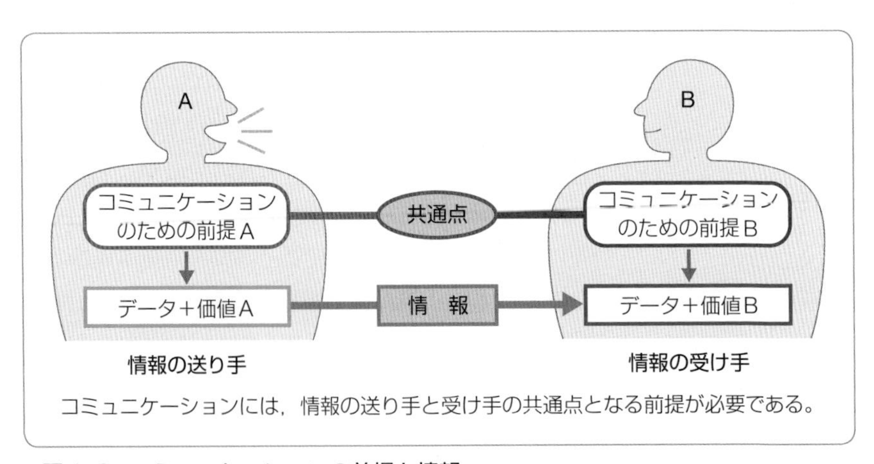

▶図1-6 コミュニケーションの前提と情報

傾けるしぐさは，日本では否定や疑問の意味に使われるが，インドでは「Yes」という意味である。前提のうえにたってはじめて，コミュニケーションは成立する。

同じ日本語であっても，地域や年代によって異なり，また職業や職場によっても違いがある。医療関係者を長く続けている人にとって，あたり前になっている専門用語も，そうでない人にはまったくわからないものも多い。このような専門家以外の人には通じない言葉は，**ジャーゴン** jargon とよばれる。問題は，習慣になってしまうと，そうだと気がつかなくなることである。

2 社会的なルール

人間関係における役割や立場などに応じた「社会的なルール」もまたコミュニケーションの前提となる。教員と学生，上司と部下，医療者と患者，親と子，先輩と後輩など，その関係に合わせて行動や態度が決められている。敬語を使わなくてはならない場面，気配りをしなくてはならない場面，その場に合った服装や態度などである。それぞれがそこで，どのような役割を果たすのかについての共通の認識が求められる。

医療者においては，医師や看護師，薬剤師，栄養士などがそれぞれどのような専門的な役割を担っているのかについて共通の理解がなければ，医療者間においても，保健医療サービスを受ける側においても，良好なコミュニケーションは成立しにくくなる。

3 知識

互いが「常識」と思っていたことの違いによってコミュニケーションがうまくいかないことは，よく経験することである。専門職としての役割と同様に，それぞれの立場がもっている「知識」の確認がコミュニケーションには必要である。同時に，患者や市民においても，どれだけの知識を身につけておく必要があるのかが問われるところである。

4 コミュニケーションの目的

コミュニケーションの目的として，より多くの種類があげられる場合もある[6)]が，そのうちおもなものを4つ紹介する。

知識や情報の共有▶ 1つ目は，知識や情報の共有そのものである。共有できていることで，おのおのの行動における共通の目的が形成されたり，それを確認できたりする。

相手に影響を与える▶ 2つ目は，自分の意図どおりに相手に影響を与えることである。相手の考え方や行動，感情などに変化を与えるもの，そのようにはたらきかけたり，促したりするものである。説得や交渉，命令や強制などが含まれる。医療者が患者に情報を提供するのはこの目的が多い。知識や情報をもつ者が，そうでない者に対して知識や情報を与えることである。

コミュニケーションそのもの▶ 3つ目は，互いを理解したり，仲よくなったり，関係をつくるために行われるものである。コミュニケーションそのものを目的としているといってもよい。これは，互いの前提を知ることでもある。それを確認することで，互いの育った社会や文化を知り合い共有するのである。そうすれば，そのあと，情報が手に入ったときに，伝えられる相手かどうか，伝えたほうがいい相手かがわかる。これは，自分自身の情報を伝えることでもある。

意図しないコミュニケーション▶ ただし，コミュニケーションにおいては，これらの3つの目的以外でも，意図せず伝わることもある[5]。たとえば，テレビを見ていて，その内容そのものよりも，「最近おもしろい番組がない」と思えば，それはテレビ局が意図していることではないにもかかわらず，おもしろくない情報を出しているということが伝わっている。

講義中や会議中での私語や，部屋を出たあとの廊下でのうわさ話，頭を下げていたのに契約したとたんの強引な請求，リスクや事件に関する情報の隠ぺいの発覚など，本人が意図しないものが相手に伝わっていることはたくさんある。したがって，自分の情報提供が，目的以外の伝わり方をしていないかどうかにも配慮が必要である。

② 自分自身の情報の提供方法

コミュニケーションにおいて，自分についての情報を提供したり，自己主張したりすることはよくある。そのとき，同じ情報提供であっても，おもに自己開示と自己呈示の2種類があることが知られている[6]。

1 自己開示と自己呈示

自己開示▶ **自己開示**は，「ありのまま」の自分，「本当」の自分を伝えるものである。自分におこったできごと，それに対する感情，その意味づけや価値観などである。これには，自分を他者に理解してもらうだけでなく，信頼や親密さをつくり出すことができるというはたらきがある。さらに，自身にとっても，自分を明確化する，自分を理解するはたらきもある。

また，忘れてならないのは，なんでも開示することには，それを悪用されるというリスクを伴うということである。

自己呈示▶ **自己呈示**とは，「本当」の自分ならぬ「偽り」の自分を他者に見せるようにすることである。自分のことを隠したり，誇張したり，飾ったり，たてまえを言ったりして，自分の印象を都合のいいようにつくり出したり，コントロールしたりする。

このようなことをする場面の1つは，失敗をしてしまったときに，釈明して自分をまもるものである。もう1つは，自分に好意をもってもらうために，肯定的な印象を植えつけようとしたり，その反対にかわいそうな自分を演出したりしてまもってもらおうと自己主張するものである。

これらは，自分のための戦略的な行為であるが，そのようなことをする自分も「本当」の自分の一部であるとみなすこともできる。自分が伝えようとしていることが，そのまま相手に伝わっているとは限らないのである。どのように相手に伝わったかは，相手に聞かないとわからない。

自分が自分についてどのような情報を提供したのか，他者からのフィードバックをもらうように心がければならない。そのためには，よい評価でもわるい評価でも，「ありのまま」に自分に語ってくれる人とのつながりを大切にし，信頼関係をつくることが求められる。

2 アサーティブネス

自己主張は自己中心的になりすぎると，相手を傷つけてしまう場合がある。そのため，他者を傷つけない自己主張の方法として，**アサーティブネス** assertiveness という考え方がある。建設的なコミュニケーションによって，互いの利益になるものを目ざしたものである。アサーティブな行動とは，相手に危害を与えることを意図していないし，客観的に見てもそうであることが必要である。

そして，もちろん，実際に危害を与えていないものでなくてはならない。そのためには，互いの背景にある社会や文化を理解しなくてはならない。結局はコミュニケーションの前提を理解しないと，そのような行動はとれないということである。

3 互いの社会や文化を理解すること

本章ではコミュニケーションにおいて，それが目的どおりに成立して，互いの信頼関係を築きつつ，互いにとって有用な情報を提供しあうことが，よりよい意思決定に結びつくことを述べてきた。したがって，コミュニケーションの前提となっている互いの社会や文化の理解が重要である。

医療者であれば，対象となる患者や市民の背景にあるそれらを理解しなくては，情報提供をいくらしようとしてもむずかしい。また，それ以前に，医療者どうしが理解し合うためにも，とくに職種の壁をこえて理解し合うためにも，前提の共有が必要なことは言うまでもない。

ゼミナール

復習と課題

❶ リスクについて，それをあらわす式を用いて説明しなさい。
❷「データ」「情報」「知識」の違いについて説明しなさい。
❸ 期待価値理論について，意思決定と関連させて説明しなさい。
❹ 偶然誤差と系統誤差(バイアス)の違いについて説明しなさい。また，おもなバイアスの種類を述べなさい。
❺ 情報量が 1 バイト増えると，可能性のある選択肢がどれだけ増えるかを説明しなさい。
❻ 情報のデジタル化による利点と注意点について述べなさい。
❼ 認知バイアスについて，具体的な例を 1 つあげなさい。
❽ コミュニケーションがなりたつために必要な前提について説明しなさい。

参考文献

1) 印南一路：すぐれた意思決定——判断と選択の心理学．中央公論新社，2002.
2) ウルリヒベック著，東廉ほか訳：危険社会——新しい近代への道．法政大学出版局，1998.
3) Edgren G., et al.：Risk of gastric cancer and peptic ulcers in relation to ABO blood type：a cohort study. American Journal of Epidemiology. 172：1280-5. 2010.
4) van Achterberg T., et al.：How to promote healthy behaviours in patients? An overview of evidence for behaviour change techniques. Health Promot Int. 2011 Jun 26 (2)：148-162. Epub 2010.
5) 池田謙一：コミュニケーション(社会科学の理論とモデル 5)．東京大学出版会，2000.
6) 深田博己：インターパーソナルコミュニケーション——対人コミュニケーションの心理学．北大路書房，1998.

第2章

社会と情報

A 情報社会の成立と発展

① 情報社会とは

情報社会とは，「情報が物質やエネルギーと同等以上の資源とみなされ，その価値を中心にして機能・発展する社会」[1]と定義される。情報社会は，1990年代からのインターネットや携帯電話，情報技術の高度化に伴って発展してきた。つまり情報社会とは，人々が情報技術を用いてできることが増え，社会において，情報の価値が増した社会である。さらに，できることが増えたことで，人々の働き方や学び方にさまざまな変化がもたらされた。

本章では，社会において情報が高い価値をもつきっかけになったインターネットのしくみや，情報化によりもたらされた社会の変化と今後期待されること，情報社会でよりよく生活するために私たちに求められることについて取り扱う。

② インターネットのしくみとネットワーク

インターネットとは，世界中にあるコンピュータが接続されている巨大なネットワークである。

ネットワークとは，「網」を意味する「ネット net」という語が示すように，複数のものが互いに結ばれた状態をあらわす。ネットワークがつくられる以前からコンピュータ自体は存在していたが，互いの情報を直接やりとりすることができないものも多かった。それが，情報技術の開発により，コンピュータどうしが物理的に接続された。これにより，情報を直接やりとりすることが可能になり，人と人がコンピュータを介してコミュニケーションをとれるようになった。

そして，この巨大なネットワークの構築が，人々の働き方や学び方，医療のあり方を大きくかえた。2022年のわが国のインターネットの利用率(個人)は，全人口の84.9%であり，13～59歳の年齢層におけるインターネット利用率は95%をこえている[2]。

1 コンピュータどうしの接続と言語の標準化

インターネット内のコンピュータどうしのつながりを細かくみると，小さなネットワーク内に，ネットワークを取りまとめる窓口であるホストコンピュータがあることがわかる(▶図2-1)。さらに，各ホストコンピュータが，別の場所のホストコンピュータと接続されている。

これを繰り返すことで，世界中のコンピュータがなんらかの経路でつながり，

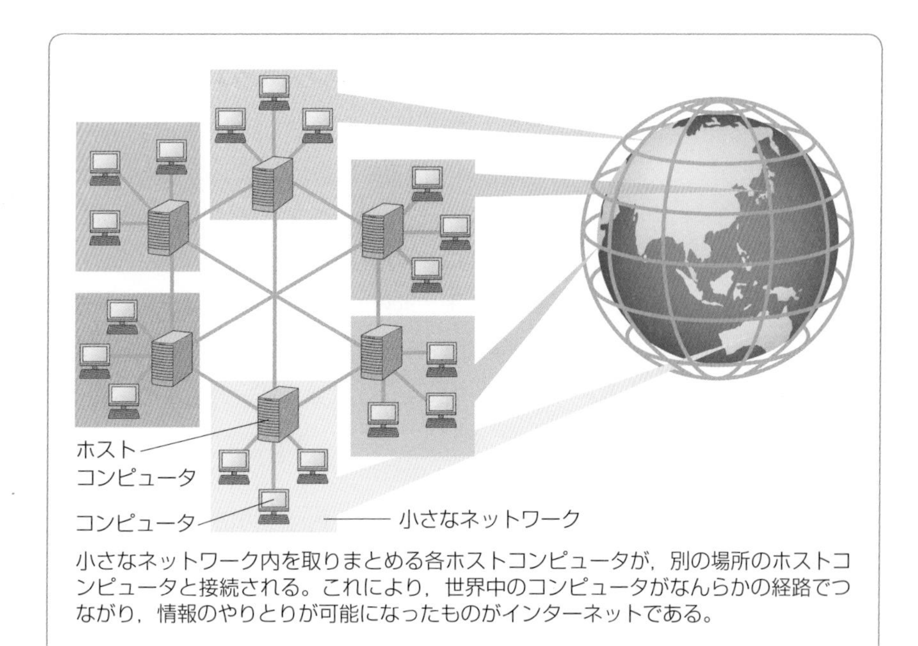

▶図 2-1　インターネットの概念

情報のやりとりをしている。

また，コンピュータ間で通信が可能になるためには，インターネットを通じてやりとりされる情報のかたちが，同じ規格にのっとっている必要がある。そのために定められたのが，TCP/IP とよばれる通信方式である。インターネットにつながるあらゆるコンピュータは，この共通言語を使うことで，互いに直接通信することが可能になっている。

2 IP アドレス

インターネット内において情報を送る際は，郵便物と同じように，その送り先を指定する必要がある。そのため，インターネットに接続されているすべてのコンピュータには，**IP アドレス**とよばれる固有番号がふられている。これは，インターネット上の住所のようなものである(▶182 ページ)。

IP アドレスは，非営利団体である**ネットワークインフォメーションセンター** Network Information Center(**NIC**)が管理をしている。NIC は，世界各国に支部があり，日本支部は JPNIC である。2011 年，32 ビットで約 43 億個のアドレスをもつ IPv4 が枯渇した。現在は在庫の分配や返却済み IPv4 アドレスの分配を行っているが，新しい IPv4 アドレスの分配ができなくなっている。今後は IPv4 にかわって天文学的な数のアドレスをもつ 128 ビットの IPv6 が長期的に用いられる予定である。

③ 情報通信技術(ICT)とその活用

情報通信技術 Information and Communications Technology(**ICT**)とは，インターネットをはじめ，情報や通信に関連する技術一般をあらわす。わが国では，国の政策に情報技術を活用することを目ざして2000年に定められた「IT基本法」や，より具体的にその中身を定めた「e-Japan戦略」により，ITという言葉が広まった。しかし，世界的には，情報技術は，人どうしのコミュニケーションを飛躍的に促進したツールであるという意味で，ICTというよび方が一般的である。

1 デジタル情報の通信

ICTを使い，インターネット内でやりとりされる情報は，0と1の組み合わせで，2進数であらわされるデジタル情報である(▶11ページ)。情報社会では，情報が0と1におきかえられて，世界中にはりめぐらされた巨大なネットワークのなかでやりとりされることにより，それまでできなかった多くのことができるようになった。

2 インターネット上のアプリケーション

インターネットの構築に伴い，ネットワーク上で利用できるさまざまなアプリケーション[*1]が普及した。このなかには，たとえば，**電子メール**や，**ワールドワイドウェブ** World Wide Web(**WWW**)がある。

電子メールは，自分の書いた文字，もしくは画像や音声のデータを，インターネット上のネットワークを通じて，決まった相手に届けるしくみである。メールを送るには，差出人と送り先を識別するためのメールアドレスが必要となる(▶184ページ，図9-6-b)。

WWWは，インターネット上の情報をコンピュータで閲覧するためのしくみで，HTMLなどの言語を用いるシステムである。現代社会では，両者とも日常生活になくてはならないインターネット上のアプリケーションとなっている。

3 個人による情報発信

インターネットが普及するまで，社会に対する情報発信は，新聞や雑誌・ラジオ・テレビという手段が主流であった。不特定多数の大衆に向けて情報を発信するこれらの媒体は，マスコミュニケーション(マスコミ)とよばれる。マスコミによる情報は，新聞社・テレビ局などの企業が，一般に向けて発信する内容を決めたうえで発信されている。つまり，これらの情報は，社会に発信され

---

*1 コンピュータを用いて作業を行う際に目的に応じて使うプログラム。ソフトウェアともいう。ワープロソフト・表計算ソフト・画像編集ソフトなどがその例である。

る際に，媒体となる情報発信元の意図が加わる。

これに対して，インターネットが普及して以降は，個人が社会に対して情報発信を行えるようになった。このような媒体を**ソーシャルメディア**という(▶188ページ)。近年では，マスコミやジャーナリストではない一般の人々が，個人でホームページを作成したり，**ソーシャルネットワーキングサービス** social networking service(**SNS**)を用いたりして全世界に対して自由に情報発信を行っている。

④ 情報化による社会の変化

1 情報のあり方の変化

クラウド化▶ 従来，パソコンを使う人は，手もとのパソコンにデータを保存し，次のときも同じパソコンでデータを利用していた。もしくは，なんらかの記録メディアにデータを入れて物理的に持ち歩いていた。しかし，近年，データやそれを利用するためのアプリケーションをインターネット上のサーバ(クラウド)に保存し，異なる複数の端末からでもそのデータを読み出して利用することが可能となった。このしくみを雲にたとえて**クラウドサービス**という(▶図2-2)。

2022年調査で，クラウドサービスを一部でも利用している企業は，わが国全体の72%に上る[3)]。情報のクラウド化により，従来，物理的にその組織のなかで機材やシステムの管理をする必要があったものが外注されて，コストや人員の削減が可能となった。また，個人でいえば，条件を満たした端末さえあれば，どこからでもクラウドにアクセスして同じデータを使用することができるため，流動的で効率的な情報利用が促進された。

モバイル化▶ 情報のクラウド化と並行して，インターネット上での情報利用を加速させて

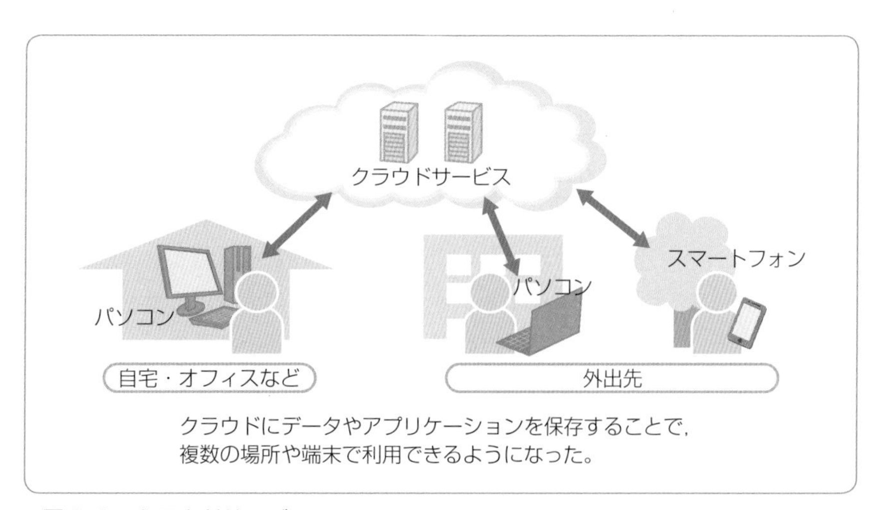

▶図2-2　クラウドサービス

いるのが，モバイル端末の普及である（モバイル化）。わが国のスマートフォンの世帯保有率は，2010年から2020年にかけて9.7%から86.8%に，タブレット端末は7.2%から38.7%にと，急速なのびを見せている[4]。

ソーシャル化▶ 情報のクラウド化とモバイル化に加え，情報にまつわる近年の大きな変化は**ソーシャル化**である。インターネット上のソーシャル化とは，人と人がインターネットを介してつながり，そこに社会関係がはぐくまれることをいう。ソーシャル化を加速させた仕組みがソーシャルネットワーキングサービス（SNS）である。20歳代の利用率をみると，代表的なSNSであるLINEは96.3%，X（旧Twitter）は59.9%，YouTubeは92.2%に上る[5]。

2 コミュニティの形成

オンライン▶コミュニティ インターネットが一般に普及し，電子メールやソーシャルメディアが日常的に利用される情報社会では，人と人の間で情報を共有し，コミュニケーションをとりやすくなった。これによって，インターネット上に多くあらわれてきたのが，**オンラインコミュニティ**である。Q & Aサイトや SNSを介して，共通の関心をもつ人どうしがコミュニティをつくりやすい社会になっている。

集合知やサポート▶ オンラインコミュニティを介してコミュニケーションをとる人々は，互いに顔や名前を知らない場合もある。それでも，ここでは書き込みをした人の課題に対して知恵を出し合うしくみがあり，問題解決が促される。

多くの人から集められた知恵を**集合知**とよぶ。情報社会はまさに，集合知が生み出されやすい社会といえる。また，コミュニティ内では情報のやりとりだけでなく，書き込みをしている相手を励ましたり，慰（なぐさ）めたりするという，サポートのやりとりも行われる。

さらに，従来，社会的な地位がないために発言をしにくかった若者が，互いにコミュニケーションをとってコミュニティを形成することで，若者特有の文化が醸成（じょうせい）されるなど，現実社会と似た機能をもつ仮想空間も生まれてきた。

3 ICTによるエンパワメント

ICTの普及は，従来は社会参加しにくいととらえられてきた人々の生活に変化をもたらした。たとえば，障害や疾患をかかえる人，あるいは子育て中で外出しにくい人が，ICTを利用すると，自宅に居ながら仕事をすることが可能になる。また，おもに点字翻訳された本に頼っていた視覚障害者は，音声変換ソフトを利用することで，すばやく効率的に情報を得やすくなった。さらに，重度の障害者が目の動きだけでパソコンを操作し，人とコミュニケーションをとる例もある。このように，ICTは，従来は社会参加しにくいととらえられてきた人々の社会参加を支える力となる。

また，同じ課題をもつ人々がオンラインコミュニティなどのICTを利用してコミュニケーションをとることで，問題解決が促され，発言力が強まって，エンパワメント[*1]される。障害をもつ人々は，ICTの恩恵を最も受ける集団の一つであるともいえる。

4 情報化によるグローバル化

グローバル化とは，これまで国境や境界線で区切られていた国家や地域の境界が明確でなくなり，世界が一つに融合しつつある変化をいう。情報社会では，情報がインターネットを通じて，国家や地域という物理的な境界線を簡単にこえる。このことにより，一つの考え方や社会的な問題，文化などのいままでは伝達するのに何年，何十年と時間がかかったものが，短時間で地球全体に影響を及ぼすようになった。インターネットという標準化された通信網で世界中が結ばれる情報化の流れは，グローバル化を加速させる要因になっている。

5 社会にもたらされた変化

経済・産業分野の変化▶ 社会の情報化による変化によって，より身近なところでは，たとえば，経済・産業分野において，作業の効率化やシステムの標準化がもたらされた。標準化したシステムやマニュアルを作成し，作業を自動制御化することにより，効率的でコストの安い商品開発ができるようになっている。

労働や生活に関する変化▶ 情報化の流れやICTの利用は，人々の働き方や利用するサービスにもさまざまな変化をもたらした。たとえば，近年はインターネットを利用することで，自宅などの会社から離れた場所で仕事をするテレワークが可能になり，また，遠隔地とインターネット回線を介して会議をするなど，仕事の効率化が進んだ。

さらに，行政手続きを含むさまざまな登録・申請が電子化され，個人の保有する端末から行えるようになっている。ほかにも，食品などの包装にバーコードを印刷し，生産に関する情報を得られる仕組みもある。また，店舗に行かずに買い物ができるオンラインショッピングも広く普及した。

学習・教育分野の変化▶ 学習・教育分野においては，郵便を使った通信教育が主流であったものが，インターネットを利用したeラーニングが主流となった(▶114ページ)。eラーニングでは，デジタル教材を用いたより臨場感のある学習が可能であり，情報の双方向性をいかして複数人による学び合いもできる。つまり，学ぶ人や教える人が参加するコミュニティが形成される。これは，生涯教育の機会を増やし，たとえば働きながらキャリアアップを考える人や，子育てにより休職中の人など，学習機会を獲得しにくかった人々に，今後ますます活用されていくだろう。

健康・医療分野での変化▶ 健康・医療分野でも，遠隔医療や，電子カルテの普及，医療用画像管理システム(PACS，パックス)の開発，レセプトの電子化といった多様な変化がもたらされた(▶89ページ，第5章「医療における情報システム」)。医療施設内のシステム

---

*1 自分自身が意思決定権をもっていると思えることで，本来もっている潜在力が引き出されることである。

が電子化されることで，患者にとっては，受付から診察までの待ち時間を知ることができたり，会計までの流れがスムーズに進んだりするといったメリットがある。

また，カルテの電子化により，保存できるカルテの量が飛躍的に多くなったことに加えて，医療者間の情報共有もしやすくなり，チーム医療の推進にも貢献した。さらに，患者に対してバーコードによる個人認証システムを用いることで，医療現場における与薬エラーや患者の取り違えといった医療事故を減らすことにも貢献している。

医療の受け手の変化▶ 医療の受け手である人々の健康医療情報の利用に目を向けてみると，アメリカでは，2012年の調査でインターネット利用者の80％がインターネットで健康情報をさがしていた[6]。わが国では，健康に関する情報の接触度について，インターネットは，2009年の調査では，「いつも接している」「ときどき接している」の合計が32.6％だったが，2014年には74.6％に上昇し[7]，多くの患者が自分の病気や治療を調べるのにインターネットを利用しているといえる。

その利用の仕方は，病気や治療といった医学的な情報を調べるにとどまらない。同じ病気の患者が書いているブログを読む，オンラインコミュニティに参加して相手とコミュニケーションをとる，あるいはモニタリングした症状や検査値・測定値を共有するといったソーシャルメディアの利用が盛んである。

⑤ 進みつつある社会の変化

1 Society 5.0

Society 5.0とは，「サイバー空間(仮想空間)とフィジカル空間(現実空間)を高度に融合させたシステムにより，経済発展と社会的課題の解決を両立する，人間中心の社会(Society)」である[8]。いまや，コンピュータだけでなく，テレビやエアコンなどの「もの」にもセンサーや通信機能が搭載されるようになってきた。これにより，機器の電力消費量を自動計測したり，外出先から遠隔操作したりできるなど，新しい価値が生まれている。

2 IoT・人工知能(AI)と第4次産業革命

IoT▶ Society 5.0のように，従来つながっていなかったものをインターネットに接続する流れは，**インターネットオブシングス**Internet of Things(**IoT**)とよばれる。Society5.0の社会では，IoTによりあらゆる人とものがつながり，医療分野でも，患者の呼吸や循環の状態を測定できる医療用ベッドの開発などの新しい価値が生み出されることが期待されている。

人工知能(AI)▶ また，そこには**人工知能** Artificial Intelligence(**AI**)の活用も欠かせない。AIとは「コンピュータに知的な作業を行わせる技術」の総称をいう[9]。IoTやビッグデータ，AIの活用といった一連の技術革新は，オートメーション化が進んだ1970年代の第3次産業革命の次に来た，第4次産業革命とよばれることもある。

AIの発展

2010年以降，コンピュータの性能が高まり，一度に大量のデータを処理できるようになった。これにより，AIに試行錯誤を繰り返させて，規則性を学習させる**機械学習**が進化した。とくに，脳の神経回路を模した「ディープラーニング(深層学習)」の発展は目ざましく，大量のデータの相互関係や法則性の検出に役だつと考えられている。

AIの種類

AIは時代とともに劇的に進化している。扱うデータの種類やその機能によって，現時点では，言語AI，音声AI，画像AI，推論AI，制御AIなどに分けられる(▶表2-1)。

AIと看護

2017年6月の厚生労働省「保健医療分野におけるAI活用推進懇談会報告書」[10]では，AI開発を進めるべき重点領域として，ゲノム医療，画像診断支援，診断・治療支援，医薬品開発，介護・認知症，手術支援があげられた。残念なことに，この報告書内には看護領域とAIに関する深い言及はない。

しかし，Electronic Medical Record(EMR，▶47ページ)データからAIを用いて患者のリスクを点数化し，それを看護師に知らせる仕組みや，臨床現場やテレナーシングtelenursing(遠隔看護，▶121ページ)の分野で，看護師の仕事を支援するロボットも急速に進化している。このように，AIによる看護業務の効率化が期待されている[11]。そのようななかでAIにかわれない看護の仕事とはなんであろうか。これからの看護職はそれを考えつづける必要がある。

▶表2-1　おもなAIの種類と活用例

分類	種類	特徴	活用例
取り扱うデータの種類による分類	言語AI	日常的に使う言葉を分析できる	外国語翻訳システム
	音声AI	音声で操作できる	スマートスピーカー
	画像AI	画像や映像に映っている物体を認識する	画像診断，スマートフォンカメラの画像加工
機能による分類	推論AI	過去の大量のデータをもとに予測する	ウェブページ上のおすすめ広告
	制御AI	大量のデータをもとに機器を制御する	車の自動運転

B 情報社会で求められること

① 誰でも情報を活用できる社会に

1 情報格差とその問題

情報格差とは，人によって求める情報に到達できるかどうか，さらにそれをじょうずに活用できるかどうかに差異がみられる状態をさし，**デジタルディバイド**ともよばれる。ICTが社会の重要なインフラとなっている情報社会では，ICTが利用できないと，ICTを利用すれば得られたはずの情報が手に入らない場合がある。それにより不利益が生じたり，社会参加の機会が奪われたりすることは，経済的な格差や健康面の格差につながる可能性がある。

たとえば，銀行で振込をする場合，窓口での振込に比べてインターネットバンキングのほうが手数料が安いなど，ICTを利用しないと不利になる場合がある。また，就職試験の申し込みがインターネットを通じてのみ受けつけられているとしたら，インターネットを利用できないと受験自体がむずかしくなることも考えられる。

デジタルディバイドで問題になるのは，おもに高齢者や障害者，低所得者であるといわれている。たとえば，2020年のわが国のインターネットの利用率（個人）は，全人口の83.4%である。しかし，所属世帯年収別でみると，200万円未満の世帯の利用率は59.0%であるのに対して，1000万円以上の世帯の利用率は93.1%に上る[2)]。年収別でのインターネット利用率の差は近年小さくなっているものの，情報社会において，情報格差による社会的な不平等を生じさせないことは，非常に重要な課題である。

2 情報格差の解消のために

誰でもICTを活用できるような社会にするためには，情報のユニバーサルデザイン*1が必要である。たとえば，公共の場におかれる自動券売機のタッチパネルの文字を大きくすることで，小さい文字が見えにくい人でも情報を受け取れるようになる。また，音声ガイドを設けることにより情報を視覚ではなく聴覚で受け取っている人も利用できる。

情報の▶アクセシビリティ

インターネット上の情報でも，小さい文字が見にくい人のために文字を大きくできること，色覚異常のある人のために色をかえられるようにすること，情報を音声で受け取っている人のために文字を読みあげるソフトを使えるように

＊1 ユニバーサルデザインとは，「すべての人々のためのデザイン」を意味し，年齢や性別，障害の有無にかかわらず同じように機能を利用できるようにつくられていることを示す。

しておくことなど，利用者に合わせて情報を変化させられるしくみが求められる。このように，個人が得たい情報の得られやすさのことを，情報の**アクセシビリティ**とよぶ。

情報の▶ユーザビリティ　さらに，サイト内を検索できる機能が準備され，サイト全体の構造が目次のように示されているサイトマップがあるといった，利用者がより便利に情報を利用できるように整えられていることを，情報の**ユーザビリティ**とよぶ。アクセシビリティとユーザビリティは，どちらも情報社会における情報格差の解消のために，重要な考え方である。

情報の利用に▶必要なこと　また，情報はただ得られればよいというものではない。情報を得ることで，「知らなければよかった」と思ったり，間違った情報に混乱したりするようなこともおこる。このように，情報の利用には注意すべき点があるため，使う側にも一定の情報リテラシー[*1]が求められる。情報社会に求められるリテラシーについては次で述べる。

すべての人がICTを利用できるような社会にするためには，個人の努力だけではかえられないことも多い。コンピュータの操作や，情報を批判的にとらえる能力を身につけるための情報教育，発信される情報の質を整えるような法整備，さらに，自宅に情報通信機器がなくても公共の場で利用できるように環境を整備することが，情報化が進展する社会には必要である。

文部科学省では，「教育の情報化」の推進の一環として，子どものころからの情報活用能力の育成や，情報モラル教育の充実，プログラミング教育の推進を行っている[12)]。また，政府は，2007年から「デジタル・ディバイド解消戦略会議」を開催し，ブロードバンド[*2]の整備されていない地域や，携帯電話不感地帯の解消を目ざしてきた。2015年3月末の時点で，超高速ブロードバンド利用可能世帯率は99.98%に上っている[13)]。

② 情報社会でよりよく暮らすためのスキルやルール

1 情報社会でおこりうる問題

システムトラブル▶による影響　情報社会に特有な問題の1つに，コンピュータの不具合によるシステムトラブルがある。現代は公共交通機関や銀行など，社会のあらゆるインフラがICTにより制御されている。そのため，1つの不具合が，おおぜいの人々の社会生活に影響する場合がある。

ICTを利用した▶犯罪　また，近年，ICTを利用した犯罪も増加している。インターネットを悪用した犯罪を**サイバー犯罪**とよび，たとえば，①コンピュータに不正にアクセスす

---

*1 リテラシー literacyとは，もともと読み書き能力を示す用語。情報リテラシーといった場合，情報を適切に取得して，吟味し，活用する能力のことをいう(▶17ページ)。
*2 高速なインターネット接続のこと。大容量のデータを通信することができる回線を示す。

るハッキングや，②にせのウェブサイトに個人情報を入力させ，それを不正に取得するフィッシング，③データを改ざんしたりこわしたりするプログラムが組み込まれたコンピュータウイルスに感染させるなどがある(▶189ページ)。

警察庁の発表によると，2022年のサイバー犯罪の検挙件数は1万2369件と過去最多であった。その内訳をみると，不正アクセス禁止法違反やコンピュータウイルス関連の犯罪，児童買春・児童ポルノ禁止法違反など多岐にわたる[14]。このように，情報社会には，特有の問題や犯罪が生じている。

2 情報社会におけるリテラシー

情報社会では，あらゆる場面でICTを利用する。そのため，コンピュータの基本的なしくみがわかり，操作ができるコンピュータリテラシーや，インターネットを快適に使うためのウェブリテラシーが必要となる。

すべての人がまもるべきエチケット▶

たとえばインターネットでは，互いのコンピュータが通信網でつながっている。そのため，ウイルス対策ソフトを定期的に更新するなど，相手と自分をまもるためのルールが必要である。また，インターネット上では，「著作権をまもる」「文字化けをしてしまうことがあるので，機種依存文字を避ける」「自分の個人情報も他人の個人情報もまもる」など，最低限のルールがある。これらはインターネットを使うすべての人がまもるべきエチケットである。

クラウド化・モバイル化・ソーシャル化への対応▶

さらに，ここまでに述べたとおり，現在は情報のクラウド化やモバイル化，ソーシャル化が相まって，ますます，いつでも多様な端末からクラウド上の情報を活用することができるようになっている。この状態は大変便利だが，同時に私たちは，複数の端末に関してセキュリティを一度に管理することが必要となった。また，クラウドサービスの持続性や情報セキュリティに関しても一定のリスクがついてまわる。

SNS利用時の責任▶

SNSのおかげで現代は，文字どおりいつでもどこでも人とつながることができる。従来，インターネット上での社会関係は匿名(とくめい)性が高かったが，昨今では実名でのSNS利用も増えているため，オフラインとオンラインの人間関係に区別がなくなってきている。そのため，インターネットを利用する際には，社会に暮らす一員としての自覚が必要で，たとえば，発言に責任をもつことや個人情報を保護することなどがある(▶173ページ)。情報活用が便利になったぶん，1人ひとりが利用に責任をもち社会全体が成熟することが求められる。

③ たすけ合いのネットワーク

1 人と人の間の信頼関係

ある集団において，人と人の間に，たすけたりたすけられたりする関係性がある場合，そこにいる人々の間には信頼関係がなりたっている。社会において人々の間になりたつ信頼関係は，**ソーシャルキャピタル**といわれ，従来，地域における信頼関係が注目されてきた。人々が自分の住んでいる地域に対する信頼が高い社会では，協調的な行動が行われ，地域における犯罪率も低い。日本語で社会関係資本とよばれるこの考え方は，社会学や政治学，経済学のなかで長年取り上げられてきた。

2 ICTの活用により生まれるソーシャルキャピタル

ソーシャルキャピタルは，対面だけでなくインターネット上でもはぐくまれることが早くから示されてきた[15)]。情報社会では，各種のSNSを通じて，現実社会では出会ったことがない人とやりとりする機会が増えた。そして，そこには相手をたすけたり，逆にたすけられたりする互助的なネットワークが生まれている。

たとえば前述の患者どうしのオンラインコミュニティやQ ＆ Aサイト上にも，参加者の間には信頼関係があり，互いにたすけ合う関係がなりたっている。オンラインコミュニティでたすけられた経験は，参加者どうしの「きずな」を強くして，さらに人をたすけようとする動機づけになる。

ICTの利用ときずな▶

2008年に行われた，人とのきずなが薄れていると感じるかどうかについての調査では，「地域住民間のきずな」が薄れているとした人が55.4%，「世代間のきずな」が薄れているとした人が49.3%，「友人・知人のきずな」が薄れているとした人が35.9%となった。その一方で，きずなが薄れていると回答した人にソーシャルメディアについてたずねたところ，ブログを利用することで「友人・知人のきずな」が深まったと回答した人は30.2%，「家族のきずな」が深まった人は20.2%，「世代間のきずな」では15.8%の人が，深まったと回答している[16)]。

また，興味深いことに，ソーシャルメディアを利用することできずなが深まったと回答した人の割合は，65歳以上の高齢者のほうが，若い人よりも高かった。高齢者は，現段階ではインターネットの利用率が若者に比べて低いが，インターネットを利用することで，生活上の利便性が高まるのみならず，人とのきずなが強まるという点においても，そのメリットは大きいと思われる。

2018年の調査では，「孤独死」を身近な問題と感じている人の合計は，60歳以上の人全体では34.1%だが，ひとり暮らし世帯では50.8%と5割をこえている[17)]。また，人と人とのきずなが薄れ，孤立する人が増える，「無縁社会」という言葉も生まれた。高齢者をはじめ，人が孤立しがちであることが問題になっている社会において，ICTをうまく活用することで，人と人とのきずなを深めることが期待されている。

ゼミナール

復習と課題

❶ 情報社会とはなにかを説明しなさい。

❷ 情報の流れが双方向になったこと，情報のモバイル化，クラウド化，ソーシャル化によってもたらされた社会の変化について，説明しなさい。

❸ ICT によるエンパワメントについて説明し，ICT によりエンパワメントされる集団の例を１つあげなさい。

❹ 情報格差とはなにか，説明しなさい。

❺ アクセシビリティとユーザビリティの違いについて説明し，インターネット上の情報に関するアクセシビリティとユーザビリティの例を１つずつあげなさい。

❻ 情報社会でよりよく暮らすためのスキルやルールについて説明しなさい。

参考文献

1) 新村出編：広辞苑，第七版．岩波書店，2018.
2) 総務省：情報通信白書，令和５年版．2023．<https://www.soumu.go.jp/johotsusintokei/whitepaper/ja/r05/html><参照 2023-11-30>
3) 総務省：令和４年通信利用動向調査報告書(企業編)．2022．<https://www.soumu.go.jp/johotsusintokei/statistics/pdf/HR202200_002.pdf><参照 2023-11-30>
4) 総務省：令和２年通信利用動向調査報告書(世帯編)．2020．<https://www.soumu.go.jp/johotsusintokei/statistics/pdf/HR202000_001.pdf><参照 2022-09-30>
5) 総務省：平成 29 年版情報通信白書．2017．<https://www.soumu.go.jp/johotsusintokei/whitepaper/ja/h29/html/nc111130.html><参照 2020-02-14>
6) Pew Research Center：Health Topics. <https://www.pewresearch.org/internet/2011/02/01/health-topics-4/><参照 2020-08-11>
7) 厚生労働省：平成 26 年版厚生労働白書．2014．<https://www.mhlw.go.jp/wp/hakusyo/kousei/14/><参照 2022-09-30>
8) 内閣府：Society5.0．<https://www8.cao.go.jp/cstp/society5_0/index.html><参照 2020-01-31>
9) 藤本浩司，柴原一友：AI にできること，できないこと，日本評論社．2019
10) 厚生労働省：保健医療分野における AI 活用推進懇談会報告書．<https://www.mhlw.go.jp/file/05-Shingikai-10601000-Daijinkanboukouseikagakuka-Kouseikagakuka/0000169230.pdf><参照 2020-01-31>
11) Nancy Robert：How artificial intelligence is changing nursing. Nursing management, 50(9)：30-39, 2019.
12) 文部科学省：教育の情報化の推進．<https://www.mext.go.jp/a_menu/shotou/zyouhou/detail/1369613.htm><参照 2020-02-14>
13) 総務省：平成 28 年版情報通信白書．2018．<https://www.soumu.go.jp/johotsusintokei/whitepaper/ja/h28/pdf><参照 2020-08-11>
14) 警察庁：令和５年版警察白書．2023．<https://www.npa.go.jp/hakusyo/r05/index.html><参照 2023-11-30>
15) 宮田加久子：きずなをつなぐメディア ネット時代の社会関係資本．NTT 出版，2005.
16) 総務省：平成 22 年度版情報通信白書．2009．<http://www.soumu.go.jp/johotsusintokei/whitepaper/ja/h22/><参照 2020-02-01>
17) 内閣府：令和２年版高齢社会白書．2020．<https://www8.cao.go.jp/kourei/whitepaper/w-2020/html/zenbun/s1_2_4.html><参照 2022-09-30>

第2部

保健医療における情報

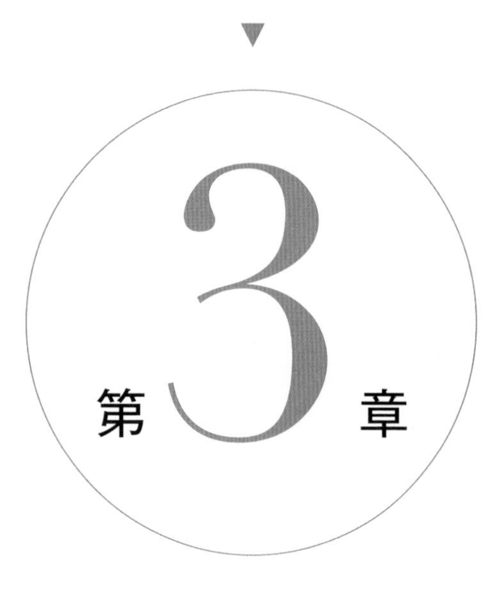

保健医療と情報

A 医療における情報

① 医療情報の種類

医療情報とは，主として医療の現場で用いられる情報のことである。ものごとを全体的に理解したり把握したりするには，分類軸を知ることが重要である。ここでは医療情報の種類について，いくつかの切り口から見てみよう。

1 医療の質からみた情報

医療の質の3段階▶ 医療の質からみた情報としては，1960年代にドナベディアン Donabedian, A.により提唱された，医療情報を「構造」「過程」「成果」の視点からみた医療の質の3段階がある(▶図3-1)[1]。

[1] **構造(ストラクチャー)** 医療をどのような人やモノで行うのかという情報をさす。施設や設備(患者の安全，権利やプライバシーを含む)，医療スタッフの数や専門的知識・技術(各種の認定や資格)，医師や看護師の人員配置基準(患者数に対する医師や看護師数)とそれらの予算などがある。

[2] **過程(プロセス)** 医療がどのように行われたかという情報をさす。医療者の態度や行動，実際に行われた治療や看護，リハビリ，栄養管理，在宅復帰や在宅療養の支援，心理的支援や社会復帰の支援，患者・家族の相談や苦情の受け入れや意見の尊重などがある。

[3] **成果(アウトカム)** 患者の生命や健康，生活の質 quality of life(QOL)がどうなったかという情報をさす。再入院率，感染症率，合併症率，死亡率，褥瘡(じょくそう)発生率，転倒・転落率などの問題のほか，患者満足度などがある。

これらは，医療機関を単位としてつくられる情報であるが，それを集めれば，地域レベルにもなり，国レベルにもなる。また，地域では，施設間の連携についてもさらに，「構造」「過程」「成果」の情報がある。これは，国全体の制度や政策などでも，同様である。

各段階の中心▶ この3段階でみると，「構造」と「過程」は，医療提供者側が中心で，「なにによって」「なにが行われたか」をさす。「成果」は，医療の消費者が中心で「ど

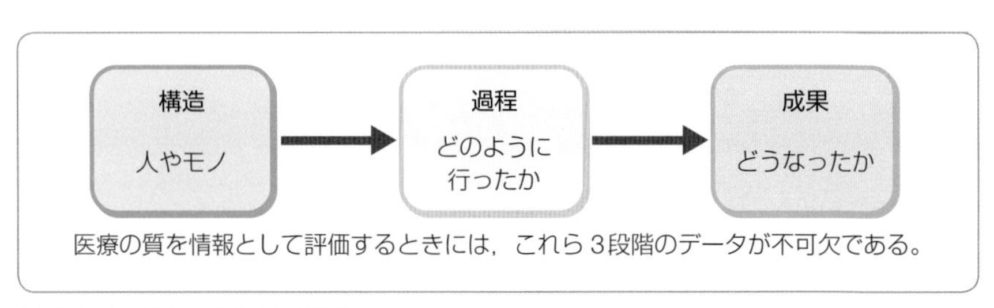

▶図3-1 医療の質の3段階

うなったか」というものになっている。医療の質を情報として評価するときには，これらのデータが不可欠である。

また，医療提供者側にも，医療提供者の生命や健康，QOL などの「成果」がある。これらに問題や困難がなく，良好であることが質の高い医療を提供できる条件となっている。

2 医療消費者についての情報

消費者についての4つの情報▶

医療の消費者側にも，医療が行われる前の「構造」にあたるものがある。医療が「どのような人に対して」行われたのかという情報である。「どのような人」には，身体，精神(心理)，行動，社会についての情報がある。

[1] **身体に関する情報**　医学的な状況を中心とした，物理学，化学，生物学的な情報である。遺伝子・ゲノムレベルから，細胞，臓器の形態・機能，感染，観察される身体所見，症状などの身体的な訴え，医学的診断，必要とされる治療やケアの選択肢，予後(治療後の病状の推移)の予測などがある。

[2] **精神(心理)に関する情報**　心理学的な情報である。個人的なことであり，態度や行動を含めたものとして考えたほうがよい。ストレスや抑うつ，不安，バーンアウト(燃えつき)，パーソナリティ，行動特性(タイプ A など)，QOL，健康に対する態度，ソーシャルサポートの認知，生きがい，楽観主義，幸福感，首尾一貫感覚(SOC)，外傷後成長(ポストトラウマティックグロウス)，意思決定における葛藤(かっとう)などがある。

[3] **行動に関する情報**　行動やライフスタイルのことである。喫煙，飲酒，食事，睡眠，シートベルト，性行動，薬物濫用，運動，レジャー，ストレスコーピング(対処)，予防接種，定期検診，受診行動，受療行動，服薬行動，アドヒアランス(コンプライアンス)などがある。

[4] **社会に関する情報**　社会関係，すなわち人間関係にかかわる社会的な情報のことである。家族関係，友人関係，地域参加，サークル，市民運動，政治活動，援助行動，ソーシャルサポート，役割・規範意識，ライフスタイル，信頼感，親密感，共感，疎外，孤立，偏見・差別，無関心，福祉・人権意識，老人・病人・障害者観，職業，教育歴，収入，財産，社会的地位，マスメディア(新聞・テレビなど)，インターネットなどがある。

これらの4つは，別々の情報と考えるのではなく，相互に密接に関連している。1970 年代に，エンゲル Engel, G. によって提唱された生物心理社会モデル biopsychosocial model は，これらを全体的に見ることを提唱している[2)]。

ホリスティック・スピリチュアル▶

また，人を全体としてみることを，ホリスティック holistic，全人的 whole person とよび，スピリチュアル spiritual という視点を考えることもある。スピリチュアルとは，霊的と訳されることもあるが，生きる意味や目的を重視したものとされることが多い[3)]。終末期患者のスピリチュアルケアの重要性も指摘され，そのような視点をうまく情報化できるかどうかが課題となっている。

3 医療の根拠となる専門的知識

「なにが行われたか」という医療の過程の根拠にあたる情報もある。それは，医学，薬学，看護学，臨床検査学などの各領域での専門的な知識であり，医療職者が，対象とコミュニケーションをとる以前の前提となるものである。

つまり，医療は，患者や市民になんらかの医療へのニーズが発生し，それをあらわすデータや情報と専門的知識とをつき合わせて，進められるのである。

ただし，両者の前提は異なる。それぞれが情報を共有して納得のいく医療が進められるには，コミュニケーションが不可欠なことはいうまでもない。

② 医療におけるコミュニケーション

医療におけるコミュニケーションには，①医療者間，②医療者と消費者(患者・関係者など)間，③消費者間の3つがある(▶図3-2)。

1 医療者間のコミュニケーション

医療者間のコミュニケーションでは，先に述べた医療の質や医療消費者についての情報を共有する。これには医師と医師，看護師と看護師のような同職種間だけでなく，多職種間や多施設間のコミュニケーションもある。施設内では，診療科ごとに記録をつくるのではなく，「1患者1診療録(カルテ)」(▶96ページ)によって診療科間で情報共有を行う。また，地域内の診療録の共有のためにICTによるネットワークをつくる場合もある(▶123ページ)。

最近では，クラウドとよばれるインターネット上のサーバーに，患者の記録

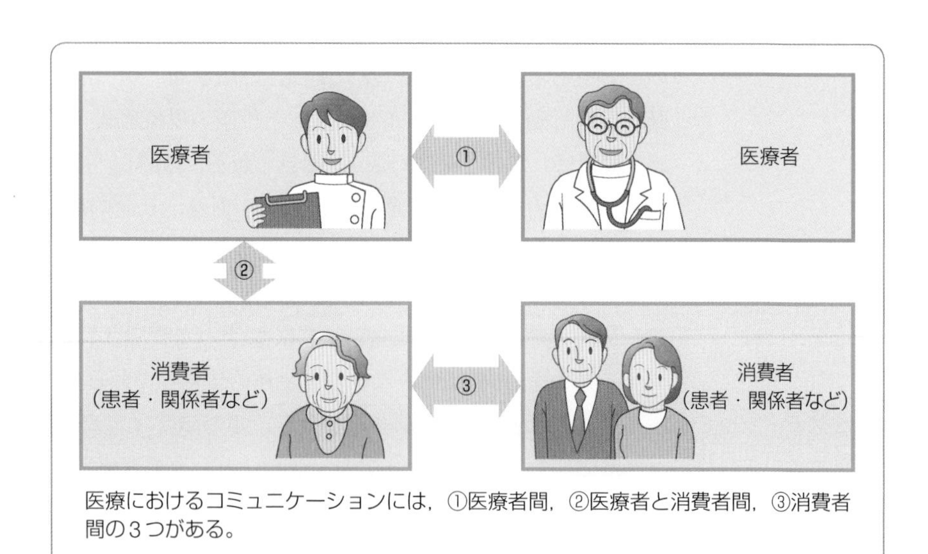

▶図3-2 医療における3つのコミュニケーション

を保管し，ID・パスワードを入力すれば，どこの病院・診療所からでも情報を引き出せるものがある。これには，「クラウド型電子カルテ」のほか，「クラウド型医用画像管理サービス」「臨床検査情報収集システム（治験データ収集システム）」，検査会社などによる「検体検査システム」「地域医療連携基盤」などがある。

どのようなかたちであれ，コミュニケーションがなりたつには前提が必要である。専門用語の共通性，他職種の役割の認識と理解，共通する知識と各専門の知識，コミュニケーションの目的についての共通の認識が必要である。

2 医療者と消費者間のコミュニケーション

医療者と消費者間でのコミュニケーションについて，従来は，医療者が情報を集め，意思決定に用いて，その選択結果だけを消費者に知らせていた。しかし近年は，消費者が意思決定にかかわったり，自身で意思決定したりするために，情報の共有の範囲がしだいに拡大している。

診療録の共有▶ このような流れの1つとして，医療の行われた過程がわかる診療録（いわゆるカルテ）の共有や開示が進んでいる。たとえば，「わたしのカルテ」とよばれる，診療録から患者の生活や意思決定に必要な情報をピックアップして提供するものなどがある（▶図3-3）[4]。これは，患者が自分で診療情報を整理・管理することで，医療者とのコミュニケーションを促進したり，医療機関間での診療のギャップを減らそうというものでもある（▶96ページ）。

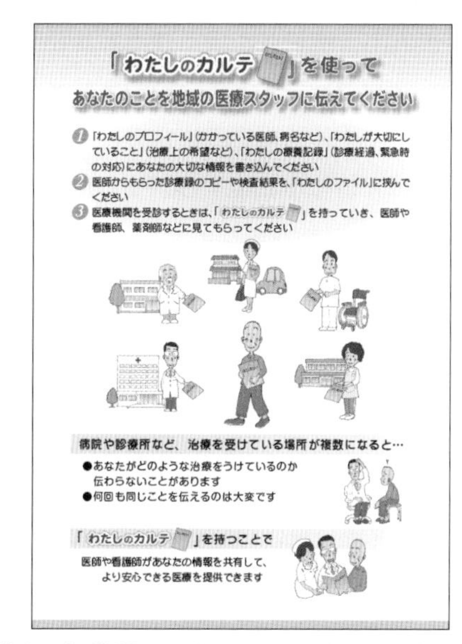

（がん対策のための戦略研究『緩和ケア普及のための地域プロジェクト』：医療者向けツール・資料，「わたしのカルテ」＜http://gankanwa.umin.jp/pdf/karte2.pdf＞による）

▶図3-3　わたしのカルテの案内

インフォームド▶コンセント

患者に医療者の提案する方針を説明して理解してもらい，同意を得ることを，**インフォームドコンセント** informed consent(**IC**)という。インフォームドコンセントは，説明すればすむものではなく，情報を理解して共有することが必要である。患者が理解していなかったとあとからわかり，医療者が「説明したはずです」「説明しましたよね」と言うような状況になるようでは，理解までが確認されていない。これは，教員が，翌週の授業で，この言葉を使って学生をせめても，説明しただけで理解させていなければ教員自身の責任であることと同じである。「インフォームド」は「情報を得た」という意味であり，対象がそれを情報として活用して意思決定できなければならない。

インフォームドコンセントは，患者が拒否することもできるが，前もって医療者が決めた方針があるため，医療者中心の見方だという意見もある。患者を中心とした立場からは，選択肢が与えられて，そこから患者が選ぶという**インフォームドディシジョン**(情報を得た意思決定)または**インフォームドチョイス**(情報を得た選択)とよばれる。

意思決定のための▶3つの方法

誰が意思決定するのか，情報はどう提供されるのかという点からみると，意思決定には，次の3つの方法があると考えられる(▶表3-1)。

[1] **パターナリズム** paternalism　患者に選択肢を選ぶ能力がないという想定で，患者にはその機会を与えず，医療者が意思決定するものである。医療者による意思決定の結果を話すだけで，医療者が提供する情報は少ない。

[2] **シェアードディシジョンメイキング** shared decision making　医療者と患者が話し合い，協働して意思決定する方法である。医療者は提供する情報を制限せず，患者の意思決定に必要な情報をできる限り提供する。ともにもつ情報を共有し，選択肢を選ぶ理由も共有するパートナーとなる。

[3] **インフォームドディシジョンメイキング** informed decision making　患者が自分で主体的に意思決定を行う方法である。患者は医療者以外からも積極的に幅広く情報を収集する。そのためには，情報を収集・理解・活用して意思決定する能力(ヘルスリテラシー health literacy，▶58ページ)が必要になる。

そして，「意思決定には，この3つの方法がある」ということそのものも大切

▶表3-1　意思決定の方法とその特徴

意思決定の方法	得られる情報	意思決定する人
パターナリズム (父権主義)	少ない	医療者
シェアードディシジョンメイキング (協働での意思決定)	意思決定に必要な情報はすべて共有	医療者と一緒に自分で
インフォームドディシジョンメイキング (情報を得た自己決定)	信頼できる情報を幅広く収集できるには，ヘルスリテラシーが必要	自分で

な情報である。意思決定の仕方に選択肢があることを知ることで，それぞれのベネフィット(利益)とリスクを考えることができる。

パターナリズム以外は，最終的には自分で意思決定するが，その背景には，自己決定は人間が生まれもった性質として幸せなことであるという見方がある。また，人は他者との関係をもちながら，たとえば，家族などの周囲の人の意見などに影響を受けるといったように，相互に依存して生きている。そのため，シェアードディシジョンメイキングでは，自律して自由に決めるためには支援が不可欠とも考えられている。どのような意思決定においても，選択肢を選んだあとに不満があれば，やはり別の選択肢のほうがよかったかもしれないと後悔の念が生じることがあるだろう。しかし，なぜあのような決め方をしたのかと後悔すれば，2重に後悔してしまう。そのため，意思決定の結果だけでなく，そのプロセスにも注目しているのである。

3 消費者間のコミュニケーション

消費者がもつ医療情報は，医療者から提供されたものが多い。しかし，同じ疾患をもつ患者であっても，得ているデータやエビデンスに関する情報は異なる。かりに同じものであったとしても，それをどのように受けとめているかは異なる。そのようなときに，これらの情報を交換することは，互いの生活や意思決定を支援し合うことにつながる。

これらを活動として行っているものに患者会・サポートグループなどがある。これらのもつ機能には**表 3-2** のようなものがあげられる。

経験に基づく体験談は，専門家の知識や技術である「専門知」に対して，「経験知」とよばれることもある。これらを共有する場は，必ずしも特定のグループでなくてもよい。いまや，インターネットの世界は，誰もが参加ができ，オー

▶表 3-2 患者会・サポートグループのもつ機能

機能	具体的な内容
感情表出	さまざまな感情を抑え込まずに，自分の気持ちを話せる。
感情のコントロール	つらい気持ち，さびしい気持ちなどを解消できる。
アドバイス	将来のことについて役にたつアドバイスがもらえる。
自己洞察	自分の気持ちや行動を深く見つめられるようになる。
理解	自分の状況を理解してもらえる。
情報	自分に必要な情報が手に入る。
普遍化	自分の問題が特別ではないと気づかせてくれる。
モデリング	ほかの人の対処方法を見て学ぶことができる。
ヘルパーセラピー効果(原則)	援助者になることで，役にたっていると思える。

プンである。現在は，インターネットが全体としてたすけ合いのコミュニティを形成しているといってもよい(▶34ページ)。

③ 医療情報の標準化と電子化

1 医療情報の標準化

医療情報がうまく共有されるためには，どのような前提が必要であろうか。第一に問題になるものは，共通言語である。ある医療機関で使われている用語やコードなどが，ほかでも使われているとは限らない。そのままの状況であれば，幅広く連携するときに問題が生じる。たとえば，年の表記は西暦か，元号かを決めておかなければいけない。そうでないと，患者がほかの機関に転院するなどした場合，記録がそのまま使えない。

標準化▶ 医療情報の標準化とは，どこでも同じ専門用語やコード，分類，形式，規格などを使っているということである。それによって広く情報交換することが可能となる。また，それが広い範囲で行われているほど，蓄積されたデータを一緒に活用できるので，分析すれば，エビデンスが得やすくなる。

たとえば，疾病の分類では，**国際疾病分類** international classification of diseases(**ICD**)がよく知られている。現在はバージョン11(ICD-11)が公表され，適用に向けて準備が進められている*1。これは世界保健機関 World Health Organization(WHO)が，世界の疾病の比較や分析のために作成したもので，わが国でも用いられている。

分野をまたいだ標準化▶ 専門的な用語は，医療機関の間だけでなく，看護学とその他の医学関連分野でも，統一をはかることが望ましい。さらに，医療消費者である一般の人々が使っている言葉と大きく異なっていることにも注意が必要で，そのままではコミュニケーションの妨げとなる。

2 医療情報の電子化

医療情報が紙に書かれている場合，情報の共有には，それを持ち運ぶかコピーするなどの必要が生じる。また，目的のものをさがす速さや保管スペースなど，時間的にも空間的にも制約がある。長期に閲覧したり保存したりする場合も，紙であれば劣化することや，紛失や持ち出し，改ざんなどの問題もある。これらのなかには，電子化によって解決できることがある。

電子カルテのように，医療情報をコンピュータに入力，管理すれば，そこに接続されているコンピュータならどこからでも，必要な情報を検索してすぐ見

---

*1 ICD-11は2018年に公表され，現在は国内での適用に向けて日本語訳などが進められている。ICD-11の適用までは現在のICD-10が用いられる。

▶表 3-3 医療情報システムの種類と特徴

EMR	EMR は電子カルテなどの医学的な情報を病院単位で管理している，施設によってばらばらの，いわば伝統的なシステムである。ただし，患者や消費者が利用する幅広い保健・医療・福祉の施設の連携を考えると困る面がある。
EHR	EHR は，複数の施設における健康全般のデータを，1 か所に集約させたものである。しかも，それは生まれてから亡くなるまでの生涯にわたるものにすることを視野に入れている。例として，わが国が推進している「日本版 EHR」や「どこでも MY 病院」構想などがあてはまる。
PHR	PHR は，EHR と同様の情報を入手することに加えて，消費者が自分に必要な新たな情報を取捨選択して入力・保存し，自分で個人的に管理するものである。自分でいつでもどこからでも見られるのはもちろん，必要なときには医療者に見せることができる。

られるようになる。記録がいくら増えても，ハードディスクなどの記録装置はますます小型で大容量のものが開発されているため，保管場所も紙とは大きな違いがある。そのためのしくみとしては，**EMR**(electronic medical record)，**EHR**(electronic health record)，**PHR**(personal health record)とよばれるものがある(▶表 3-3)。言葉は似ているが考え方やできることが異なる(▶124 ページ)。

EMR から PHR は時代の流れとともにあり，いわば，医療者中心から患者中心のシステムに移行している。現在は過渡期であるために，3 つのシステムが同時に存在している状態になっている。

医療情報の電子化によるメリット

電子化をするメリットとして，コミュニケーションの点からは，次のことがあげられる。3 つのシステムを想像しながら，比較してみるとよい。

医療者間のコミュニケーション▶

体温や脈拍などのバイタルサインや看護記録，X 線や CT・MRI などの画像情報，薬の処方や検査のオーダー，次回の診療の予約，会計など，1 人の患者についてのすべての情報を 1 か所に集約すれば，医療者間でのコミュニケーションを促進することが可能になる。情報が集約されているために，看護師どうしなどの同職種間のみならず，多職種の間で情報が共有しやすくなる。それぞれの専門性をいかした書き込みが行われれば，チームとして望ましい医療を進めることができる。

また，ほかの医療機関や保健所，訪問看護ステーションなどへの提出書類も発行が簡単である。ネットワークで結ばれていれば，電子的に手続きをすることも可能である。

さらに，高度に専門化して細分化された医療では，ますます専門分野間の連携が重要である。ネットワークで各病院・診療所がつながれば，消費者のデータをどこからでも見られるようになる。そうすることで，離れていても各分野の専門家が作成した情報をもとに，相談しつつ業務を進めることが可能となる。また，専門家どうしが学びあう，学会や研修での e ラーニングへの活用も期待される。

医療者と消費者間のコミュニケーション▶ 患者などの消費者にとってもメリットがある。たとえば，医療者とともに画像を見たり，そこで大きさをはかったりできるようになれば，消費者の理解を促進できる。また，グラフとして時系列で表示できれば，どのような変化があったのかを確認しやすくなる。これらを印刷することにより，必要な情報を持ち帰ってもらうこともできる。システムによっては，自宅で自分の情報を見ることもできるだろう。それにより，インターネットで情報検索したり，家族や知人と相談しながら理解したり，すぐに質問することもできるようになる。

さらに，ICTを使うことでインターネット経由で，直接対面しなくても，診断や診療，看護などを行う遠隔医療（テレメディシン telemedicine）や遠隔看護（テレナーシング telenursing）が可能になる（▶121ページ）。これらは，都市部と専門的な治療が受けにくい地域の地域格差の解消につながる。

また，書類をまわすなどの時間が減り，診療以外の手続きの時間が短縮できる。そのため，患者にとっても待ち時間が短くなることも期待できる。

消費者間のコミュニケーション▶ 消費者間のコミュニケーションが行われる場は，主としてインターネット上になるであろう。患者会やサポートグループのオンラインコミュニティでのたすけ合いもさることながら，自分の健康に関連した情報を公開して共有する動きもある。互いの状況（たとえば，ダイエットでの体重変化のグラフや禁煙の継続時間など）を共有したり，患者のさまざまな経験を語ったものを，ブログや動画の情報共有サイトで公開したりすることで，よりリアルな経験の共有が可能になる。それを見て，多様な患者のなかから自分と同じような境遇の人をさがせたり，日常的にリアルタイムでかかわれたり，聞きたいときにすぐ聞けたりできるようになる。

● 医療情報の電子化によるデメリット

よりよい意思決定には，適切なときに必要な情報を得られることが重要である。この目的において，医療情報の電子化は大きなメリットがある一方で，デメリットにも気を配る必要がある。

セキュリティ▶ はじめに，知られたくないことを知られるリスクがある。これはインターネットのセキュリティの問題であり，インターネットにつながっていれば，プライバシーを含む情報がもれ出す可能性は否定できない。ただし，リスクを最小限にする必要があるが，それは自由にアクセスできる利便性と引きかえになることを忘れてはならない。

改ざんのリスク▶ また，情報の改ざんのリスクと，もし改ざんされた場合に，それがわかるかどうかも問題となる。紙のカルテと同様に管理の問題で，誰が情報にアクセスしたかという記録が残るシステムや，誰がその権限をもつのかなど，対策を明確にする必要がある。技術的には，電子署名という印やサインに該当する機能の利用が対策として考えられる。

抵抗感や慣れ▶ さらに，コンピュータに入力することへの抵抗感や，慣れるまではかえって時間がかかること，手書きでないと心がこもっていない，あるいは記憶に残りにくいという人がいることがある。また，高齢者や女性に対する，「機械は苦手」という偏見が障害になることがある。

しかし，年齢やその人の属性だけによってその能力が劣るという根拠はなく，心理的な距離が問題の中心である。したがって，患者や消費者を中心とした情報共有のためという電子化の目的を認識することが大切である。ほかにも，検索機能を使えば情報を見つけやすくなり，必要な情報だけを取り出すことができること，手書きによってほかの人が読み取れないことや，判読ミスを防ぐことも目的となる。

コミュニケーションの妨げ▶ コンピュータへの入力作業が，かんじんのコミュニケーションの妨げになる可能性もある。その理由の１つは，入力作業そのものが，コミュニケーションの基本である相手を見て話すことの阻害要因になるためである。

もう１つは，あとで記録を見れば情報が得られると思い，直接のコミュニケーションの機会を逃すことに問題を感じなくなるためである。電子化は，直接のコミュニケーションを代替することではなく，それを補うことが目的である。コミュニケーションでしか得られない情報を得る機会を逃してはならない。

④ 医療情報の利用と倫理

1 消費者の個人情報

医療情報には，個人の心身の健康状態，遺伝などに関するデータ，診断など，他人に知られたくないプライバシーの情報が含まれている。これらが，誰のデータかを特定できない場合は問題ないが，そうでない場合は問題である。

知られたくない権利▶ 患者や消費者の「知られたくない権利」はかたくまもられなければならない。医療者には，業務中に知り得た情報を，本人や公共の利益といった正当な理由がないのに第三者に知らせてはならないという守秘義務がある(▶137 ページ)。また，電子化された医療システムの場合は，ID・パスワードなどの認証情報があれば，大切な情報にアクセスされてしまう。そのため，情報そのものだけでなく，それへのアクセス方法についての管理も重要であることを忘れてはならない。

知る権利▶ また，医療を利用したことで医療者によって収集された自分自身についての情報は，みずからの意思決定にかかわる場合もあるため，知りたいと考えるのが当然である。このとき，自分の情報についての「知る権利」があり，カルテなどの情報の公開が行われる必要がある(▶147 ページ)。

2 医療情報の二次利用

さらに，医療情報は，直接的に患者や消費者の利益に結びつくものだけでなく，研究によって，広く公共の利益のために活用することが可能である。たとえば，予防や治療・ケアの効果をさぐる疫学研究や，施設運営のための経済的な研究などであり，このような目的による利用は**二次利用**とよばれる。二次利用のためには，患者や消費者に対して，研究の対象者としての同意を求める必要があるほか，多くは，各施設の倫理委員会で承認を得ることが必要となる。

医療情報を利用する場合，基本的には，消費者の情報の不適切な取り扱いによって，対象者に不利益が及ばないことが，なにより重要なことである。

B エビデンス情報に基づいた保健医療

健康を維持したり，よりよい医療を受けるためには，多くの情報を収集し，それに基づいて意思決定をすることが大切である。これは医療を行う側も同様である。よりよい意思決定のためには，信頼できる情報が欠かせない。では，「信頼できる情報」とは，いったいどのようなものであろうか。健康や医療に関係する場面で，よりよい意思決定をするために必要な信頼できる情報とはなにかについて考えていこう。

① エビデンス情報に基づいた保健医療とは

情報の信頼性▶ 現在，人々が入手できる健康に関する情報は実にさまざまであり，その信頼性についても同様である。とくにインターネットでは，誰でも簡単に情報を発信できるようになっているため，「好きなだけ食べてやせる」「がんが治る」といった商業目的の情報や悪意が感じられる情報も混在している。

こうした玉石混淆（ぎょくせきこんこう）の情報が，信頼のおけるものなのかどうか，情報の発信者だけではなく，誰にでもあてはまる情報なのかどうかを判断するには，その情報が科学的根拠，つまり「科学により実証されている根拠」に基づいた情報であるかどうかという観点からとらえる必要がある。たとえば，ある健康法や治療法について，100人が同じ状況にあったときに，何人にあてはまる情報なのかということである。

エビデンスのある情報▶ 健康や医療において信頼できる情報とは，科学的根拠(**エビデンス**)のある情報であるといえる。この場合の科学的根拠とは，実験や調査などの研究結果から導かれた「裏づけ」があることをさす。多くの研究による検証が行われ，その結果に基づいて，多くの健康法や薬が開発され，病院で治療が行われている。科学的というのは，基本的には客観的であるという意味であり，これは誰の目から見ても明らかということである。そうしていま，このエビデンスは治療を受ける患者も知ることができるようになってきている。

疫学研究▶ このようなエビデンスを生み出す研究の多くは，**疫学研究**とよばれる。疫学とは，病気の発生原因を統計的な分析によってさぐる学問である。とくに病院などの治療の場において患者を対象として治療の効果を測定するものは，**臨床疫学**とよばれる。このほかにも，疫学の対象としているものは多いが，看護学の場合，看護介入の効果を明らかにする疫学を看護疫学とよぶこともある。また，地域看護学に関連するものとして，地域や職種などによる健康格差の背景にある社会的要因が健康に与える影響を分析する社会疫学もある。

エビデンスに基づいた保健医療活動▶ エビデンスに基づいた治療・ケア・健康教育といった保健医療活動は，EBM(▶9ページ)以外にも，**エビデンスに基づいた看護** evidence based nursing(**EBN**)，**エビデンスに基づいた保健活動** evidence based health care(**EBHC**)，**エビデンスに基づいた実践** evidence based practice(**EBP**)といった言葉でよばれる。歴史的には，医師や看護師などの保健や医療に携わる専門家は，ある一定のエビデンスを除いては，それまで伝えられてきた伝統や習慣，それぞれの個人的な経験と勘に頼った治療やケアを行っていたともいえる。

② エビデンスレベル

エビデンスは，すでに第1章で述べたように，バイアス(▶10ページ)を排除できているかどうかでレベルが異なる。詳細については疫学のテキストにゆずり，ここでは簡潔に説明しておこう。

意見・報告▶ 図3-4のように，エビデンスレベルを，低いほうから見ると，専門家などのデータに基づかない意見や報告がある。データがなければ証拠にならないということである。

症例報告▶ その次が，数の少ない症例の報告である。これから研究が必要な仮説を提案する意味では大切であるが，まだ検証されたとはいいがたい。

統計的な検証のある報告▶ データを，統計的に分析して検証した研究は，3番目の分析疫学的研究からになる。たとえば，乳がんの人とそうでない人で，原因と考えられる喫煙歴などの違いを比較する(**症例対照研究**)。また，現在病気にかかっていない多くの人を対象に，病気の発症に関係すると考えられる運動習慣などのデータを収集し，将来どんな病気になるのかを長期的に観察する方法がある(**コホート研究**)。

ランダム化比較試験▶ さらにレベルが高いのは，研究の対象となる人に実際に依頼して，原因をつくってもらったり，なくしてもらったりして比較する試験である。たとえば，大豆製品の効果を調べる場合には，大豆製品を多く食べるグループと控えるグループに分ける。2グループでの比較試験では，研究者の意図が入らないようにくじびきのような方法で分ける**ランダム化比較試験** randomized controlled trial(**RCT**)がすぐれている。

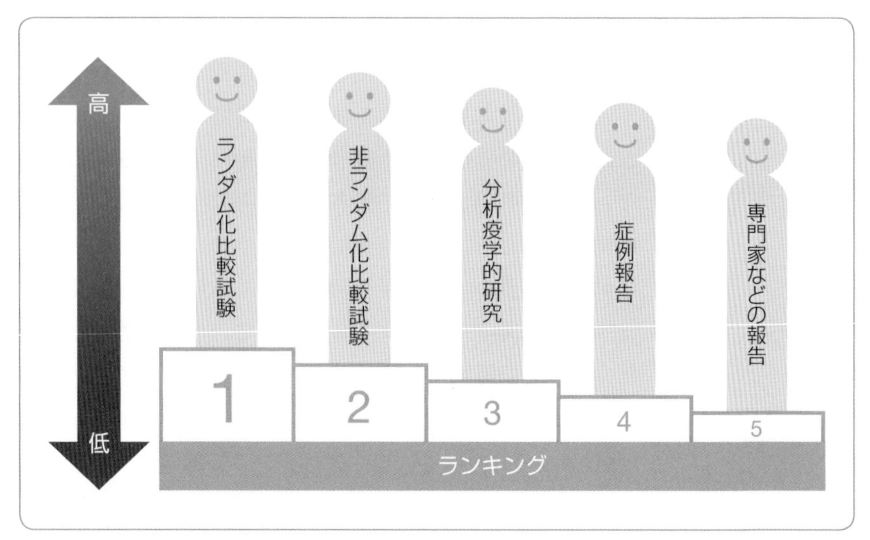

▶図3-4　エビデンスレベル

また，薬の効果を調べる場合には，本当の薬と偽薬(プラセボ)の2グループに分けることが行われる。ただし，偽薬であっても，もし本物の薬だと思うと，心理的な効果によって似たような効果が出ることがある。これを**プラセボ効果**という。そのため，この効果による影響を受けないように，治療を受ける患者も，治療をする医師も，どちらの薬を飲んでいるのか(飲ませているのか)を知らないようにする。これを**マスキング**という。

RCTによる調査結果は，対象の人数が少ないと偶然による差が大きく出てしまう可能性がある。たとえば，日本人女性からランダムに5人ずつ選んで平均体重を比較すると，4 kg以上の差が出る確率は2分の1近くある。これが20人だと4分の1，40人だと100分の3と減っていく。偶然の誤差を減らすためには，より多くの人数が必要であり，研究の規模が結果の信頼性を高めることになる。十分な規模によって，統計学的に意味のある差であると判断できてはじめて，エビデンスとなるのである。なお，統計的な検定の詳細と実際の方法については第12章を参照してほしい(▶251ページ)。

③ エビデンスとナラティブ

「信頼できる情報」と判断される情報は，必ずしも，科学的根拠に基づいた情報ではない場合もある。たとえば，患者による病気についての「語り」がある。エビデンスの多くは，ある方法になんらかの効果があるかどうかの情報であるのに対して，患者の語る情報は，病気やエビデンスについてどのように考えたり感じたりしたのかという情報である。

そして，実際に行ってみておこったことと，それについてまたどのように思ったり対処したりしたのかである。まさにおこったできごとをどのように受けとめていくかの，患者の「体験」「経験」であり，いわばその「ストーリー」「物語」である。

ナラティブ▶ このような，個人の「語り」「物語」をあらわす**ナラティブ** narrative という言葉が医療の世界でも注目されるようになってきた。意味としては，ナレーション narration という「語ること」に対して，「語ったもの」「語られたもの」をさす。

それは，その人のそれまでの人生の歴史を背景にして，その新しい経験を過去の自分と照らしてどのように受けとめていくかという方法である。そして，それこそがまさに自分の人生なのである。

たとえば，他者のナラティブによって，自分になにがおこったかがわかることもある。もしも，いきなりがんと宣告されてどのように受けとめていいのかわからない，なにをすればよいのかもわからないときにはどうであろうか。そのとき，必要なことは，エビデンスではなく，いったいなにがおこったのかを自分の言葉で表現できることである。医学的には，がんという状況かもしれないが，それがいったい自分にとってなんなのか，それを明らかにするためにも，自分で他者に語ってみるということが大切になる。

つらいと思ったできごとを友人に話しているうちに，思っていたこととは違った，実はよい経験だったとかわってしまったことはないだろうか。また，話していくうちに，自分がそのように思っていたのだと気がつくこともある。なかなか言葉にならないときは，体験談がたすけてくれるかもしれない。

④ エビデンスに基づいた保健活動の 3 要素

エビデンスの重要性を普及させることに大きな貢献をしたイギリスのミュア＝グレイ Muir Gray は，エビデンスに基づいた保健活動(EBHC, ▶51 ページ)には「エビデンス」「価値観」「資源とニード」の 3 つの要素が重要であると述べている[5)]。

価値観▶ **価値観**とは，人々が病気や症状などのいまの状況について，なにが問題なのか，なにが重要だと思うのか，また，問題を解決するために必要なエビデンスについて，なにを重視して評価するかである。その人のそれまでの人生や経験を背景に，それらを語ること，すなわちナラティブによって価値観が表現されていく。

資源▶ 資源とニードにおける**資源**とは，いくらよいエビデンスがあっても，それを実行できる施設や人材，技術，お金，時間などの実現のための条件が伴わなければいけないということである。また，自分の希望で受けたい治療やケアの方法があっても，資源が整わないと無理ということでもある。たとえば，健康のために運動したいと思ってもその場所や施設がないことや，新しい手術や薬を

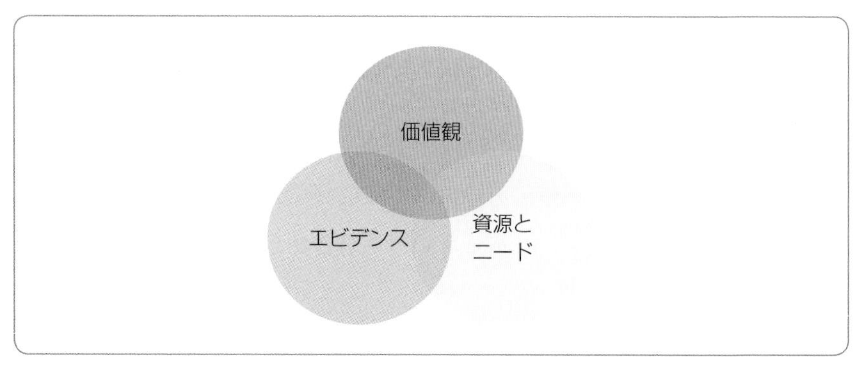

▶図3-5 EBHCの3つの重要な要素

試したいと思っても，わが国ではむずかしいというような場合がある。

ニード▶ ニードとは，その資源が不足していた場合に，社会的にそれが必要とされている程度である。たとえば，高度な専門病院や医師や看護師をたくさん増やすことが，本当に必要とされているのかという問題がある。このほかにも，高価な先端医療技術や，もっと心のケアをする専門家へのニードなど，社会的に議論しなくてはならない問題である。

これら3つはつねにセットで考える必要がある。そして，図3-5で示されているように，それぞれは重なり合う部分があることにも注意が必要である。

Column 「疾病」「病(やま)い」「病気」の違い

慢性疲労症候群chronic fatigue syndrome(CFS)とは，原因不明の強度の疲労が長期間(6か月以上)にわたって続く病気である。最近は，アメリカでウイルス感染に関連しているという研究が進んできているものの，医学的な解明はまだ途上である。したがって，患者の苦しみのナラティブとそれへの関心こそが，その病気の存在に注目する重要なカギとなっている。果たして，医学的に明確に診断できないと病気ではないのだろうか。

そのとき，医療人類学や医療社会学は，病気とはなにかについて考える方法を教えてくれる。英語では，病気に対する単語はおもに3つで，disease，illness，sicknessである。それぞれを日本語で区別すると，順に，医学的な診断のある「疾病」，本人がそれをどう感じたり受けとめたりしているかという「病い」，周囲や社会がどのように見なしているかという「病気」である。慢性疲労症候群は，「疾病」としては不明な点が残されているが，患者にとってはまぎれもない苦痛を伴う「病い」である。そして，名称が誤解を生みやすいこともあり，「精神的なものでは」「なまけているのでは」などと偏見の目で見られやすい「病気」である。

これは言いかえると，「疾病」「病い」「病気」は，それぞれ身体的，精神的，社会的の3つの側面を重ね合わせながら含んでいるともいえる。これは，そのままWHO(世界保健機関)の健康の定義にある3次元と一致する。これらは，人間の健康と病気にとってつねに欠かせないものであることをあらわしている。

⑤ エビデンスに基づいた医療・看護のステップ

EBM，EBN などのエビデンスに基づいた医療・看護の実践のプロセスは，実際には次の 4 つのステップをふむことで実践される。

1 Step 1：疑問点の抽出

ここでは，次に示す PICO（ピコ）を明確にする。

P：Patient（患者），Population（集団），Problem（問題）　誰のために？なんのために？

I：Intervention（介入）　なにをすると？

C：Comparison（比較）　なにと比べて？

O：Outcome（成果，アウトカム）　どのようになるのか？

たとえば，乳がん患者に対して（**P**），マッサージをすると（**I**），なにもしない場合に比べて（**C**），むくみの症状が少なくなるか（**O**），というものである。

2 Step 2：エビデンスをさがす

エビデンスは，学術論文として学会誌を中心に公開されている。エビデンスレベルに注意が必要であることはすでに述べたとおりである。そして，1 つの論文だけで判断するのは危険である。しかし，たくさんの論文をバイアスに注意しながら吟味（ぎんみ）して読むのは，骨の折れる仕事である。そのため，多くの論文を集めて，系統的に分析した作業が進められている。**システマティックレビュー** systematic review とよばれるもので，多くの論文の結果を 1 つにまとめる**メタアナリシス** meta-analysis という分析方法などが使われる。

このように多くの論文を検討するプロセスを経て，実際の臨床の場面で使える**ガイドライン** guideline（指針）などが作成されている。これがない場合は，やはり自分で論文を読み進めていくことが必要になる。

3 Step 3：エビデンスの批判的な吟味

学術論文を自分で読む場合は，批判的に吟味して読む必要がある。これは，論文の信頼性を吟味することであり，エビデンスレベルを判断することでもある。そして，PICO が目の前の患者などの対象と一致しているかである。研究対象や介入方法，そしてなにより大切なものは，成果（アウトカム）である。たとえば，問題としているものが，患者の不安であるとすれば，それがきちんと測定されているか，それに対して本当に効果がみられたのかを確認する。

4 Step 4：エビデンスを患者に適用できるかどうかの判断

エビデンスに基づく医療・看護の実践の最後のステップは，すでに説明した，EBM の 3 要素の検討である。これはエビデンスだけでなく，対象の好みや意向といった価値観にかかわるものである。そして，実際にエビデンスのある方法が，技術や施設の有無などを考慮したときに実践可能であるかどうかを検討して判断することになる。

⑥ エビデンスの作成

エビデンス作成のための研究▶ エビデンスが，いくらさがしても見つからない場合はどうすればよいであろうか。その場合は，つくるしかない。そのためには，研究をしなければならない。研究にはスキルが欠かせない。研究を企画・実施するには，学ぶべきことが多くある。そのために，多くの大学院が存在しているので，自分で研究する場合は，進学が必要である。

そうでなければ，エビデンスレベルの高い研究を実施するのは，容易ではない。もしかりに，見切り発車で実施してしまって，バイアスが多かったり，人数が少なすぎて使えない結果を得たらどうであろう。それは，人を対象にしている研究の場合，準備不足で実施したことになり，倫理的にも問題である。目的が研究ではなく，「研究を学ぶための研究」であれば，そのように同意をとる必要があるだろう。そして，それが許されるのは，基本的には教育機関に所属している学生のときだけである。

エビデンスの情報提供▶ また，研究によって，エビデンスが作成できたとして，次に必要になるのは，エビデンスについての情報の提供である。医療関係者にはもちろん，成果は広く市民や患者に提供される必要がある。

エビデンスに合わせた行動▶ しかし，皆がエビデンスを知っているだけではなにもかわらない。エビデンスを実際にいかすには，それに合わせて行動をかえなくてはならないのである。確かに，現在の医療現場では，エビデンスがなく行われていることもあり，そのような場合は研究を待つ必要がある。しかし，エビデンスを知っていても行われていない場合は，EBM・EBN は行われていないということになる。

C ヘルスプロモーションと情報

治療やケアなどの臨床場面における，情報に基づく意思決定も重要であるが，疾病の予防の場面での意思決定も忘れてはならない。とくに生活習慣病の予防には，1人ひとりの行動の変化が求められる。しかし，個人が1人だけで行動をかえることはむずかしく，社会を変化させる活動としてのヘルスプロモーションが必要となる。また，より多くの人々がヘルスプロモーション活動に参加できるためには，関連した健康情報を広く普及させなくてはならず，そこに情報格差があってはならない。

さらに，情報があったとしても，適切な健康情報を入手し，理解し，評価して活用する力であるヘルスリテラシーがなくては，情報をうまくいかせない。そして，たとえヘルスリテラシーが低くとも，その人に合わせた，わかりやすい情報が届けられなくてはならない。そのような健康情報を提供する側の研究や実践をヘルスコミュニケーションといい，対象者を中心とした提供方法にかえていくことが望まれている。

① ヘルスプロモーションとは

2005年に行われた第6回世界ヘルスプロモーション会議において採択されたバンコク憲章では,「ヘルスプロモーションとは，人々がみずからの健康とその決定要因をコントロールし，改善することができるようにするプロセスである」と示されている。人々がみずからの力によって，健康とそれに影響を与えている要因を変化させられるようにする過程が大切なのである。

そのための活動としては，個人に対しての健康教育やサポート，また，社会や組織に対してのコミュニティづくりなどを通しての社会を変化させる活動，そして政治的な活動などがあげられる。たとえば，タバコ対策であれば，個人に対して，そのリスクと対処方法に関する情報を提供し，家族のサポートを得たり，学校や職場や地域で禁煙できる環境を整えたり，メディアでそれらの情報を伝えたりして，禁煙スペースなどが広く普及するようにし，条例などでそれを法制化していくという活動である。

② 健康格差と情報格差

こうしたヘルスプロモーション活動が，個人だけでなく，広く社会を対象とするのは，個人では行動をかえることがむずかしいからである。個人に対するアプローチでは，習慣化した行動をかえがたいことは，第1章で述べたとおりである(▶8ページ)。

また，正しい健康情報が伝わっていなければ，そもそも行動を変化させることはむずかしい。情報を伝えるには適切なコミュニケーションが必要である。それは，健康に関する知識がなければ，かりにパンフレットやポスターを読んでも自分に関係したことなのかどうかも判断できないためである。

実際に，正しい情報がゆきとどいていないことによる情報格差が，健康格差に結びついている可能性が高い。現代の疾患の多くは慢性疾患であり，それは自覚症状なしに進行しているものが多く，リスクファクター risk factor（危険因子）を排除しなければ予防することができない。自覚症状が出てから受診していたのでは手遅れになる可能性もあることから，おのずとリスクに関する正しい情報を必要としているのである。

③ ヘルスリテラシー

ヘルスリテラシー▶ 正しい健康情報が見つかったようにみえても，その人自身では，それが本当に必要な情報なのかどうかを判断することはむずかしい。また，必要な情報を得られても，理解できるかどうかはわからない。理解できたとしても，それを適切に評価して，実際の意思決定に使い，行動にまで移せるとは限らない。これらの一連の行動を，自分の健康やQOLの回復や維持・増進のために，適切に実施できる能力が**ヘルスリテラシー** health literacyである。

これがいま，WHOを含めた，世界の健康政策の中心となってきている。2010年には，日本の厚生労働省にあたるアメリカ保健社会福祉省は『ヘルスリテラシー向上のためのアクションプラン(National Action Plan to Improve Health Literacy)』を発表した。すべての人が，健康情報を得た意思決定をする権利をもち，保健医療サービスは，誰にもわかりやすく提供されなければならないというものである。

リテラシー▶ また，OECDの国際成人力調査(PIAAC，2013)では，リテラシーを「社会に参加し，みずからの目標を達成し，みずからの知識と潜在能力を発展させるための能力」と定義している。これらのことから，リテラシーは目標を達成して発展するための手段であることを忘れてはならない。

エンパワメント▶ そのため，ヘルスリテラシーの概念を広めたナットビーム Nutbeam, D.は，リテラシーのなかでも，とくに「批判的リテラシー」が重要であるとした[6]。こ

NOTE

ヘルスリテラシーの4つの次元

ヘルスリテラシーは多様な能力や技術を含んでいるが，ザーカドゥーラス Zarcadoolas, C.ら[7]は，次の4つの次元からなると説明している。

[1] 基本的リテラシー 読み書き，話すこと，計算能力。情報を得るための基礎となる能力。

[2] 科学的リテラシー 科学の基本的知識，技術の理解の能力，科学の不確実性(将来のできごとを完全に予見できないこと)への理解。健康関連の用語やエビデンスを理解するための，からだや病気についての知識や，確率やリスクについての知識。科学への探究心，自信，科学を学ぶ意義や楽しさ，科学に対する興味・関心も高められるような教育や支援体制が必要である。

[3] 市民リテラシー 公的な問題を意識し，意思決定過程に参加する能力。健康の社会的な決定要因と保健医療の制度やしくみを理解し，それがどのように決定しているのかを知り，そこにはたらきかけられる力が必要である。以下のようなものが含まれる。

- 新聞やテレビなどのマスメディアの情報を理解・活用できる力(メディアリテラシー)
- 人々が交渉して政府と市民が話し合って政策を決めることについての知識
- 個人の健康に関する行動や選択がコミュニティや社会の人々の健康状態に影響することの認識

[4] 文化的リテラシー 健康情報を解釈し，それに基づいて行動するために，文化，つまり集団の信念，習慣，世界観，ある集団に自分が属しているという感覚(社会的アイデンティティ)を認識し，活用する能力。

生まれ育った家庭や地域によって，正しいと思っている信念や習慣にも違いがあり，自分と違う考えは間違っていると思いがちであるが，新しいエビデンスを取り入れるためには，その誤りを修正できる力が必要である。

の考えは，ブラジルの教育学者フレイレ Freire, P. による「批判的意識化」からきている。フレイレは,「沈黙の文化」という，ブラジルの貧しい農村の人々が支配者によって抑圧され，文字を知らされず，否定的な自己像を植えつけられ，沈黙している文化を発見した。その解決方法として生み出された「批判的意識化」は，人々が「沈黙の文化」の存在を意識し，自分たちがおかれている状況を客観的に自覚して，それを主体的にかえていくことである。それは，**エンパワメント**とよばれ，個人や集団が，不利な状況下におかれても，本来備わっている力を十分発揮できるように，環境をかえる力を身につけるという意味で用いられている(▶28 ページ)。

「沈黙の文化」は，ブラジルの農村だけにあるわけでない。エンパワメントが求められているところはどこにでも存在する。読み書きは達者でも，健康や医療の情報をきちんと知らされていない，知っていても行動に移せない，環境や条件が整っていないなどの理由で，沈黙している人々はいないだろうか。わが国でもけっして少なくはないのではないだろうか。

ヘルスリテラシーの基本的な能力は，第1章で紹介した「血液型によって『1.2倍』胃がんになりやすい」のような健康情報について，適切な理解ができることである。これは機能的ヘルスリテラシーとよばれる。そのためには，本書の学習目標でもある，情報やエビデンスについての幅広い知識や技術が必要になる。たとえば，新聞，雑誌，テレビ，ラジオなどのマスメディアから，正しい情報を引き出し，理解し，評価する能力であるメディアリテラシーが必要である。また，エビデンスを理解するには，基本的な研究の方法や科学的な態度に関する知識が求められる。

双方向のコミュニケーション能力▶

また，情報は受け身的に理解するだけでは不十分である。マスメディアのように一方向性しかもたないオールドメディアともよばれるものから提供される情報を，客観的・批判的に吟味できるためには，第三者とのコミュニケーションも必要である。そのためには，ICT を用いた，ブログや SNS, X(旧 Twitter), Q & A サイト，動画投稿サイトなどのニューメディアやソーシャルメディアを活用した，双方向的なコミュニケーション能力も必要になってきている。

周囲の理解や協力の必要性▶

そのようにして，適切に情報を評価できて，行動に移す意思決定をしたとしよう。具体的には，塩分を控えた食生活に切りかえることを決断したとする。そこからは，家族の協力や職場や外出先での工夫や協力が必要となる。すでに，病気のある人であれば，主治医との相談が必要である。すなわち，ここでもまた，周囲の関係する人々とのコミュニケーションがとれることが問われる。ナットビームはこのような能力を，機能的ヘルスリテラシーと区別して，相互作用的ヘルスリテラシーとよんだ。個人の行動とはいえ，周囲の理解や協力がないと，行動を変化させることはむずかしいのである。

しかし，周囲の理解やサポートが，すぐに得られればよいが，まったく得られない場合はどうであろうか。家族には，神経質になりすぎるほうがよくない

Health Literacy ヘルスリテラシー
健康を決める力
ツイート
シェアする 141
Health Literacy ヘルスリテラシー
健康を決める力
健康や医療に関する情報を探し、理解し、
活用する力ヘルスリテラシーを身につける
「誰もが、ヘルスリテラシーを身につけるには、どうしたらよいか」を考えてまとめました。
わかりにくいところや、不十分なところもあると思いますので、皆さんからたくさんのコメントをいただいて、改善していきたいと思っています。
はじめての方へ

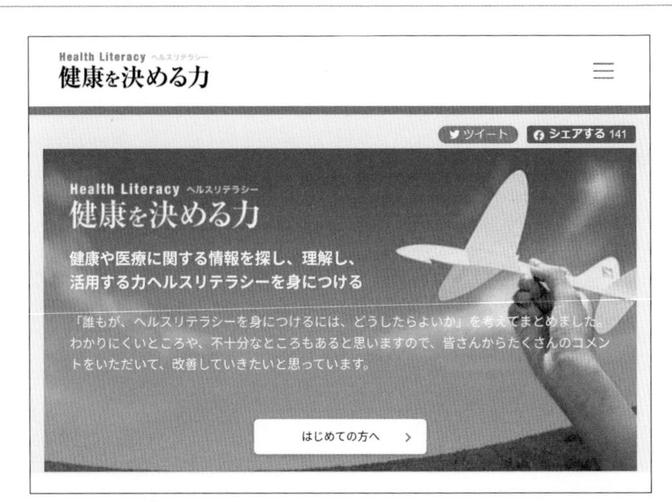

（中山和弘ほか：健康を決める力＜http://www.healthliteracy.jp/＞＜参照 2023-11-30＞による）

▶図 3-6 「健康を決める力」のウェブページ

と言われ，職員食堂には1人のための特別な食事はむずかしいと言われるかもしれない。そこからは，説得のための交渉能力や，仲間さがしが必要になるであろう。

健康は，1人ひとりのライフスタイルと関係しているが，それは人間関係，すなわちその人が所属する集団やコミュニティなどの社会文化的要因と密接に結びついている。ヘルスリテラシーには，互いの社会や文化を理解し，コミュニケーションを通してそれらを変化させていく活動に参加する能力も含まれるのである。そして，ナットビームは，先にあげた批判的リテラシーになぞらえてこの能力を批判的ヘルスリテラシーとよんだ。それゆえに，ヘルスプロモーションのために必要な，1人ひとりが身につけるべき能力として注目されているのである。

健康を決める力▶ ヘルスリテラシーは，適切に意思決定できる力でもあり，それがあるかないかが健康を左右するので，「健康を決める力」であるともいえる（▶図 3-6）。

④ ヘルスコミュニケーション

ヘルスコミュニケーションとは▶ 健康のためには，たえまないコミュニケーションが必要な時代に入ったともいえる。マスメディア同様に，保健医療の関係者も一方向性のコミュニケーション能力しかもたない場合は，情報の共有が進まない。情報を的確に伝えるには，対象に合わせたコミュニケーション技術や戦略が必要である。そのための研究や実践のことを，**ヘルスコミュニケーション**とよぶ。

対象にわかりやすい情報提供▶ さまざまな媒体や方法によって提供される情報は，医療の専門用語や統計用語を含み正確に理解することがむずかしいため，一方的な情報提供になるおそれがある。対象にわかりやすく情報を提供するためには，まず，情報の受け手にとって受け入れやすい方法で行うことが重要である。

情報提供において考慮すべきこと▶ また，情報は，行動を促すことと，行動を妨げることの両方向に作用する可能性がある。たとえば，「タバコをやめないと，がんになって苦しい思いをする」というように，キャンペーンなどによってすすめられた行動をとらないと健康や生命に悪影響が及ぶという恐怖感をもつようなメッセージを送るとする。その結果，おこることは，リスクを避けるためにすすめられた行動をとるか，こわい思いをしたくないので考えることをやめてしまうかのどちらかである。

適切な行動が選択されるためには，メッセージとして，恐怖感をもつような内容だけでなく，リスクを減らすためにすすめられた対処方法(たとえば，禁煙など)が有効であることが納得でき，それが実行しやすくなるための情報が必要である。そのとき必要な情報とその効果は，受け手がおかれた環境や文化の違いの影響を受ける。情報の受け手にふさわしい効果的なヘルスコミュニケーションを行うには，**表 3-4** のような点に考慮する必要がある。

これらは，個人レベルでは，1人ひとりに合わせたテーラーメードな情報が必要であるし，グループレベルではそのメンバーに共通する特徴によくあった情報提供方法を考えなくてはならない。たとえば，ラジオを聞きながら仕事をしている人たちには，ラジオを活用するとよい。そして，地域・コミュニティを対象とした場合は，どのような個人やグループがいるのかを把握することが先決になる。

ソーシャルマーケティング▶ これらを把握するために必要なことは，対象に合わせて商品やサービスをつくり，その情報を提供するマーケティング marketing の理論に学ぶことが多い。保健医療の領域などでは，企業が利潤を求めるためのものと区別して，ソーシャルマーケティング social marketing とよばれる。

そこでは，対象が必要としている情報のニーズや，実際に行動にうつすときに障害となっているものを調査し，情報の提供方法を選ぶ。そして，その情報

▶表 3-4 ヘルスコミュニケーションで考慮すべきことがら

(1) 適切な読み書きレベルや言語レベル
(2) 好ましい情報提供媒体や手段
(3) 実際の生活や活動の状況
(4) 態度，信念，ライフスタイル
(5) 性別，年齢，教育，収入レベル
(6) 民族性，性的志向，文化的信念や価値観，言語
(7) 身体的・精神的機能
(8) 保健医療サービスを受けた体験
(9) さまざまなタイプの健康問題への態度
(10) 医療の利用志向など

を対象に評価してもらったのちに，情報提供によって実際に行動に結びついたかどうかを検討するのである。

情報とコミュニケーションのあり方の転換▶

このように，情報提供の仕方は，市民や患者・消費者を中心とした，情報とコミュニケーションのありかたに転換していくことが求められている。そうしなければ，対象には伝わりもしないし，適切な意思決定にも行動にも結びつかないのである。

これらの知識や技術を身につけるには，情報を入手する方法を学ぶだけでなく，さまざまな人に対して，情報を発信したりコミュニケーションをとったりすることを通して学ぶ必要があろう。

ゼミナール

復習と課題

❶ 医療情報について，医療の質からみたものと，医療消費者からみたものについて，それぞれ例をあげて説明しなさい。

❷ 医療における3つのコミュニケーションについて，例をあげて説明しなさい。

❸ 医療情報の電子化によるメリットとデメリットの例を1つずつあげなさい。

❹ エビデンスについて，信頼性の高いものから順にあげなさい。

❺ ナラティブについて，例をあげて説明しなさい。

❻ ヘルスプロモーションとヘルスリテラシー，ヘルスコミュニケーションについてまとめなさい。

参考文献

1）Donabedian, A. 著，東尚弘訳：医療の質の定義と評価方法．NPO 法人健康医療評価研究機構，2007.

2）Engel, G. L.：The need for a new medical model：A challenge for biomedicine. Science, 196：129-136, 1977.

3）中山和弘：これからのヘルスリテラシー——健康を決める力．講談社，2022.

4）江口研二ほか：厚生労働科学研究費補助金・第3次対がん総合戦略研究事業・がん対策のための戦略研究：課題『緩和ケア普及のための地域プロジェクト』．<http://gankanwa.umin.jp/pamph.html><参照 2020-04-01>

5）Gray, M.：Evidence-Based Health Care and Public Health：How to Make Decisions About Health Services and Public Health. Churchill Livingstone, 2008.

6）Nutbeam, D.：Health literacy as a public health goal：a challenge for contemporary health education and communication strategies into the 21st century. Health Promot Int, 15(3)：259-267, 2000.

7）Zarcadoolas, C., et al.：Advancing health literacy：A framework for understanding and action. Jossey-Bass, 2006.

看護情報学

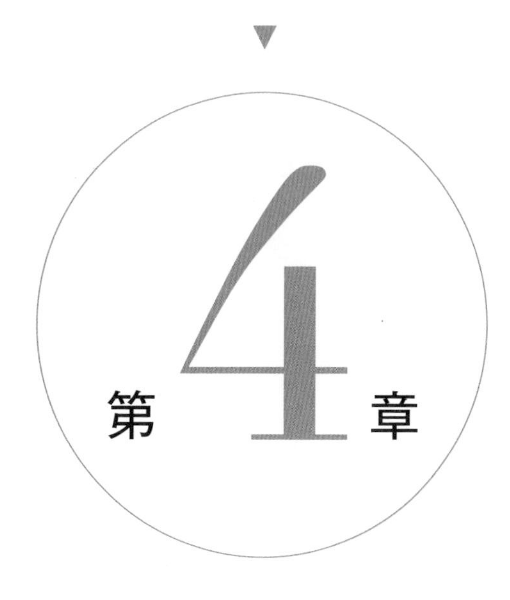

看護と情報

A 看護における情報

① 看護におけるデータ・情報・知識

1 看護のデータ

● 対象の反応や受けているケア

看護で使用されるデータとは，どのようなものであろうか。看護職は，最も対象に近いところで，しかも長い期間にわたって，データを収集する役割を担っている。対象から直接収集される身体的データのほか，健康や病気に対してどのように反応，あるいは対応しているかも，重要なデータとなる。

看護職の役割をよくあらわしているのは，アメリカ看護師協会の看護の定義である。そこでは，健康や病気などに対する「人間の反応を診断し，対処する」[1]とある。

アドボカシー▶ この定義には，同時に，「個人，家族，コミュニティ，人々のケアにおけるアドボカシー」もあげられている。**アドボカシー** advocacy は，「擁護する」という意味で使われることが多い。「ad」は接頭語で「〜のほうへ」という意味で，「voc」は「voice」や「vocal」と同じ語源であり，「声に出す」「呼ぶ」という意味である。行われている治療やケアを見て，問題や不正があれば，「声をあげる」「黙ってはいない」「叫ぶ」ということである。

情報収集に必要なこと▶ これらのデータを収集するためには，対象の言葉や表情，しぐさの観察をはじめとして，家族や友人，ほかの医療者とのコミュニケーションが必要である。そこでは，直接観察するものだけでなく，カルテなどのすでにほかの医療者によって記録されたものもある。これからは，患者や家族自身が，ブログやSNSなどに書き記しているものにも注目しなければいけないだろう。

● 主観と客観のデータ，主体と環境のデータ

対象から収集するデータには，いくつかの分類がある(▶表4-1)。まず，対象を知るために観察や測定を行う方法によって「主観データと客観データ」に分ける分類である。そして次は，観察や測定を行う対象によって「個人(主体)の

▶表4-1 データの分類

	個人(主体)データ	環境データ
主観データ	本人が提供する本人についてのデータ	本人が提供する環境についてのデータ
客観データ	観察された個人についてのデータ	観察された環境についてのデータ

データと環境のデータ」に分ける分類である。これらの分類は，データを収集するときに，もれがないかを確認するときや，データを整理したいときに覚えておくと役にたつ。これは看護に限った話ではなく，人について知るときには，全般的にいえることである。

主観データの客観性とコミュニケーション▶

主観データとは，対象の主観的な思いや訴えを，そのままに記述したものである。痛みやつらさといった経験のありのままは，対象者本人にしかわからないものである。しかし，経験しなければわからないのであれば，まったく同じ経験というものがない限り，他者のことを理解できないことになる。他者の経験ではあっても，本人が言葉などで表現したもの，あるいはそうせざるをえなかったものが目の前にあると考えよう。そこから想像して，まるで自分が経験したかのように共感できるのが人間の力である。そして，まったく同じ経験ができないからこそ，支援する側にまわることができるのである。

主観データは，本人の語りであり，ナラティブな情報であるともいえる。いくら主観的なものとはいえ，データとして他者と共有するからには，できる限り客観的でなくてはならない。観察者の解釈で，よかれと思って，「あのように言っていたものの本当の気持ちはこうだろう」と，かってに加工したり言いかえたりしてはいけない。そう考えるにも，誰もが納得する客観的な理由が必要である。あくまで，「主観を客観的に伝えるということ」が大切である。

主観データを引き出すためには，なんらかの質問が必要な場合もある。そこでは，コミュニケーションが発生するため，共通言語を用いることがもちろん必要である。さらに，看護職の役割が，健康や病気のことで生じた困っていることや悩みなどの問題を発見し，解決することであると理解してもらい，必要があって質問していることも共有しておかなければならない。もし，看護職の役割について，自分を監視しているのだと患者が思っていたとすれば，なにも表現しないかもしれない。また，看護職が単に「なんでも言ってください」と言っても，患者は，かえって言うべきことが明確でないために，「こんなつまらないことはだめだろう」と判断して，控えてしまう場合もありえる。

客観データと調査法，統計学▶

客観データとは，体温や検査データなどで，あらかじめ目的をもって開発された道具や器具・機械などによって測定するものである。いいかえれば，対象と観察者以外の第三者が作成したものによる測定といってもよい。

客観的なデータは身体的・生理学的なデータが多いが，心理的な状態や社会的な関係についても測定は可能である。たとえば，痛み・抑うつ・不安・ストレスなど，第3章の「医療消費者についての情報」(▶41ページ)であげたものは，専門家が観察して得点化したり，本人が自分で質問紙に回答したりすることで測定できる。そのために開発された測定尺度(スケールツール)は，医療の現場で幅広く利用されている。

このような主観的なものを客観的に測定できる方法の開発には，心理学や社会学などの研究者が，心理や行動，人間関係を測定するための調査法と統計学

▶表 4-2 環境の分類

物理・化学的環境	温度，湿度，空気(酸素，窒素)，大気汚染，騒音，振動，悪臭，放射線，有害化学物質
生物的環境	細菌，ウイルス，寄生虫，衛生動物(カ，ハエ，ダニ，ハチ，毒ガなど)，食物，栄養
社会的環境	第3章「社会に関する情報」の項を参照(▶41 ページ)

を発展させてきたことが背景にある。したがって，看護学を学ぶ者は，データを収集するための調査法や統計学を学ぶ必要があることがわかる。

主観データと客観データの不一致▶

また，主観データと客観データが一致しないことはめずらしくない。客観的な検査データでは問題がとくに発見できない場合でも，本人が問題を強く訴える場合がある。その逆に，なんの訴えもなくても，測定されたデータは深刻な場合もある。

これらはむしろ，別々のものと考えておくほうがよく，両者の違いは「病い(やまい)」と「疾病」との違い(▶54 ページ「column」)ともいえる。どちらもケアの対象であり，むしろ一致しないことがあるからこそ，両方のデータを把握する必要があるのである。

結果として，両者の不一致に悩むこともあるため，一致しない理由を検討する材料としても，情報量は多くしておくほうがよい。そのほうがきめ細かな対応ができるようになる。測定ミスや測定の信頼性と妥当性に問題がない限り，理由なくデータを取捨選択することは，判断材料を減らし，選択肢も狭めることになる。

個人(主体)と環境のデータ▶

環境のデータについては，それを観察・測定するとき，その種類について知っておくと把握しやすい。環境は，主として①物理・化学的環境(物質)，②生物的環境(人間以外の生物)，③社会的環境(人間)の3つに分類できる(▶表 4-2)。

ただし，「環境」とは，それが取り巻いている中心にある「主体」とセットのものであり，主体を決めないと，環境も決まらない。つまり，観察・測定する対象が，主体(すなわち個人)なのか，主体を取り巻く環境なのかを区別しなければならない。これらは，主観と客観と同様に，一致しない場合があるが，どちらもデータとして受けとめる必要がある。

たとえば，患者が「あつい」と言った場合は，主体(自分自身のからだ)が「熱い」場合と，環境(衣類やふとん，部屋)が「暑い」場合がある。データとして，体温と気温の2つが測定できる。

2 看護の情報と知識

データから情報への変換▶

先述したように，データは，知識によって情報にかえられる(▶7 ページ)。看護では，集めた主観データや客観データを知識によって，「対象に問題(たとえ

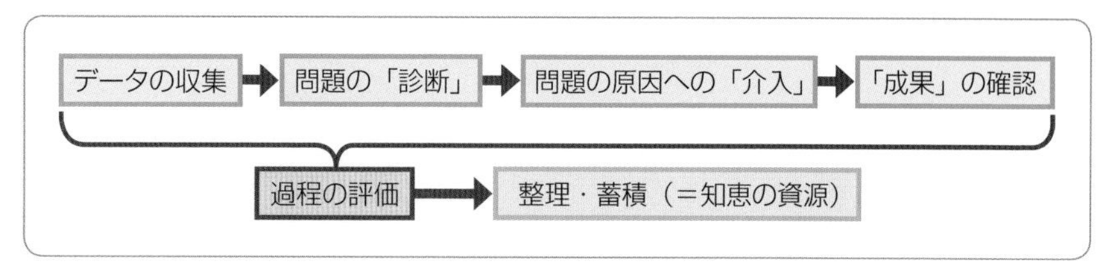

▶図 4-1　知恵の資源となるまでの過程

ば，痛み)が発生していないか(あるいは問題発生のリスクがないか)」などの情報にかえることが求められる。この「問題」と判断することが「診断」である。そのためには，問題とそのリスクについての知識がなければ，データを評価できない。そして，問題解決のためには，その「原因」を知り，それを除去したりかえたりする「介入」の方法と，その結果どうなったのかという「成果(アウトカム)」について判断できる知識とスキルが必要である。

そのとき，問題の原因は，変化させられるものを優先して考える必要がある。年齢や性別，既往歴といったかえられないものを，原因と考えてもなにもできない。また，原因は主体にあるのか環境にあるのか，治療やケアにあるのかなどを判断しなくてはならない。

知恵とその資源▶　このように「診断」「介入」を行い，「成果」を的確に判断するためには，知識の引き出しが多いだけでなく，すばやく知識をさがし出し，適用できるかという「知恵」も必要である。知恵は経験(資源)に基づいて判断を行う高い技術・スキルである。そのためには，知識を活用して「診断」から「成果」にいたった過程について，きちんと「評価」することが必要であり，その評価結果を整理・蓄積したものが，知恵の資源となる(▶図 4-1)。

② 看護の標準化

1 データの標準化とエビデンス

データの標準化▶　上述したデータの収集から，問題の「診断」を行い，問題解決のための「介入」を計画・実施し，解決したかどうかの「成果」を評価するというプロセスは，看護過程とよばれる(▶90 ページ)。

これらの流れや手順はすべて，データとして記録し，共有できるようにする必要がある。このとき，共有しやすいのは標準化された情報である。同じ用語やコード，分類，形式，規格を使えば，看護職間のコミュニケーションのみならず，情報の幅広い共有が可能となる。

エビデンス▶　標準化された情報を共有することで，どのようなものが多かったのかという「量」の把握や，それが適切であったのかといった「質」の把握や検討ができる。とくに，「ある診断」に対して，「どの介入」が有効であったのかは，「成果の比

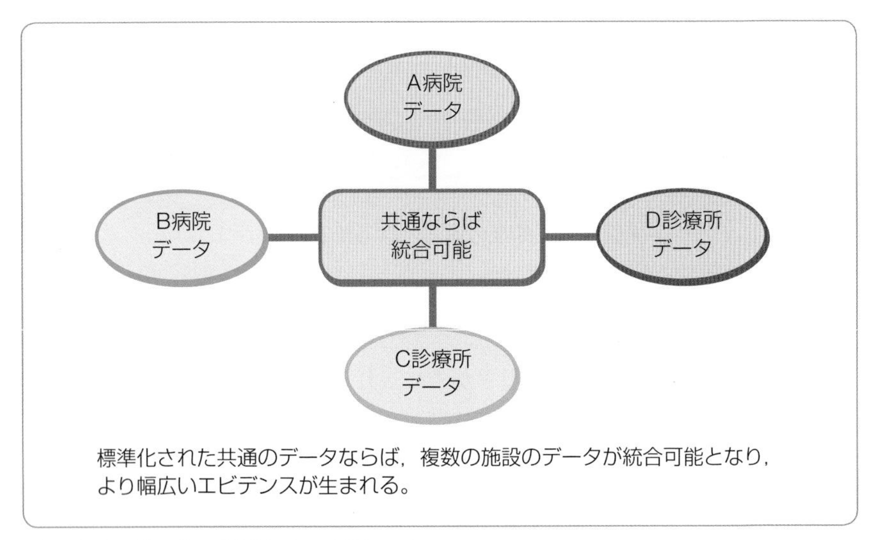

▶図4-2 データの標準化とエビデンス

較」を行えばよい。データ化してあれば，統計的な処理を行うことで，エビデンスとして役だてることができるようになる。

データの標準化の範囲が，ある施設内だけといったように狭ければ，エビデンスは限定されたものとなり，ほかの施設でも該当するのかという一般化もしにくい。一方，複数の施設からはじまり，最終的には国際的な標準化が達成されれば，より幅広いエビデンスが生まれる(▶図4-2)。エビデンスが明確になれば，それに基づき疾患別・症状別・看護診断別の「標準看護計画」「標準マニュアル」など，標準的な治療や看護を作成することができ，またそれを計画・実践することができるようになる。

クリニカルパス▶ 疾患別に用いられる，検査・治療・ケア全体の標準化された流れ(プロセス)を示したものを**クリニカルパス** clinical path(▶104ページ)とよぶ。プロセスを共有することによって，医療者と患者をはじめとする，対象者に関係する人すべてで，いつでもコミュニケーションが行えることになる。

2 標準化と個別性

標準化を進めると，その一方で医療の不確実性が見えてくる。つまり，すべての人がいつも同じ経過をたどるとは限らないため，予想通りの結果にならないことも発生する。このような標準的な流れからのずれや逸脱を，クリニカルパスでは**バリアンス** variance とよぶ。

バリアンスの要因▶ バリアンスの要因には次のものがあげられる。

(1) 対象者や家族によるもの：対象者の身体的状況や意思決定の遅れなど。
(2) 医療スタッフによるもの：医師の行動の遅れなど。
(3) 病院などのシステムによるもの：空きがなく予約がとれないなど。

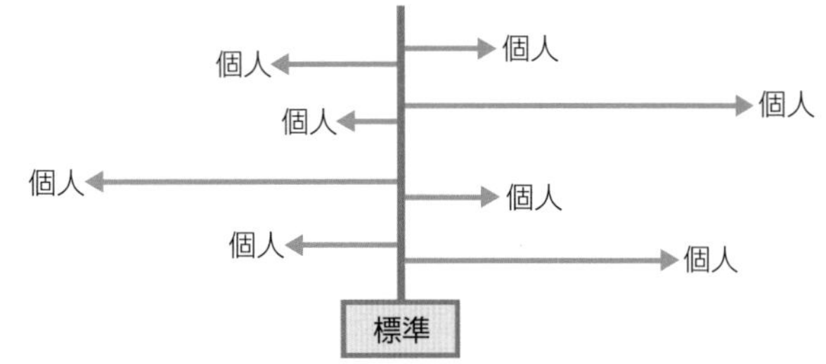

標準化とは，最善と思われる基準点をつくることで，そこからの「ずれ」である個別性を発見できるようにしている作業ともいえる。

▶図 4-3　個人の個別性を知るための標準化

(4) 社会的なもの：経済的な問題や退院後の受け入れ先の問題など。

個別性の発見と評価▶　看護は，対象の主観データも客観データも幅広く収集することで個別性を重視するが，それは「標準的なものが必要ない」という意味ではない。標準化することには，「個別性の発見と評価」ができるという大きなメリットがある。つまり標準化とは，多様な対象をすべて同じところに押し込めるという意味ではなく，むしろ最善と思われる基準点をつくることで，そこからの「ずれ」である個別性を発見できるようにしている作業といってもよい(▶図 4-3)。

たとえば，統計学では，測定が行われると必ず平均値を計算する。これは，それによって全体をおきかえようというものではなく，これを基準にして，そこからの「ずれ」，つまり1人ひとりのばらつきがわかるようにしているのである。統計学での多くの計算は，その平均値からのずれである**偏差**をもとに，ばらつきの様子を説明する作業をしている。1人ひとりを大切にするためには，基準となるものがないと，その人がどこにいるかはわからない。

③ 看護における診断・介入・成果の標準化と看護用語

1 看護用語の標準化

看護の標準化において，中心的な役割を果たすのは，「診断」や「介入」といった行為をどのように命名してよぶかという，用語(ターム term)の標準化である。これらの用語を集めたものが**専門用語集**(**ターミノロジー** terminology)である[2)]。

看護用語▶　看護の専門用語を「看護用語」といい，対象にどのような問題が生じているかの「診断」，それに対してどのようなケアを行うかというケアプランなどの「介入」，それによって期待される「成果」の3つについて開発されている。また，3つの看護用語を，どのようにつなぎあわせる(リンクさせる)のかも重要

▶表 4-3 代表的な看護用語とその作成団体

看護用語	作成団体
・NANDA-I Nursing Diagnosis(NANDA-I看護診断)	NANDA International(NANDA-I)
・NIC(Nursing Interventions Classification；看護介入分類)	アイオワ大学看護学部
・NOC(Nursing Outcomes Classification；看護成果分類)	
・ICNP(International Classification for Nursing Practice；看護実践国際分類*1)	国際看護師協会 International Council of Nursing(ICN) 日本語版は，日本看護協会「看護実践国際分類第1版日本語版作成ワーキンググループ」
・看護実践用語標準マスター<看護行為編><看護観察編>	一般財団法人 医療情報システム開発センター(MEDIS-DC)
・看護行為用語	日本看護科学学会看護学学術用語検討委員会

*1 診断・介入・成果は統合されている。用語の開発よりは，各国の用語の互換性を目的としている。

であり，合わせて開発されている。

それぞれの看護用語は，世界の看護専門団体などによって作成されている。表 4-3 に代表的なものをあげる。

これらの看護用語を開発する目的は，記録の電子化や業務量の分析，研究データ，他施設との連携などである。それぞれの看護用語は使用する目的に応じて長所と短所があり，どれか1つだけ使えばすべてすむというものではない。したがって，標準的なもの，いいかえれば基本的なセットがあると考えておいたほうがよい。また，どれを採用しても，看護実践の場では業務上不足が生じるため，各施設での独自の用語，すなわちオプションも使われる。

2 診断の標準化における心理社会的側面とコミュニケーション

主観データは，対象の個別性からみると，そのまま細かに記録すれば膨大になる。その場合は，標準的な用語とどう対応させるかをつねに考えておく必要がある。

NANDA-I▶看護診断

看護における「診断」は，看護がなにを「問題」としているかという点で，看護の定義にもかかわる重要なものである。NANDA-I 看護診断は，心理社会的側面も広くとらえている。抽象的で使用しにくい，慣れると細かく考えずに簡単に選べてしまうなどという指摘もあるが，1人ひとりの個別の「問題」の背景に共通してあるものを，生理学的な視点だけでなく，心理学や社会学の理論から明らかにしたところに意義がある(▶表 4-4)。

たとえば，本書で強調している情報に基づく意思決定に関連している NANDA-I 看護診断の項目は次のようなものである。

- (領域5)知覚／認知：意思決定のための情報やコミュニケーション
- (領域7)役割関係：支援者である家族関係

▶表 4-4　NANDA-I 看護診断における領域

(領域 1)　ヘルスプロモーション	(領域 8)　セクシュアリティ
(領域 2)　栄養	(領域 9)　コーピング/ストレス耐性
(領域 3)　排泄と交換	(領域 10) 生活原理
(領域 4)　活動／休息	(領域 11) 安全/防御
(領域 5)　知覚／認知	(領域 12) 安楽
(領域 6)　自己知覚	(領域 13) 成長発達
(領域 7)　役割関係	

- (領域 10)生活原理：意思決定のための価値観
- (領域 12)安楽：社会的孤立

これらは，まさに生物心理社会的 biopsychosocial な看護の世界をあらわしており，背景にある理論を理解していないと，わかりにくい。しかし，理論を理解していれば，多様な人間の姿を全体として把握できる貴重なものになる。このように，心理学や社会学の基本的な知識は看護学の基礎としてなくてはならないものである。

診断とコミュニケーション▶

心理社会的な診断をするためには，心理学や社会学の知識をもとに，1人ひとりとの十分なコミュニケーションが必要である。また，それを他職種と共有できなければ，その後の介入も適切に実行できず，成果も得られない。そのため診断について共通の理解をもつことが必要である。

④ 看護の質指標

医療の質については，第3章で紹介した，「構造」「過程」「成果」でみる方法があった(▶40 ページ)。

看護の質についても，この3段階については同様と考えられる。看護の質を評価するには，情報量を多くするために得点化できることが望ましい。得点化によって，ある基準の数値を満たしている場合は，質が保証されたことになり，得点がよくなれば，質が改善されたことになる。

1 アメリカの看護の質指標データベース NDNQI®

アメリカ看護師協会では，看護の質指標データベースとして NDNQI® (National Database of Nursing Quality Indicators)をつくっている[3]。このデータベースでは，1,700 の病院が「構造」「過程」「成果」のデータを提供しており，それらを病棟単位で分析することで，看護ケアの質と労働環境の改善に活用されている。それぞれの指標には次のようなものが含まれているが，病棟によって特徴的なものは異なる。

(1) 構造：(1日あたりの)患者1人に対する看護提供時間，看護師の教育・資格，離職など。

(2) 過程：疼痛アセスメントのケアなど。

(3) 成果：転倒率，褥瘡率，感染率など。

これらのデータはインターネットから入力できるしくみになっており，結果は図表で見ることができる。そのほか，全米にあるほかの病院や病棟と数値の比較ができ，それによって質の改善に利用できる。今後は，電子カルテなどの医療情報システムの普及と発展によって，そこから自動的にデータが抽出できるようになる予定であるという。

また，データベース化は，質の改善を目的とするにとどまらず，病院の経営戦略において，数値をアピールして，看護に関する予算を獲得する手段にもなっている。どこを増やすと，どれだけ質が改善するかのエビデンスがあれば，予算の交渉にもいかせるのである。

2 日本の看護の質指標の例

看護の質・評価改善システム▶

わが国でも，NDNQI® と同様なシステムの構築を目ざした取り組みが行われている。なかでも先駆的であったのは，看護 QI 研究会〔2014 年から日本看護質評価改善機構(JINQI)〕の「看護の質・評価改善システム」である。これは，NDNQI® と同様に，「構造」「過程」「成果」というかたちで，病棟を単位として実施されており，それぞれについて，看護師長・看護師・患者がインターネットから記入するしくみとなっている。

質の指標は，「患者への接近」「内なる力を強める」「家族(重要他者)の絆(きずな)を強める」「直接ケア」「場をつくる」「インシデント」の 6 領域からなる。看護師の行為の質が問われる「過程」についてみてみると，**表 4-5** のような内容である[4]。これは，看護師の自己評価による回答であり，看護の質の多くの部分を，患者・家族と他職種とのコミュニケーション，およびそのための「場づくり」が占めている。

ここでは 6 つの指標のうち 4 つについて，情報とコミュニケーションの観点から，それぞれ説明を試みよう。

[1] **患者への接近** 患者や家族に関心をもち，患者の状態を把握することとされている。これはいいかえると，患者・家族とのコミュニケーション(伝達でなく共有という意味)である。

[2] **内なる力を強める** 患者が自分の状況を理解し，予測や見通しをもてるように援助することとされている。これはヘルスリテラシーのアセスメントと向上の支援ともいえる。

[3] **家族の絆を強める** 家族が家族としての役割を果たせるように配慮しながらはたらきかけることとされている。これは家族参加の場づくりともいえる。

[4] **場をつくる** 看護師どうし，または他職種と連携している状況(場)をつくることとされている。これは多職種参加の場づくりともいえる。

連携の場の例▶

看護の質指標による評価は，現場に戻すことが重要である。これによって，

▶表 4-5 看護師による過程の自己評価項目

大項目	中項目	小項目
患者への接近	看護師は根拠を持って患者や家族のことを把握している	3 項目
	看護師は患者や家族のおかれている状態・状況を把握している	3 項目
	看護師は患者や家族との関係づくりをしている	2 項目
内なる力を強める	患者の状況理解を進める	3 項目
	予測や見通しを高める	3 項目
家族の絆を強める	家族/重要他者とともにいる場を確保する	3 項目
	患者ケアへの家族の参加を支援する	2 項目
直接ケア	看護師は患者の状況に合った保清をする	2 項目
	苦痛を緩和する	5 項目
	継続性・個別性のあるケアをする	2 項目
場をつくる	他の専門職の意見交換の場を調整し，活用する	2 項目
	看護師同士が協働している	2 項目
インシデント	看護師は危険性を見きわめながら，患者の危険なサインが出たらすぐにストップできるという構えをもちながらケアしている	3 項目
	看護師はみずからの判断で，必要に応じて指示の確認をする	2 項目
	基準や手順をまもり安全に処置をする	3 項目
		計 40 項目

（鄭佳紅・村上眞須美：過程評価．看護研究 43(5)：384，医学書院，2010 による）

問題をかかえている病院や病棟が，問題解決へ向かう方法を提供することができる。たとえば，JINQI は，データを提供している病棟に対して，質の改善のための報告書(リコメンデーション)を出している。それらを病院や病棟は具体的に検討することによって，看護ケアの質向上を目ざすことができるようになっている。

また，病院によっては，結果をウェブサイトで公表したいという場合もあるという。そうすれば，ケアの改善が行われたとき，その方法を公表して共有することで，全体の質が向上するための機会とすることができる。

DiNQL▶ 日本看護協会は，2015 年度から「労働と看護の質向上のためのデータベース Database for improvement of Nursing Quality and Labor(DiNQL)事業」を開始した。この事業は，2020 年度に 431 病院 4,258 病棟が参加しており，日々の看護実践を可視化しながら，よりよい看護を目ざすものである。

DiNQL も，ほかのシステムと同様に，構造・過程・成果の側面から，労働と看護の質評価指標を整理している。また，評価指標は 12 のカテゴリーで計 170 項目あり，そのうち必須項目は 10 項目である(▶図 4-4)。

各病院はインターネット経由で専用のデータベースシステムにアクセスし，評価指標データを病院および病棟単位で入力する。入力されたデータは，シス

基礎情報·診療報酬	45項目	労働状況	19項目
看護職·ケア情報	23項目	患者情報	14項目
褥瘡	10項目	感染	7項目
転倒·転落	6項目	医療安全	8項目
外来	10項目	精神病床	11項目
産科病棟	11項目	小児病棟	6項目

評価指標は12のカテゴリーからなり，合計170項目がある。

（日本看護協会：労働と看護の質向上のためのデータベース（DiNQL）事業ウェブページによる）

▶図4-4　DiNQLの労働と看護の質評価指標

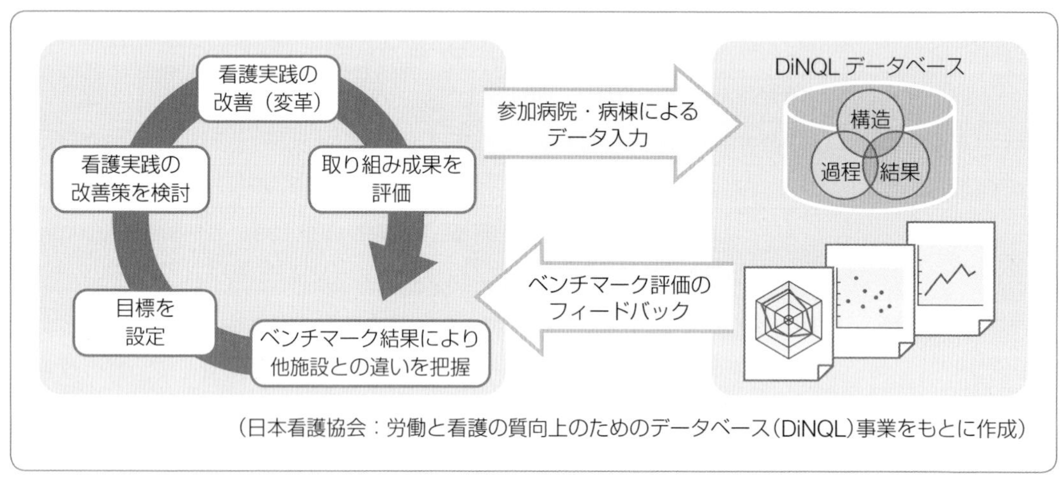

（日本看護協会：労働と看護の質向上のためのデータベース（DiNQL）事業をもとに作成）

▶図4-5　DiNQLのイメージ

テム上で同規模・同機能の医療施設と比較したベンチマーク評価の結果としてグラフ化されて，参加病院や病棟へフィードバックされる。さらに，同じ医療機関内の他病棟との比較や，自分の病棟の経年変化などもグラフ化される（▶図4-5）。これは，医療施設間の優劣を示すために行うものではなく，各施設の看護実践の改善度合いや変化を客観的に示しながら，行動変容につなげるために行うものである。

その他の指標▶ また，訪問看護の質指標に関するDiNQLと同様なシステムとして「『高齢者訪問看護質指標』を活用した訪問看護師応援サイト」がある[5]。訪問看護における家族支援や認知症ケア，終末期ケア，慢性疼痛へのケア，糖尿病ケア，摂食・嚥下障害ケア，睡眠障害のケアなどの質指標について紹介され，実践する訪問看護師が，それらについて指標別に質問やコメントを書き込める掲示板が用意されている。そこでは，各訪問ステーションでの効果的な方法を紹介し合ったり，それぞれのケアを専門とする研究者からのアドバイスも書き込まれ，情報や知識，さらには知恵の共有のためのコミュニティになっている。

これらのサイトは，いずれも，研究者と実践者の間での，理論と実践についてのコミュニケーションの場である。それと同時に，互いに理論と実践を照らし合わせ，看護の質について，学び合う場となっているともいえよう。

B 情報社会と看護

① 情報に翻弄(ほんろう)される患者・市民

インターネット上の健康情報の利用▶

2014年の厚生労働省の調査[6]によると，健康に関する情報への接触度のトップはテレビ・ラジオの77.5%で，ついでインターネット74.6%，新聞60.6%となっている。同様に，2009年の総務省の調査[7]では，医療・健康に関するサービスをICTで受けたいという人が，4分の3を占めている。アメリカでも，インターネットユーザの80%がインターネットで健康情報を探している[8]。そして，ある調査によれば，医師を受診する前に75%の人が，受診後にも70%の人がインターネット上の健康情報を見ているともいわれている[9]。わが国でも，同様のことがおこっている可能性は高い。

この情勢の背景には，インターネットの次の機能があると考えられる。

- 24時間，即座に更新される最新情報
- 経験者によるブログなどによる体験記
- 質問や相談への回答といった双方向のコミュニケーションの機能
- 患者会や当事者のサポートグループの存在

インターネット上の情報による混乱▶

世代別にみても，すでにインターネットは代表的な健康情報源である。また，高齢者などの自身はインターネットをあまり利用しない人でも，家族がインターネットから情報を収集し本人に伝えることはめずらしくない。しかし，幅広い情報が得やすい反面で，信頼できる情報が見つけにくかったり，内容が理解できなかったり，誤った情報を鵜(う)のみにしたりするなどと情報に翻弄(ほんろう)されて混乱する場合が出てきている[10]。

たとえば，次のような事例である。

- 症状から見るとインターネットに出ていた「がん」だと思うが，受診したほうがいいか。また，受診先がわからない。
- 医師は経過観察でよいというが，インターネットでは早期治療が必要とあって，医師が正しいか疑問である。
- 医師は薬物療法でと言ったが，インターネットでは手術の事例が多く，早急に手術を受けなくてよいのか。

医療者に求められる努力・支援▶ 症状の発現後だけでなく，医師への受診の前後，入院や退院の前後などあらゆるタイミングでインターネットでの検索が行われている。医療者は，このような状況を認識し，疑問や質問を残さずにかかわる努力をしていかねばならない。

また，患者や家族のほうが，最新の情報量で，医療者を上まわるということもありえる時代となってきた。医師が最新の医学知識を身につけておくには，1日20本程度の論文を読まないといけないといわれる[11)]。多忙な医師にはむずかしくても，患者や家族は自分にかかわる1つの疾患の情報だけを集めればよいので，読めてしまう可能性があるからである。しかし，そこで，受けている治療と違うものを見つけても，医療者に言い出せなかったり，言い出して信頼関係をそこなったりするような場合も考えられる。したがって，患者や家族が入手している情報を把握して，適切な支援をすることが必要である。

② 信頼できる情報と看護

1 消費者中心の看護に必要なヘルスリテラシー向上の支援

患者や市民が，健康情報に関連して混乱が生じていることへの対応は，どの場面で，誰によって行われることが効果的であろうか。看護職は，医療者のなかで対象者に最も近いところにいて，その対象者を把握できるという点で，最も有効なかかわりができると考えられる。

看護情報学の分野では，2006年の第9回国際看護情報学会(ソウル)で「消費者中心 Consumer-centered」がすでにテーマになっていた。これは，それ以前の医療者中心の情報ではなく，消費者を中心とした情報への移行のあらわれであり，本来，看護がもつ患者中心という視点からみれば，必然的な流れである。

したがって，看護職には，対象者が情報に翻弄されずに，エビデンスとナラティブをつき合わせながら情報収集・意思決定・行動変容ができるように総合的に支援していくことが求められている(▶図4-6)。また，看護職自身も支援を行うための能力を身につける必要がある。いいかえれば，看護職は対象により近い視点でのヘルスリテラシーやヘルスコミュニケーション能力の向上が必要となっている。

2 アメリカの取り組み

アメリカでは，インターネットを利用している医師と看護師を対象とした調査で，健康関連サイトを紹介する割合を比較すると，医師が59%に対し，看護師は83%と高かったという[12)]。すでに，看護師は，信頼できる健康関連サイトを把握していて，それを紹介できるスキルを身につけてきているといえる。

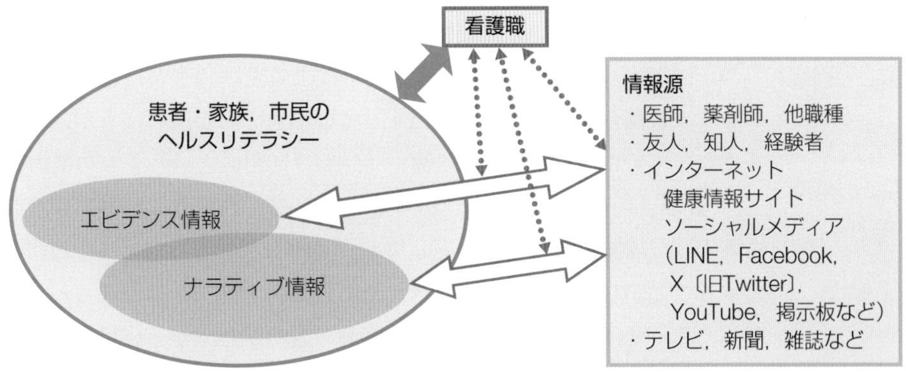

看護職

患者・家族，市民の
ヘルスリテラシー

エビデンス情報

ナラティブ情報

情報源
・医師，薬剤師，他職種
・友人，知人，経験者
・インターネット
健康情報サイト
ソーシャルメディア
（LINE，Facebook，
X〔旧Twitter〕，
YouTube，掲示板など）
・テレビ，新聞，雑誌など

患者・家族，市民の情報源とのコミュニケーション（白矢印）と，患者・家族，市民のヘルスリテラシーを把握し（緑矢印），その向上を支援する。

▶図 4-6　看護職によるヘルスリテラシー向上の支援

また，その背景には，紹介できるサイトが存在しているということもある。アメリカ保健社会福祉省や関連の研究所，大学などでは，市民や患者のためのヘルスリテラシーの向上ためのコンテンツや，専門職向けの向上支援プログラムが多く作成，公開されている。

わが国においても，これらを推進していかなければならない。そのためには，患者・家族がヘルスリテラシー不足でどのような問題や困難に直面しているか，そして，それをどのように発見し，支援ができるかについて，関心を向けていかなくてはならない。

③ヘルスリテラシー向上の支援

1 コミュニケーション

対象のもつヘルスリテラシーの状況は，どのように把握できるであろうか。アメリカの調査では，医療者の「わかりましたか」という質問に，わかっていなくても「はい」と答える人が多いということが確認されてきている。これは，わが国でも同様であると推察される。そして，アメリカでは，健康に関連する用語を理解しているかをたずねることで，基本的なヘルスリテラシーを測定できるツールが開発されている。たとえば，「更年期」について，すぐに説明できるかがポイントになっている。

欧米での調査▶ アメリカのヘルスリテラシーの調査では，健康情報をすらすらと読めて理解できる人は 9 人に 1 人にすぎないと報告されている[13]。EU における調査では，ヘルスリテラシーに問題があり自身の健康管理や意思決定がむずかしいという人の割合は，全体で 47.6％であり，最も低い国はオランダの 28.7％，最も高い国はブルガリアの62.1%と報告された[14]。ヘルスリテラシーが低い人々は先進国でも少なくないということである。

わが国での調査▶ わが国でも，EUの調査と同じ質問紙による全国調査が行われており，問題がある人の割合は85.4%と多く，すべての項目でわが国のほうが困難な割合が多くなっていた[15]。「入手」「理解」「評価」「活用」という4つの能力別で見ると，「評価」の項目で差が大きかった(▶表4-6)。つまり，日本人は，仮に情報を入手し，理解まではできたとしても，判断すること，すなわち適切に意思決定することがむずかしいと推察された。「理解」でも「医師から言われたことを理解する」では差があり，わが国の医師の説明がむずかしい可能性もある。そのため，看護職が患者の理解を確認して援助する役割が重要であるといえるだろう。

またEUの調査とわが国の調査で最も差が大きかった項目である「病気になったとき専門家に相談できるところをみつける」のがむずかしいという背景には，EU諸国では，地域における健康教育の役割を担う家庭医(総合診療医)

▶表4-6　ヘルスリテラシーの項目で「むずかしい」と回答した割合(%)(日本とEUとの比較)

(能力の種類)　項目	日本	EU	差
(入手)病気になったとき，専門家(医師，薬剤師，心理士など)に相談できるところを見つけるのは	63.4	11.9	51.5
(入手)急病時の対処方法を知るのは	60.9	21.8	39.1
(活用)健康と充実感に影響を与えている生活環境(飲酒，食生活，運動など)をかえるのは	63.6	25.5	38.1
(評価)住んでいる場所(地域，近隣)がどのように健康と充実感に影響を与えているかを判断するのは	61.8	24.6	37.2
(評価)検査のために，いつ受診すべきかを判断するのは	53.2	16.3	36.9
(評価)別の医師からセカンド・オピニオン(主治医以外の医師の意見)を得る必要があるかどうかを判断するのは	73.0	38.6	34.4
(評価)どの生活習慣(飲酒，食生活，運動など)が自分の健康に関係しているかを判断するのは	45.5	12.6	32.9
(活用)参加したいときに，スポーツクラブや運動の教室に参加するのは	56.4	24.1	32.3
(理解)医師から言われたことを理解するのは	44.0	15.3	28.7
(評価)医師から得た情報がどのように自分にあてはまるかを判断するのは	46.7	18.0	28.7
(評価)必要な検診(乳房検査，血糖検査，血圧)の種類を判断するのは	52.8	25.1	27.7
(活用)家族や友人のアドバイスをもとに，病気から身をまもる方法を決めるのは	48.5	22.2	26.3
(評価)どの予防接種が必要かを判断するのは	57.0	32.7	24.3
(評価)メディア(テレビ，インターネット，その他のメディア)から得た健康リスク(危険性)の情報を信頼できるかどうかを判断するのは	64.2	42.1	22.1

(Nakayama, K., et al.：Comprehensive health literacy in Japan is lower than in Europe：a validated Japanese-language assessment of health literacy. BMC Public Health, 23(15)：505, 2015<DOI：10.1186/s12889-015-1835-x>による)

や訪問看護師によるプライマリケア*1が充実していることがあげられる。一方，わが国では，学校における保健教育や地域の保健医療機関などで，これらの能力を身につける機会が十分にあるかどうかは疑問である。

新学習指導要領(平成30年告示)の保健の分野全体では，小中高を通じて，心身の健康には不可欠な「課題を見付け，その解決に向けて思考し判断する」という問題解決力や，意思決定力といった健康を決める力に関する項目がようやく新設されたばかりである。さらに，市民や患者を中心とした意思決定やその支援の研究はまだ始まったところである[16)]。

選択の自由を重視する社会▶

そもそも，日本は情報に基づく意思決定を重視している社会であろうか。情報とは，選択肢とそれぞれの長所・短所を示したもので，意思決定にはなにを大事にするかという個人の価値観が問われる。したがって，意思決定が重視される社会とは，選択肢に関する情報が十分に手に入り，1人ひとりの価値観に基づいて自由に選択肢を選びやすい環境のことである。そのこともあって，世界価値観調査(2017〜2022年)[17)]によれば，人生の選択の自由度が高い国ほど国民の幸福感が高い。限られた選択肢のもとでは最適な判断はできないからであろう。ところが，日本人の人生の選択の自由度の認識は90か国・地域中88位である。そして，幸福感では日本は先進国のなかでも下位(世界幸福度報告2023)[18)]である。看護職はこのような状況を理解したうえで，患者が情報に基づく意思決定をできるように援助していかなければならない。

健康情報に関するサイトの状況▶

そのほか，わが国にはアメリカ国立医学図書館がつくるメドラインプラスMedlinePlusのような，わかりやすく，信頼できて，検索でヒットしやすい総合的な国のウェブサイトがない。これは，ヘルスリテラシーが低い人でも，活用可能になっていて，医学用語の理解のしかた，健康情報の評価のしかた，健康アプリの検索，自分がほしい健康情報メールの配信登録などが，充実したサイトである。

わが国には国立医学図書館もないのが現状であり，症状や病気の名前で検索すると，上位には多くの，信頼性の低いサイトがヒットする。わが国のインターネット上のがん情報は，半分以上が信頼できないという報告もある[19)]。

ヘルスリテラシーが低いのは，けっして個人の能力によるものだけではなく，適切な教育やコミュニケーションが行われておらず，信頼できるわかりやすい情報が手に入りにくい環境におかれていることも大きく関係している。したがって，そのような環境にあるために，すべての人が低いヘルスリテラシーの状態にあると想定する情報版の「標準予防策(スタンダードプリコーション)」が必要とされる。

標準予防策では，すべての患者に接するとき，感染している事実の有無にかかわらず，感染を想定して行動することにしている。これと同様に，すべての

---

*1 身近にあってなんでも相談できるケアのこと。

患者や市民は，健康情報を得たり，理解したりすることがむずかしいと想定することが必要である。高い学歴があるとしても，専門用語をすべて理解することはできないし，病気のときや，痛みなどの症状があるときには，必ずしもしっかり考えられるわけではない。また，たとえ理解できたとしても，はじめての経験であれば，自分にとって一番適切な方法を選んだり，すばやく行動に移したりすることはけっして簡単なことではない。

● 患者とのコミュニケーションを向上させるための方法

そのような患者とのコミュニケーションを向上させるために，アメリカ医師会は，医師向けのマニュアルを発行している[20]。次にあげるのは，ヘルスリテラシーの低い人に対するコミュニケーションの方法として紹介されているものである。医師向けであるが，すべての医療者にあてはまる内容である。

[1] **ゆっくりと時間をかけること** 対象のペースで時間を過ごすことや，ゆっくり話すことである。

[2] **わかりやすい言葉で，専門用語以外を使う** お茶の間や家族の間で話されるような言葉を使う。たとえば，「良性」より「がんではない」，「肥大」より「大きくなっている」を使う。

[3] **絵や写真を見せる** 「百聞は一見にしかず」ということで，視覚も使うことで理解を促すことができる。

[4] **1回の情報量を制限して，繰り返す** 繰り返すと記憶に残りやすい。できれば，複数の職種から繰り返し伝えるとよい。資料・プリントを使う場合もポイントだけにする。

[5] **「ティーチバック teach back」テクニックを使う** 「わかりましたか」とは質問せず，患者に話したことを説明してもらって確認して，できなければもういちど説明するテクニックを使う。たとえば，「帰ったら，奥さん（旦那さん）に，病院でなんと言われたと話しますか」と質問する。

[6] **質問しても恥ずかしくない環境をつくる** ばかな質問だ，聞くと迷惑だなどと思わせない雰囲気をつくる。たとえば，「みなさん，医学的なことはむずかしくてわからないとおっしゃいますから，わからないことはなんでも聞いてください」と話す。家族や友人に同席してもらいたいかを聞く。「Ask-Me-3」（3つの質問をどうぞ）のポスターやパンフレットを使って，質問をしてもらうようにする。それは次の3つの質問である。

(1) 私の問題はなんですか？
(2) なにをする必要がありますか？
(3) こうすることがなぜ重要なのですか？

そして，看護職は，コミュニケーションがうまくできているかについて，みずからはもちろん，医師を含めた他職種にも配慮することが必要である。対象を中心としたコミュニケーションの場ができれば，対象は情報や知識を確実に身につけることができて，ヘルスリテラシーを向上させることができる。

2 インターネットによる支援

アメリカでは国をあげて，インターネット上に，市民や患者向けの信頼できて，わかりやすい健康情報を提供することに取り組んでいる。なぜなら，健康格差の背景には情報格差があるからである。アメリカ保健社会福祉省はマイヘルスファインダー MyHealthfinder，国立医学図書館はメドラインプラス，ほかにも国立がん研究所など，多くの国立の研究所がそのような活動を行っている。

わかりやすい健康サイトの作成方法▶

また，それらを作成していく過程では，利用者にわかりやすさの評価をしてもらい，ヘルスリテラシーの低い人でも使いやすい健康サイトの作成方法を検討している。それをまとめたガイドライン「ヘルスリテラシーオンライン Health Literacy Online」があり，公開されている。

そこでは，あくまで利用者が中心で，すぐに行動に移せる情報で，人を引きつける提供方法が提示されている。また，つねに利用者に評価を受けて改訂していくことの重要性も指摘されている。

実際，アメリカのウェブサイトにアクセスすると，急に画面の真ん中に評価への協力依頼の画面があらわれる頻度は高い。ウェブサイトにおいても，一方向的にならず，コミュニケーションが重要なことがわかる。

④ 意思決定支援

1 意思決定支援の専門的な知識や技術

よりよい意思決定のためには，データを情報にかえるにも専門的な知識が必要であるし，自分の価値観を知るためにも，支援が必要になる。

欧米の意思決定支援ツール▶

そのため，欧米では選択肢のベネフィットとリスクを整理し，自分の価値観と一致した選択肢を選ぶための支援ツールが開発されている。**ディシジョンエイド** decision aids とよばれるもので，日本では意思決定ガイドともよばれる。その目的は，意思決定を支援する医療者によって選択にかたよりが出ないようにし，たとえまた同じ機会があっても同じ選択肢を選ぶだろうという確信や納得感をもつことである。代表的なものとして，『オタワ意思決定支援ガイド』[21]がよく知られ，日本語版もつくられている。その中心となる部分を図 4-7 に示す。

そこでは，それぞれの選択肢の価値観を明確にする。長所と短所がどのくらい大事かをそれぞれ 5 段階で評価する。すべてを満点としてしまっては，選ぶことができない。価値観を英語では「values」とよび，価値を意味する「value」の複数形で表現される。いくつもの価値があるなかで，なにが最も大事かである。そのような価値観と一致した選択肢を選べる経験こそが，自分らしさ，ありのままの本当の自分であり，それが幸せにつながると考えられる。裏を返せ

選択肢	選んだ理由 (長所)	どのくらい 大事か	避けた理由 (短所)	どのくらい 大事か
選択肢1		***** ***** ***** *****		***** ***** ***** *****
選択肢2		***** ***** ***** *****		***** ***** ***** *****
選択肢3		***** ***** ***** *****		***** ***** ***** *****

(有森直子：オタワ意思決定支援ガイド2015年版. <https://www.clg.niigata-u.ac.jp/~arimori/kaken/?page_id=99><参照 2020-02-05>による，一部抜粋)

▶図 4-7 意思決定支援ガイド日本語版の一部

ば，自分で意思決定することが自分自身を知ることであり，それは貴重な機会を生かせることである。ここでは，選択肢・長所・短所・価値観の4つが不可欠であることがわかり，頭文字(選択肢は英語のオプションとする)から「お・ち・た・か」は，納得するという意味から「胸(腹)におちたか」と覚えられる。これを広く普及させるための動画も公開されている(https://www.youtube.com/@healthliteracy-skills)。

このガイドは，空欄からできているため，どのような意思決定でも使えるが，それを埋めなくてはならない。世界では，治療やケア，検査など(たとえば，乳がんの手術の方法)の特定の意思決定のために，選択肢と長所・短所が埋められ，価値観だけを考えられるようにできているものが，数多く作成されてきている[22)]。最近は，日本でも開発されており，ウェブサイト『患者さんやご家族のための意思決定ガイド』(https://www.healthliteracy.jp/decisionaid/)で公開されている。

また，意思決定支援における医療者の中立性と同様に，ディシジョンエイドの作成においても中立性が求められる。そのため，国際基準の作成が進められていて，日本語版も開発され，上記のサイト(▶60ページ，図3-6)では全項目を見ることができる。

たとえば，選択肢のポジティブな特徴とネガティブな特徴を細部まで同等に示すこと(たとえば同じフォントを使用する)があげられている。手術による生存率が99%で死亡率が1%という場合は，必ず同じフォントで両方を示すことが求められている。無意識のうちにどちらかだけを提示したり，どちらかを強調したりすると，中立ではなく誘導していることになるからである。

2 意思決定における葛藤やジレンマ

葛藤やジレンマが生じる理由▶ それでも，葛藤やジレンマが生じてしまい，決めかねる場合は出てくる。このような場合，その理由を知ることで，意思決定がうまくいく場合もある。その理由は，次のような7つがあると考えられる[16)]。

(1) 選択肢についての知識・情報の不足。
(2) ある選択肢に過大・過小な期待をかけている。
(3) 価値観がはっきりしない。
(4) 周囲の人の価値観や意見がよくわからない。
(5) ある1つの選択肢に対する周囲のプレッシャーがある。
(6) 自分の選択を聞いてくれたり，認めてくれたりする人がいない。
(7) これらの障害を乗りこえるスキルや支援がない。

意思決定支援の必要性▶ これらを見ると，自分1人で解決できることは少ないのではないだろうか。意思決定までの時間が迫られている場合は，とくにそうである。また，支援が必要な状況であることを指摘してくれる人も，貴重な支援者である。

(3)のように，自分の価値観がはっきりしない場合は，評価基準が定まらず，ベネフィットもリスクも明確にならない。すでに経験のあることであればよいが，加齢が原因であるような病気やけが，障害などは，はじめての経験であることが多い。そのような場合は，自問自答していてもむずかしいため，ほかの人はどのような価値観をもっているのかを知る必要がある。自分の家族や友人・知人などで，同じような経験をもつ人は，それについてどのように思っているのかが参考になる。

(4)～(6)についても，周囲とのコミュニケーションや，その支援が必要なことがわかる。むずかしい意思決定ほど，サポートが重要になる。それが得られないと，意思決定そのものを拒否したくなる可能性が強くなるであろう。なかなか周囲に支援者が得られない場合は，意思決定支援についての専門知識や技術をもった専門家の役割が期待されるところである。

重要な意思決定のときに，支援してくれる人がいるからこそ，また，互いに支援し合うからこそ，私たちは社会への「信頼」を形成する。不安や悩みといったストレスを，どのように乗りきるか，どのようなコーピングをするかも，すべて意思決定である。それをどのように克服できたかどうかで，自分への自信を身につけ，たすけてくれた人には信頼を寄せるのである。そして互いに，つらいことを乗りこえ，信頼のネットワークで結ばれていく。それを，看護職が推進できるよう，支援の知識や技術を開発し，発展させていきたいものである。

⑤ チーム医療・集学的医療

医療における情報は，医療者間だけでなく，医療者と消費者の間でもますます増大している。そのため，医療者間で共有すべき情報を，コミュニケーションを円滑にすることで過不足がないようにしなくてはならない。専門職種間で密接に協力していくことが求められるが，これを**チーム医療**，あるいは**集学的医療**という。集学的とは，さまざまな学問分野の専門職種が集まって行うという意味である。

チーム医療での看護職の役割▶ とくに看護職の場合は，多職種の連携のコーディネーターとしての役割がある。なかでも，医師との協働は重要な位置を占める。このとき，単に連携や協力という場合と，「協働」=「コラボレーション collaboration」という場合では，後者のほうが，より対等に協力し合うという意味が込められている。

表4-7は，医師と看護職の協働の程度を測定するために開発された尺度である。医師と看護師の協働は，「治療/ケア決定過程への共同参画」「情報共有」「協

▶表4-7 医師と看護師の協働尺度

治療/ケア決定過程への共同参画
・患者の今後の方向性は医師/看護師と提案しあっている。
・患者の今後の方向性に関して医師/看護師と互いの意見をいかしあっている。
・患者の今後の方向性について医師/看護師と意見が違う場合は話し合って解決するようにしている。
・患者のかかえる問題には医師/看護師と互いに意見を出し合い解決するようにしている。
・予想された結果がでないが，このまま患者に治療を続けるかどうか医師/看護師と議論している。
・患者の退院後の療養先や生活などについて医師/看護師と話し合っている。
・患者がどのような問題をかかえているか医師/看護師と議論している。
・患者に予期せぬ副作用や合併症が生じた場合，医師/看護師と今後の対策を話し合っている。
・対応のむずかしい患者へのかかわりについて医師/看護師とどのようにすればよいかを議論している。
・医療事故をおこさないように医師/看護師と話し合っている。
・患者の退院へ向けた目標は医師/看護師と一致させている。
・患者が不信感をいだいていたときはそれを解消するために医師/看護師と患者への対応を一致させている。
患者情報の共有
・患者の今後の方向性について医師/看護師と了解している。
・治療の効果の確認になる患者の情報を医師/看護師と共有している。
・患者に副作用や合併症の兆候がないか医師/看護師と確認している。
・治療方針に変更があった場合，その理由を医師/看護師と了解している。
・患者への病状や治療方法の説明内容は医師/看護師と共有している。
・患者にとって誰がキーパーソンであるか医師/看護師と把握している。
・病状や治療方法の説明を受けた患者の反応を医師/看護師と共有している。
・栄養・排泄・運動などの患者の自立に関する情報を医師/看護師と共有している。
・患者が納得した治療/ケアを受けられるよう医師/看護師と患者の意向を共有している。
協調性
・医師/看護師と気軽に仕事以外の話もできている。
・医師/看護師とは互いに助け合っている。
・医師/看護師と仕事上気づいた情報や意見を自由に交換できている。
・日ごろ医師/看護師とあいさつをしている。
・非常に疲れている医師/看護師を見たら声をかけている。
・医師/看護師の介助が必要な患者処置は互いのスケジュールを配慮し行っている。

注）それぞれについて「いつもそうしている」から「していない」までの5段階評定で回答。医師/看護師のところは，医師版は「看護師」にし，看護師版は「医師」とする。

（宇城令：急性期病院における「医師−看護師協働尺度」の開発．聖路加看護大学大学院看護学研究科博士論文，2006による）

調性」の3つの内容になっている。

これらの内容は，いずれもコミュニケーションである。第1章で，コミュニケーションの目的について述べたように，「共同参画」の目的は，医師と看護師が互いにみずからの意見や考え方で相手にはたらきかけるもので，「患者の情報の共有」は，知識や情報の共有，「協調性」の目的は，コミュニケーションそのもの，関係性をつくるものである。コミュニケーションの理論を知ることの意味が，ここでも確認できるであろう。

この尺度を使った研究では，医師の得点が看護師のものより高いという結果であった。医師がコミュニケーションがとれていると思っているほど，看護師はそうは思っていないということである。コミュニケーションに必要な前提について，あらためて確認する必要があるだろう。

⑥ 看護情報学の教育や研究

1 看護情報学の学会や専門家

各学会と看護情報学の定義▶ 看護における専門領域としての看護情報学は，国際的に見ると，国際医学情報学会 International Medical Informatics Association (IMIA) の看護情報学の分科会であるIMIA-NIやアメリカ看護情報学会 American Nursing Informatics Association が，そのはじまりや発展に中心的な役割を果たしている。IMIA-NI による看護情報学の2009年の定義[23]では，「看護情報学の科学と実践は，看護とその情報と知識，およびそれらのマネジメントを統合するためにICTを用い，世界中の人々，家族，コミュニティの健康を向上させる」とある。また，アメリカ看護情報学会の定義は，「看護科学，コンピュータ科学，情報科学を統合し，看護実践における，データ，情報，知識，知恵を管理・共有（コミュニケート）する」とある。

これまでみてきたように，人々の健康のためには，データと情報と知識のコミュニケーションが必要であり，それをICTにより推進するものである。ここではもちろん，コミュニケーションが第1の目的であり，ICT利用はそのための手段であり，目的であってはならない。

実践への応用▶ また，看護情報学の実践への応用としては，アメリカでは，看護師協会によって1992年に看護における専門領域として看護情報学が認められている。さらに，看護情報認定看護師 Informatics Nurse が資格として認められ，大学院では，看護情報スペシャリスト Informatics Nurse Specialist が設けられている[23]。医療のICT化を推進している医療情報管理システム協会 (HIMSS) では，看護情報学の組織があり，定期的に看護情報学の専門家の労働状況を調査したり，教育のサポートなどを行っている[24]。

わが国の状況▶ わが国では，日本医療情報学会 Japan Association for Medical Informatics

(JAMI)のなかに看護部会 JAMI-NI がある[25)]。わが国でも，情報とコミュニケーションへのニーズはますます高まるばかりであり，同職種間，多職種間，患者や市民との間での場づくりや協働のために，ますます発展が期待される領域である。また，アイゼンバック Eysenbach, G. は，消費者健康情報学という保健医療の消費者を中心とした情報学を提唱している[2)]。すでに述べたことであるが，消費者中心というのは，看護情報学でも注目すべき方向性である。

2 看護職から最高情報責任者を

アメリカでは，看護情報の最高責任者を CNIOs(chief nursing information officers)などとよぶ。そして，各組織において，重要な位置を占めるようになってきている。HIMSS は，その役割の発展について，次の4点を提案している[26)]。

(1) CNIOs の重要性と看護管理職とのパートナーシップの促進
(2) 看護職の看護研修と継続教育における情報学の強調
(3) 情報学の能力を看護の基準に組み込むこと
(4) 人員のニーズについてのデータを IT システムから収集すること

また，現在，さまざまな組織において，最高情報責任者 chief information officer(CIO)が，最高経営責任者 chief executive officer(CEO)につぐ，ナンバー2の地位とされるようになってきている。CIO とは，アメリカの企業がはじまりであるが，わが国でも採用する企業が増えてきている。なぜなら，組織全体の情報をもとにしてつくられる経営戦略が必要であり，トップに適切な報告や助言をする役割が大きいからである。

病院などで，情報やコミュニケーションの状況を，最も全体的に把握しているのは看護職であろう。それも，患者と市民の目線に近いところである。対外的に情報を発信し，地域や社会に貢献しようという場合にも，それは同様であろう。アメリカでも，看護職が CIO になるケースが増えているという。そのような方向性も視野に入れつつ，看護情報学を学習していこう。

ゼミナール
復習と課題

❶ 主観データ，客観データ，主体データ，環境データのそれぞれについて，例をあげながら説明しなさい。

❷ 看護のデータで標準化が重要な理由について，個別性と関連させて説明しなさい。

❸ 看護の質指標についてのわが国での取り組みを１つあげて説明しなさい。

❹ インターネット上にある健康情報の種類を３つ上げ，それぞれのメリットとデメリットを述べなさい。

❺ ヘルスリテラシーの低い患者とコミュニケーションをとる方法について述べなさい。

❻ 意思決定で葛藤やジレンマが生じる理由について説明しなさい。

参考文献

1）American Nursing Association：Scope of Practice.＜https://www.nursingworld.org/practice-policy/scope-of-practice＞＜参照 2020-06-25＞
2）太田勝正・猫田泰敏編：看護情報学．医学書院，2008.
3）Nancy Dunton 著，坂下玲子訳：全米看護の質指標データベース(NDNQI®)のための看護の質指標の開発．看護研究 43(5)：344-347，2010.
4）鄭佳紅・村上眞須美：過程評価．看護研究 43(5)：383-388，2010.
5）山本則子・石垣和子：高齢者訪問看護の質指標――ベストプラクティスを目指して．日本看護協会出版会，2008.
6）厚生労働省：健康意識に関する調査．2014.
7）総務省編：情報通信白書，平成 22 年版．2010.
8）Pew Research Center：Health Topics.＜https://www.pewresearch.org/internet/2011/02/01/health-topics-4/＞＜参照 2020-06-25＞
9）Belliveau, M. A.：Health info online：The stakes are higher. CNN. com.＜http://thechart.blogs.cnn.com/2010/10/04/health-info-online-the-stakes-are-higher/＞＜参照 2020-02-05＞
10）中山和弘ほか：Web2.0 型 Q ＆ A サイトの質問事例を活用した Web 上のがん情報の活用と治療法の意思決定の支援のための事例集作成の試み．厚生労働科学研究費補助金 疾病・障害対策研究分野 第 3 次対がん総合戦略研究「患者・家族・国民の視点に立った適切ながん情報提供サービスのあり方に関する研究」総括・分担報告書，p.81-91，2009.
11）Grey, M. 著，斉尾武郎ほか訳：患者は何でも知っている――EBM 時代の医師と患者，中山書店，2004.
12）Manhattan Research：Taking the Pulse Nurses v10.0. 2010.
13）U.S. Dept. of Education, National Center for Education Statistics：The Health Literacy of America's Adults：Results From the 2003 National Assessment of Adult Literacy. 2006.＜https://nces.ed.gov/pubs2006/2006483_1.pdf＞＜参照 2020-02-05＞
14）Sørensen, K., et al., HLS-EU Consortium.：Health literacy in Europe：comparative results of the European health literacy survey(HLS-EU). Europian Journal of Public Health, 25(6)：1053-8, 2015.
15）Nakayama, K., et al.：Comprehensive health literacy in Japan is lower than in Europe：a validated Japanese-language assessment of health literacy. BMC Public Health, 23(15)：505, 2015.＜DOI：10.1186/s12889-015-1835-x＞
16）中山和弘：これからのヘルスリテラシー――健康を決める力．講談社，2022.
17）Word Values Survey：WVS Wave 7(2017-2020).＜http://www.worldvaluessurvey.org/WVSDocumentationWV7.jsp＞＜参照 2020-02-05＞

18) World Happiness Report：World Happiness Report 2023.<https://worldhappiness.report/ed/2023/><参照 2023-11-30>
19) Goto, Y., et al.：Differences in the quality of information on the internet about lung cancer between the United States and Japan. Journal of Thoracic Oncology, 4(7)：829-833, 2009.
20) Weiss, B. D.：Health literacy Manual for clinicians, Part of an educational program about health literacy, American Medical Association Foundation and American Medical Association, 2003.
21) 有森直子：意思決定支援．<https://www.clg.niigata-u.ac.jp/˜arimori/kaken/?page_id=99><参照 2020-02-05>
22) Ottawa Hospital Research Institute：A to Z Inventory of Decision Aids.<https://decisionaid.ohri.ca/AZinvent.php><参照 2020-06-25>
23) International Medical Informatics Association：IMIA-NI definition of nursing informatics updated.<https://imianews.wordpress.com/2009/08/24/imia-ni-definition-of-nursing-informatics-updated/><参照 2020-02-05>
24) HIMSS：What is Nursing Informatics?<https://www.himss.org/resources/what-nursing-informatics><参照 2020-06-25>
25) 日本医療情報学会看護部会：ホームページ．<https://www.jami-ni.jp/><参照 2020-02-05>
26) HIMSS：POSITION STATEMENT.<https://www.himss.org/sites/hde/files/d7/FileDownloads/NI_Positioning_Statement.pdf><参照 2020-06-25>

参考サイト

1) NANDA International(NANDA-I).<https://www.nanda.org/><参照 2020-02-05>
2) アイオワ大学の看護学部．<http://www.nursing.uiowa.edu/excellence/nursing_knowledge/clinical_effectiveness/><参照 2020-02-05>
3) ICNP JAPAN(日本看護協会「看護実践国際分類研究プロジェクト」)．(http://icnp.umin.jp/><参照 2020-02-05>
4) NDNQI®(National Database of Nursing Quality Indicators).<https://www.nursingquality.org/><参照 2020-02-05>
5) 看護QI研究会「看護の質・評価改善システム」．<http://nursing-qi.com/><参照 2020-02-05>
6) 『高齢者訪問看護質指標』を活用した訪問看護師応援サイト．<http://plaza.umin.ac.jp/houmonkango/qua000.html><参照 2020-02-05>

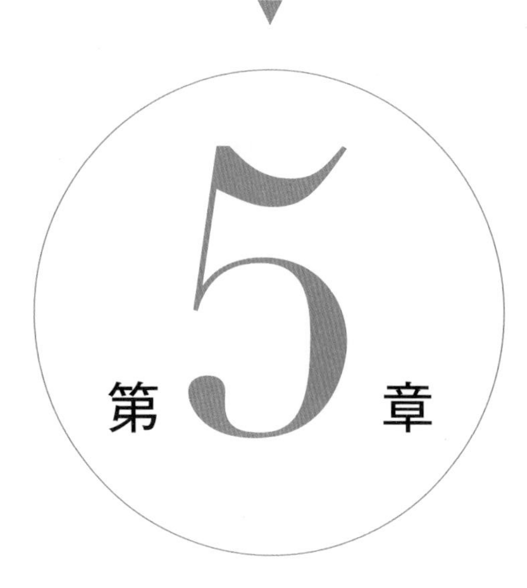

医療における情報システム

A 医療における情報の記録

① 医療記録に関する法令上の記載

医師・看護師などの医療従事者は，診療や看護において，患者や対象者から医療情報を得て，それらを診療録(カルテ)や看護記録といった医療記録に記録する。医療における情報の種類に関しては，第3章A「医療における情報」(▶40ページ)を参照されたい。

法令上の記載▶ 医療に関する情報記録文書は，「医師法」第24条の診療録や，「保健師助産師看護師法」第42条の助産録のように，法律によって作成が定められている文書と，そうでない文書がある。

看護記録の扱い▶ 看護職が行う記録には，看護記録や助産録などがある。前述したように助産録のみが法律で定められており，看護記録については法律では定められてはいない。しかし，「医療法施行規則」の第21条の5において，診療に関する諸記録の1つとして記載されているため，診療情報として適切に取り扱うことが大切である。なお，「医療法施行規則」においては施設基準で，看護記録の2年間の保存が義務づけられている(第21条の5，第22条の3)。また，「保険医療機関及び保険医療養担当規則」や「基本診療科の施設基準等及びその届け出に関する手続きの取り扱い」(厚生労働省通知)でも施設基準として記載されている。

看護記録は診療録と同様に，医療事故発生時において証拠となる。そのため，看護を実施した時間やその内容などを正確に記載することが必要である。

② 看護過程による情報処理

1 看護過程とは

看護過程 nursing process とは，「患者の健康上の問題を見極め，その解決についての考えを計画・実行し，結果を評価しながらよりよい問題解決をはかるという一連の意図的な活動を示すもの」[1]とされている。患者の健康上の問題を見きわめるためには，患者に関する情報を収集・整理・分析する必要がある。そして，そこから得られた情報をもとに看護活動を計画・実行し，その結果を評価するためにあらためて情報を収集・整理・分析していく。つまり，看護過程は，看護に必要な情報を処理していく過程ともいえる。

2 看護過程の構成

看護過程は，「アセスメント」「診断」「計画」「実施」「評価」の5段階から構成され，各段階は相互に関連し合っている。看護に必要な情報は，この5段階を経て処理されていく。

看護のICT化が進み，コンピュータによる看護計画(ケアプラン)の立案と意思決定支援システムを活用する場合であっても，看護過程の各段階を熟知しておく必要がある。ただし，本書では各段階について簡単に説明するのみとする。看護過程に関する詳細は，「基礎看護学」の成書を参照されたい。

[1] **アセスメント** 健康問題を予測・発見・予防・管理・解消するため，また期待する成果(結果)を設定し，計画を立案するために，必要な情報を収集して記録することである。

[2] **診断** アセスメントから得られた情報を分析し，判断することである。この判断には，現在患者がもつ健康問題や，今後おこるおそれのある健康問題とその原因のほか，人的・物的資源，健康増進できる健康状態なども含まれる。

[3] **計画** 期待される成果(結果)を明確にし，診断結果に対して優先順位の設定および看護介入の選択を行い，看護計画を作成するものである。

[4] **実施** 患者にあった介入方法でケアを提供することである。実施時には，計画された看護介入が適切か，実施可能かどうかを判断し，実施する。

[5] **評価** 実施した介入後の患者をアセスメントし，成果が十分に達成されたかどうか，看護計画の修正が必要かどうかを判断することである。

③ 看護記録の構成要素と様式

1 看護記録とは

日本看護協会の看護業務基準によると，**看護記録**とは，看護実践の一連の過程を記録したものであり，「看護職の思考と行為を示すもの」とされている[2]。看護記録は，ほかのケア提供者との情報共有や，連続・一貫したケアを行うためのたすけとなる。さらにケアの評価やケアの向上を目ざした開発においても貴重な資料となりうる。

2 看護記録を構成する4要素

看護記録は次の4要素で構成される。

[1] **基礎(個人)情報** 氏名，年齢など，看護を必要とする人に関する属性，個別的な情報が記載されるものである。

[2] **看護計画(療養計画)** 看護を必要とする人の問題に対する個別的なケア計画を記載したものである。看護計画には，長期目標および看護診断とその問題に対する期待される成果(結果)，達成期限，具体的な介入計画が記載される。また，患者や家族に説明をして計画への同意を得ていることも記録する。

[3] **経過記録** 看護を必要とする人の問題の経過や，治療・処置・ケア・看護実践を経時的に記述したものである。この経過記録の様式には**表5-1**のような

▶表 5-1　経過記録の様式

叙述的記録	**経時記録**：実施された治療・処置・ケア・看護実践およびそれらに対する患者の反応等のできごとについて時間を追って記述する様式。 **SOAP**：問題志向型システム(POS)において，問題に焦点をあてて記述する経過記録の様式(▶93ページ)。 **フォーカスチャーティング**：患者の問題の細部に焦点をあて，実践した看護とそれに対する患者の反応について記述する経過記録の様式(▶93ページ)。
経過一覧表 (フローシート)	バイタルサイン・処置・与薬・検査データなどの変化する患者データを経時的に記述した経過一覧表。
クリニカルパス (クリティカルパス)	ある疾患をもつ患者への医療介入に必要な時間・検査・治療・手術・看護などを時系列に整理・標準化してつくられた治療計画書(または実践記録)。入院時に患者に提示される。

ものがある。

[4] **看護サマリー**　看護を必要とする人の経過や情報を要約したものである。施設をかわる場合や，在宅ケアへ移行するときなど，ケアの一貫性・継続性を促すために必要に応じて作成されるものである。

3 問題志向型システム(POS)

問題志向型システム problem oriented system(**POS**)とは，1968年にアメリカのウィードが提唱したシステムである。日本には1973年に日野原重明らが紹介し，推進した。従来の診療録とは異なり，POSでは医師や看護師，その他の医療従事者が，同一の記録用紙に問題解決志向方式で記録する。それぞれの専門的視点に基づいて患者の問題について論理的に考え，分析・統合しながら解決方法を見いだし，計画立案・実行，そして評価するという体系からなる。患者の問題点，症状の変化や経過，対策などの情報を専門職種間で共有できることから，チーム医療を進めるうえで有効な記録方式といえる。POSは，①問題志向型記録，②記録監査，③記録の修正の3段階からなる。

PONR▶　このPOSによる患者の健康状態に関するデータの記録様式を問題志向型看護記録 probrem oriented nursing record(**PONR**)という。具体的には以下のような要素で構成される。

[1] **基礎情報**　患者の健康問題や生活に関する情報を系統的な観察・インタビュー・フィジカルイグザミネーション(身体診察)によって収集し記録したものである。患者のプロフィール，現病歴，既往歴，身体所見，検査データなどがある。

[2] **問題リスト**　患者の問題の一覧表である。

[3] **初期計画**　問題解決のための計画である。問題点ごとに立案される。

[4] **経過記録**　問題点ごとにケア・治療を実施し，経過を記録したものである。後述のSOAP形式の経過記録や，経過一覧表(フローシート)がある。

[5] **退院時要約**　退院後の外来などでの継続医療・看護を円滑にするために，退院時に患者の問題がどのようになったのか，入院から退院までの経過・治療内容を要約し，最終診断名などが記載されたものである。

4 SOAP

SOAP とは，POS に基づき問題点ごとにその経過を記録する経過記録の 1 つである。問題点ごとに主観的情報，客観的情報およびそれらの情報からその問題についての解釈・分析を記述する方法である。基本的な要素は表 5-2 のとおりである。

5 フォーカスチャーティング®

フォーカスチャーティング® は，患者の現在の状態，経過状況，治療，看護介入に対する反応に焦点をあてて記録する経時記録の 1 つである。1981 年にアメリカの看護師により，問題志向型システムへの不満から開発された。フォーカスチャーティング® は，次の 4 要素から構成される。また，具体的な記録は図 5-1 のように行う。

[1] **F(focus：フォーカス)**　記載事項の内容や目的を明確にするものであり，

▶表 5-2　SOAP の基本要素

要素	記載内容
#	問題のナンバーと内容の記述
S(subjective data：主観的データ)	患者・家族からの訴えや症状などの主観的な情報 例「身体が熱い，苦しい」
O(objective data：客観的データ)	医師・看護師などが観察した事実や検査データなどの客観的な情報 例「体温 37.5℃，脈拍 88 回/分，発汗あり」
A(assessment：評価)	S と O の情報の解釈・分析・評価
P(plan：計画)	アセスメント評価に基づいた計画。ただし問題の変化に対応させて計画の追加，修正を行う。

日時	F(フォーカス)	経過記録（D：情報，A：実行，R：反応）	記載者
6/15 9：00	排便困難	D：「この 3 日間便が出ない．今朝も出そうで出なくて，苦しい」 腸蠕動あり，排ガスなし A：グリセリン浣腸 110mL 施行	
9：30	排便あり	R：多量の普通便あり 「すっきりした」腹満感消失	○○

▶図 5-1　フォーカスチャーティング® による記録の例

患者の問題を示すものである。たとえば，徴候・症状，患者の状態の急激な変化，患者の健康障害，患者の問題などを記載する。

[2] **D(data：情報)** フォーカスを指示する主観的・客観的な情報や観察事項である。

[3] **A(action：行為)** 医療や看護ケアの内容，介入内容の記録である。

[4] **R(response：反応)** 患者の治療や看護目標，介入に対する患者の反応，看護計画の評価である。

④ 医療記録・情報を共有するための方法

患者の医療記録を共有することは，地域医療やほかの診療科との連携において，医療の効率性・安全性の向上に結びつく。たとえば，検査の重複や，処方薬の重複・過剰投与が避けられる，診療科間の連携治療が円滑になるなどの効果が得られる。ここでは医療記録・情報の共有に関する取り組みをみていく。

1 医療情報システム

医療情報システムとは，医療機関などのレセプトコンピュータ(レセコン)・電子カルテ・オーダリングシステムなどの医療事務や診療を支援するシステムの総称である。これには患者の情報を保有するコンピュータや携帯端末，患者情報の通信が行われる院内・院外ネットワークが含まれる。その一部である，病院全体の診療・会計業務の効率化をめざすシステムは，病院情報システムとよばれている(▶101ページ)。

● 医療情報システムの普及

レセコンの普及▶ レセコンは，日本特有の複雑な保険請求のための計算システムとして開発され，1980年代には会計処理システムとして普及した。2018年1月の全レセプト請求のうち98.2%が電子レセプトであった。診療報酬が2年に1回改定されることに対する事務職員の負担は大きいため，レセコンの導入は費用対効果が高く，電子カルテよりも高い普及率となった。その後，臨床検査データの電子化，ついでカルテの電子化などが進み，電子カルテを中心に病院情報システムとして運用されるようになった。

オーダリングシステムの普及▶ また，検査や処方などの指示(オーダー)を電子的に管理するオーダリングシステムも導入が進められ，保健医療福祉情報システム工業会の調査によると，2018年4月には45.3%の普及率であった。

医療情報システムは，1974年に設立された医療情報システム開発センター(厚生省〔現厚生労働省〕，通商産業省〔現経済産業省〕)によりその普及が推進されてきた。医療情報システムを安全に管理するために，厚生労働省は「医療情報システムの安全管理に関するガイドライン」をまとめ，医療情報システムのさらなる推進をはかっている。

2 電子カルテによる記録

紙に記載された従来のカルテに対して，患者の病状や治療経過などの多様な診療情報が電子的にデータとして管理された診療録を**電子カルテ**という。

電子カルテの導入

1988年に提示された「診療録等の記載方法等について」(厚生省〔現厚生労働省〕通知)により，ワードプロセッサーなどいわゆるOA機器による診療録等の作成が認められ，その後1999年には，次に述べる電子保存に対する3原則さえ満たせば，診療録等の電子媒体による保存が認められた。

さらに2001年の「保健医療分野の情報化にむけてのグランドデザイン(最終提言)」(厚生労働省)では，2006年度までに全国400床以上の病院の6割以上に電子カルテを普及させることが提言された。その背景には，電子カルテ導入により，個人の生涯カルテ，医療安全の推進，紹介業務の簡略化，情報の共有化，EBMの推進，事務コストの削減などの利点が見込まれていることがある。

これらによって2017年には400床以上の大規模病院では85.4%の普及率となった。しかし，200〜399床の中規模病院は64.9%，200床未満の小規模病院は37.0%の普及率にとどまった。

また「日本再興戦略2016」では，第4次産業革命(▶31ページ)のなかで医療・介護の姿も一変すると述べられている。ビッグデータ，人工知能，ロボット・センサーなどの技術の活用が進むなかで，電子カルテの導入がますます促進されるであろう。

しかし，デメリットとして，電子カルテ使用時の患者間違いなどの医療事故が発生しているという報告もある。ほかにも，高額な初期投資，システムダウンの危険性，カルテ記載方法の統一が必要，医療情報責任者(管理者)が必要，コンピュータウイルスなどのセキュリティへの脅威などがある。

電子保存に対する3原則

厚生労働省は，「医療情報システムの安全管理に関するガイドライン」のなかで，診療録等の法的に保存義務がある文書などを電子的に保存する場合には，真正性・見読性・保存性の確保を遵守することを原則として示している。

真正性の確保▶ **真正性の確保**とは，故意または過失による虚偽の入力や，内容の書きかえ・消去および混同を防止すること，また，作成された記録の責任の所在を明確にできるようにすることである。具体的には，次のことを確保する必要がある。

(1) 作成責任者が明確でいつでも確認ができ，故意であれ過失であれ，誰かがなりすまして作成できない環境の整備
(2) 必要に応じた操作記録などの監査

(3) 確定・保存された情報を消去できないシステム等の確保

見読性の確保▶ **見読性の確保**とは，電子的に保存された情報の内容を必要に応じて出力して，モニタ画面上や書面に表示するなど，肉眼で見たり読んだりすることが可能な状態に容易にできることである。

たとえば電子カルテに保存された内容について，患者の要求に応じて，診療・患者説明のなかで支障のない応答時間や操作方法で提示でき，読んでもらうことが可能な状態にするということである。

保存性の確保▶ **保存性の確保**とは，法令に定める保存期間内は，復元可能な状態で保存できるようにすることである。

具体的には，コンピュータウイルスなどによる情報の破壊や，不適切な保管・取り扱いによる情報の滅失・破壊，機器・ソフトウェアの整備不備等による復元不可能といった脅威をなくし，保存すべき期間中は復元可能な状態で保存できるような措置を講ずることである。

3 1患者1カルテ

カルテの電子化が進むなか，地域医療連携における重要な情報共有のあり方として，患者情報を統一して運用する**1患者1カルテ**がある。これは，1患者につき1IDで管理された診療録(カルテ)をコンピュータで記録・管理するシステムで，患者が受診している複数の医療施設や複数の診療科のカルテを1つに統合するものである。

具体的には，地域医療情報センターなどを設置し，これに診療所やその他の医療機関・薬局・訪問看護ステーションなどが接続する。これらの施設が，カルテ内容・検査結果・サマリー・紹介状などの情報を送って蓄積し，厳密なセキュリティのもとに共有する。これにより，医療従事者は共通の医療記録を閲覧することができ，必要な情報への迅速なアクセスが可能となる。また，病院どうしや病院と診療所などの連携がしやすくなり，地域包括ケアにおいて重要な情報連携の役割を果たすことができる。新たにマイナンバー制度のインフラを利用したIDの導入により，「千年カルテ」というさまざまな医療機関からの患者の情報を蓄積するプロジェクトも進められている。

しかし，現時点では各医療機関が独自に電子カルテ開発を行っているため，ネットワーク化が課題である。

4 私のカルテ

一般社団法人日本病院会[3)]が，患者の権利をまもり，患者—医療者のよりよい信頼関係の構築を目ざして作成した患者用診療手帳が「**私のカルテ**」である(▶43ページ)。内容は，「私のからだについて」「おもな疾病の記録」「健康日記」「医療機関の受診記録」「検査記録」「基本健康診査の記録」「薬の記録」「医療費の記録」「医療機関・調剤薬局等との通信欄」などから構成されている。

個々の患者の健康に関する情報をこの手帳で管理し，活用することで，患者自身の医療への参加意識の向上，病診連携や地域医療の活性化をはかっている。最近では，がん患者の地域連携クリニカルパスとして活用が広まっている。

5 カンファレンス記録

カンファレンスとは，会議や話し合い，相談のことである。臨床においては，情報の交換・共有のためにさまざまな目的で，さまざまな種類のカンファレンスが実施されている。

カンファレンスの種類▶ カンファレンスの種類は以下のとおりである。

[1] **チームカンファレンス** より質の高いケアを提供するために，医師や看護師などが集まり，患者の情報を交換・共有しながら，治療方針や看護ケアについて討議する(▶図 5-2)。

[2] **ケースカンファレンス** あるケース(対象となる患者)のケアに関する内容について，同じ職種間で，または多職種間(医師，看護師，薬剤師，栄養士，ソーシャルワーカーなど)で集まり，情報の交換・共有や，問題についての話し合いや，ケア方針の討議などを行う。目的によっては，患者やその家族が参加する場合もある。

[3] **学生カンファレンス** 臨地実習中に学生の学習を効果的にするために，学生と指導者や教員で患者のケアについて意見交換や情報交換を行う。

カンファレンスの記録▶ カンファレンスの記録には，日時，参加者名，テーマ，話し合いの内容を記載する。話し合いの内容については，以下に注意して記載する。

(1) 話された内容・決定事項・対立意見を書きとめる。
(2) 参加していない人が読んでわかるように記載する。
(3) 主語・述語を記載することに留意して記載する。

わかりやすく書くためには，箇条書きや，図・数字の活用，適切な略語の活

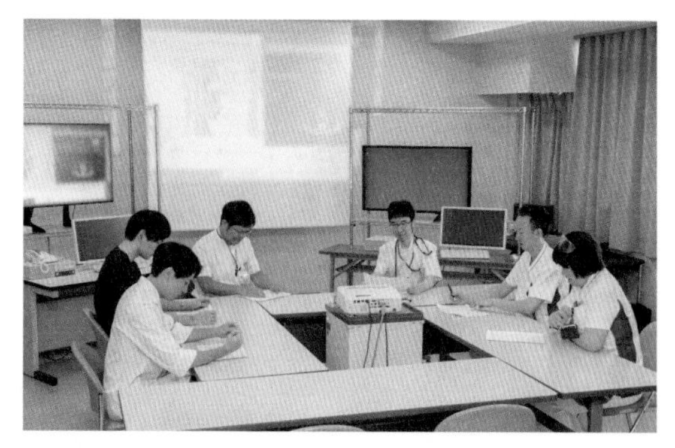

電子カルテの情報を確認しながらチームカンファレンスを行う。

▶図 5-2 電子カルテを活用したチームカンファレンス

用などの工夫をすることも必要である。ただし，略語は一般的に使用される専門用語の範囲内とする。

⑤ 多職種連携と記録

多職種連携とは，1人の患者を中心に，多様な専門職者が複数でチームを形成し，相互に連携しながら，おのおのが専門職としての役割を発揮することである。

患者を中心とした多職種連携を進めるためには，おのおのが互いにほかの専門職の役割を理解して連携する必要がある。さらに，ケア提供に関する患者の情報を共有することが求められる。

情報共有のための要件▶ 情報の共有のためには，①カンファレンスなどの情報を共有する場と機会，②情報伝達や情報共有の方法，さらには③多職種間での共通言語や，患者理解のためのアセスメントの視点の共有が必要となる。したがって，多職種間で連携するための情報共有には，どの専門職であっても理解可能な合意の得られた言語を用いた正確な記録が求められる。

記録共有のための要件▶ 多職種間で共有されるための記録には，①他職種にも理解できる内容と表現形式であること，②役割の違う職種であっても利用可能な情報の記録であること，③多職種間での共有時であっても患者の個人情報とプライバシーが保護されることが求められる。

⑥ ヒヤリ・ハット報告

1 ヒヤリ・ハットとは

ヒヤリ・ハットとは，結果として事故にはいたらなかったものの，場合によっては，事故に直結してもおかしくなかった事例のことである。この言葉のもとは，突発的な事象やミスに「ヒヤリとした」「ハッとした」からきている。

また，ヒヤリ・ハットは**インシデント**ともいわれ，**アクシデント**（**医療事故**）までいたらなかった事例のことである。

2 ヒヤリ・ハット報告の導入背景

ヒヤリ・ハット報告が導入された背景には，「1つの重大事故の背景には，29の軽微な事故があり，さらに300の無傷事故（ヒヤリ・ハット事例）が存在する」というハインリッヒの法則がある。医療事故にはいたらなかったヒヤリ・ハット事例を報告し，その経験を共有することで，医療事故を防止することが重要である。

3 ヒヤリ・ハット報告の方法

具体的には，ヒヤリ・ハット事例を体験した医療従事者がその概要を文書に記載し，各施設に配置されたリスクマネジャーに報告する(▶図5-3)。報告された内容は一定期間保管され，エラーの発生要因などが効果的かつ詳細に分析されることで，医療事故の防止に活用される。事故防止を目的とするためヒヤリ・ハットを報告したことによって，体験者が不利益処分を受けることはないようになっている。

ヒヤリ・ハット報告の記載内容▶ ヒヤリ・ハット報告の記載内容は，体験者の経験年数，体験の日時・場所，体験した状況の多忙度，できごとの分類や具体的内容(できごとの発生状況，内容，考えられる防止策など)である。

報告方法の例▶ ヒヤリ・ハット報告や医療事故に関する報告の方法や期間は，医療施設ごとに定められている。たとえば，聖隷三方原病院では，インシデントとアクシデントの区分は影響レベルによって分類されている。インシデントは発生から3日以内にインシデントレポートとして，IAレポート(インシデント・アクシデントレポート)システムへコンピュータ入力する。アクシデントは24時間以内に口頭でリスクマネジャーや担当の長に報告したのち，IAレポートシステムへコンピュータ入力することになっている。

⑦ 看護記録の開示とガイドライン

1 診療録の開示に関するガイドライン

「知る権利」の重視という社会の大きな流れと，1997年の医療法改正においてインフォームドコンセントの重要性が提示されたことにより，個人情報の開示請求が広がってきた。これを受けて，医療機関でも診療録(カルテ)の開示などの情報公開への対応が必要となり，ガイドラインが設けられてきた。

診療録の開示の指針▶ 診療録の開示に関する指針としては，1998年「『カルテ等の診療情報の活用に関する検討会』報告書」(厚生省〔現厚生労働省〕)，1999年「国立大学附属病院における診療情報の提供に関する指針(ガイドライン)」(文部省〔現文部科学省〕国立大学附属病院長会議)，「診療情報の提供に関する指針」(日本医師会)，「都立病院における診療情報の提供に関する指針(ガイドライン)」(東京都)などが発表されてきた。

看護記録の開示の指針▶ 2000年発表の「国立病院等における診療情報に関する指針」(厚生省〔現厚生労働省〕)では，2001年より国立医療機関の診療情報の提供が義務化されている。提供が義務化された診療情報には，診療録だけではなく，その他の診療記録も含まれる。つまり，看護記録も開示の対象となっている。

同年「看護記録の開示に関するガイドライン」(日本看護協会)が発表され，

出力日時：2020年○月○日　○○：○○
初回報告日時：2020年○月○日　○○：○○

報告書更新日：2020年○月○日　1版
評価更新日　：　　　　　　　　0版
報告者部署　：○○病棟
報告者名　　：○○ ○○
評価者名　　：◇◇ ◇◇

No. 0000000000000

インシデントレポート（当事者報告）

発生日時・部署／場所		2020年8月27日(木) 19時00分	○○病棟		看護室
発見日時・発見方法		2020年8月28日(金) 07時00分			
おこした人		職員　○○ ○○ (12345)	女性	24才	看護部
					○○病棟
	職員情報	職種経験年数：2年5か月	部署配属年数：2年5か月		
	職員の状況	勤務帯：3交替	忙しさの感覚：忙	身体的：普通	精神的：普通
		勤務形態：準夜	直前1週間の勤務時間：		直前1週間の当直・夜勤回数：
	専門・認定資格：				
こうむった人		患者　△△ △△ (12345678)	男性	79才	入院
		こうむった人の数：1人			
	主治医・病名	□□ □□	☆☆☆☆☆☆		
	その他患者情報	看護度：常時観察・室内	安静度：起き上がれる	救護区分：護送	介助の必要性：有
発見者		同職種		看護部	
その他関係者					
処置開始日時／報告日時					
事象内容1	概要・種類1	薬剤	薬剤・製剤の種類		抗凝固剤
		関連医薬品の販売名			
		関連医薬品の販売業者名			
	場面1-1	与薬準備	内服		
	内容	与薬準備	過少与薬準備		
	要因1	当事者の行動にかかわる要因	確認方法が不適切であった		
	要因2	ヒューマンファクター	作業が中断した		
とくに報告を求める事例：					
原因(要因)の補足記述		前日の準夜帯で，追加処方薬を与薬車へセットする際，ナースコール対応などの横割り作業が入った。確認が十分できていなかった。			
患者の心身状況					
関連情報		関連する疾病：		関連診療科：	
発生経過		8月27日18:30に「翌日からワルファリン増量（毎朝0.5mgから1mgへ増量)」という指示があり，患者の受け持ちをしていた自分が指示を受けた。同日19:00頃，薬局から届いた追加処方のワルファリンを与薬車にセットしはじめた。途中，何度かナースコールの対応で業務を中断しながらセットを行った。 翌28日7:00に深夜看護師が配薬の準備をしているとき，28日の朝分が0.5mgのままになっていることに気づいた。			
対応と経過	内容	深夜看護師は再度指示を確認し，0.5mgのワルファリンを追加して指示どおり1mgを投与した。 自分(当事者)には，28日準夜勤務で出勤した際，事象発生について指摘と確認があった。			
	処置	有			
患者に及ぼした影響		身体的変化：無	精神的影響：無		物的損害：無
		転帰：	転帰と事象との関係：		
		医療実施の有無：	影響度：		
		治療の程度：		事故の程度：	
		実施した医療の目的：			
患者・家族への説明					
説明後の患者・家族の反応					
事象後の患者家族との関係					
危機度評価		影響レベル：レベル0			
		生命への危険度：低い	後遺症の可能性：無		患者・家族の信頼度：変化なし
		社会的信頼度：変化なし	訴訟の可能性：低い		
考えられる改善策		優先順位や，時間帯による業務状況を考え，業務実施の組み立てを行う。 業務が中断した際は，必ず最初からやり直す。			
報告者のコメント		少し空いた時間を使い与薬車へ薬剤のセットをしはじめたが，ナースコールの多い時間帯でもあった。 また，中断したあとも作業の続きから始めてしまい，確認が十分でないまま業務を終了させていたと思う。			
管理者の評価					
リスクの評価		重大性：中	緊急性：中		頻度：中
リスクの予測と対策		分析の必要性：無	リスクの予測：可能		システム改善：すでに改善ずみ
評価コメント		投薬直前の確認業務が功を奏し，患者には不利益はなかった。与薬車のセットについては，今回急を要する状況ではなく十分事象回避ができる内容であった。			
具体的な防止策		報告者記載の対策を実施。			
二次評価コメント					

▶図 5-3　ヒヤリハットの報告書式の一例

2003年には「診療情報の提供等に関する指針」(厚生労働省)が発表された。この指針では,「医療従事者等は,患者等が患者の診療記録の開示を求めた場合には,原則としてこれに応じなければならない」としている。

2 看護記録の開示

看護記録の開示については,日本看護協会の「看護者の倫理綱領」(2003年)で,「人々の知る権利及び自己決定の権利を尊重し,その権利を擁護する」と誠意をもって応じることが明示されている。さらに「看護記録および診療情報の取り扱いに関する指針」(2005年)で,看護記録の開示の原則や対象,方法などが以下のように明示されている。

[1] **開示方法・手続きに関する規定**　看護記録は所有権が施設に帰属するため,開示方法,手続きなどは各施設の規定に従う。

[2] **開示の対象**　原則として患者本人のみであるが,法定代理人や任意後見人,患者から代理権を与えられた親族およびそれに準ずる者,現実に患者の世話をしている親族およびそれに準ずる者にも開示の請求権を与えている。

[3] **開示の方法**　①看護記録の閲覧,②看護記録の写しの交付,③看護記録を要約した書類(サマリー)の交付があるが,患者の求める情報の性質や量を考慮しつつ,施設内の規定にのっとって開示する。

[4] **開示の可否の検討と通知**　開示の可否については,医療機関内に設置する検討委員会等において検討したうえで決定することが望ましいとされており,できる限り開示する方向で検討を行う。また,開示が請求されたときには,開示の可否を決定後すみやかに開示請求者に通知する。

看護記録は,看護者がどう考えてどのような看護を行ったのかを示すものである。また,看護実践の成果を評価するための貴重な資料であり,看護実践の一連の過程を記録したものである。そのため,事実を正確に,かつ,看護過程のプロセスをたどれるように記載し,開示に耐えられるように記録することが重要である。

なお,看護記録の重要性を踏まえたあり方および取り扱いについては2018年に「看護記録の指針」が日本看護協会から出されている。

B 病院情報システムと記録の仕方

① 病院情報システムとは

病院情報システム hospital information system(HIS)とは,レセプトなどの医療事務会計システムや診療予約システム・受付システム・オーダリングシステム・電子カルテシステムなどからなる病院情報を総合的に管理するしくみである。病院内での業務の質の改善・効率化を目的に，コンピュータを用いて患者の診療情報を処理・蓄積している。実際には，病院内で医師・看護師・薬剤師・栄養士・事務職員などの多職種が連携して行う業務について，システム化によって必要な情報の共有や効率的なやりとりが推進されている。

病院は，診療部門・看護部門・検査部門・医事部門などの多くの部門により構成され，それぞれの部門に対応するシステムがある。総合的な病院情報システムでは，各部門の情報システムが互いに有機的につながっている(▶図5-4)。

たとえば，再来患者の場合，再来受付機にIDカード(診察券)を通すことで，予約されている診療科に情報が伝達され，カルテが準備される。各診療科では，医師らがオーダリングシステムを使って投薬・検査・処置などの指示を入力し，そのデータが関連部門へ流れる。これらにより，オーダーなどの作成や伝搬にかかる時間が短縮できる。また，患者情報が効率的に共有できることで，患者の待ち時間の短縮につながる。このほかにも，PACS(▶107ページ)，医療過誤防止システム，入院患者ケアシステムなどがネットワークを構成する。

② レセプトコンピュータ(レセコン)

レセプトとは，患者ごとに作成する医療費の請求書，つまり診療報酬明細書のことである。医療機関が，支払機関(国保連合会，都道府県の社会保険支払基金)から診療報酬を得るためにはレセプトが必要となる。

レセプト▶コンピュータ(レセコン)

レセプトでは，検査・処置・処方薬などをすべて点数化し，医療費を計算する必要がある。これには専門知識だけでなく複雑な計算が必要で，それを行うコンピュータが**レセプトコンピュータ**(**レセコン**)である(▶図5-5)。

③ オーダリングシステム(オーダエントリシステム)

オーダリングシステムとは，従来は医師が文書や口頭で伝えていた検体検査，生理検査，放射線検査，薬の処方，投薬などの各種オーダ情報を情報端末から入力して，各部門にネットワークを通じて伝達するシステムである。オーダエ

Column 看護情報認定看護師

アメリカではアメリカ看護師協会 American Nurses Association(ANA)によって専門領域として認められた**看護情報認定看護師** Informatics nurse が各施設に存在し，看護実践に伴うデータ，情報，および知識の管理を行っている。

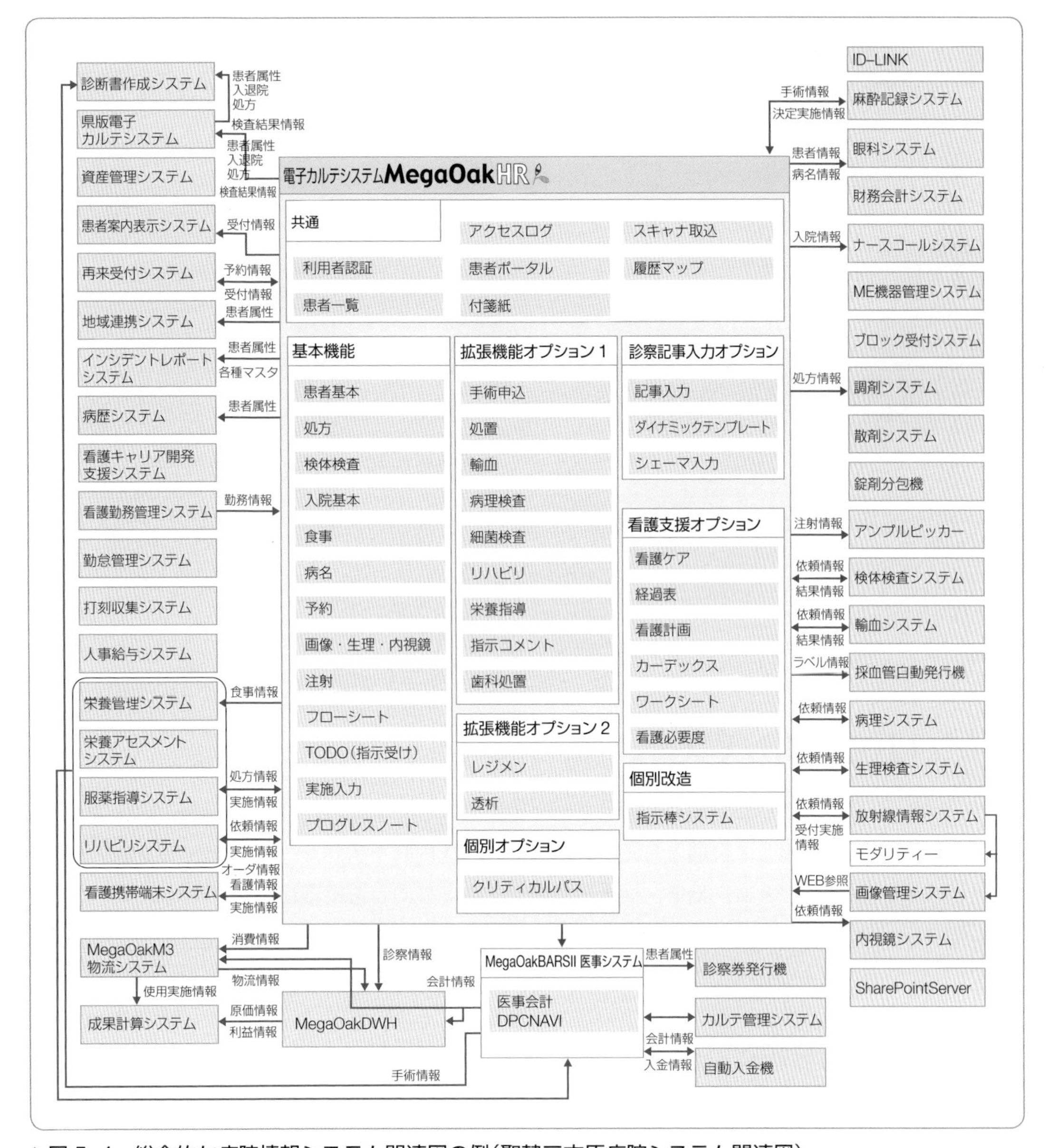

▶図 5-4　総合的な病院情報システム関連図の例（聖隷三方原病院システム関連図）

ントリシステムともよばれる。医療現場の一部の業務を電子化し，病院業務の省略化とサービス提供の短縮化を目ざすものである。

オーダリングシステムを活用することで以下のような効果が期待できる。

(1) 患者の情報の共有
(2) 受付業務の簡略・簡便化
(3) 患者の待ち時間の短縮
(4) 伝票等の搬送業務などの効率化
(5) 診療情報の共有化

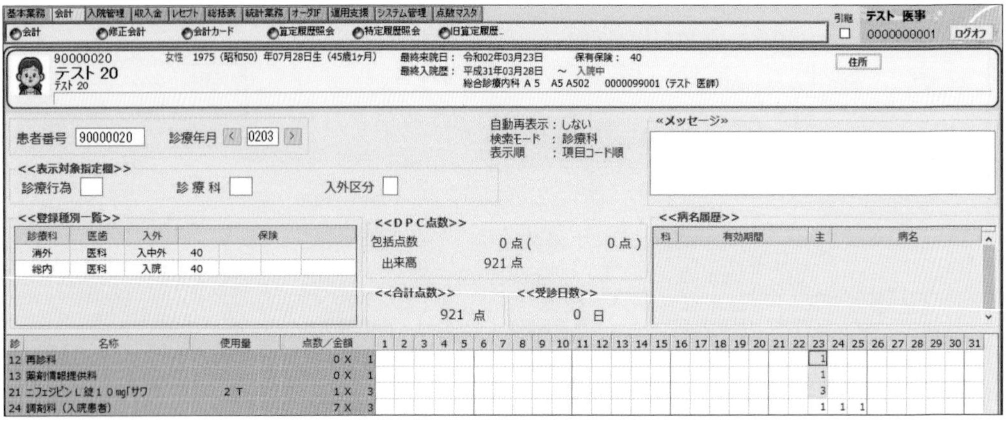

（画像はNEC製医療事務システム MegaOakIBARSⅢ）

▶図5-5 レセプトコンピュータの画面の例

(6) 医療安全などの医療の質の向上

④ クリニカルパス

クリニカルパスはクリティカルパスともよばれ，パス表(スケジュール表)を利用して最適と考えられる医療の介入内容を示した一覧表である(▶図5-6)。疾患ごとに，治療・検査・看護ケアなどの内容を縦軸に示し，時間軸(日付)を横軸に取って作成されている。

1985年にアメリカの看護師ザンダーZander, K.が中心となって，多職種連携や在院日数の短縮化の目的で開発したものである。わが国においても1990年代半ばに導入され，現在では400床以上の医療機関の90%以上で導入されている。病院情報システムの中に組み込まれていることも多い。

1 クリニカルパスの利点

クリニカルパスには患者用と医療者用とがある。これを共有することで最適と考えられる医療情報を関係者が共有することができ，また，これにより医療の標準化や，質と安全性の向上をはかることができる。

クリニカルパスを導入することによる患者・家族・医療者それぞれの具体的なメリットとしては以下のことがあげられる。

患者・家族にとってのメリット▶

[1] **入院中の不安の軽減と患者の満足度の向上** 入院中の経過や治療内容が明確になり，安心して質の高い医療を受けることができる。

[2] **積極的な治療参加** 医療者からのインフォームドコンセントが充実することで，患者と医療者間での情報の共有化が推進され，患者自身の自己管理や積

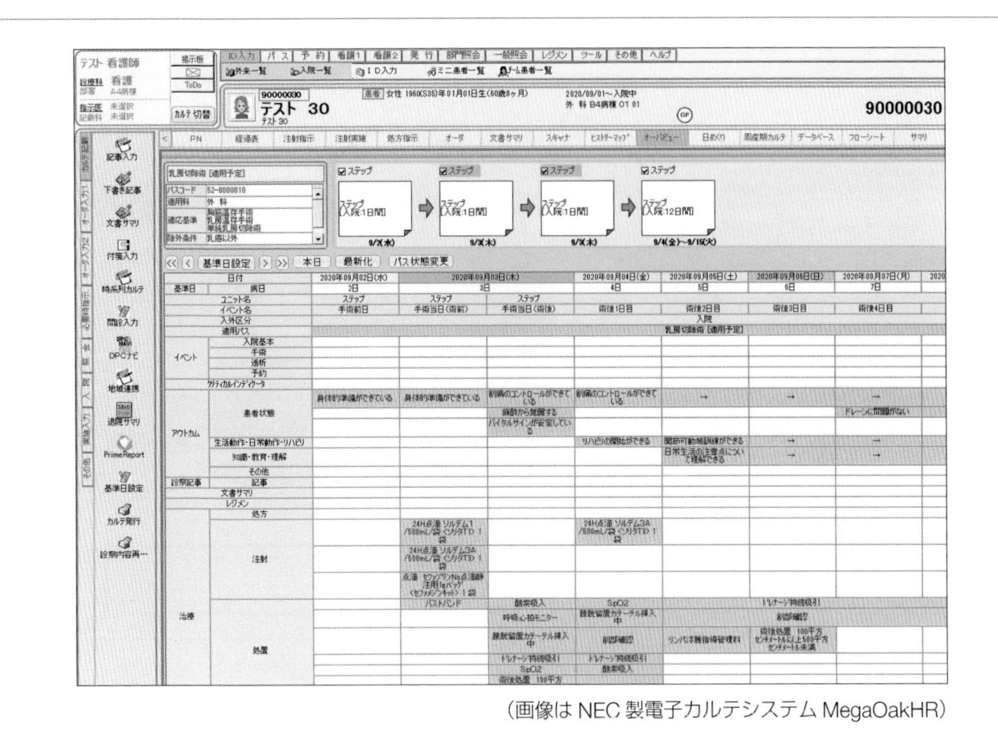

（画像は NEC 製電子カルテシステム MegaOakHR）

▶図 5-6 クリニカルパスの画面の例

極的な治療参加が可能となる。また退院後の計画もたてやすくなる。

医療者にとってのメリット

[1] **医療の標準化** クリニカルパスの利用により，経験の格差が減少し，科学的根拠に基づいた検査・治療・看護ケアを一定の質を保ちながら提供できる。

[2] **チーム医療の推進** クリニカルパスは医師・看護師・薬剤師・栄養士など多職種の連携のもと，科学的根拠に基づいて作成される，このため，医療スタッフ間での情報共有化が可能となり，チーム医療が推進される。

[3] **インフォームドコンセントの充実** 患者・家族に必要な情報を提供することができ，その結果として患者とのコミュニケーションをはかるツールとして活用できる。

[4] **医療の効率化** 不必要な検査・投薬などの減少につながり，在院日数の短縮が可能となり，医療費削減につながる。

Column クリニカルパスの起源

もともとはクリティカルパスとよばれ，工業製品などの製造工程において「最短の道筋」を意味するものであったが，医療の現場ではクリニカルパスとよぶようになってきている。

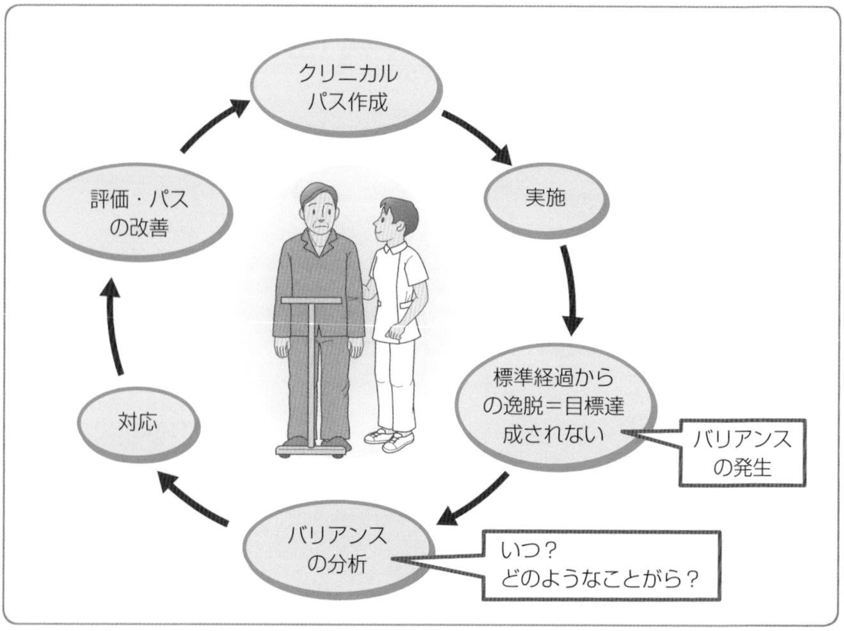

▶図 5-7　クリニカルパスのプロセス

［5］**医療安全とリスクマネジメントの推進**　医療用のクリニカルパスの内容を複数の医療スタッフが確認するため，指示もれやチェックもれの防止につながる。さらには新人スタッフなどへの教育ツールとしても活用できる。

2 クリニカルパスの修正

クリニカルパスを利用して医療ケアを提供したにもかかわらず，患者が最適な状態にいたらない場合を「バリアンスの発生」という。どのようなバリアンスがいつ発生したのかその原因を分析して，さらなる標準化へ向けてクリニカルパスが修正されていく（▶図5-7）。これらの積み重ねが医療の質を管理することにつながる。

⑤ 診断群分類（DPC）

DPCとは▶　DPC（diagnosis procedure combination）は，診断群分類と訳される。これは診断 diagnosis に基づいて，傷病名・年齢・意識レベル・手術や処置の有無などの一連の治療行為を組み合わせたもので，診断をもとに必要な医療情報をまとめて分類したものである。この分類は，DPC 制度として活用されている。

DPC 制度とは，2003 年 4 月より厚生労働省により導入された急性期入院医療を対象とする入院医療費の定額支払い制度で，診断群分類をもとに医療費の包括的な評価を行って支払い額を算出している。現在では，DPC は診断群分類という意味だけでなく，この包括的支払い制度をも含めて「DPC」とよばれることも多い。

DPC制度の特徴▶ DPC制度の特徴としては，さまざまな診療行為に対する1日あたりの医療費が包括評価となっていることである。1日あたりの包括評価で算出される診療点数は，医科診療報酬点数表の入院基本料や検査・画像診断・投薬・注射などの病院運営に要する「ホスピタルフィー的要素」の項目に関するものである。一方，手術や麻酔・放射線治療・内視鏡検査など，医師の専門的技術に対する「ドクターフィー的要素」については出来高で算出される。つまり，DPC制度における診療報酬の額は以下のように算定される。

診療報酬 ＝ 包括評価部分 ＋ 出来高評価部分

DPC制度の対象要件▶ DPCに基づく定額支払い制度の導入は，2003年4月に全国の特定機能病院等82施設で開始された。対象病院は段階的に拡大され，2022年4月には1,764施設となった。DPC対象病院は，大学病院本院群（従来のⅠ群），DPC特定病院群（従来のⅡ群），DPC標準病院群（従来のⅢ群）と段階的区分がある。DPC対象病院となるには，①一般病棟基本料等が7対1または10対1の入院基本料の届け出をしていること，②診療録管理体制加算にかかる届け出などの厚生労働省が定める要件を満たしていることが必要である。

また，DPC対象患者も対象病院の一般病棟の入院患者で，包括点数が設定された診断群分類に該当する患者のみである。DPC対象病院は，院内掲示などにより患者へ算定方法などを周知することが求められている。

⑥ 医療用画像管理システム（PACS）

PACS（picture archiving and communication system：パックス）とは，CT・MRIなどの医療画像診断装置からの検査画像を電子的に保存・検索・解析する医療用画像管理システムのことである。PACSでは，膨大な量の医療用画像をフィルムのかわりにデジタル画像としてデータベース化して，必要に応じてその画像を転送・表示することが可能である（▶図5-8）。

また，PACSは，DICOM（Digital Imaging and Communications in Medicine：ダイコム）という医療用デジタル画像と通信に関する共通規格を通じて連携をはかることにより，超音波検査・内視鏡検査・眼底検査といった非放射線機器による検査画像も一元管理することが可能になる。

導入のメリット▶ PACSを導入することで，以下のようなメリットが得られる。

[1] **医療環境の効率化** 人員や保管スペースの削減ができる。

[2] **時間の短縮化** 撮影と同時に照会が可能となり，フィルムの作成を待つ時間が短縮される。

[3] **画像処理による高度な診断** デジタル化により，きれいで鮮明な画像で診

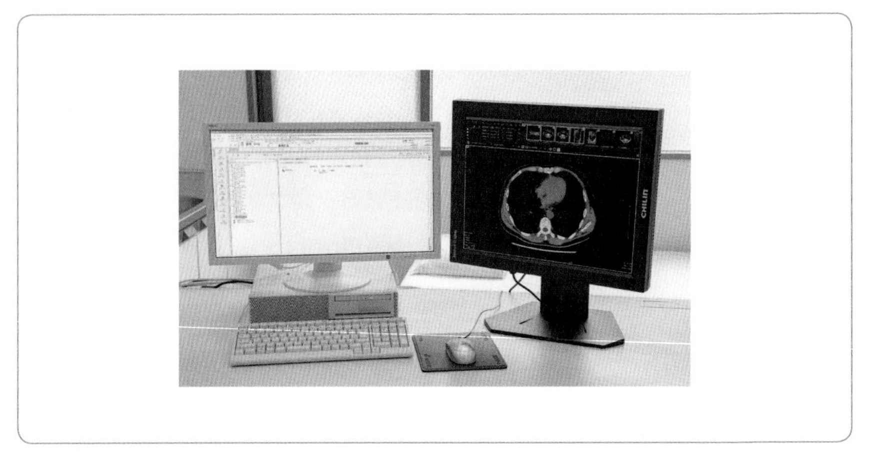

▶図5-8 医療用画像管理システム(PACS)による画像の転送・表示

断できる。また，画像の拡大や補正が可能になる。

[4] **病診・病院連携** 遠隔地からアクセスできる機能により病院内だけでなく，地域においてPACSの利用が可能で，情報共有により連携しやすくなる。

[5] **環境汚染の減少** フィルム処理時の現像液や定着液などが不要になる。

このように電子カルテやオーダリングシステム，病院情報システムと連携することで院内業務の効率性を向上させることができる。

⑦ 医療過誤防止システム

1 医療過誤とは

医療過誤とは，「医療事故の一類型であって，医療従事者が，医療の遂行において，医療的準則に違反して患者に被害を発生させた行為」[4]のことである。複雑化する医療技術や人材不足により，医療過誤の発生現場は多様である。日本医療機能評価機構の「医療事故情報収集等事業報告書・年報(2022年1～12月)」によると，報告義務対象の医療機関275施設から4,631件の医療事故報告があり，その内訳は多いものから，治療・処置，療養上の世話，ドレーン・チューブなどであった。看護師が当事者職となった事例は2,945件であった。

2 医療過誤防止システムとは

医療過誤防止システムは，このような医療過誤の防止または低減を目的に，各医療過誤の発生に対策を講じるシステムとして開発された。

「厚生労働大臣医療事故対策緊急アピール」(2003年)では，医療安全対策の推進と充実のために「人」「施設」「もの」の側面からの具体的な対策を示している。なかでも，医薬品・医療機器・情報などの「もの」に関する対策として，

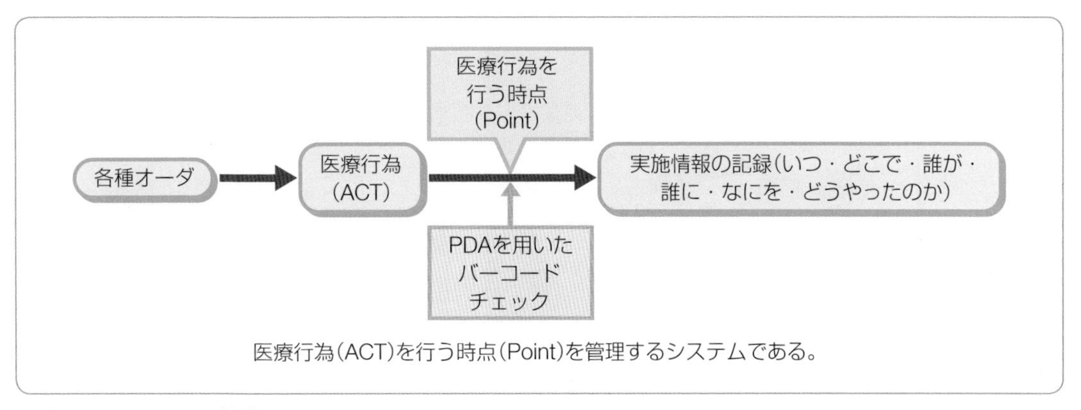

▶図 5-9 POAS の概念

次のような情報システムを活用した安全対策の推進を指示している。

(1) 二次元コードや IC タグを活用した医薬品管理やデータベース化

(2) オーダリングシステムの活用や点滴の集中管理

(3) バーコードを活用した患者の確認

POAS▶ 具体的には，国立国際医療センター(現国立国際医療研究センター)が考案・開発した POAS(point of act system：医療行為の発生時点管理システム)を活用した事故対策への対応システムがある(▶図 5-9)。このシステムの対象は，注射や患者の状態観察，ケア，指導，処置などである。バーコードと PDA*1 を活用して，医療行為の発生時点で情報の確認と記録を行う(▶図 5-10)。このようにして医療行為時の情報を管理することで，いつ・どこで・誰が・誰に・なにを・どのように行ったのかという医療行為の正確な記録が可能となる。

また，患者の照合確認や，介入しようとする医療行為に対しての急な指示変更にも対応可能であるため，医療過誤の防止にもなる。

さらには，PDA から入力された実施情報はすべて自動的に電子カルテとして記録されるため，電子カルテへの入力作業の軽減や，転記ミスの防止，タイムリーな情報伝達が可能となる。

その他のシステム▶ そのほか，視認しやすい指示受け画面などで医療過誤を防止するシステムや，医師による処方箋(しょほうせん)の指示から，薬剤師による調剤，看護師による患者への与薬までを一貫して患者 ID バーコードで読み取り，医療過誤を防止するシステムなどが開発・商品化されている。

たとえば，アメリカのある病院では，投薬時の医療過誤を防止するために，患者に使用される薬剤はすべてコンピュータ管理された薬品庫で保管されている。投薬時には投与する看護師の ID，使用する患者の ID を入力することで，その患者に処方された薬品の保管されているボックスが開錠される。その後，患

*1 携帯情報端末のこと。personal digital assistant または personal data assistance の略。

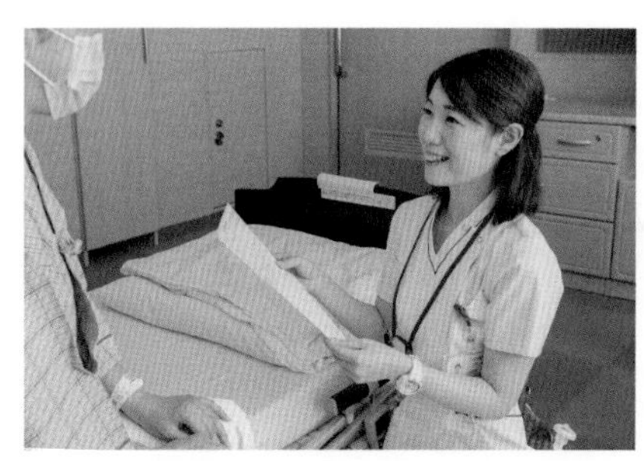

a. 指示書にて患者・オーダー内容の確認(患者のID照合)

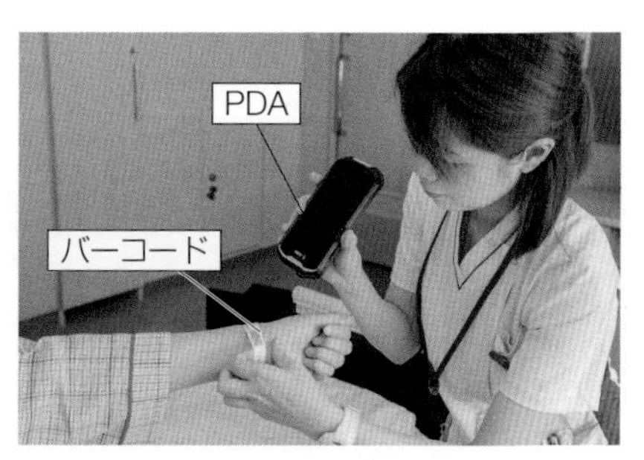

b. バーコードを活用した患者・オーダー内容の照合(PDAと患者のバーコード)

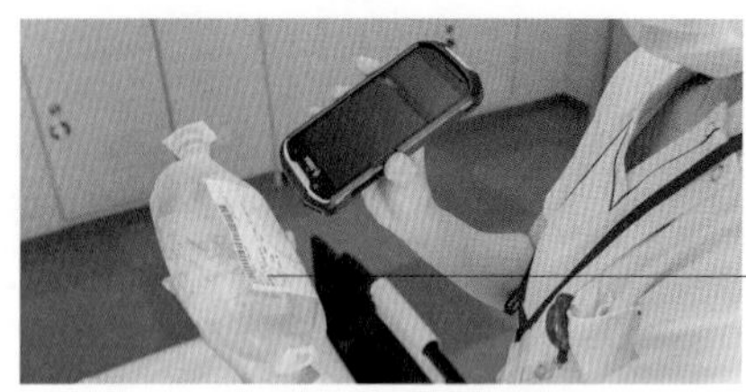

c. 投与する薬剤の照合(PDAとバーコード)

▶図5-10 PDAとバーコードを用いた医療過誤防止システム

者への投与時には再び患者IDをバーコードで読み取るシステムとなっている。つまり，このシステムでは，薬剤準備の段階から徹底したコンピュータ管理がなされているのである。

⑧ 入院患者ケアシステム

入院患者ケアシステムとは，情報の共有と蓄積されたデータの活用により，看護の質や，効率・安全性の向上を目的とした入院患者ケアにかかわるシステムである。看護情報システムや看護ケアシステム，看護支援システムなどともよばれる。

システムの効果▶ このシステムを活用することで，看護行為の標準化ができ，次の効果が期待できる。

(1) 一定の質を保つことが可能となる。
(2) 看護管理における事務的作業の効率化が可能となる。
(3) 安全な看護の提供が可能となる。
(4) 患者の個別性に配慮した看護が提供でき，よりよい医療サービスの提供が可能となる。

システム構成▶ 入院患者ケアシステムは以下の要素から構成される。

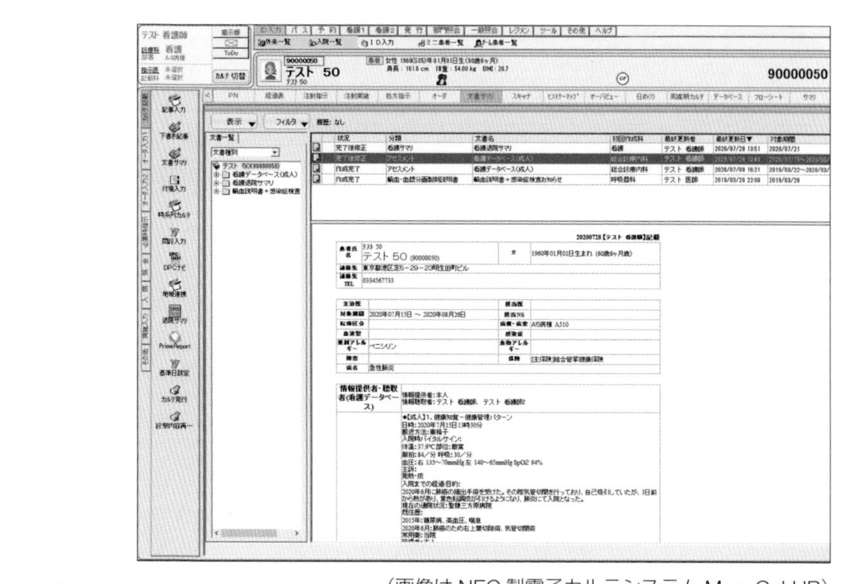

（画像はNEC製電子カルテシステム MegaOakHR）

▶図 5-11　入院患者ケアシステムにおける患者基本情報の画面の例

①**看護データベース**　看護診断をもとにした観察項目や質問項目などである。

②**看護診断**　アセスメント情報の分析・判断結果である。

③**看護計画**　看護診断より策定される成果目標や介入計画，クリニカルパスなどの標準看護計画である。

④**ワークシート，看護指示管理**　患者に実施するオーダー内容や看護指示などが記載されている。

⑤**経過記録**　叙述的記録・経過一覧表など，患者の経過や，治療・看護実践などを経時的に記述したものである(▶92ページ，表5-1)。

⑥**看護サマリー**　看護を必要とする人の経過や情報を要約したものである。

具体例▶　入院患者ケアシステムの様式は，医療施設ごとに導入するシステムによって異なる。たとえば聖隷三方原病院の場合，外来において入院が決定した時点で「入院診療計画書」が作成され，入院当日に入院受付において，「患者基本情報（連絡先，身長・体重，食物等の禁忌事項など）」「食事オーダ」などが入力される（▶図5-11）。

病棟においては，看護師により「看護データベース」「ケアセット[*1]」「患者状態」「看護計画」「ケア項目（看護計画関連）」「処置オーダ」などが入力される（▶図5-12-a）。

入院中は「ケア実施」「処置実施」「看護記録」「患者の状態の加筆・修正」「ケ

＊1　各施設により独自に疾患別に必要なケアをセット化（カスタマイズ）したもの。ケアセットとは各メーカーが商品化したシステムの中で，パッケージ化された呼称の1つである。

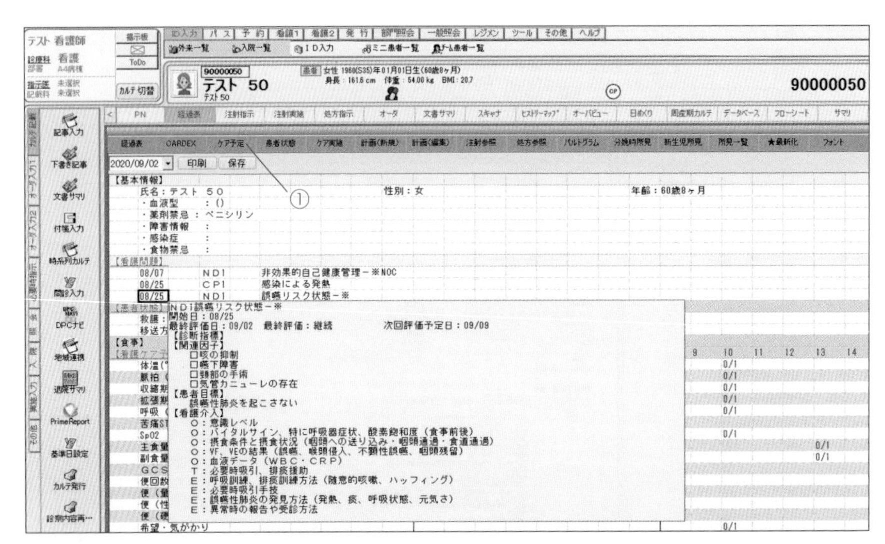

a．経過表の画面例

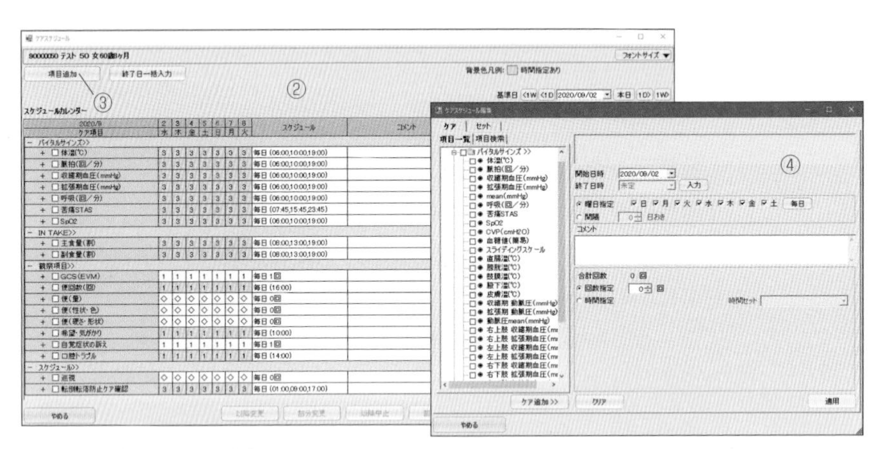

b．ケア予定登録の画面例

aの「経過表」画面から「ケア予定」(①)をクリックすると，bの「ケアスケジュール」画面(②)がひらく。ケア項目を新たに追加する場合は，「ケアスケジュール」画面の「項目追加」(③)をクリックする。そのようにして「ケアスケジュール編集」画面(④)がひらいたら，追加したいケア項目を一覧から選択し，スケジュールをたてて登録する。

(画像はNEC製電子カルテシステムMegaOakHR)

▶図5-12　入院患者ケアシステムにおけるケア予定登録画面の例

ア予定(追加・修正)」「看護計画(追加・修正)」などが入力され(▶図5-12-b)，退院時には「看護計画(問題評価)」「看護サマリ」が入力されるシステムになっている(▶図5-13)。

⑨看護管理・業務支援システム

病院情報システムの一部として，看護管理や看護業務を支援するためのシス

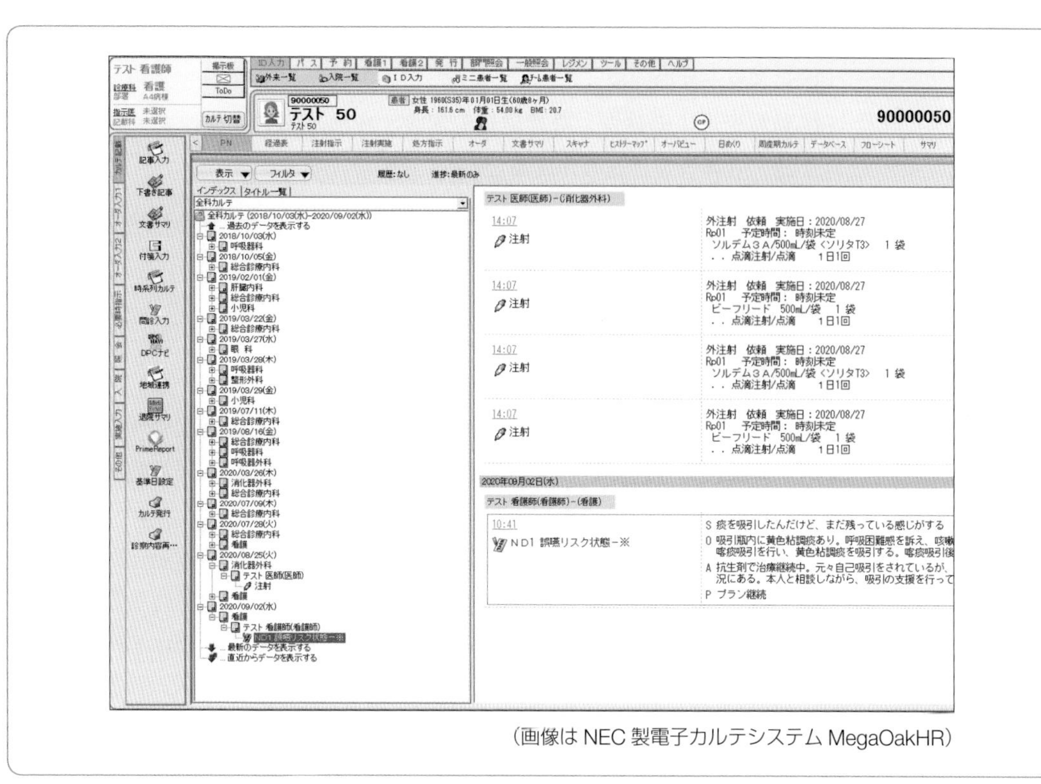

（画像は NEC 製電子カルテシステム MegaOakHR）

▶図 5-13 入院患者ケアシステムにおける看護計画に関する記録画面の例

テムがある。これらの支援システムを導入することで，看護管理や看護業務が省力化・効率化され，看護の質の向上につながる。

必要な要素▶ 看護管理を支援するための情報システムに必要な要素としては，次のものがあげられる。

(1) 患者情報システム
(2) 看護ケアのマネジメントシステム
(3) 患者分類システム：看護必要度とスタッフ配置計画およびその実際と評価など
(4) 人的資源管理システム：看護職員管理，勤務管理など
(5) コスト会計管理，予算管理，財務管理等のシステム
(6) コミュニケーションネットワークシステム：各部門や職種間でのコミュニケーションのためのネットワーク
(7) 事務業務システム
(8) 患者記録，看護サマリーなどの報告書作成システムなど

具体的なシステム▶ 具体的なシステムとしては，次にあげる看護管理・業務などを支援するためのシステムがある。

(1) 患者情報や病床の管理：患者の入退院状況・病床利用率・平均在院日数などの管理

(2) ベッドコントロール
(3) 患者マップの作成
(4) 勤務管理：勤務表・看護職員配置表・夜間勤務時間管理表・病棟管理日誌・看護管理日誌の作成など
(5) 看護業務分担の管理：業務分担表の作成・出力など
(6) 勤務実績の管理：超過勤務の管理，勤務状況の一覧など

⑩ 病棟管理・支援システム

病棟管理・支援システムは，施設によっては，前述した看護管理や業務支援システムに含められていることが多く，病棟管理の効率化と経営的な視点での管理を可能とするものである。

具体的には，病院内全体の空床状況の把握や，診療報酬の算定となる患者の状態(入院患者の基本的 ADL 情報など)，勤務する看護師の把握などがシステムの内容となっている。このシステムは，監査・病院機能評価に必要な情報の管理に対応している。

⑪ 院内 e ラーニングシステム

1 e ラーニングシステムとは

e ラーニング electronic learning とは，パソコンや CD-ROM，DVD-ROM，BD，デジタルテレビなどの情報技術を活用した学習のことである。e ラーニングシステムは，コンテンツ(教材・学習材)と学習管理システム learning management system(LMS)から構成される。

コンテンツには，静止画像や動画・音声・文章を活用した資料提示型の教材や，学習内容を確認するためのテスト，問題演習のためのドリルなどがある。学習管理システムは，学習履歴や学習者の情報を管理するものである。

e ラーニングの利点▶ e ラーニングの利点としては次のことがあげられる。

(1) 職場や自宅などで学習できる。
(2) 自由な時間と場所で学習できる。
(3) 自分のペースで学習できる。
(4) 学習進度状況やテストの結果などのフィードバックがタイムリーにできる。
(5) 操作方法など画面上の動きがわかりやすい。
(6) 音声や動画などにより，学習の理解度を深めることができる。
(7) 教員など教える人材が必ずしも必要ではない。

欠点▶ しかし，欠点としては次のことがあげられる。

(1) 教員やそのほかの学習者との交流がとりにくい。

(2) 質問があったときなどは，リアルタイムに問題解決ができない。

(3) 実技が伴う学習では，効果的な学習がしにくい。

2 院内eラーニングシステムによる学習

最近は多くの病院において情報システムを活用したeラーニングシステムが導入されている。

概要▶ 具体的な院内eラーニングシステムの概要としては，まず学習内容の検討がなされて，コンテンツが開発される。開発されたコンテンツを院内のサーバにアップロードすることで，各施設においてウェブブラウザ上で学習可能となる。学習者が各自で自由な時間に学習した回答の記録は，院内のサーバに保存され，各学習者個人レベルでの学習状況などが把握できるシステムとなっている。

具体例▶ 聖隷三方原病院の場合，院内ウェブページの看護部のなかにある「看護行為基準(看護行為のマニュアル)」「看護部eラーニングシステム」「在宅療養の手引き」「嚥下機能の動画」などを閲覧・参照することができる(▶図5-14)。看護部eラーニングシステムには200項目のコンテンツが掲載されている。各項目については，自己学習が可能となるように「レクチャー編」「試験編」「管理画面」で構成されている。

ほかに研修履歴システムには看護師個人のキャリアをサポートする個人情報や，クリニカルラダーの評価表などもあり，看護師を人的資産としてICTを活用した組織的な人材育成がなされている(▶図5-15)。

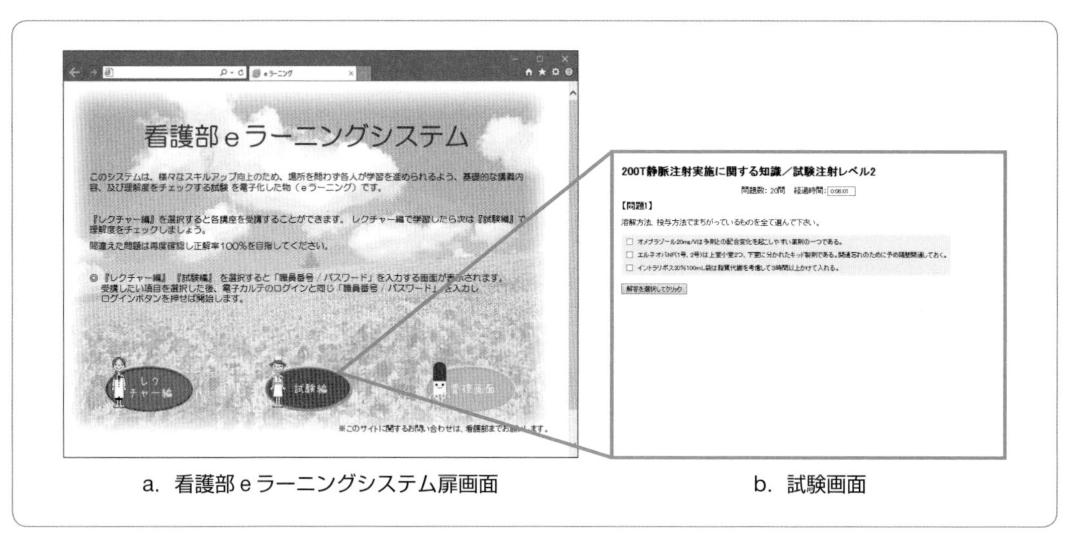

a. 看護部eラーニングシステム扉画面　b. 試験画面

▶図5-14 eラーニングシステムの画面の例

評価内容

評価時期* 2020 記入日*

5:特に良い、4:良い、3:普通、2:努力を要する、1:非常に努力を要する

			評価内容	2020		
				自己	他者	認定者
1			ニーズをとらえる力			
1	1		〈行動目標〉			
1	1	1	助言を受けながらケアの受け手に必要な身体的、精神的、社会的、スピリチュアルな側面から必要な情報収集ができる			
1	1	2	ケアの受け手の状況から緊急度をとらえることができる			
1	2		〈実践目標〉			
1	2	1	助言を受けながら、ケアの受け手の訴えや観察をもとに身体的側面に関する情報収集ができる			
1	2	2	助言を受けながら、ケアの受け手の訴えや観察をもとに精神的側面に関する情報収集ができる			
1	2	3	助言を受けながら、ケアの受け手の訴えや観察をもとに社会的側面に関する情報収集ができる			
1	2	4	助言を受けながら、ケアの受け手の訴えや観察をもとにスピリチュアルな側面に関する情報収集ができる			
1	2	5	助言を受けながら、ケアの受け手の観察を行いフィジカルアセスメントができる			

▶図 5-15 クリニカルラダーの評価表の例

C 地域医療福祉のネットワークと情報システム

医療・教育・保安などのサービスはどのような地域でも必要とされる。しかし，必要とされる医療サービスは，地理的な異なりだけでなく，高齢化などの状況によって，地域ごとに異なる。ここでは，そのような背景を踏まえながら地域における医療の提供についてみていく。

超高齢社会に突入しているわが国は，社会保障費の増大や生産年齢人口の減少などの課題に直面している。総務省は，医療費・介護費の増大や医療資源の偏在といった課題を解決し，健康寿命の延伸や医療製品・サービスの強化に向けて，①医療・介護・健康分野のネットワーク化の推進や，②医療・介護・健康分野のネットワークにおける先進的な ICT 活用の推進に取り組んでいる。

① 医療・介護・健康分野のネットワーク化の推進

1 医療・介護サービスの一体化

2006 年の第 5 次医療法の改正で，医療提供体制を在宅医療中心とする方向転換が示された。また，2014 年には「**地域における医療及び介護の総合的な確保を推進するための関係法律の整備等に関する法律（医療介護総合確保推進法）**」が成立し，医療・介護サービスを一体化する制度改革がなされた。

地域社会の人に安全な医療を提供するためには，保健医療福祉の関係機関が連携体制を整え，地域全体で情報が共有できるネットワークが必須となる。ま

た，提供した医療の内容やその評価を，効率的かつ一元的に管理するシステムを整えることが，保健医療福祉サービスの向上につながる。

2 地域包括ケアシステムの構築

地域包括▶ケアシステム

2013年6月に，厚生労働省は，2025年をめどに，高齢者の尊厳の保持と自立した生活を支援する目的のもとで，可能な限り住み慣れた地域で，自分らしい暮らしを人生の最期まで続けることができるよう，地域の包括的な支援・サービス提供体制の構築を推進することを打ち出した。このための医療・介護などのしくみを**地域包括ケアシステム**とよぶ。

大都市や町村などの地域差によって，高齢化の進展度合いや医療・介護需要は異なってくる。そのため，市町村・都道府県が地域の特性にあわせたシステムを構築することが求められている。

地域包括ケアシステムは，高齢者が自立して日常生活を営むことができるように，日常生活圏域単位(中学校区，住まいからおおむね30分以内の範囲)で，住まい・医療・介護・介護予防・生活支援の5つのサービスを一体として提供していくシステムである(▶図5-16)。その実現のためには，地域の住民主体のネットワークと，関係機関や専門職のネットワークを組み合わせ，介護も含め

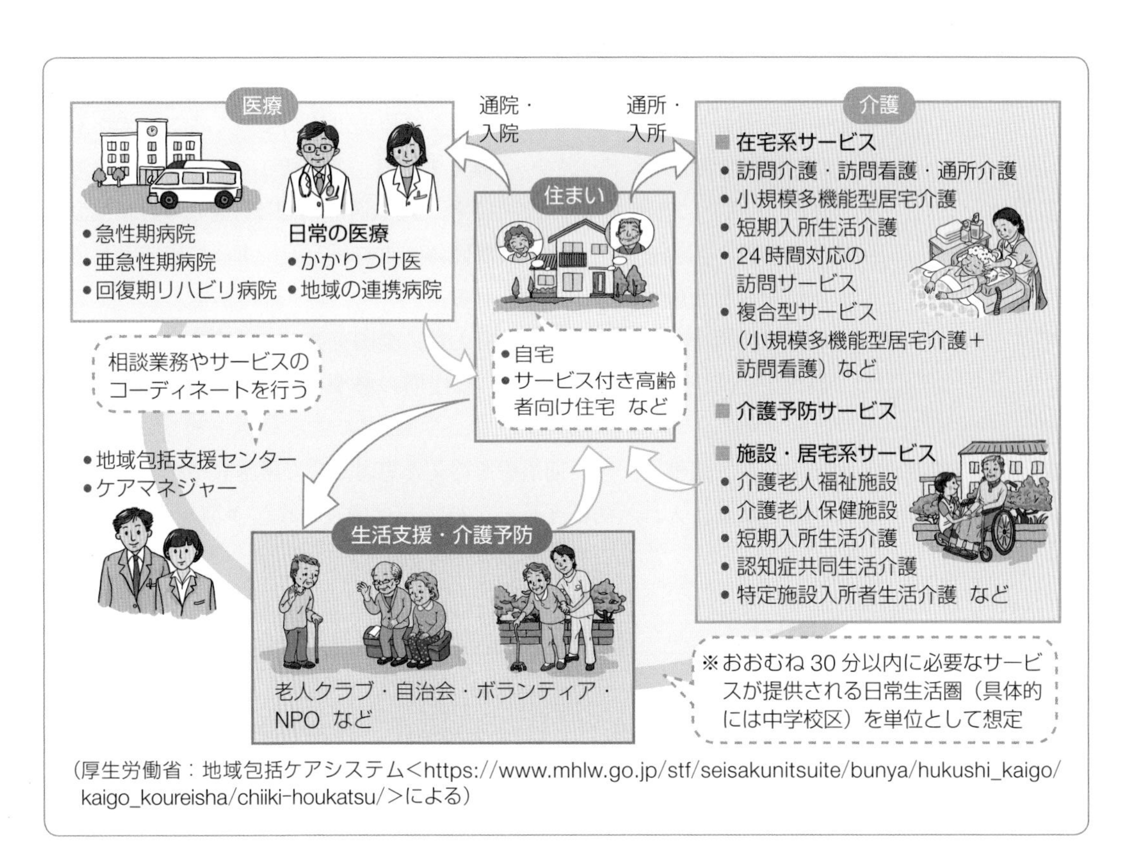

▶図5-16 地域包括ケアシステムの全体像

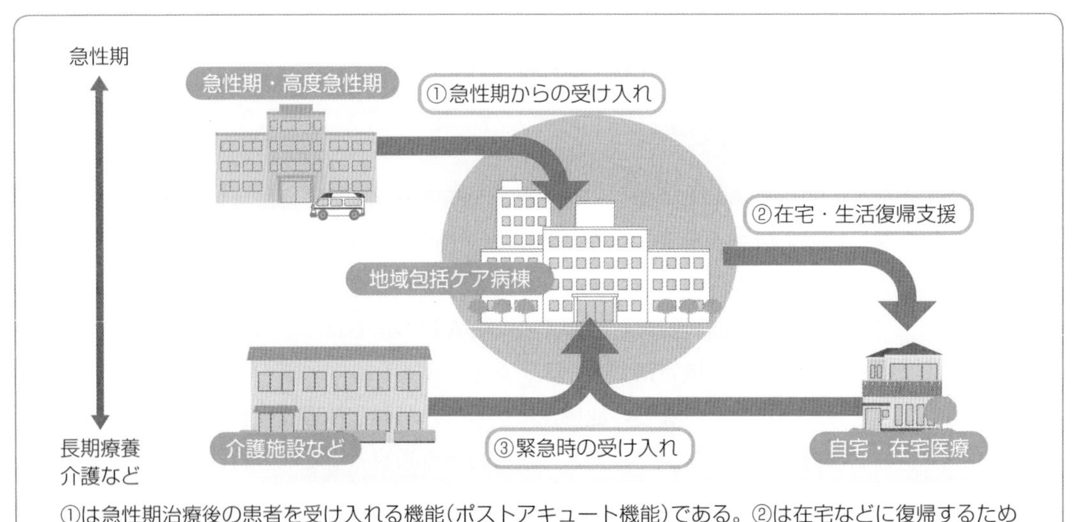

①は急性期治療後の患者を受け入れる機能(ポストアキュート機能)である。②は在宅などに復帰するため支援であり，院内や地域内の多職種協働が必要である。③は入院の契機となった疾患が発症する前からの，生活支援を要する患者の緊急時受け入れ機能(サブアキュート機能)や，疾患を発症する前の生活支援の必要が少ない患者の受け入れ，がん化学療法や緩和ケアを要する患者の在宅などからの予定受け入れである。

▶図 5-17 地域包括ケア病棟の役割

た医療提供体制をつくりあげることが重要である。

地域医療構想▶ **地域医療構想**は，「医療介護総合確保推進法」によって制度化された。その目的は，2025年の医療需要と病床の必要量の推計をもとに，地域の病床の機能分化と連携を進めることによって，効率的な医療提供体制をつくることである。「地域医療構想策定ガイドライン」(厚生労働省：2015年)にそって，各都道府県で2016年度中に策定された。策定された地域医療構想は，地域の看護協会・医師会・歯科医師会・薬剤師会・病院団体・市町村などによって構成される地域医療構想調整会議で検討が進められる。

地域医療構想では，二次医療圏をもとに，全国を341の「構想区域」に分けて，高度急性期・急性期・回復期・慢性期の必要病床数を推計している(▶NOTE)。

地域包括ケア病棟▶ **地域包括ケア病棟**は，急性期治療を終えた患者が，介護施設や在宅に退院できないときに受け入れる病棟として，2014年に創設された(▶図 5-17)。

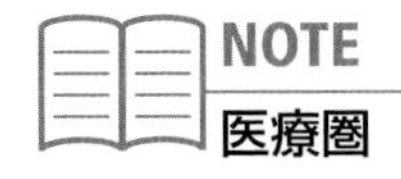

NOTE

医療圏

1985年(昭和60年)に確立された医療計画制度に基づき，医療計画として病院の病床の整備を行う地域単位を医療圏という。医療圏には，①一次医療圏：基本的に市町村単位，②二次医療圏：一次医療圏をいくつか統合した地域的単位，③三次医療圏：都道府県単位(北海道は複数)がある。

地域包括ケア病棟は，在宅医療を受けている患者の緊急的な受け入れもできる。入院期間は原則として60日が最長限度である。また，**介護家族支援短期入院**(**レスパイト入院**)の受け入れ先としても活用されている。介護家族支援短期入院は，介護者の日々の疲れや冠婚葬祭・旅行などの事情により，介護が一時的に困難になった場合に，期間を設定して患者を受け入れる制度である。期間は1〜2週間以内である。

運用においては，院内のスタッフと，かかりつけ医などの院外の医療スタッフの連携が整っていることが求められる。情報交換がスムーズに行われるように，手続きにもサポート体制がとられている。

3 地域包括ケア「見える化」システム

2015年7月から，厚生労働省は，**地域包括ケア「見える化」システム**の公開を開始した。このシステムは，都道府県・市町村における介護保険事業(支援)計画などの策定・実行を支援するための情報システムである。各種統計調査等の介護・医療関連情報などの地域包括ケアシステムの策定に関する情報が一元化され，グラフなどが見やすいかたちで提供されている。

また，2017(平成29)年に成立した「地域包括ケアシステムの強化のための介護保険法等の一部を改正する法律案」に基づいて，次のような保険者(市町村)機能の強化に関する法的枠組みが盛り込まれた。

(1) 介護保険事業(支援)計画の策定にあたり，国から提供されたデータを分析すること
(2) 介護保険事業(支援)計画に介護予防・重度化防止などの取り組み内容および目標を記載すること
(3) 都道府県による市町村支援の規定の整備
(4) 介護保険事業(支援)計画に位置づけられた目標の達成状況について公表及び報告すること
(5) 財政的インセンティブの付与の規定の整備

さらに，2017年6月には，『介護保険事業(支援)計画策定のための地域包括ケア「見える化」システム等を活用した地域分析の手引き』(厚生労働省)が公表された。この手引きは，市町村がデータに基づき課題分析する際や，都道府県が市町村を支援する際に活用する内容になっている。

2018年度からは，第7期介護保険事業(支援)計画が開始されており，その策定・実施においても活用されている。各市町村では，地域分析の結果に基づいた計画を策定している(▶図5-18)。

② 地域医療福祉を支える要素

地域包括ケアシステムには，住まい・医療・介護・予防・生活支援の5つの

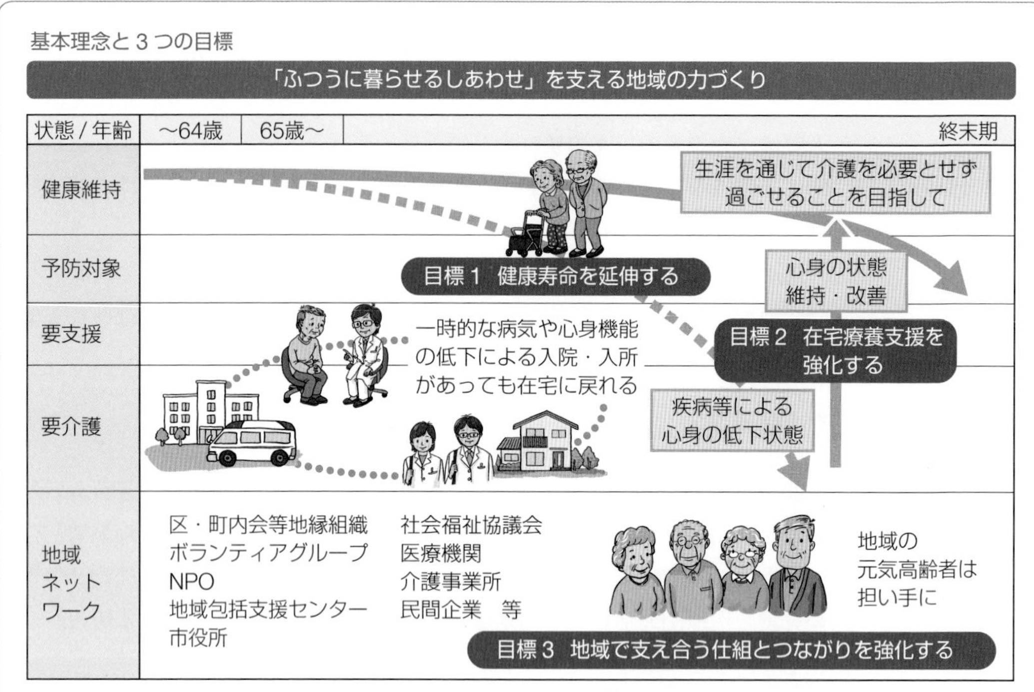

愛知県豊明市が2018年に公表した計画では，「『ふつうに暮らせるしあわせ』を支える地域の力づくり」を基本理念に掲げている。介護が必要になった人が住み慣れた地域で暮らせるようにするためには，各市町村がその地域にあった計画を立案し，実施することが重要である。また，計画には地域住民に理解される内容と取り組みが必要である。

（豊明市第７期高齢者福祉計画・介護保険事業計画<https://www.city.toyoake.lg.jp/secure/7520/b.pdf>による）

▶図 5-18　愛知県豊明市の計画例

要素がある（▶117ページ，図5-16）。高齢者が安心して居住できる住まいを保障し，住まいでの安定した日常生活を送るための生活支援やサービスが関係機関の連携・協力によって提供されていく。

ここでは，地域包括ケアシステムのうち，代表的な機能について紹介する。

1 在宅医療

在宅医療とは，比較的安定した状態であるが，通院が困難な患者が暮らす自宅に，医師が訪問して行う医療である。在宅医療は，定期的に日時を決めて訪問する診療（定期往診）と24時間での相談・診療対応でなりたっており，地域の複数の医療機関が役割を分担して対応している。自宅療養する患者にかかわる職種は，医師・看護師・歯科医師・歯科衛生士・薬剤師・理学療法士・作業療法士・栄養士などである。患者の必要とする医療に合わせて，必要な職種が訪問する。代表的な治療としては，在宅酸素療法，在宅人工呼吸療法，在宅中心静脈栄養療法，インスリン注射，人工肛門・自己導尿療法などがある。

在宅療養では，住み慣れた環境で自分に合った生活パターンを保ちながら，継続的に治療を受けることができる(▶117 ページ, 図 5-16)。

2 退院調整

患者は，急性期・一般病院での治療が終わると，療養型病院や回復期リハビリテーション病院への転院，介護老人保健施設などへの入所，在宅への退院のいずれかによって療養を継続することになる。このため，退院後の生活やケアの提供のために，急性期・一般病院に入院中から，多職種連携による患者に適した調整が必要となる。この調整が退院調整であり，主たる調整は**退院調整看護師** discharge nurse が担う。退院調整看護師は，退院後に必要な社会資源を利用できるように調整する。

3 遠隔医療・遠隔看護

「在宅等への遠隔診療を実施するにあたっての指針(2011 年度版)」(日本遠隔医療学会)では，**遠隔医療**とは，「通信技術を活用して離れた二地点間で行われる医療活動の全体」とされている。遠隔医療のタイプとしては，大きく 2 つに分けられる(▶図 5-19)。

[1] **患者に対して実施される遠隔医療**　患者に対して主治医から医療を提供するタイプである。自宅などにいる患者と医療施設にいる主治医が，テレビ電話などで対話して行う。このタイプは遠隔診療 telecare とよばれることもある。

[2] **医療従事者間で行われる遠隔医療**　主治医と専門医との間で実施されるタイプであり，主治医に対して専門的な診断の委託や治療方針のコンサルテーションなどが行われる。

日本における遠隔医療の歴史▶ わが国の遠隔医療は，1971 年に和歌山県で映像による患者診療や心電図伝送などを行ったことが始まりとされている。その後，「無診察診療の禁止」(「医師法」第 20 条)への抵触について解釈が行われてきた(▶表 5-3)。2020 年には新型コロナウイルスの感染拡大により，初診のオンライン診療が特例として認められた。その後，2021 年度内に恒久化されることとなった。現在は，医師と患者の合意のもとで，かかりつけ医によるオンライン診療が行われている。

遠隔看護▶ **遠隔看護** telenursing(テレナーシング)は，1998 年に国際看護師協会(ICN)により「患者のケアを強化するために，遠隔コミュニケーション技術を看護に利

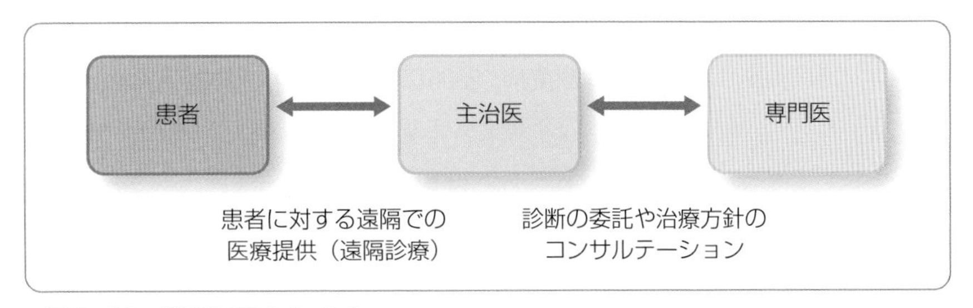

▶図 5-19　遠隔医療のタイプ

▶表 5-3 日本における遠隔医療に関する考え方の変遷

年	内容
1997	有用な情報が得られる場合，遠隔医療はただちに「無診察診療の禁止」に該当するものではないと厚生省(現厚生労働省)が通知を発出した。初診および急性期疾患，対面診療が行える患者は原則対面診療とし，遠隔医療は，あくまで直接の対面診療の補助とされた。
2003・2011	1997年の通知の一部改正により，遠隔医療の対象者や対象疾患が拡大した。
2015	へき地・離島および患者の状態といった条件は例示であることと，遠隔医療は直接の対面診療を行ったうえで行わなければならないものではないことを明確化した(厚生労働省事務連絡)。
2017	「禁煙外来」「患者側の理由により診療が中断し，結果として遠隔診療のみとなった場合」「患者本人と確認ができ，情報通信機器を組み合わせた遠隔診療」について，「無診察診療の禁止」にあたらないとの通知が出された(厚生労働省)。
2018	「オンライン診療の適切な実施に関する指針」(厚生労働省)が公表された。

用するもの」[5]と定義された。海外では，テレナーシングによるケアの質の向上や継続看護などの効果が報告されているが，わが国おいては医療・保険の制度や診療報酬体系の相違により，いまだに開発途上である。

テレナーシングは，いつでも，どこでも，誰にでも必要な看護が提供できる。そのため，基盤の整備は急務である。また，テレナーシングを実践する際には看護師の知識・スキルの普及と向上が必須となるため，継続教育および看護基礎教育における教育内容の拡充なども必要となる。

4 訪問看護

訪問看護では，訪問看護師や保健師などが，自宅で療養している患者のもとに訪問する。患者の状態をアセスメントし，入浴・食事・排泄などの適切な援助・指導，リハビリテーション，医療機器の管理や説明などを行う。病院と違って，訪問看護師は1人で判断して実践する機会が多く，そのための知識・技術が必要となる。

訪問看護制度の変遷▶ 1982年に「老人保健法」が成立し，退院患者への「継続看護・指導料」が新設されて以来，訪問看護師の仕事内容や対象者は，制度とともに変遷してきた。その後は，診療報酬改定や法律の改正により変化してきている(▶表5-4)。

5 介護保険と地域包括支援センター

介護保険制度▶ **介護保険制度**は，2000(平成12)年の「介護保険法」の施行によって制定された，高齢者の介護を支える制度である。介護保険の被保険者は，65歳以上の人(第1号被保険者)と40〜64歳までの医療保険加入者(第2号被保険者)に分かれる。第1号被保険者は原因を問わずに要介護・要支援状態になった場合に，第2号被保険者は老化に起因する疾病が原因で要介護・要支援状態になった場合に，介護サービスが給付される。

▶表 5-4 訪問看護の制度と期待される役割の変遷

年	制度の変遷	訪問看護のかたち	おもな訪問看護の役割
1983	診療報酬改定にて病院からの訪問看護が評価	退院後の限られた期間	在宅療養の総合的なコーディネート 家族指導型訪問看護
1992	老人保健法に老人訪問看護事業が位置づいた	寝たきり老人のみ 週に3日	家族支援型訪問看護
1994	健康保険法改正にて指定訪問看護事業所が位置づいた	子どもから高齢者まで 週に3日を基本にそれ以上も	同上
2000	介護保険法施行	利用者の年齢，疾患等によって医療保険と介護保険双方の制度にまたがる訪問看護	医療ニーズ対応型訪問看護
2014	医療介護総合確保推進法 「地域包括ケア」の実現	定期巡回随時対応型訪問介護看護，看護小規模多機能型居宅介護事業など訪問看護の多機能化 看取り，在宅小児などの取り組み	在宅療養の総合なコーディネート

（山田雅子：訪問看護　これまでと，これから．聖路加看護学会誌 20(1)，2016 による）

地域包括支援▶センター

地域包括支援センターは，地域住民の医療と保健の向上と福祉の増進に向けた支援を包括的に行うために，「介護保険法」の改正を経て 2006(平成 18)年に創設された。市町村が設置主体となり，運営は市町村から委託された社会福祉法人や医療法人，民間企業などが行っている。

地域包括支援センターには，保健師・主任介護支援専門員(主任ケアマネジャー)・社会福祉士の 3 種の専門職が配置される(▶表 5-5)。これらの職種が相互に連携しながら，地域における公平・中立な立場から，高齢者が住み慣れた地域で生活を継続できるようにするための機関としての役割を担っている。おもな業務は，総合相談支援業務，権利擁護，包括的・継続的ケアマネジメント支援，介護予防ケアマネジメントがある(▶図 5-20)。つまり，高齢者や支援・介護に携わっている人を包括的に支える役割を担っている。

その数は年々増加し，2018 年にはすべての市町村に設置された。全国では 5,221 か所に設置されている。

③ 地域における ICT 活用

ICT を活用することで，地域にある健康増進施設・医療機関・介護施設・地域包括支援センターなどをネットワークで結ぶことができる。これにより，地域で在宅医療を受けている人や外来受診患者，入院患者，高齢者施設の入所者などの健康情報を健康管理データベースで一元化することができる。これは検査や治療の重複の防止に役だち，利用者や患者の満足度の向上にもつながる。

また，「行政手続における特定の個人を識別するための番号の利用等に関する法律(マイナンバー法)」の施行を受けて，2016(平成 28)年から 1 人ひとりが

▶表 5-5 地域包括支援センターにおける専門職の役割

	対応する内容
保健師	●健康 ●医療 ●介護予防 ●地域支援事業 ●虐待問題
主任介護支援専門員（主任ケアマネジャー）	●介護全般 ●ケアマネ支援 ●相談 ●困難事例 ●多問題家族 ●虐待問題 ●サービス事業者連携 ●事業者の質の向上
社会福祉士	●介護や生活支援 ●消費者被害 ●困難事例 ●多問題家族 ●虐待問題 ●成年後見制度の利用援助

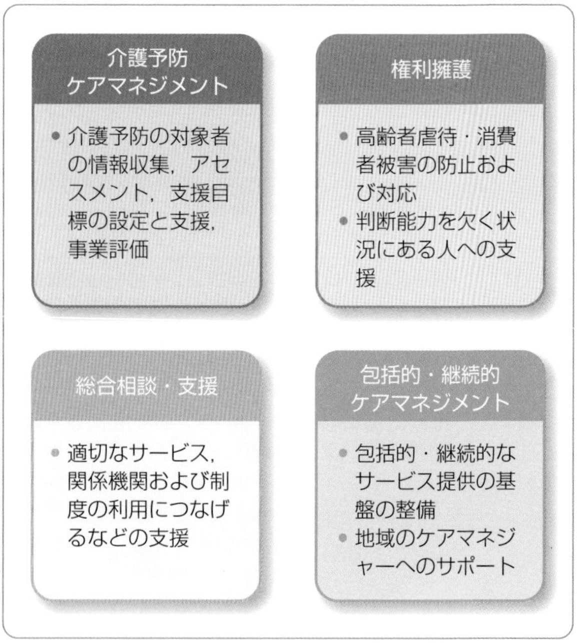

▶図5-20 地域包括支援センターのおもな業務

マイナンバーカードをもてるようになった。さらに，2021（令和3）年3月からマイナンバーカードを保険証として使用するための「健康保険法」の改正が2019年5月に行われた。2023年11月現在は，マイナポータル（ウェブサイト）で健康保険情報，診療・薬剤情報，医療費通知情報，特定検診情報・後期高齢者検診などを確認できる。

1 パーソナルヘルスレコード（PHR）

パーソナルヘルスレコード personal health records（PHR）とは，「個人健康記録」「病院や薬局などで保存している個人データ」「患者自らが健康や医療に関する情報を管理・活用すること」などの意味で用いられている。ここでは，個人の医療・介護・健康情報を一元化して管理・活用することとして説明する。

PHRの利点▶ わが国では，個人の医療情報は受診した施設に分散されて保管されている。このため，施設をまたいで情報を有効に活用することに支障がある。PHRの活用によって，患者自らが受診した医療機関の情報を一元的に管理できるため，セカンドオピニオンなどでほかの医療機関に受診した場合でもスムーズに過去のデータを確認することができる（▶図5-21）。

患者が複数の医療機関にかかっても検査・薬剤が重複することがなくなり，また，アレルギー・禁忌薬物などの把握も簡単にできることにより，より安全な医療につながる。さらに，母子手帳の情報や学校での定期健診の情報なども一元的に管理することで，保護者が正しい情報を確認できたり，出生からの医

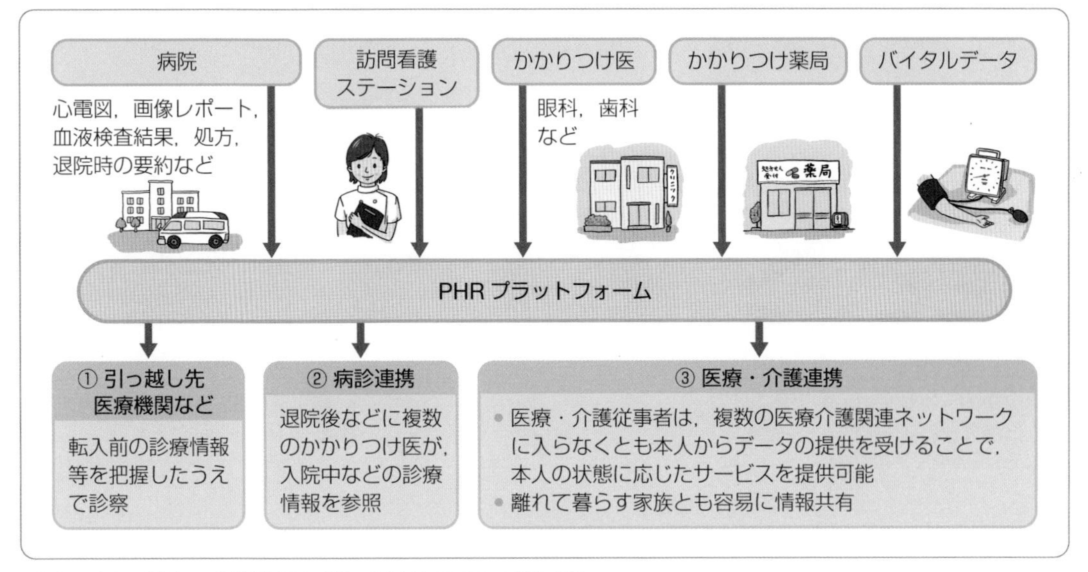

▶図 5-21 医療・介護連携などにおける PHR の活用例

療情報を生涯にわたって活用することができたりする。

さらに，患者みずからが医療情報を管理することにより，生活指導などの情報を確認し，自身の日ごろの行動の改善にいかすことができる。このことから，治療効果の向上や症状の進行を遅らせることが期待できる。

セキュリティの課題▶ 一方で，患者個人の医療情報は，個人情報やプライバシーにかかわる内容である（▶160 ページ）。そのため，情報セキュリティは万全でなくてならない。また，患者が家族に知られたくない情報については，家族であっても確認ができないように，情報の共有範囲を選択できるようなシステムが必要である。

2 電子健康記録（EHR）

電子健康記録 electronic health record（EHR）は，医療情報ネットワークにおける情報共有のためのツールであり，患者中心の総合医療を実現するために一元化された健康情報の記録のことである。その特徴は，医療情報を地域あるいは国レベルで共有して，患者のために効果的・効率的な医療・介護サービスに役だてるものである（▶図 5-22）。

EHR と PHR は，ともに有効に活用されることで，患者中心の安全・安心な医療の実践が期待される（▶47 ページ）。なお，EHR と PHR の情報を連携する場合は，本人の同意が必要である。

EHR においても，ネットワークの情報セキュリティの確保は必須である。

3 クラウド型システムの活用

クラウド型システムとは，情報をクラウド化することにより双方向に情報連携ができるシステムである（▶27 ページ）。従来型のネットワークでは，各医療圏

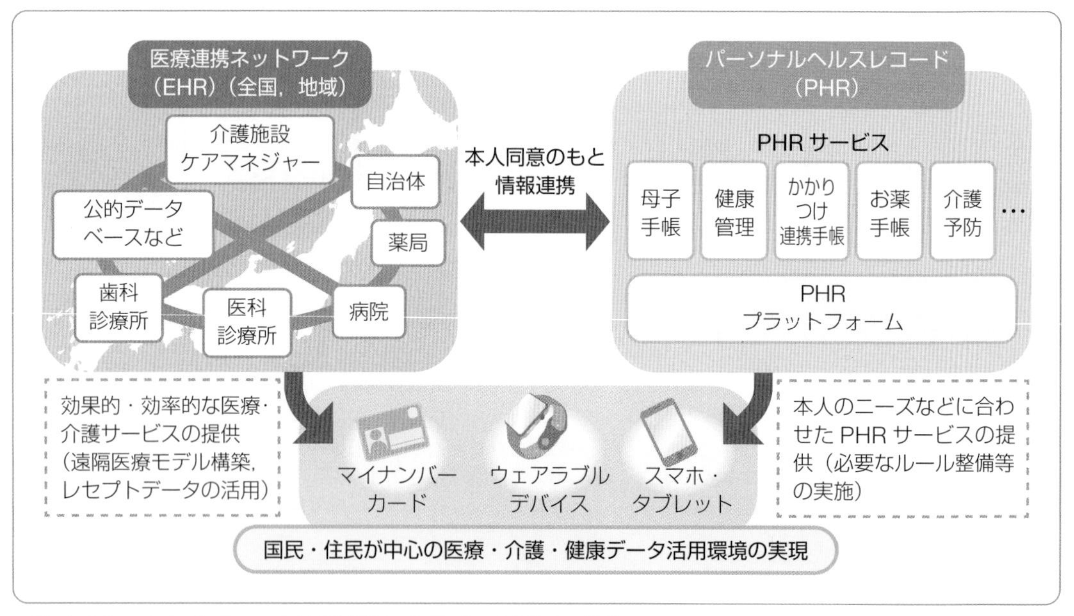

▶図5-22 EHRとPHRの情報連携によるデータ活用の推進

内における中核病院から，その他の病院・診療所などへの一方向の情報提供にとどまっていた。そのため，情報を受ける病院・診療所のもつ情報の共有や，医療圏をまたぐかたちでの情報連携がなされていない。つまり，EHRが十分に機能しない状況が生じている。

双方向の情報連携が可能なクラウド型システムを活用することで，高機能なEHRが構築され，参加施設や活用する患者の増加につながる。これはさらに，現在の地域包括ケアの範囲を拡大することにもつながる(▶図5-23)。

また，災害時にはクラウド型システムを活用することで，災害地域の医療情報について，ほかの地域からの情報を得ることで効率よく医療が提供できる。あるいは，新たな病原体による疾患が発症した場合などにも，情報をスムーズに広めることができる。これにより，診断や治療に役だつことに加えて，地域で生活する人への正しい情報発信が可能となる。わが国では，2014年から日本産婦人科医会が中心となり，母子手帳の電子化において統一をはかることで，転居時や災害時などにも情報を確認できることをめざしている。

4 データヘルス計画

データヘルス計画とは，特定検診データと診療報酬明細書(レセプト，▶102ページ)のデータを連結・照合・分析し，それに基づいて保険事業を効果的・効率的に実施する事業計画である。複数のデータを連結・照合すること(レコードリンケージ)によって，ある集団において単独では個人の特定に結びつかない情報(キー)を組み合わせることで，個人やできごとを統合することができる。

データヘルス計画の実施は2013(平成25)年に閣議決定され，第1期の計画は

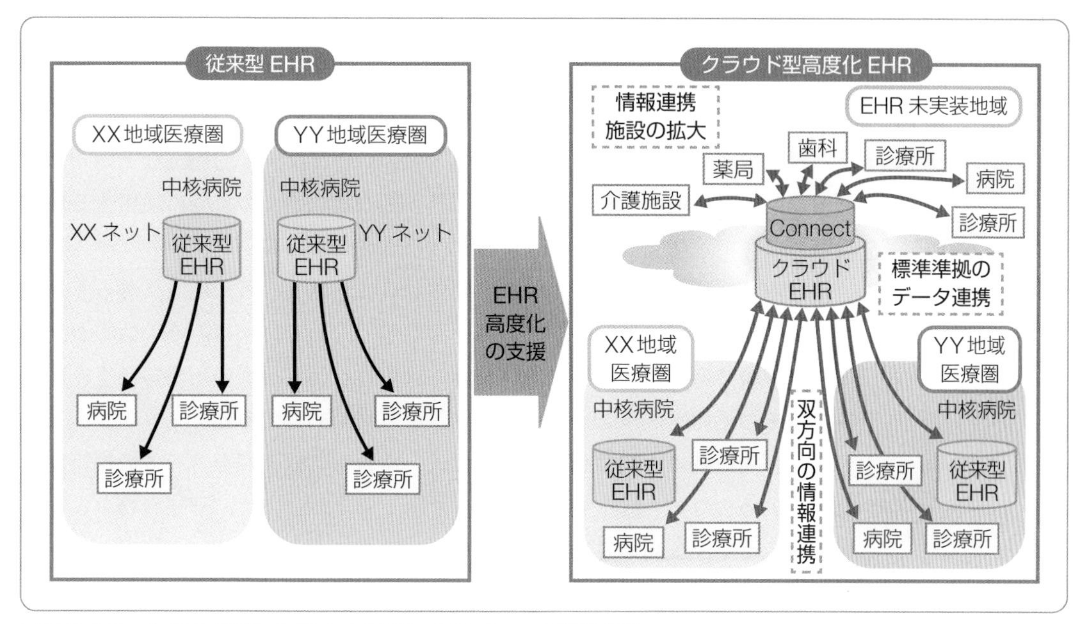

▶図 5-23 クラウド型システムの活用による EHR の高機能化

2015(平成27)年から開始された。また，2017(平成29)年に厚生労働省は，「データヘルス改革推進本部」を設置した。これらにより，健康・医療・介護のビッグデータを分析して保険運営を主体的にはかれるように保険者機能が強化された。

2018(平成30)年からは第2期のデータヘルス計画が始まっている。内容は，①課題に応じた目標設定と評価結果の見える化，②情報共有型から課題解決型のコラボヘルスへの転換，③データヘルス事業の横展開の3つがあげられる。

計画の背景には，超高齢社会における健康づくりの重要性がある。労働生産性の向上や，医療費の増加の抑制のために，従来のように発症後に医療・介護を行う形態から，健康増進・予防モデルへの政策転換が進んでいる。

医療ビッグデータ▶ データヘルス計画の円滑な実行のためには，医療関連のデータの電子化が必要となる。2002(平成14)年に策定された「医療制度改革大綱」では，2011(平成23)年からレセプト電子化の完全義務化が示され，すでにほぼすべてのレセプト請求が電子化されている(▶94ページ)。このような状況は，医療ビックデータを生み出す基盤となっている。

ビッグデータとは，「大きなデータ」を意味するが，その活用の目的は新しい知見を得るためである。つまり，ビッグデータは，単に量が多いだけでなく，分析によって新しい知見や考えを集め，活用によってさらに新たな知見を生み出す可能性を備えていなければならない。

データヘルス計画のほかにも，医療で扱うビックデータには，診断群分類(DPC)に基づく1日あたり定額報酬算定方式のデータ，各種検査結果・診療録の記載内容，さらには遺伝情報などのデータがある。データの質の確保や，データクリーニングなどの方法については解決すべき問題も多いが，ビッグデータの活用はこれからの医療の質の向上のために重要である。

5 地域における医療情報の管理に関する課題

地域のなかでの情報活用の議論の必要性▶ これまで紹介してきたように，地域では，医療機関・公的機関などの間で情報のやりとりが進められているが，患者の健康情報をどのように活用するかは，地域のなかで情報を取り扱う者で議論を行う必要がある。

個別識別のしくみの必要性▶ 地域内で医療情報が自由にやりとりできることは，患者や地域に暮らす人にとって受診時などには効果的である。しかし，そのためには，その情報が誰に関する情報であるかが明確でなければならない。個人識別のためのしくみについて，その活用ツールとともにすみやかな整備が必要である。

また，利用者の不利益を防ぐためには，情報の活用範囲を含めて情報管理の徹底が求められる。医療従事者や看護学生などにおいては，守秘義務をまもり，情報リテラシーを高めることが必要である(▶137ページ)。

情報の自己管理▶ 個人情報の保護の観点からは，個人の医療情報についても匿名化(とくめいか)が必要となる。しかし，単に匿名化するだけでは，データ間のつながりがわからなくなってしまう可能性がある。そのため，情報のオンライン化の際には，本人の同意を求めるしくみが必要となる。あわせて，本人による情報管理も不可欠となるため，すべての人が実行できるようになるようなしくみが必要である。

ゼミナール

復習と課題

❶ 電子保存に対する3原則を述べなさい。
❷ ヒヤリ・ハットについて述べなさい。
❸ 入院患者ケアシステムの効果について述べなさい。
❹ 地域包括ケアシステムの構築が必要とされる理由を述べなさい。
❺ 地域包括ケアで多職種連携が重要となる理由を述べなさい。
❻ 地域のなかで情報を共有するうえでの利点と課題について述べなさい。

参考文献

1) 和田攻ほか総編集：看護大事典，第2版．p.591，医学書院，2010.
2) 日本看護協会編：日本看護協会看護業務基準集，2016年改訂版．日本看護協会，2016.
3) 梶原優：診療手帳(私のカルテ)について．日本病院会雑誌 51(2)：221-237，2004.
4) 厚生労働省：リスクマネージジメントマニュアル作成指針 2000．<http://www1.mhlw.go.jp/topics/sisin/tp1102-1_12.html><参照 2020-10-10>
5) 亀井智子：在宅療養者を支える「テレナーシング」(遠隔看護)の可能性．2012．<https://nursing-plaza.com/interview/detail/126><参照 2020-04-06>

第3部
情報と倫理

▼

第6章

情報倫理と医療

① 情報倫理とは

情報倫理とは，情報を扱ううえでまもるべき道徳，善悪の判断の基準である。倫理のうち，国家権力による強制力をもってまもらせる必要のあるルールは法律として定められているが，法律として定められていない規範もある。言いかえると，「法律は倫理の最低限度」[1]であり，たとえ法律に定められていなくても，情報を扱ううえで人のいやがることや自分がされたらいやなこと，人を不快にさせることはしないことが情報倫理の基本となる。

情報倫理を学ぶ理由▶

看護師を含めた医療従事者は，患者がどのような疾患や健康問題をかかえているのかといった情報や，名前・住所・生年月日などの個人情報をはじめとした機密性を保つべき情報を多く扱う(▶160ページ)。これは看護師を目ざす学生においても同様で，実習でかかわる患者や家族の情報を適切に管理しなければならない。また，あとで述べるように，看護師として活躍するために必要な学習や，看護学を発展させるために行う研究の過程では論文や書籍などの著作物に記されている情報を活用する機会も多い(▶198ページ)。これらの情報を適切に扱うためのルールが情報倫理である。学習を進めるうえでも，看護師となって医療従事者として働くうえでも必須の知識である。

セヴァーソンによる4つの原則▶

近年では大学や短期大学，専門学校などの教育・研究機関でも独自に情報倫理に関する規定やガイドラインを策定しているところが多くなっている。自分が所属している組織に規定やガイドラインがあるかどうか，あればどのような内容かを確認してみるとよいだろう。

情報倫理の原則としてよく知られているのが，セヴァーソン Severson, R. J. による4つの原則[2]である。その原則とは，①知的財産権(知的所有権)の尊重，②プライバシーの尊重，③公正な情報提示，④危害を与えないことである。本章では，この原則をもとに，倫理原則や関連する法律などを具体的に見ていこう。

② 知的財産権(知的所有権)の尊重

1 知的財産と知的財産権

財産というと貯金や土地，建物などを思い浮かべる人が多いのではないだろうか。知的財産はこのようなかたちをもった財産とは異なる。**知的財産**とは，人の知的活動から生まれたアイデアや思想などに財産的価値をみとめたものであり，情報の集まりともいえる。医学・看護学を含めた科学は，知的財産の蓄積によってなりたち，発展してきた。知的財産権を尊重し，適切に保護することはわれわれの社会の維持・発展にとって重要である。

知的財産基本法による定義▶

わが国では，知的財産は「知的財産基本法」によって，「発明，考案，植物の新品種，意匠，著作物その他の人間の創造的活動により生み出されるもの(発見

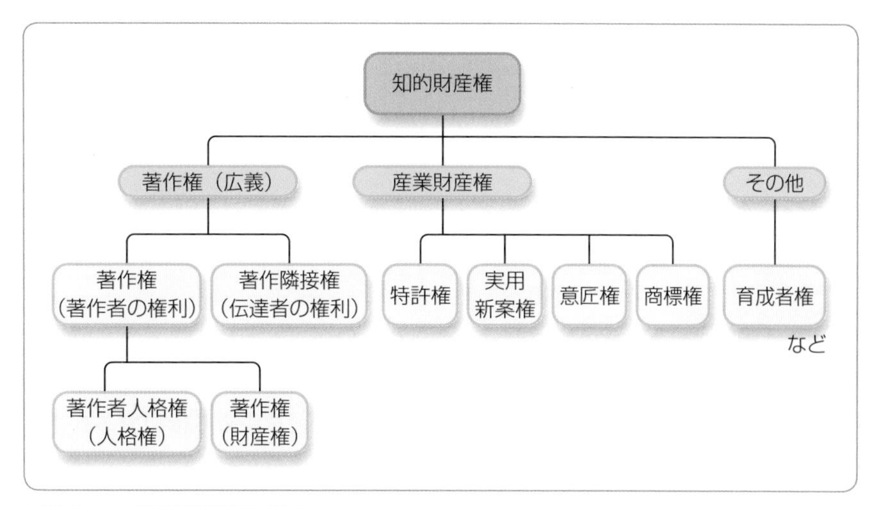

▶図 6-1　知的財産権の構成

又は解明がされた自然の法則又は現象であって，産業上の利用可能性があるものを含む。），商標，商号その他事業活動に用いられる商品又は役務を表示するもの及び営業秘密その他の事業活動に有用な技術上又は営業上の情報をいう。」（第2条）と定義されている。

知的財産権とその種類▶　また，知的財産についての権利である**知的財産権**は，著作権・特許権・実用新案権・意匠権・商標権・育成者権などのさまざまな権利からなりたっている（▶図 6-1）。

ここでは，学業や日常生活における最も身近な知的財産権である著作権について解説する。

2 著作権とは

著作権とは，学術や芸術などの思想・感情を表現した創造物（著作物）に対して，それを作成した人がその著作物を独占的に利用する権利である。日本では，「著作権法」で著作権やその保護について定められている。著作権は権利を得るための手続きがなく，最初に創作した人に，その時点で自動的に権利が発生する。

著作物の例▶　著作物の例としては，学術論文や小説，音楽やその歌詞，絵画，映画，動画，コンピュータプログラムなどがある。また，訳書や雑誌などのように著作物を翻訳したり，編集したりしたものは二次的著作物とよばれ，これも著作権保護の対象となる。

著作権は，著作物を作成した人の人格を保護する権利である人格権と，著作物から得られる利益を保護する権利である財産権の2つに分けることができる。「著作権法」では，前者を「著作者人格権」，後者を「著作権」として定義している（第17条，▶図 6-1）。

人格権

著作者人格権(**人格権**)は，公表権・氏名表示権・同一性保持権の3つの権利からなる。著作者人格権は次で述べる財産権としての著作権とは異なり，他人に譲渡することはできない。

公表権▶ 公表権は，公表されていない著作物を自分の意思で公表するかどうかを決める権利である。

氏名表示権▶ 氏名表示権は，著作物を公表するときに作者の名前を表示するかどうか，表示するとしたらどのように表示するか，たとえば，実名を使うかペンネームなどの実名でないものを使うかなどを決める権利である。

同一性保持権▶ 著作物を使用する者は，原則として原作に表示されているとおりに作者名を表示する必要がある。同一性保持権は，著作者の意に反して著作物およびその題名の改変を受けない権利である。したがって，著作者の許可を得ずに著作物を改変することは同一性保持権の侵害となる。

財産権

財産権には，著作物の形態によって，複製権・上演及び演奏権(音楽や劇など)・上映権(映画など)のような，著作物を複製する権利が規定されている。これらの権利は著作者が専有するが，他人に譲渡したり，著作物の使用を許可したりすることができる。裏を返せば，著作物を利用しようとする場合には，原則として，著作者から著作物の譲渡を受けるか，複製物の使用許可を得る必要がある。著作者に無断で著作物を使用することは著作権(財産権)の侵害にあたる。

3 著作権の制限

これまでみてきたように，著作物の作者には，著作物を無断で使用されたり，配布されたり，改変されたりしない権利が法律によって規定されている。一方で，このような制限は文化や科学の発展の妨げになる場合もある。そのため，一定の条件を満たす場合には著作権(財産権)を制限し，著作者の許諾を得ることなく使用することができる。以下，日常生活や学校での学習に関係の深いものをみていく。

私的使用のための複製

個人または家庭内などの限定された範囲で使用することを目的とする場合には，著作者の許諾を得ることなく著作物を複製することができる(「著作権法」第30条)。しかし，その目的であっても，コピーガードなどで著作権者が複製を認めていない場合や，違法にアップロードされたことを知りながら著作物をダウンロードしたような場合は，私的使用のための複製の対象外であり，著作権の侵害にあたる。

引用

報道・批評・研究などの正当な目的の範囲内であれば，公表された著作物を引用して利用することができる(「著作権法」第 32 条)。正当な引用であるためには，正当な目的の範囲であることのほかに，引用部分とそれ以外の部分の主従関係が明確であること，かぎかっこ(「」)などを用いて引用部分を明確にすること，出典を明示することがおもな要件となる[3)]。

引用の方法▶ また，学術論文やレポートなどでは，引用の方法として，著作物の表現をそのまま抜粋する直接引用と，著作物の内容を要約して記載する間接引用や要約引用という手法が使用される(▶305 ページ)。直接引用は同法で定義される引用と同じであるが，間接引用と要約引用は著作物の表現をそのまま使用しないという点で，同法で定義される引用とは異なる。

間接引用については，著作権の保護の対象とはならない「学説」を自分の言葉で言いかえたものであり，著作物の利用にはあたらない。しかし，自分の言葉に言いかえるとしても，学説を正しく理解し，もとの著作物で主張されている内容を忠実に表現する必要がある。また，間接引用をする際に出典を明記せず，他人の学説を自分の意見であるように書くことは**剽窃**(ひょうせつ)とよばれ，研究における不正の一つとなっている。

要約引用は，もとの著作物の引用したい部分が数ページにわたるなど長い場合に，その部分を要約して引用する方法である。この場合ももとの著作物の内容を忠実に要約することで許容されているといわれている[4)]。

教育機関における複製

「著作権法」第 35 条では，学校その他の教育機関における複製が認められている。教育機関は，学校での教育を担当する教員や，教育を受ける学生が授業の過程で使用する際には，著作者の権利を不当に害さない範囲で公表された著作物を複製して使用することができる。

「学校その他の教育機関における著作物の複製に関する著作権法第 35 条ガイドライン」では，教育機関とは，「組織的・継続的教育活動を営む教育機関であって，営利を目的としないもの」とされ，おもに文部科学省が教育機関として定める機関であり，営利目的の機関は含まれない。また，同ガイドラインでは授業の過程で使用するものに限定されているので，サークルや同好会，研究会などの自主的な活動で複製する場合は許諾が必要になるとされている[5)]。

③ プライバシーの尊重

1 プライバシーとプライバシー権

プライバシーとは他人に干渉されない私生活やその秘密であり，他人には知られたくない情報とよぶこともできる。プライバシーに関する権利は，「一人でいさせてもらう権利」というところから出発して，現在では，「自己情報をコントロールする権利」や「個人が一定の個人的な事柄について，公権力による干渉を受けずに自ら決定する権利(自己決定権)」も含むものともいわれている[6)]。

プライバシー権の根拠▶ わが国においては，「日本国憲法」第13条の「すべて国民は，個人として尊重される。生命，自由及び幸福追求に対する国民の権利については，公共の福祉に反しない限り，立法その他の国政の上で，最大の尊重を必要とする。」との規定が，プライバシー権の根拠と考えられている。

プライバシー権に関連する法律▶ プライバシー権に関連する法律としては，氏名や生年月日などの個人を特定できる情報である個人情報を保護するため，個人情報を扱う事業者の義務などを定めた「個人情報の保護に関する法律(個人情報保護法)」などがある(▶160ページ)。その一方で，個人が他人の個人情報をどのように扱うかを明記した法律はない。しかし，プライバシー権の侵害によって生じた経済的被害や精神的被害などに対する損害賠償といった民事上の責任は存在する。

2 肖像権

プライバシー権の1つに，自分の許可なしに自分の容姿を撮影されたり，公表されたりしない権利である**肖像権**がある。今日では携帯電話やスマートフォン，デジタルカメラで簡単に人の写真を撮影し，メールやメッセージングサービス，ソーシャルネットワーキングサービス(SNS)などを通じて気軽に発信することができる。そのため，悪意なしに他人の肖像権を侵害することもある。

写真や動画など容姿を含むものを撮影する場合や，撮影したものをインターネット上などに掲載・公開する場合には，仲間内であっても本人の承諾を得る必要がある。撮影の許可と掲載・公開の許可は別であり，撮影の許可が得られたとしても，掲載・公開の許可を得ずに掲載・公開することは肖像権の侵害にあたる。また，SNSでは，仲間内だけで見られると思っていても，実際はそれ以外の人が閲覧できてしまう場合もあるため，公開範囲の設定などにも注意する必要がある(▶193ページ)。

パブリシティ権▶ 芸能人やスポーツ選手などの著名人の場合は，その容姿を写したものに財産的価値があると考えられる。そのような価値を保護する権利を**パブリシティ権**とよぶ。本人の承諾を得ずに写真を撮影し，販売して利益を得るなどは肖像権とパブリシティ権の侵害である。

3 守秘義務の遵守

看護師を含めて，医療従事者は治療やケアのために患者のプライバシー情報を多く取り扱う。そのため，一般人よりもプライバシーの保護に対して高度な配慮をする必要があり，法律によって患者のプライバシーの保護が義務づけられている。この義務を**守秘義務**といい，医療従事者は法で定められた守秘義務を負う。

「保健師助産師看護師法」では，「保健師，看護師又は准看護師は，正当な理由がなく，その業務上知り得た人の秘密を漏らしてはならない。保健師，看護師又は准看護師でなくなつた後においても，同様とする。」(第42条の2)とされており，同法第44条の4では罰則として「業務上知り得た人の秘密を漏らした者は，六月以下の懲役又は十万円以下の罰金に処する。」と規定されている。

④ 情報の公正な提示

情報の公正な提示とは，正しい情報を公平に提示することである。虚偽の情報を発信したり，情報提供を不公平に行ったりするべきではない。うそをつかずに誠実に接することは，人と人，組織と組織，人と組織の間の信頼関係の基礎となるものであり，社会生活を送るうえで基本的な規範といえよう。

自分自身で虚偽の情報をつくり，それを発信するのは論外であるが，意図せずに虚偽の情報の発信に加担してしまうこともある。チェーンメールやメッセージを転送したり，デマ[*1]やフェイクニュース，「【拡散希望】」などとついた拡散を促す投稿を再投稿することでほかの人を混乱させたり，傷つけてしまうこともある。情報を他人に伝えるときや発信するときは，その情報の真偽を確認することが重要である。

1 景品表示法

通常，商品やサービスを取引するとき，その提供者は消費者よりも，商品やサービスに関してより多くかつ正確な情報をもっている。そのため，商品やサービスの提供者には消費者への適切な情報の提供が求められる。「景品表示法」は，商品やサービスの提供者が，消費者をだますような不当な情報提供を防ぐための法律である。

この法律では，商品・サービスの品質を実際よりも優良であるように示したり，競合する商品・サービスよりも事実に反して優良であるように示したりする**優良誤認表示**や，商品・サービスの価格やその他の取引条件について，実際の条件や競争事業者の条件よりも有利であるように誤解させるような表示であ

＊1 事実に反するうわさ話のこと。

る**有利誤認表示**などの不当な表示を禁じている。

2 医療広告

病院などの医療機関に関する広告は,「医療法」や「医療広告ガイドライン」[7]によって規制されている。診療科名や所在地などの指定された項目以外を広告することが禁止されているほか,比較優良広告,誇大広告や患者等の主観や伝聞に基づく治療等の効果に関する体験談や患者に治療効果等を誤認させるようなものを表示することが,法律や施行規則によって禁止されている(▶表6-1)。

2017(平成29)年の「医療法等の一部を改正する法律」により,上記の規制の

▶表6-1 「医療広告ガイドライン」の概要

医療広告の定義		次の1),2)の両方を満たすもの 1)誘引性:患者の受診を誘引する意図があること 2)特定性:医業・歯科医業を提供する人の氏名・名称・医療機関を特定できること
規制の対象となる媒体		チラシ・パンフレットなどの紙の配布物,ポスター・看板などの掲示物,新聞紙・雑誌などの出版物,放送,映写・電光によるもの,Eメール・インターネット広告など,不特定多数への説明会・相談会・ビデオや口頭で行われる演述
医療に関する広告とはみなされないもの		学術論文・学術発表,新聞・雑誌の記事,患者が自分で掲載する体験談・手記など,院内掲示・院内で配布するパンフレット,医療機関の職員募集に関する広告
禁止の対象となる広告内容	広告が可能とされていない事項の広告	「医療法」および「医業,歯科医業若しくは助産師の業務又は病院,診療所若しくは助産所に関して広告することができる事項」(平成19年厚生労働省告示第108号)で広告可能とされた事項に該当しないもの 例)専門外来,死亡率・術後生存率などの治療の結果,未承認医薬品による治療の内容
	虚偽広告	内容が虚偽であるもの 例)「絶対安全な手術です!」のような記述や加工・修正した治療前後の写真
	比較優良広告	ほかの医療機関と比較してすぐれているという内容 例)「○○がんの治療実績が日本一です」,「県内一の医師数を誇る病院です」
	誇大広告	事実を不当に誇張して表現するような内容 例)「県知事の許可を取得した病院です」,活動実態のない団体による認定,科学的根拠の乏しい文献・テレビ番組などの引用・紹介
	患者等の主観に基づく治療内容・効果の体験談	患者や家族から聞いた治療の体験談や効果に関する主観的な評価を医療機関のウェブサイト等に掲載すること
	治療内容・効果を誤認させるおそれがある治療前後の写真など	患者を誤認させる可能性がある治療前後の写真
	公序良俗に反する内容の広告	わいせつ,残虐な図画や映像,差別を助長する表現等を使用したものなど
	その他	品位をそこねる内容の広告,ほかの法令,ガイドラインで禁止される内容 例)費用を強調した広告(「期間限定で50%オフ!」),提供される医療とは直接関係ない事項による誘引(「来院された方全員に○○をプレゼント」)

注:文献7をもとに筆者作成。

対象が「広告」から「広告その他の医療を受けるものを誘引するための手段としての表示」となり，ウェブサイトも含まれるようになった。

3 治療・ケアにおける患者への適切な情報提供

患者への公正な情報提供は，医療従事者がまもるべき重要な規範である。医療において，治療やケアを行う際には，インフォームドコンセントが不可欠である(▶143ページ)。また，近年では治療やケアの選択肢を提示し，その選択肢それぞれについて利点と欠点を説明し，それに基づいて治療やケアの方針を決定するインフォームドチョイスやインフォームドディシジョン，それを支援する意思決定支援の重要性が増している(▶144ページ)。

これには，医療従事者は，患者や家族に対して，みずからの責任に対する説明の義務があるという説明責任(アカウンタビリティ)の考え方もかかわっている。たとえば，看護師は，患者や家族に対して，実施する看護の根拠・目的・方法について，対象者の理解度を確認しながら説明することが求められている。

誤った情報に基づいた治療やケアを提供することや，誤った情報を一般市民や患者に提供し，それに基づいて不適切なセルフケアを行った場合には，生命にかかわる重大な不利益を生じさせることもある。医療に確実なものはなく，どのような状態の人にも効果が確実に得られるような治療法やケアはほとんどない。そのような状況で，つねに正しい情報を提供するのは非常に困難ではあるが，情報収集や勉強を重ね，可能な限り正しい情報を得て，根拠と患者の希望に基づいた治療やケアを提供すること，治療やケアに関する科学的な情報をわかりやすく患者に説明することは医療従事者の責務である。

⑤危害を与えないこと

本章で述べてきたように，情報を不適切に扱うことで，他人の権利を侵害したり，さまざまな不利益や危害を与えたりしてしまうことがある。とくに，コンピュータやインターネットの発展によって，情報を簡単に複製し，広範囲に発信できるようになったために，不適切な情報の拡散によっておこる知的財産権やプライバシー権の侵害による被害が，コンピュータやインターネットがなかった時代と比べてはるかに大きくなっている。

また，コンピュータウイルスなどを作成してコンピュータやシステムに障害を発生させたり，他人のアカウント情報を利用して他人のコンピュータに侵入したりすることは，「刑法」や「不正アクセス行為の禁止等に関する法律(不正アクセス禁止法)」などの法律で禁じられている。

このようなコンピュータやネットワークを利用した犯罪は，意図しなくても加害者になることもありうる。自分の使用するコンピュータやサービスのアカウントの管理を適切に行わないと，コンピュータやアカウントをのっとられてしまい，それが上記のような犯罪に利用されるケースもある。したがって，コンピュータのソフトウェアを適切にアップデートしたり，ウイルス対策を行ったりすることや，コンピュータやサービスのアカウントを適切に管理して他人に使用されないようにすることは，自分が使用しているコンピュータやアカウントを悪用され，他人に害を与えることを防ぐために重要である(▶189ページ)。

ゼミナール

復習と課題

❶ 情報倫理の4つの原則とその具体例を説明しなさい。
❷ 知的財産権にはどのようなものがあるかあげなさい。
❸ 著作権の人格権と財産権について説明しなさい。
❹ 著作権が制限される場合について説明しなさい。
❺ プライバシー権にはどのようなものがあるか，具体例とともに示しなさい。
❻ 情報倫理の原則である「情報の公正な提示」に関連した看護職者の責務を述べなさい。
❼ 意図せずコンピュータやネットワークを利用した犯罪の加害者にならないためにどのようなことに注意をしたらいいか述べなさい。

参考文献

1）樋口範雄：倫理と法．<http://www.med.or.jp/doctor/member/kiso/k2.html><参照 2020-01-20>
2）Severson, R. J.：The Principles of Information Ethics. M. E. Sharpe Incorporated, 1997.
3）文化庁：著作物が自由に使える場合．<https://www.bunka.go.jp/seisaku/chosakuken/seidokaisetsu/gaiyo/chosakubutsu_jiyu.html><参照 2020-01-26>
4）末宗達行：学術論文における「引用」と著作権法における「引用」．<https://rclip.jp/2018/07/30/201808column/><参照 2020-09-03>
5）著作権法第35条ガイドライン協議会：学校その他の教育機関における著作物の複製に関する著作権法第35条ガイドライン．2004.
6）小町谷育子：プライバシーの権利 —— 起源と生成(歴史公文書の公開とプライバシー)．国立公文書館アーカイブズ．2004(15)：48-66.
7）厚生労働省：医業若しくは歯科医業又は病院若しくは診療所に関する広告等に関する指針(医療広告ガイドライン)．2018.

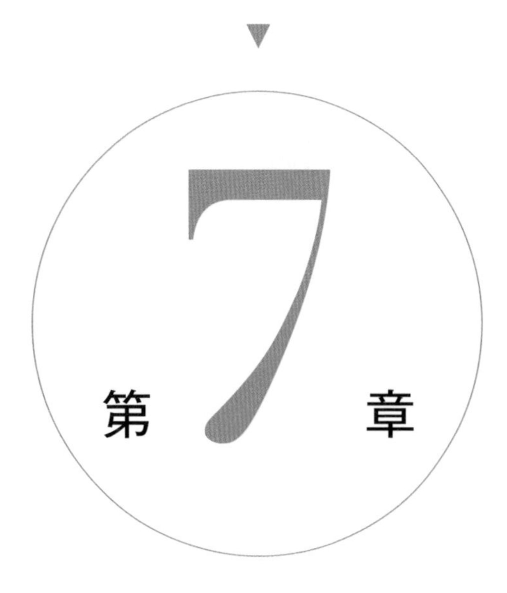

患者の権利と情報

A 患者の権利と自己決定への支援

① 医師–患者関係の変化

ひと昔前の医療現場では，医師は「患者は，医学のことはわからないのだから，黙って私にまかせなさい」という態度が多く，一方，患者のほうも「なんでも，お医者様のいうとおりにすれば病気は治る」という考え方が多かった。

このような関係は，**パターナリズム** paternalism とよばれ，知識や経験などが豊富な者(医師)が，そうでない者(患者)の利益になるようにと，介入・干渉するという点に特徴がある。そのため，1948 年の第 2 回世界医師会総会で規定された「ジュネーブ宣言」に示されているように，患者を尊重するような「医師としての規範」が重要であった(▶表 7-1)。

これに対し，現在の医療現場では，次で述べる「リスボン宣言」で強調されているように，患者が「選択の自由」をもとに，「自己決定権」を行使することが重要になっている。

もちろん，正しい判断のためには，十分な情報を患者に提供することが必須である。ただし，患者が病気に関する情報を理解したうえで自己決定を行うためには，医学的な専門知識が必要になる場合が多い。そのため，単に情報を提供するだけでなく，必要な情報をわかりやすく伝え，患者本人が納得したうえで治療を受けるための手続きが必要になる。

リスボン宣言▶ 1981 年の第 34 回世界医師会総会では，**リスボン宣言**(**患者の権利に関する世界医師会リスボン宣言**)として，医療従事者が知っておくべき患者の権利を定義した。2005 年に改訂されたその内容を，**表 7-2** に示す。

ここでは，「選択の自由の権利」として別の医師の意見を求める権利(セカンドオピニオン)を認めたり，「尊厳に対する権利」として終末期ケアや緩和ケアのあり方に言及したり，「健康教育を受ける権利」「宗教的支援に対する権利(スピリチュアルなものを含む)」なども明記されている点に特徴がある。

▶表 7-1　ジュネーブ宣言のおもだった内容

- 人類への奉仕に自分の人生を捧げ，良心と尊厳を持って実践する。
- 患者の健康を私の第一の関心事とする。
- 患者の秘密を，たとえその死後においても尊重する。
- 医師としての名誉と伝統を保持する。
- どのような要因においても患者差別をしない。
- 人命を最大限に尊重し続ける。
- 人権や国民の自由をおかすために，自分の医学的知識を利用することはしない。

▶表 7-2 リスボン宣言のおもだった内容

1	良質の医療を受ける権利	5	守秘義務に対する権利
2	選択の自由の権利	6	健康教育を受ける権利
3	自己決定の権利	7	尊厳に対する権利
4	情報に対する権利	8	宗教的支援に対する権利

② インフォームドコンセント

1 インフォームドコンセントとは

「十分な説明を受けたうえでの患者の自発的な合意」のことを，**インフォームドコンセント** informed consent とよび，「IC」などと略されることも多い。インフォームドコンセントは，医療従事者側と患者側の合意が重要であり，医療従事者側が治療方針を説得して承諾させた場合や，患者本人が「医学的なことはわからないから……」と十分な説明を聞かないまま同意書に署名したという場合には，成立していない。しかし，患者側が，最初に提案された治療方針を拒否し，医療従事者側がそれを受け入れた場合には，きちんと成立していることになる(▶図 7-1)。

インフォームドコンセントは患者の権利であり，また医療従事者側の義務であるため，どのような場面でも必須である。「医療法」でも「医師，歯科医師，薬剤師，看護師その他の医療の担い手は，医療を提供するに当たり，適切な説明を行い，医療を受ける者の理解を得るよう努めなければならない」(第1条の4第2号)と規定されている。なお，認知症などで本人に理解力や判断能力がな

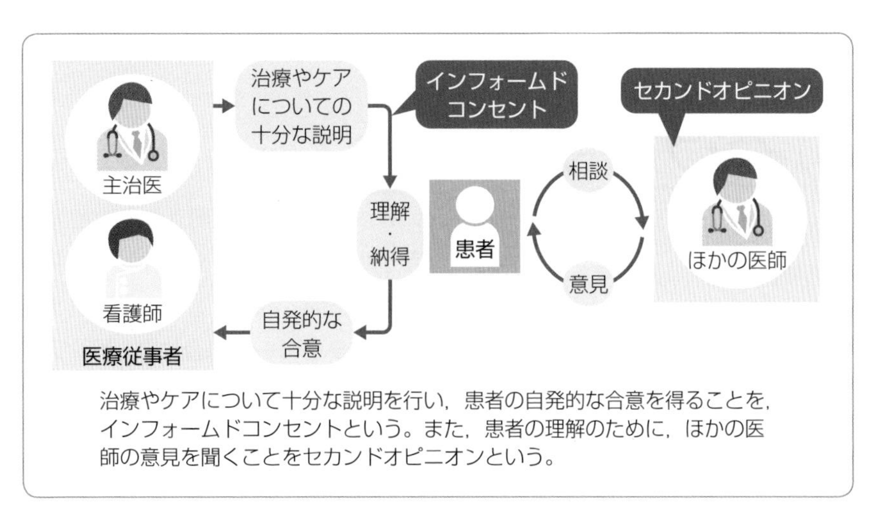

▶図 7-1 インフォームドコンセントとセカンドオピニオン

いと考えられる場合には，家族などの代理人に同意してもらうことになる。救急搬送時のように，本人に意識がなく，かつ緊急に対処が必要な場合にのみ省略が可能である。

インフォームドコンセントは，手術などの侵襲性の高い治療の方向を決定する際にのみ話題になりがちであるが，日常の看護などに関しても，その考え方は必須である。その場合には，クリニカルパス(▶104ページ)を利用すると効率的である。

2 インフォームドコンセントを得るうえでの留意点

インフォームドコンセントを得るにあたり，基本的には患者本人に対して，病名・予後，合併症の可能性などとともに，今後の検査・治療法の目的や危険性などについてわかりやすく説明する必要がある。医学的な正確性も必要であるが，専門用語をなるべく使わず，患者の精神状態や理解力などを考慮した説明が重要である。

家族への説明▶ 実際の医療現場では，入院治療などを進めていくうえで家族の協力が必要になるため，患者だけでなく，家族を同席させて治療方針などの説明を行うことも多い。ただし，インフォームドコンセントの基本は本人の合意であるため，家族の意見よりも本人の意見を尊重するのは当然である。

しかし，親と未成年の患者本人の意見がくい違った場合などには，問題が生じることになる。一般には，未成年者は判断能力が不十分であるため，保護者の同意が必要とされているからである。現在はまだ統一した見解が出されていないため，何歳から本人の意思のほうを保護者の意思より尊重するのかは定まっていない。

同意書の撤回▶ なお，現在は，同意書という書面の形態でインフォームドコンセントの内容を残すことが多いが，患者本人はその内容を無条件で撤回可能である。

また，医療行為の責任はあくまで医療側にあるので，インフォームドコンセントを行ったからといって，患者側に責任を押しつけてはいけない。

③ インフォームドチョイス

インフォームドコンセントのように説明された治療方針などに合意するだけでなく，自発的に治療方針などを複数の選択肢のなかから選択する場合には，**インフォームドチョイス** informed choice とよんで区別することがある。さらに，「自己決定権」という点に重きをおいた場合には，**インフォームドディシジョン** informed decision とよぶこともある。

医療従事者としての責務▶ 慢性疾患などの場合には，治療方針が複数考えられることも多い。そのなかのどの方針を選択するのかは，患者自身のQOLに関係するため，他人には判断しがたいこともある。そのような場合には，複数ある治療方針のよい点，わるい点などを一覧状態で明示すれば，患者自身が納得して選択することができる。ただし，すべての選択肢を並列で示すのではなく，医療の専門家としてみた場合の優先順位を事前に示しておくことが重要で，これは医療従事者としての責務である。

また，最近は患者自身がインターネットから疾患や治療方法に関するさまざまな情報を入手していることも多いため，その点も含めて適切な対応が必要である。医療従事者が最新の治療法などについてまったく知らないというような状況では，患者とのその後の信頼関係に問題が生じる可能性が高い。とくに，インターネット上の情報は必ずしも正しい情報ばかりではないので，患者が間違った情報にとらわれないようにすることも重要である。

④ セカンドオピニオン

セカンドオピニオン second opinion は，直訳すると「2番目の意見」ということで，医療では，主治医以外の人から診断や治療方針などについての意見を聞くという意味である(▶143ページ，図7-1)。なお，医療現場以外でも，客観的に物事を判断するために，別の視点をもった人や別の立場の人からの意見を聞くという意味で使われることもある。

1 セカンドオピニオンの意義

インフォームドコンセントにおいて，最初に説明された内容に疑問や不安がある場合は，ささいなことであっても何度でも主治医などに説明を求め，疑問や不安に思っていることを解消することが重要である。しかし，患者自身に専門的な知識が少ないこともあり，最終的に判断しかねたり，納得がいかなかったりすることもある。

ひと昔前であれば，このような場合は，主治医には内緒で，別の病院を受診し，また最初から診察をしてもらうようなこともあった。しかし，いまではインフォームドコンセントが重要なため，患者が納得いかない場合だけでなく，より深く納得してもらうためにも，主治医のほうから「別の専門医にセカンドオピニオンをもらってはどうか」とすすめることも増えてきている。

主治医からセカンドオピニオンをすすめられると，「診断に自信がないのではないか」と心配する患者もいるだろう。しかし，主治医の立場からすると，診断や治療方針に自信があるからこそ，自信をもってセカンドオピニオンをすすめているはずである。

患者が不安をもったまま治療を進めることにはなんのメリットもない。そのため，患者がセカンドオピニオンを得ることで，主治医の説明にさらに納得し，今後の治療を信頼関係のもとで安心して受けてもらうことが大切である。なお，主治医が診断に迷うような場合は，病院内のカンファレンスなどでほかの医師と検討を行うこともあるが，これはここでいうセカンドオピニオンとは別である。

2 セカンドオピニオンを求める場合の留意点

診療情報提供書の作成▶ 通常，セカンドオピニオンを求める場合には，主治医に専用の**診療情報提供書**(**紹介状**)を作成してもらう必要がある。

検査記録などの持参▶ また，X線フィルムや検査記録，病理標本なども必要に応じて，セカンドオピニオンをもらう病院まで持参する必要がある。

自費診療▶ 最近では，セカンドオピニオン外来が設置されている大学病院などが増えているが，「診療」ではなく，「相談」なので自費診療であり，健康保険の給付対象になっていない。病院ごとに価格が異なるため，事前に確認することが必要である。

主治医の了解▶ なお，前述のようにセカンドオピニオンは，インフォームドコンセントの一部として考えられているため，基本的に患者本人が診断または治療中の疾患に対して，主治医の了解のもとで行うものである。そのため，医療過誤の場合のように，すでに行われた治療や医療費そのものへの不満の相談，あるいは主治医からの診療情報提供書を持参していない場合などは，通常受けつけてもらえない。

転院希望の場合▶ また，もしセカンドオピニオンを受けた先での治療を希望する場合は，主治医に転院の希望を述べて，あらためて紹介状を書いてもらう必要がある。

不利益に関する説明▶ なかには，セカンドオピニオンを受けても納得できないからと，つぎつぎと別の場所で意見を聞きたがる患者もいるが，この場合は治療開始時期が遅れるなど，かえって患者本人に不利益になることを説明する必要がある。

⑤ 患者の自己決定への支援

看護師の役割▶ 入院患者などから見た場合，担当看護師は医療チームのなかで，とくに身近な存在であることが多い。最も長い時間を共有し，患者の身のまわりのケアを担当するわけであるから，患者からみれば身近な存在になるのは当然である。そして，看護師は患者に身近に接しているからこそ，患者の性格や知識，理解度などを最も把握できる医療関係者である。

そのため，患者の権利として重要視されている自己決定権の支援を考えた場合，医療関係者のなかでも看護師の果たす役割は最も重要である。日本看護協会が示している「看護者の倫理綱領」でも，「人々の知る権利及び自己決定の権利を尊重し，その権利を擁護する」(第4条)とあるのは，医療チームのなかでも最も患者の立場を代弁し，医師-患者間の調整を行えるのは看護師だからである。

具体的な支援内容▶ 日常の看護業務のなかで，専門用語を日常的な言葉におきかえて，患者の理解度に合わせて説明するのは当然である。さらに，ささいな疑問でも患者が質問・相談しやすい雰囲気をつくり出し，現在の治療や今後の検査などについて，実際にはどう考えているのかを話しやすい環境をつくる必要がある。日常の看護業務を通して互いの信頼関係が成立していれば，ほかのスタッフには話せないことも，担当看護師になら相談できるということもあるだろう。患者からの質問や相談に対応できない場合には，医師や薬剤師に再度説明を依頼することも必要である。

また，本人の了解のもとに，医療チームで患者の相談内容などを共有することも重要である。たとえば，主治医からの説明が予定されている場合には，事前に患者の不安や心配事などを確認しておくとよい。患者自身が説明を受ける準備ができるだけでなく，患者が詳しく説明を希望する内容を必要に応じて主治医に伝えておくことも可能だからである。

主治医が説明を行う際には可能な限り同席し，患者の反応などから理解度を確認するとよい。説明後も患者が十分納得していないようであれば，疾患に関する情報や，情報を入手する方法を提供するなどのサポートを行うとともに，セカンドオピニオンという選択肢があることを提示する。セカンドオピニオンの意義や手順を説明するだけでなく，主治医に思いが伝えられるように支援し，医師–患者間の調整を行うことが重要である。

B 診療情報の開示

① 医師–患者関係の変化と診療情報の開示

1 診療情報とは

診療情報とは，患者を診療していく過程で得られる患者に関するさまざまな情報のことである。「医師法」で，「医師は，診療をしたときは，遅滞なく診療に関する事項を診療録に記載しなければならない」(第24条第1項)とされているため，主たる診療情報は診療録(カルテ)である。

診療録の記載事項▶ 診療録の記載事項は，①診療を受けた者の住所・氏名・性別および年齢，②病名および主要症状，③治療方法(処方および処置)，④診療の年月日の4つとされている(「医師法施行規則」第23条)が，実際にはほかにも，現病歴，既往歴，家族歴が記載されていたり，検査結果などの情報も添付されている。そのほか，X線・CTなどの画像情報や，看護記録なども重要な診療情報である。

2 診療情報の取り扱いの変化

医師–患者関係がパターナリズムであったころには，「専門知識がないから，患者のあなたが見ても意味がわからない」として，カルテはもちろん，検査結果の数値なども患者にきちんと見せないことがふつうであった。また，カルテに関しては，診療する医師本人だけがわかればよいということで，さまざまな走り書きメモや，独自の略号・記号などで記入され，記載した本人以外には暗号のようにみえるカルテも多く存在していた。

その後，インフォームドコンセントという言葉が浸透し，事前に患者に説明する医師が増えた。しかし，どちらかといえば，もしものときのために「患者から同意を取ること」に主眼がおかれていた。そのため，予定されている手術に対する一般的な注意事項やその後の経過などが説明されている説明書を見せて，同意書にサインをもらうということが行われていた。この場合，すでに手術をすることは決まっているため，わざわざ患者に診療情報を見せながら説明する必要がないわけである。

しかし，前述のようにインフォームドチョイスという考え方になった場合に，患者は自分の診療情報について十分な知識がないと治療方針などを選択することができない。そのため，医療関係者には診療情報の開示を積極的に進める必要が出てきている。以前のように侵襲性の高い検査や手術などの直前だけでなく，毎回の診察などの際にもつねに患者への説明を心がけるべきである。

② 診療情報の開示の目的と具体的な方法

1 診療情報の開示目的

患者に診療情報を開示する目的は，まず患者自身に現在の病状と今後の治療方針について，つねに理解していてもらうことである。そのため，現状や今後の見通しなどに関する説明は，毎回の診療の際にすべきである。限られた診療時間という制約があるものの，患者が納得するような情報をつねに提供することは，医療従事者と患者の間の信頼関係を良好に保つためにも重要である。

たとえば検査をする場合に，「なんのためになにを測定するのか」を事前に患者に知らせれば，検査の目的を知ったうえで，みずから検査にのぞむことになる。そのため，治療行為への参加意識が高くなるとともに，注意事項を遵守（じゅんしゅ）してもらえる可能性も高くなる。また，検査結果が出た場合には，その結果からなにがわかったのか，つまり，どのような病気の可能性が減り，どのような病気の可能性が高くなったのかをわかりやすく知らせることで，より安心して次の段階に進むことができるようになる。なにかわからない検査をされたあと，その結果を見ながら「では次の検査をしましょう」と簡単に言われても，患者は不安になるだけで，けっして信頼関係は生まれない。

2 診療情報の具体的な開示方法

一般的に知られているような簡単な検査であれば，口頭による説明でも十分かもしれないが，検査時に注意事項を伴うような検査や特殊な検査の場合には，説明文書を渡しながら説明することが望ましい。また，侵襲性の大きな検査や治療法の場合には，その必要性を患者自身が納得できるように説明することが必須である。とくに，「やらない」という選択肢も含めたほかの選択肢との違いと今回の方法を選択した理由を詳しく説明し，事前に納得してもらわないと，あとからトラブルになりやすい。

一般的には，効果が大きいが，副作用が出やすいといったハイリスクハイリターンか，その逆のローリスクローリターンになることが多いので，その違いを患者自身が比較検討しやすいように一覧表などにして提示するとよい。検査の数値なども，そのまま提示するのではなく，グラフなどを有効に利用すると，時系列の変化などはとくにわかりやすい。診療情報を提示することそのものが目的なのではなく，患者に状況を理解してもらうための手段の1つであるので，短時間でも理解しやすいことが重要である。

3 患者の心理と権利

患者自身も自分のからだのことなので，積極的に診療情報の内容を確認する態度が望ましい。なかには，自分の病状に対する不安のために，患者自身が病名などの告知を希望しない場合もある。もちろん，患者自身の意思は尊重する必要があるが，本来はそのような病状に対する不安を取り除くのも治療の一環であり，告知に耐えられるような環境を整えることが重要である。

診察や検査の結果として得られた診療情報は，その患者の疾病を治療するというサービスを行うために患者にお願いして見せていただいたものであり，患者の情報は患者自身のものということを医療従事者は忘れないようにする必要がある。

一方で，患者からみれば，治療のためとはいえ，自分の大切な情報を医療関係者に知られてしまうわけであり，診療情報として具体的になにを調べられているのか，それは自分の治療にあたりどのような理由で必要なのかを知る権利が当然ある。前述のように，「医療法」には「医療を受ける者の理解を得るよう努めなければならない」（第1条の4第2項）と記載されている。もともと知識の少ない患者が理解して納得するまでは，どれほどささいな疑問に関してもわかりやすく説明してもらえるはずであり，患者がむだな遠慮をする必要はない。

③ 診療情報提供に関する指針

1 指針の作成

日本医師会は，1999年に「診療情報提供に関する指針」を作成した。この指針は「医師が診療情報を積極的に提供することにより，患者が疾病と診療の内容を十分に理解し，医療の担い手である医師と医療を受ける患者とが，共同して疾病を克服し，医師，患者間のより良い信頼関係を築くこと」を目的としている(2002年改定)。つまり，患者に言われてから情報を見せるのではなく，医師から率先して見せ，患者の理解と信頼を得ようということである。

それを受けて，厚生労働省は，その対象を「医療従事者等」として「医師，歯科医師，薬剤師，看護師その他の医療従事者及び医療機関の管理者」に拡大した，「診療情報の提供等に関する指針」(2003年)を発表している。

なお，ここでいう診療情報とは，診療の過程で，患者の身体状況，病状，治療などについて，医療従事者が知り得た情報のことであり，単にカルテや手術記録，各種検査記録といった文書や画像などだけではないことに注意する。

2 診療情報の提供に関する一般原則

「診療情報の提供等に関する指針」のなかでは，診療情報の提供に関する一般原則として「診療情報の提供は，①口頭による説明，②説明文書の交付，③診療記録等の開示等具体的な状況に即した適切な方法により行わなければならない」「医療従事者等は，患者等にとって理解を得やすいように，懇切丁寧に診療情報を提供するよう努めなければならない」とされている。

具体的には，診療中の患者に対しては，表7-3にあげた事項などについててていねいに説明しなければならない。もちろん，「患者が，『知らないでいたい希望』を表明した場合には，これを尊重しなければならない」とされている。

また，患者など(患者本人から代理権を与えられた親族，法定代理人などを含む)から「患者の診療記録の開示を求めた場合には，原則としてこれに応じなけ

▶表7-3　診療中の患者にていねいに説明すべき事項

(1) 現在の症状および診断病名
(2) 予後
(3) 処置および治療の方針
(4) 処方する薬剤については，薬剤名，服用方法，効能，とくに注意を要する副作用
(5) 代替的治療法がある場合には，その内容および利害得失
(6) 手術や侵襲的な検査を行う場合には，その概要，危険性，実施しない場合の危険性，合併症の有無
(7) 治療目的以外に，臨床試験や研究などのほかの目的も有する場合には，その旨および目的の内容

(厚生労働省：診療情報の提供等に関する指針．2003による)

ればならない」というだけでなく，「補足的な説明を求めたときは，医療従事者等は，できる限り速やかにこれに応じなければならない。この場合にあっては，担当の医師等が説明を行うことが望ましい」とされている。

なお，診療情報の提供をこばむことができる場合としては，「①診療情報の提供が，第三者の利益を害するおそれがあるとき」および「②診療情報の提供が，患者本人の心身の状況を著しく損なうおそれがあるとき」とされている。

また，遺族(配偶者，子，父母およびこれに準ずる者)に対しては，「患者が死亡した際には遅滞なく，遺族に対して，死亡に至るまでの診療経過，死亡原因等についての診療情報を提供しなければならない」とされている。もちろん，その場合でも「患者本人の生前の意思，名誉等を十分に尊重することが必要」とされている。そのため，場合によっては，患者本人の意思を確認し，遺族に対しても明示できるような準備が必要である。

④ レセプトの開示

1 レセプトとは

レセプト(診療報酬明細書)は，各患者が保険医療機関でどのような診察や処置，検査などの医療行為を受けたのかを点数であらわしたものである。毎月まとめられたレセプトは，医療機関からいったん審査支払機関(被用者保険であれば社会保険診療報酬支払基金，国民健康保険であれば国民健康保険連合会)に提出され，診療内容などについて審査を受ける必要がある。

そのあと，保険者(国民健康保険であれば市町村など)に転送されて，最終的には患者の自己負担分を除いた金額が保険者から審査支払機関を経由して医療機関に支払われるしくみになっている(▶図7-2)。

2 レセプト開示の意義

本来，レセプトにより請求される医療行為は，すべてカルテなどに記載されているはずなので，診療情報としての付加価値はあまりないはずである。しかし，レセプトの内容とカルテの記載に違いがみられる場合などには，重要な診療情報と考えることができる。両者に相違があるということは，カルテに記載ミスがあったか，誤請求をしている可能性があるからである。

自分の診療内容を確認するためだけでなく，不正保険請求を防ぐためにも，レセプトの開示は患者の権利として重要である。

3 レセプト開示における留意点

もともと，厚生省(現厚生労働省)が1997年に「患者が申請すれば開示できる」という方針に転換するまでは「厚生省の指導によりレセプトは開示できな

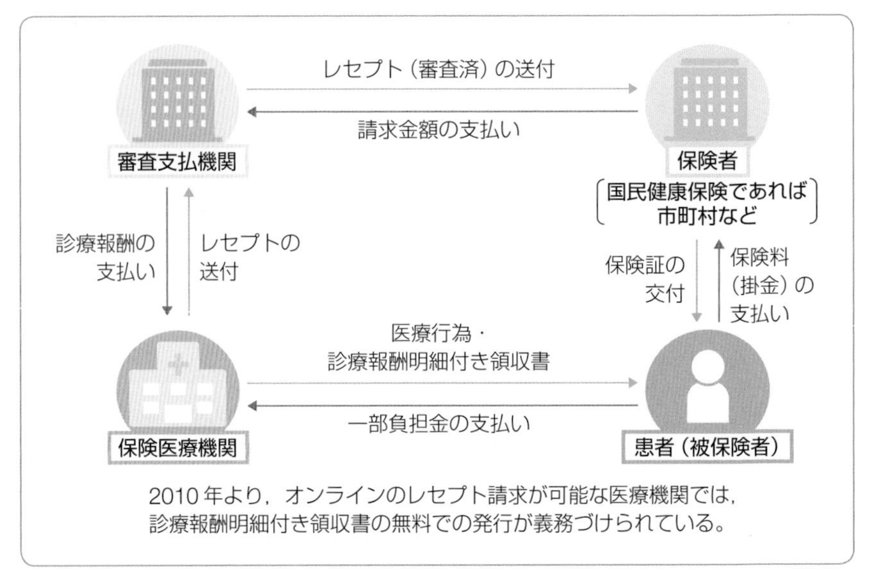

▶図7-2 保険診療のしくみとレセプト

い」とされていた。たとえば，「国民健康保険質疑応答集」(1979年)では，「レセプトには病名，診療内容など秘密に属することが記載されており，治療に悪影響を及ぼすおそれもあるのでたとえ本人であっても閲覧させることはできない」とされていた。

このことから，患者が自分のレセプトを見ることにより，告知していない病名などを知ってしまうことを非開示の理由としていたことがわかる。1997年以降も，レセプトの開示請求があった場合には，「診療上の支障が生じないこと等を確認したうえで」という名目で，本人への病名告知の有無などを医療機関に問い合わせてから開示するようになっている。

なお，レセプトコンピュータ(▶102ページ)を導入し，オンラインのレセプト請求が可能になった医療機関では，実際に行われた診療内容や処方された薬の種類などがわかる「診療報酬明細付き領収書」を無料で発行することが2010年の診療報酬改定で義務づけられた。

⑤ 医療訴訟とそれに関連する制度

1 医療訴訟とは

医療訴訟とは，主として特定の医療行為の結果，患者が死亡したり，大きな後遺症が残ってしまったりした場合に，その医療行為が適切だったかどうか，また，因果関係があるかどうかなどを検討し，必要な場合には損害賠償金額などを争う民事訴訟のことである。場合によっては，医療行為上の過失について，

▶表 7-4　医療過誤の例

(1) アレルギーの既往を問診で聞き忘れて薬の副作用が強く出た。
(2) 主訴や症状から鑑別診断を間違えて必要な検査を怠ったり，検査結果を見落としたりしたために，症状が悪化した。
(3) 入院患者の管理が不十分で褥瘡ができた。
(4) 感染防止対策が不十分で院内感染症になった。

業務上過失致死などの刑事責任を問う刑事訴訟が行われることもあり，その場合にも医療訴訟とよばれる。

2 医療過誤

医療訴訟には，**医療過誤**が生じていることが前提となる。厚生労働省の「リスクマネージメントマニュアル作成指針」によると，医療過誤は「医療従事者が，医療の遂行において，医療的準則に違反して患者に被害を発生させた行為」と定義されている。

つまり，一般的な臨床の医療水準で考えれば，今回の結果(患者の被害)を予想でき，回避ができた可能性があるのに，その対応・対策をしなかったことが原因で患者に損害が発生した場合をいう。

具体例としては，**表 7-4** のように治療過程のさまざまな場面で考えられる。

3 医療事故に関する情報収集

医療過誤のように医療関係者側に誤りがあることが明らかな場合のほかに，医療内容が誤っていたかどうかは明らかでなくても，患者が予期しない結果になった場合にも問題がある。これらはともに患者が予期しない結果になった事例ということで**医療事故**としてまとめて扱われる。また，誤った医療内容でも，患者に提供される前に発見されたり，患者への影響がほとんど見られなかった場合などは**ヒヤリ・ハット事例**(▶98 ページ)として扱われる。

ハインリッヒの法則によれば，1 件の重大事故の裏には，29 件の軽微な事故と 300 件のヒヤリ・ハット事例があるとされている。そのため，ヒヤリ・ハット事例を分析することは，その後の事故を防止するために重要である。また，発生した病院内で再発防止の検討をするだけでなく，ほかの医療機関へ情報を共有することで，より一層の事故防止につながる。

そこで，国立病院や大学病院，特定機能病院などの大病院で発生した事例は，医療事故情報収集等事業として日本医療機能評価機構に情報が集められ，再発防止のために分析されたり，オンラインのデータベースで広く情報公開されている。

4 医療事故の際の患者の対応

医療関係者側になんらかの医療過誤がおきたとしても，そのすべてが医療訴訟に発展するわけではない。

その後の対策，つまり，①原状回復，②すばやい原因究明と患者に対する説明，③関係者の謝罪(補償を含む)，④今後の防止対策の説明などを十分に行うことができれば，医療訴訟のほとんどは防げるはずである。

しかし，患者が医療関係者の行為や説明などになんらかの不満や不安，不信をもった場合は，以下のような行動をおこすことになる。

(1) 関係書物やインターネットで関連情報をさがす。
(2) 信頼関係のある医療関係者がいれば，その人に相談する。
(3) 大きな病院であれば「患者相談室」などの窓口に相談する。
(4) 地域にある医療安全支援センターに相談する。

原状回復が可能な医療過誤であれば，通常ここまでで解決するはずである。しかし，原因究明が不十分またはあいまいで，医療関係者が医療過誤を認めないと患者が思っているときなどには，さらに弁護士に相談することになる。

証拠保全手続き▶ 弁護士に相談したとしても，すぐに訴訟になるわけではない。まず患者側からの訴えを聞き，裁判をする必要性があるかどうかの判断がなされる。

弁護士にとっても，患者側の証言だけでは，損害の認定は可能かもしれないが，医療関係者側に過誤があったかどうかを把握できないのがふつうである。医療過誤を証明するための証拠として最も重要なのは，カルテをはじめとする医療記録であり，それを確認しないと過誤の判断はむずかしいのである。

前述の「診療情報の提供等に関する指針」にあるように，「患者の診療記録の開示を求めた場合には，原則としてこれに応じなければならない」とされているため，患者側が開示請求をして診療記録を入手し，それを持参して弁護士をたずねることも本来は可能なはずである。

しかし，患者側は弁護士に相談しようと考えている時点ですでに不信感をいだいているため，すべての診療記録が開示されているとは考えておらず，さらにカルテの改ざんなどをおそれ，裁判所を通じて証拠保全手続きをとることが多い。必要な診療記録を入手したあとは，その内容を専門家とともに検討し，医療過誤の有無を見きわめ，内容に問題があれば訴訟へと発展することになる。

5 医療事故調査制度

医療事故調査制度は，2014(平成26)年に行われた「医療法」の改正に盛り込まれた制度であり，2015年10月1日より始まっている。医療事故が発生した医療機関において院内調査を行うだけでなく，その調査報告を民間の第三者機関である医療事故調査・支援センターが収集・分析することで再発の防止につなげ，医療の安全を確保するものである。医療訴訟のように，責任の追及を目

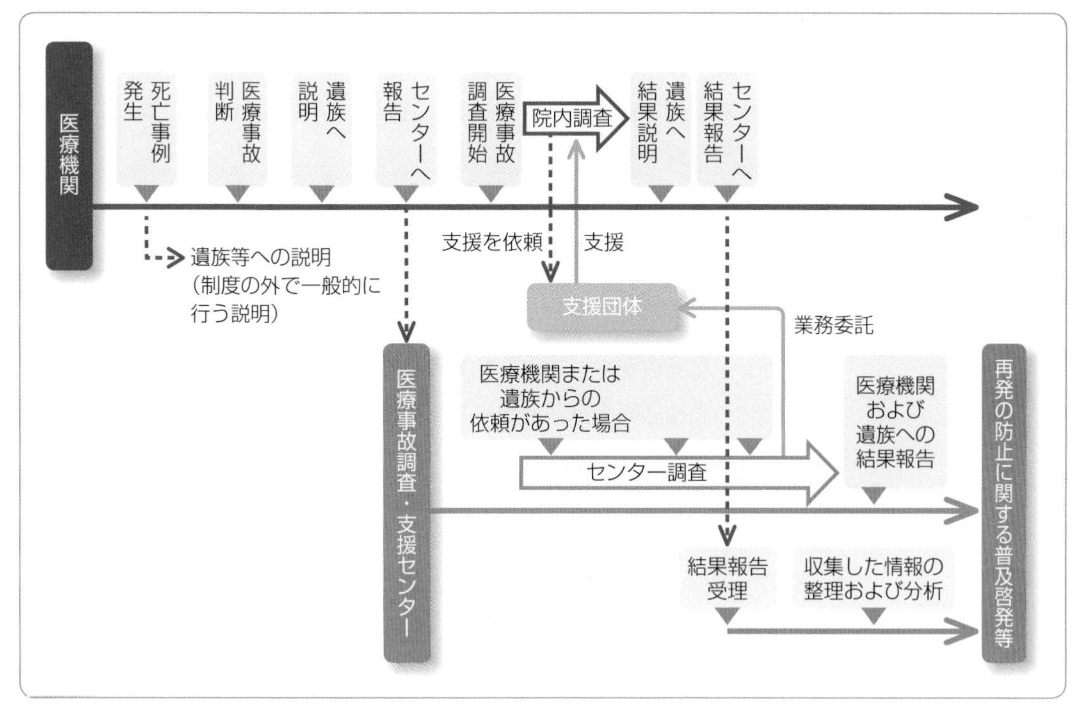

▶図 7-3　医療事故にかかる調査の流れ

的としたものではないため，次のような特徴がある。

- 懲罰(ちょうばつ)を伴わない(非懲罰性)
- 患者，報告者，施設が特定されない(秘匿(ひとく)性)
- 報告システムが報告者や医療機関を処罰する権力を有するいずれの官庁からも独立している(独立性)

調査の流れ▶ この制度の対象となる医療事故は，「当該病院等に勤務する医療従事者が提供した医療に起因し，又は起因すると疑われる死亡又は死産であって，当該管理者が当該死亡又は死産を予期しなかったものとして厚生労働省令で定めるもの」(「医療法」第6条の10)とされている。条件に該当する場合には，過誤の有無によらず，遅滞なく医療事故調査・支援センターに報告しなければならない。

医療事故が報告されると，日本安全調査機構の医療事故調査・支援センターでは，次の7つの業務が行われることになる(▶図 7-3)。

(1) 医療機関の院内事故調査の報告により収集した情報の整理および分析を行うこと。
(2) 院内事故調査の報告をした病院などの管理者に対し，情報の整理および分析の結果の報告を行うこと。
(3) 医療機関の管理者が医療事故に該当するものとして医療事故調査・支援センターに報告した事例について，医療機関の管理者または遺族から調査の依頼があった場合に，調査を行うとともに，その結果を医療機関の管理者および遺族に報告すること。

(4) 医療事故調査に従事する者に対し，医療事故調査にかかる知識および技能に関する研修を行うこと。

(5) 医療事故調査の実施に関する相談に応じ，必要な情報の提供および支援を行うこと。

(6) 医療事故の再発の防止に関する普及啓発を行うこと。

(7) その他医療の安全の確保をはかるために必要な業務を行うこと。

ほかにも，各医療機関が院内事故調査を行うにあたり，院内事故調査の進め方，死亡時の画像診断や解剖に関する支援，院内調査に必要な専門家の派遣などの必要な支援を行う団体として，日本医師会や日本看護協会などの職能団体，日本病院会などの病院団体，国立病院機構などの病院事業者，各種学会などの学術団体などが「医療事故調査等支援団体」として定められている。「医療法」第６条の11では，院内調査(医療事故調査)の中立性を保つためにも，これらの団体に支援を求めることとされている。

遺族への説明▶ 遺族へは，厚生労働省令で，医療事故の日時・場所・状況や，医療事故調査制度の概要，院内事故調査の実施計画などを説明することが定められている。

6 医療訴訟の防止対策

当然のことながら，医療訴訟を防止するためには，まず医療事故を防ぐことが大切である。医療安全管理者を中心に，関係者の教育・研修などを行い，組織としての安全管理体制を整えるのは基本である。ヒヤリ・ハット事例なども，ただ原因や今後の対策など検討するだけでなく，ほかの部署で同様の事例をおこさないためにも，情報を共有することが大切である。

不幸にして医療事故がおきてしまった場合には，すばやい原因究明と患者への説明が重要である。患者から求められる前に，すべての診療情報を開示するだけでなく，関係する医療情報を集めてわかりやすく説明することができれば，患者に不信感をもたれることはなく，医療訴訟にまで発展することはないであろう。日常的に必要な診療情報を開示しながら，多くのコミュニケーションをとることにより，信頼関係を築いておくことも重要である。

看護記録の法的証拠能力▶ もちろん，看護記録もカルテと同様に法的証拠能力がある。訴訟になった場合に，看護記録に不備があると必要なケアがされていないと判断されてしまうこともある。

たとえば，患者の観察や処置を行った正確な時間や内容を看護記録に明記していない場合には，裁判で必要な処置を行ったと証言しても認められないこともある。とくに処置時間に関しては，ほかの記録との整合性がとれない場合などは問題になるので，いつも正確に記載する必要がある。

7 医療訴訟の増加による問題点

近年の医療訴訟では刑事訴訟が増えており，それが多くの問題を引きおこしている。手術などの侵襲性の高い医療行為は，死亡と隣り合わせであり，つねに成功するとは限らない。

不測の事態がおこって死にいたってしまった場合には，どこまでが不測なのかが裁判で問われたりすることになるが，緊急的な手術などの場合に，すべての可能性を考えることはむずかしい。

しかも，いったん刑事訴訟に巻き込まれると，裁判が終わるまでの長い間，通常業務ができない状況になってしまう。そのため，医師や医療機関が訴訟に巻き込まれやすい産科を敬遠したり，危険を伴う医療行為を避けるために，緊急搬送の患者の受け入れに消極的になったりすることが懸念されている。実際，産科を担う医師の不足や，緊急搬送の患者の搬送先がすぐにみつからないことが社会問題になっている。

8 医療訴訟に関する取り組みと課題

医療訴訟は，医療に関する専門知識と治療内容(治療行為)などの詳細な情報が必要となるため，東京・大阪などの大きな地方裁判所では，医療集中部が設置され，集中的に取り扱われている。

裁判官自身は医学知識が限られているため，提出された診療情報をもとに鑑定人により医療行為の鑑定が行われる。この際，患者側の鑑定人と医療機関側の鑑定人の間で，予見や回避の可能性に関して意見が異なることがよくある。そのため，双方に利害関係がなく中立な立場で，さらにその分野に専門性をもっている鑑定人を，どの医療訴訟のときでも適切に選べるようにできるのかという点に課題が残されている。

9 無過失補償制度

無過失補償制度とは，医療事故で患者に大きな損害が生じた場合に，医療過誤がなくても補償金が支払われる制度である。医療過誤の有無について，訴訟により長期間争う必要がないため，医療関係者と患者の双方の救済が目的とされている。

わが国では，2004年，福島県立大野病院での分娩事故に伴って医師が逮捕された事件を契機に，最初の試みとして2009年に「産科医療補償制度」が導入された。その後，対象の範囲が広くなり，2015年1月1日以降に出生した場合は，妊娠32週以上，出生時体重1,400 g以上の新生児(所定の要件に該当すれば妊娠28週以上)が通常の分娩で重度脳性麻痺(まひ)になった場合には，3000万円(一時金600万円＋120万円×20年)が支払われる。

制度を運営する日本医療機能評価機構は，その目的を次のように示している。

(1) 分娩に関連して発症した重度脳性麻痺児とその家族の経済的負担をすみやかに補償する。
(2) 原因分析を行い再発防止に資する情報を提供する。
(3) 紛争の防止・早期解決および産科医療の質の向上をはかる。

掛金は１分娩につき１万６千円で，現在の加入状況は全国の病院や助産所で99.9％となっているものの，「補償金額は足りているのか，また算定根拠は正しいのか」「原因分析は正しく行われているのか」などの問題が山積しており，今後，無過失補償制度がほかの障害やほかの領域にすぐに広がるかは不明である。

ゼミナール
復習と課題

❶ インフォームドコンセントがなりたつために必要な事項について例をあげながら説明しなさい。
❷ セカンドオピニオンをとるために必要な事項と注意点について説明しなさい。
❸ 診療情報の開示について，効果的な工夫を述べなさい。
❹ 診療情報の開示をこばめる場合について述べなさい。
❺ レセプトの開示が患者にとって重要である理由を述べなさい。
❻ 医療過誤，医療事故，医療訴訟の違いについて説明しなさい。
❼ 医療訴訟を防ぐために重要なものごとにについて述べなさい。

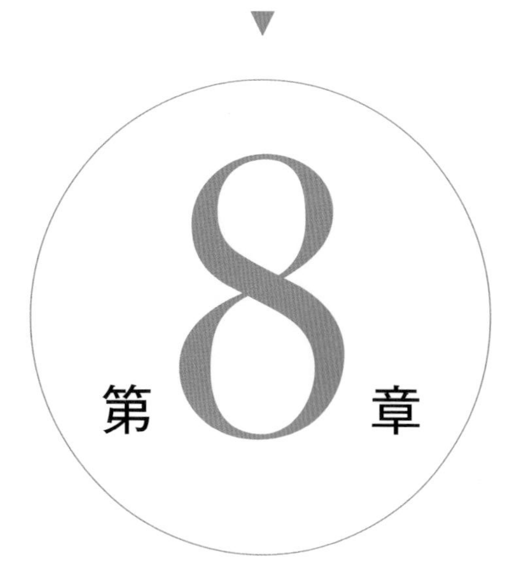

個人情報の保護

A 医療・看護における個人情報

昨今のコンピュータやインターネットの発展に伴って，大量の情報に簡単にアクセスしたり，多くの人と共有したりすることが可能になった。また，インターネットメディアが発展し，簡単に不特定多数の人に情報を発信することもできる。そのようななかで，プライバシーにかかわる情報は個人の人格や尊厳にかかわるものであり，慎重に取り扱うことが必要である。

そこで，情報を取り扱う国や自治体，企業や組織における対策を規定することを目的に，2005(平成17)年4月に「**個人情報の保護に関する法律**」(以下，「**個人情報保護法**」)が施行された。2017年(平成29)年の改正では，適用事業者の拡大のほか，看護・医療においても大きくかかわる，人種・信条・病歴などの要配慮個人情報とよばれる情報の取り扱いについて規定された。

看護実践においては，「保健師助産師看護師法」に守秘義務が規定されており，業務上知りえた人の秘密をもらしてはならないとされている(▶137ページ)。しかし，看護業務を進めていくなかで，どのような秘密を誰に対してもらしてはいけないのか，明確にされてはいなかった。「個人情報保護法」は，自治体や企業などの事業者に向けた法律であり，その事業者のなかでの個人情報の取り扱いを具体的に規定している。医療機関や福祉施設などもその対象となるため，看護師は，このルールをよく知っておく必要がある。

本章では，「個人情報保護法」のなかで，看護・医療にかかわる部分について，看護・医療の実践内容にあてはめつつ解説していく。また，厚生労働省から「医療・介護関係事業者における個人情報の適切な取り扱いのためのガイダンス」[1]などが出されているので，あわせて参照されたい。

① 個人情報とその特徴

個人情報とは，生存している個人に関する情報のなかで，特定の個人を識別可能な情報である。個人に関する情報には，「氏名，性別，生年月日，顔画像等個人を識別する情報に限られず，個人の身体，財産，職種，肩書等の属性に関して，事実，判断，評価を表す全ての情報であり，評価情報，公刊物等によって公にされている情報や，映像，音声による情報」[1]も含まれる。

たとえば生年月日と大まかな居住地の情報を照合すると，特定の個人を識別することができるので，このようなものも含まれることになる。また，DNAの塩基配列や保険証の被保険者番号などの記号や番号も個人情報である。

要配慮個人情報▶ 個人情報のなかには，差別や偏見の対象になってしまうような情報もある。このような情報は**要配慮個人情報**とよばれる。カルテに記載された過去の病歴，調剤歴，身体障害・精神障害・知的障害などに関する情報，信条，犯罪歴などがこれにあたる[1)]。要配慮個人情報の取り扱いにはきわめて慎重になる必要がある。また，要配慮個人情報を，第三者へ提供する際には，原則として本人の同意が必要である。

プライバシーとの違い▶ 個人情報と混同されて使われがちな用語に**プライバシー**がある。個人情報は個人を特定することができる情報をさすが，プライバシーはあくまでも，個人の私的な情報で，他者に知られたくないことがらをさす。

よくあげられる例として，手紙の場合，封筒の住所と宛名は個人情報であるが，封筒の中身の文章はプライバシーということになる。このように，プライバシーと個人情報とは異なる概念である。しかし，医療にかかわる個人情報はプライバシーであるともいわれている。このことをふまえつつ，本章では個人情報について解説する。

診療録(カルテ)の個人情報▶ 診療録(カルテ)には，患者の病名・病歴や客観的な検査データに加えて，医師をはじめとする医療従事者による判断や評価が記載されている。そのため，カルテ上の情報は患者の個人情報である。一方で，作成・記載した医師や医療従事者個人の情報ともいえる。したがって，その取り扱いは十分に注意する必要がある。

実習記録の個人情報▶ 看護学校などにおける臨床実習記録も，患者個人を特定できる情報であることから，個人情報である。この場合の個人情報の取り扱い事業者は学校であり，学校と施設の間で取り決めをもつことになっている。学生は直接責任を負わないが，学校の管理・監督のもとで記録を扱うことが望まれる。

なお，実習記録から住所・氏名を削除すれば，個人情報ではなくなるということではない。記録にあるさまざまな情報を照合すれば個人を特定できる可能性がある。したがって，匿名(とくめい)にしたからといって安心せず，情報の管理については細心の注意をはらう必要がある。

死者に関する情報▶ 個人情報は，生存する個人に関するものである。死者の情報については個人情報とはよばない。

しかし，たとえば，家族背景に関する情報や，家族性の疾患あるいは遺伝に関する情報など，死者に関する情報が遺族などの生存する個人に関する情報でもある場合には，生存する個人に関する情報となる。したがって，このような情報は慎重に取り扱う必要がある。

個人データとデータベース▶ **個人情報データベース**とは，コンピュータ上で，特定の個人情報を検索することができるようにまとめた情報の集まりである。あるいは，コンピュータを用いなくても，紙面上で，五十音順や生年月日順などの整理をし，誰もが検索することができるようにした情報の集まりについてもさす。具体的には，住所録や住民基本台帳リストなどがある。医療機関では，入院・外来患者情報のリストやレセプト(診療報酬明細書)データなどが該当する。

個人情報データベースを構成する個人情報を**個人データ**という。診療録などの診療記録や看護記録などについては，紙面上のものであってもパソコン上のデータであっても個人データに該当する。また，電子カルテ上の情報も同様である。さらに，検査の検体，たとえば，採取した血液や病理標本なども，それ自体が個人情報となる。

したがって，患者の同意を得ず，目的をこえて検体を取り扱ってはならない。また，これらの検体を用いた検査結果は，診療録などと同様に検索可能な状態として保存されることから，個人データである。

② 医療従事者の義務

1 医療機関における個人情報の利用目的を把握する

個人情報を取り扱う事業者は，個人情報の利用目的について特定し，それを公表することが定められている(「個人情報保護法」第 15・16 条)。したがって，医療機関では，個人情報の利用目的を定めて，掲示板などにその旨を提出して患者や利用者にはっきり示すことが必要となる。

ただし，一般に，医療機関側が患者から個人情報を聞き出す場合，その個人情報を患者に対する医療サービスの提供や，医療事務，入退院などの病棟管理などの目的で利用することは，患者側からすれば明らかである。そこで，**表 8-1** に示した目的内で使用するのであれば，あえて掲示板などで公表したりすることなく，患者の個人情報を集めて使用してもよいとされている。

したがって，医師や看護師はじめ医療従事者は，少なくとも**表 8-1** に示した目的以外で個人情報を使用してはいけない。もし，目的の変更が必要な場合は，あらかじめ患者本人の同意が必要である。

2 個人情報は正規のルートで取得し，正確性を確保する

医師・看護師をはじめとする医療従事者は，不正な手段を使って患者の個人情報をさぐってはいけない(「個人情報保護法」第 17 条)。とくに，診療や看護を行うために必要な過去の受診歴などについては，必要な範囲について，本人から直接聞きだすか，本人の同意のもとで，ほかの第三者から聞き出すことになる。本人の知らないところで，他者から本人に関する情報を聞き出してはいけない。看護師は仕事のなかで患者の家族と接する機会がきわめて多いため，慎重に情報収集を行う必要がある。

ただし，認知症や意識レベルが低い状況など，本人とコミュニケーションをとることがむずかしく，本人以外の家族などから聞き出すことが診療・看護上やむをえない場合は差しつかえない。

また，患者が子どもの場合，親の同意なしに，十分な判断能力を有していない子どもから家族の個人情報を聞き出してもいけない。ただし，その子どもの診療・看護上，家族などの個人情報が必要なときに，家族から直接，個人情報

▶表 8-1 医療機関における個人情報の利用目的

患者への医療の提供にかかわる目的	
医療機関内	●医療機関が(医師や看護師をはじめとした医療従事者によって)患者に提供する医療サービス
	●医療保険事務
	●患者にかかわる医療機関等の管理運営業務のうち 1）入退院時の病棟管理 2）会計・経理 3）医療事故等の報告 4）その患者の医療サービスの向上
ほかの医療機関や事業者への情報提供に伴うもの	●医療機関が患者に提供するサービスのうち 1）ほかの病院，診療所，助産所，薬局，訪問看護ステーション，介護サービス事業者等との連携 2）ほかの医療機関からの照会の回答 3）患者の診療等にあたり，外部の医師等の意見・助言を求める場合 4）検体検査業務の委託，その他の業務委託 5）家族等への病状説明
	●医療保険事務のうち 1）保険事務の委託 2）審査支払機関へのレセプトの提出 3）審査支払機関または保険者からの照会への回答
	●事業者等から委託をうけて健康診断等を行った場合における，事業者等へのその結果の通知
	●医師賠償責任保険などにかかわる医療に関する専門の団体，保険会社等への相談，または届出等
上記以外の利用目的	
医療機関内	●医療機関の管理運営業務のうち， 1）医療・介護サービスや業務の維持・改善のための基礎資料 2）医療機関の内部において行われる学生の実習への協力 3）医療機関の内部において行われる症例研究
ほかの事業者への情報提供を伴う事例	●医療機関の管理運営業務のうち 1）外部監査機関への情報提供

注1）本表は，「厚生労働分野における個人情報の適切な取扱いのためのガイドライン等」を参考に筆者が表現を修正し，作成した。

注2）この目的以外に個人情報を利用する場合は，変更について公表あるいは，本人に通知のうえで利用することになる(「個人情報保護法」第18条)。

を聞き出すことが困難な場合は，この限りではない。

要配慮個人情報の取得▶ 患者の傷病からの回復のために，よりよい支援やケアをするにあたって，医療従事者側が要配慮個人情報を取得することは必要不可欠となっている。そこで，医療従事者は患者本人から書面や口頭で要配慮個人情報を直接取得する場合，この患者自身の行為をもって本人の同意があったとみなしてよい[1)]。

正確で最新の個人情報を保つ必要性▶ 医師や看護師をはじめとした医療従事者は，適正な医療・看護サービスを提供するという目的の達成に必要な範囲内において，個人データについて正確かつ最新の内容に保つよう努めなければならない(「個人情報保護法」第19条)。

したがって看護師は，個人情報だからといって患者から聞き出したり観察したりすることに躊躇(ちゅうちょ)することがあってはならない。つまり，看護ケアにつながる情報収集は，その患者・患児の看護を継続する以上，つねに続けていく必要がある。

3 個人情報を保護するために病院が努めることをよく把握する

「個人情報保護法」には，個人情報を扱う企業や団体である「個人情報取扱事業者」の責務について記載されている(第15〜36条)。つまり，医療でいうなら病院や診療所といった医療機関の責務(管理職の責任)として，どのようなことを心がければよいのかが指摘されている。看護師として医療機関に勤める以上，個人情報保護のために医療機関側がどのようなことに努めないといけないのかをあらかじめ知っておくことが望まれる。

個人情報保護の▶9つのポイント

そこで，厚生労働省がまとめたガイダンス[1]であげられている9つのポイントをみていこう。

[1] **個人情報保護に関する規程の整備・公表** 医療機関は，個人データの開示手順を定めた規程や，個人情報保護に関する規程を整備する。また，苦情への対応を行う体制も含めて，これらの規程について院内や事業所内などへの掲示やウェブサイトへの掲載を行うなどして，患者・利用者などに対して周知徹底をはかる。個人データを取り扱う情報システムの安全管理措置に関する規程などについても同様に整備する。

[2] **個人情報保護推進のための組織体制等の整備** すべての従業者(医師や看護師，その他のコメディカルなど)の責任体制の明確化をはかり，具体的な取り組みを進める。そのために，医療における個人情報保護に関する十分な知識をもつ管理者・監督者などを定めたり，個人情報保護の推進をはかるための委員会などを設置する。また，医療機関で行っている個人データの安全管理措置について定期的に自己評価を行う。

[3] **個人データの漏洩(ろうえい)等の問題が発生した場合等における報告連絡体制の整備** 個人データの漏洩などの事故が発生した場合や，個人データの取り扱いに関する規程等に違反している事実が生じた場合に，責任者らへ報告・連絡する体制の整備を行う。また，個人データの漏洩に関する情報は，苦情というかたちで，外部から報告される場合も想定される。そこで，苦情対応の部署との連携をはかり，すみやかにその情報が報告・連絡されるように体制を整備する。

[4] **雇用契約時における個人情報保護に関する規程の整備** 医師や看護師については，「刑法」や関係資格法，または「介護保険法」に基づく指定基準により守秘義務規定などが設けられている(▶137ページ)。医療機関としても雇用契約や就業規則において，就業期間中はもとより離職後も含めた守秘義務を課すなど，従業者(とくに医師・看護師をはじめとする医療従事者)の個人情報保護

に関する規程を整備し，その遵守の徹底をはかる。

[5] **従業者(医師・看護師など)に対する教育研修の実施** 従業者に対する教育研修の実施を通じて，取り扱う個人データが適切に保護されるように，従業者の啓発をはかり，従業者が個人情報の保護意識をもつよう徹底する。派遣労働者についても，個人情報の取り扱いにかかわる教育研修を実施するように配慮する必要がある。

[6] **物理的安全管理措置** 個人データの盗難・紛失などを防止するため，次のような措置を行う。①入退館(室)管理を実施する。②カメラによる撮影や作業への立ち会い，記録機能のある媒体の持ち込み・持ち出しの禁止，検査の実施などの盗難などに対する予防対策を行う。③機器や装置の固定など物理的保護をする。

また，不正な操作を防ぐために，必要時にはスマートフォンやパソコンなどの記録機能を有する機器の接続の制限をするなど，端末の機能を限定させる。

[7] **技術的安全管理措置** 個人データの盗難・紛失を防ぐために，個人データを扱う情報システムに，次のような措置を行う。

(1) 個人データに対するアクセス管理(ID やパスワードなどによる認証，各職員の業務内容に応じて業務上必要な範囲にのみアクセスできるようなシステム構成の採用など)
(2) 個人データに対するアクセス記録の保存
(3) 不正が疑われる異常な記録の有無についての定期的な確認
(4) 個人データに対するファイアウォールの設置
(5) 情報システムへの外部からのアクセス状況の監視
(6) ソフトウェアに関する脆弱性(ぜいじゃくせい)対策(セキュリティパッチの適用，システム固有の脆弱性の発見など)

[8] **個人データの保存** 個人データを長期にわたって保存する場合には，個人データが消失しないように保存媒体(ハードディスクなど)の劣化防止などを行い，適切に保存する。また，本人からの個人データに関する照会など，必要なときに迅速に対応できるよう，インデックス(目録)の整備などを行い，検索可能な状態で保存しておく。

[9] **不要となった個人データの廃棄・消去** 不要となった個人データを廃棄する場合には，個人データの復元が不可能になるように焼却や溶解などを行ったうえ廃棄する。また，個人データを取り扱った情報機器についても，記憶装置内の個人データを復元が不可能なかたちに消去してから廃棄する。とくに，ハードディスクなどは，データを削除しただけでは復元が不可能になるわけではないので注意が必要である。復元を不可能にするためには，焼却や溶解などといった物理的な破壊が必要である。

4 本人の同意なしに個人データを第三者に提供しない

看護業務のなかで知りえた個人情報を患者本人の同意なしに外部に提供することは守秘義務に反するため，してはならない。ただし，業務上，第三者(外部)に情報を伝えることもある。具体的にはどのような場合に第三者に伝えてはいけないのか，あるいは伝えてもよいのかをみていこう。

●本人の同意を得る必要があるケース

医療機関は，本人の同意を得ずに，個人データを第三者に提供してはならないとされている(「個人情報保護法」第23条)。たとえば，次の例の場合，本人の同意を得る必要がある。

[例1] 受け持ち患者が民間の生命保険会社に保険金の支払いを請求したところ，生命保険会社から患者の健康状態などについて病棟に電話があった。
⇒照会があった場合でも，患者の同意を得ずに患者の現在の健康状態や既往歴などを回答してはならない。

[例2] 受け持ち患者は会社を休職中で，その会社の職員より，患者の職場復帰の見込みに関する問い合わせがあった。
⇒患者の同意を得ずに病状や回復の見込みなどを回答してはならない。

[例3] 受け持ちの患児が通っている学校の教諭から，健康状態に関して病棟に問い合わせの電話があった。
⇒保護者の同意を得ずに患児の健康状態や回復の見込みなどを回答してはならない。

[例4] 製薬会社の社員を名のる男性が病棟にあいさつに来て，高血圧の患者の有無について聞かれた。
⇒患者の同意を得ずに患者の有無や該当する患者の氏名・住所などを回答してはならない。

●本人の同意を得なくてもよいケース

看護業務の性格上，本人の同意を得ないで第三者に情報を提供してもよい場合がある。

[1] **法令に基づくとき** たとえば，「医療法」に基づく立入検査，「介護保険法」に基づく不正受給者にかかわる市町村への通知，「児童虐待の防止等に関する法律」に基づく児童虐待に関する通告などがある。

[2] **人の生命，身体，財産の保護のために必要がある場合で，本人の同意を得ることが困難であるとき** たとえば，次のようなときである。

[例 1] 意識不明で，身もと不明の患者が搬送されたときに，警察署や家族からの問い合わせがきた。

[例 2] 大地震発生時に，公共機関や家族からの問い合わせが殺到した。

[3] **公衆衛生の向上，または，児童の健全な育成の推進のためにとくに必要がある場合で，本人の同意を得ることが困難であるとき** たとえば，以下のようなときである。

[例 1] 「健康増進法」に基づく地域がん登録事業によって国または地方公共団体へがん患者に関する情報提供を行う。

[例 2] がん検診の精度を管理するため，市から委託された検診機関に対する精密検査の結果を情報提供する。

[例 3] 児童虐待事例について児童相談所と情報交換を行う。

[4] **国や県，市町村，またはその委託を受けた事業者が，法令で定められている事務を行うことに協力する際に，本人の同意を得ることによりその事務遂行に支障があるとき** たとえば，「統計法」に定められている一般統計調査に協力する場合や，災害発生時に警察が負傷者の氏名・住所や傷の程度などを照会する場合などがある。

● すでに本人の同意が得られているケース

医療従事者は，患者の回復のために，より適切な医療が提供できるように治療・ケアを行うとともに，必要に応じてほかの医療機関と連携をとったり，ほかの医療機関の専門職に指導・助言などを求めたりすることが日常的に行われている。このため，第三者への情報の提供のうち，患者への医療の提供に必要な次のような場合は，個人情報の利用目的として院内掲示板などでそのことが示されていれば，原則として同意が得られているものとみなせる。

[例 1] 主治医がほかの医療機関宛に発行した紹介状などを患者本人が持参する場合。

[例 2] 過去に来院していた患者がほかの医療機関に現在かかっていて，その医療機関からの照会に回答する場合。

[例 3] 病状について本人と家族へ説明するとき。

［例４］　児童・生徒の治療に教職員が付き添ってきた場合に，児童・生徒本人が教職員の同席をこばまないとき。

③ 個人情報の提供について注意が必要なケース

1 個人情報を共同で利用しているとき

病院をはじめとする医療機関は，第三者に個人情報を提供してはならない。ただし，たとえば，病院と訪問看護ステーションが共同で医療サービスを提供している場合など，個人データを共同で利用していることがある。このような場合には，留意しなければいけない点がいくつかある。

● あらかじめ本人に通知しておくこと

個人データを共同で利用する場合，①共同利用の個人データの項目，②共同利用者の範囲，③利用目的，④個人データの管理について責任をもつ人の氏名，をあらかじめ本人に通知する。このようにして，共同して利用することを明らかにしている場合には，共同利用者は「第三者」にはならないとされている。

この場合，①，②については変更することができず，③，④については，本人が想定することができる範囲内で変更できる。ただし，変更する場合は，本人に通知するなど，本人が容易に知りうるようにする必要があるので注意が必要である。

● 病院内での情報共有は本人の同意を得る必要がない

治療や看護の業務上の情報交換は，患者の治療を円滑に進めるために重要なことであるうえに，医療機関の内部でのやりとりになる。そのため，このような場合に扱う情報については「第三者」扱いをすることはなく，本人の同意を得る必要はない。

たとえば，以下のような場合である。

［例１］　病院内のほかの診療科との連携など，医療機関内部における情報の交換。

［例２］　同じ医療機関（事業者）が開設する複数の施設間における情報の交換。

［例３］　職員を対象とした研修での利用（ただし，この利用目的が院内掲示などにより公表されていない場合は，具体的な利用方法について本人の同意を得るか，個人が特定されないよう匿名化する必要がある）。

［例４］　医療機関内（事業者内）で経営分析を行うための情報の交換。

2 ほかの事業者への情報提供

ほかの事業者への情報提供は，①法令に基づく場合などの例外の場合，②「第三者」に該当しない場合，③個人が特定されないように匿名化して情報提供する場合のいずれであっても，本来必要とされる情報の範囲に限って行われるべきである。したがって，情報提供するうえで必要とされていない事項についてまで，ほかの事業者に提供することがないようにする。

たとえば，以下のような注意が必要である。

［例 1］ 医療事故などに関する情報提供のときに，患者や利用者および家族などの意思をふまえて，報告に氏名などが必要とされる場合を除いて匿名化を行う。

［例 2］ 医療事故発生直後にマスコミへの公表を行う場合などについては，匿名化したとしても，本人または家族などの同意を得る。

［例 3］ 医師や薬剤師が，製薬企業のMR（医薬情報担当者）や医薬品卸業者のMS（医薬品卸販売担当者）との間で，医薬品の投薬効果などについて情報交換を行う場合には，氏名の情報は削除する。

④ 個人情報の開示

カルテや看護記録などの診療記録は誰のものだろうか。記録をしたのは医師や看護師などの医療従事者であるから，医療従事者のものといえる。しかし，患者自身の個人データそのものでもあるともいえる。つまり，診療記録には，医療従事者のものでもあり，また患者のものでもあるという二面性がある。ただし，この二面性を理由に開示しないということはできないとされている。

医療機関は，患者本人から，患者本人が識別される個人データの開示を求められたときには，患者本人に対し，書面の交付などの方法によって，すみやかに保有する個人データを開示しなければならない。

しかし，開示には次のようにいくつか例外があり，該当する場合は，部分的に，あるいはすべてを開示しなくてもよい。

関係の悪化が懸念されるとき▶ 患者の状況について，家族や患者の関係者が医療従事者に情報提供を行っている場合，このような情報提供者の同意を得ずに，患者自身に情報を提供することによって，患者と情報を提供した家族や関係者との人間関係が悪化することがある。このように，情報提供者の利益を害するおそれがある場合は，開示をしなくてもよいとされている。

心理的な影響が懸念されるとき▶ 症状や予後，治療経過などに関する十分な説明が，患者本人に重大な心理的影響を与え，その後の治療効果などに悪影響を及ぼすことが考えられる場合は，開示しなくてもよいとされている。ただし，個々の事例への適用については個別具体的に慎重に判断することが必要である。

B 情報の利用の仕方

① 臨床実習における患者・市民情報の利用法

看護学生は看護師免許をもっていないが，その実習の性格上，医療施設内で情報収集活動を行い，看護計画を立案し，実際に看護ケアを実施している。

看護学生が接する情報には，診療録や看護記録，検査データなど，患者の個人情報がある。さらに，実習内容に基づいて，患者へのかかわりや観察などの情報も加えた実習記録を作成し，学校側に提出することになるが，実習記録もまた患者の個人情報である（▶161 ページ）。

その一方で，学生は学習途上にあるため，なにが必要な情報で，なにが必要でない情報なのか，判断がつけられないことが多い。そのため，とくに，個人が特定されない情報処理・加工，知りえた情報の取り扱いなどについて教員の指導が重要になる。このことから，看護学実習における個人情報の取り扱いに関するガイドラインの作成が，日本看護系大学協議会より要望されている[2]。

では，実習中に扱うことになる患者の個人情報の保護についてどのようにすることが適切であるのか，具体例とともに「個人情報保護法」の観点から考えていこう。

1 個人情報の収集範囲の制限

事例

病棟で，電子カルテにログインして患者の情報収集をしていた看護学生のＡさんは，使っていたパソコンがフリーズしてしまったため，強制終了し，別のパソコンで情報収集を行うことにした。

次に使用したパソコンは，Ａさんの前には研修医が使っていたもので，ログアウトしていなかった。しかしＡさんは，そのまま使用し，アクセスできる情報を集めた。

医療機関によっては，看護学生や看護師がアクセスできる情報は医師に比べて限られていることがある。したがって前の人が使ったログイン状態のパソコンを見つけた場合は，必ずログアウトしてから自分の ID でログインを行う。

基本的に，医師や看護師がアクセスしてよい情報については，あらかじめ病院側で決められていて，なんらかのかたちで公表されていることが多い。不正にアクセスして個人情報を取得するのは，患者の同意を得たとは認められないので注意が必要である。

なお，端末がフリーズしたときには，きちんと再起動させ，ログアウトされているかどうかを確かめる。また，このようなことがおこった場合，自分で勝手に判断せず，実習指導者に報告し，相談することも大事である。

2 情報収集の目的の遵守

事例

Bさんは，基礎看護実習ではじめて病棟に出て，受け持ちとなった患者に直接インタビューして情報収集を始めた。最初は緊張していたが，だんだん患者とも打ちとけてきて，いろいろと話を聞くことができた。看護過程を展開するためには，対象者の全体像をとらえることが重要なので，患者の過去の生活や人生を聞いた。患者はいろいろ自分の話をしてくれるタイプの方であったので，盛り上がって過去にかかえていた借金の額や，過去に交際していた男性とのプライベートでの話まで聞いてしまった。

患者との信頼関係を築くことは大事であるが，看護師が情報収集する目的は，患者の健康と生活に関する情報を集めてアセスメントすることで，必要なケア計画をたて，実践するためであることを忘れてはならない。したがって，利用できない情報，つまり，自分でアセスメントすることができないような情報や，看護ケアに直接かかわってこない情報までは収集する必要がない。収集する情報は，目的達成につながる範囲内に限定する。

この場合は，患者本人から聞いているので問題はないが，たとえば電子カルテ上のデータでは看護ケアにかかわりをもたないような部分にまでアクセスして情報収集することができる。このような看護ケアとはかかわりのない目的外の利用の場合は，「個人情報保護法」の規定に反するので注意する。

3 情報利用の制限

事例

C君は，実習の受け持ち患者の情報収集をしているうちに，患者が大企業の大株主であることをカルテから読みとることができた。さらにその患者のベッドサイドでの挙動や話から，その企業の今後を不安視しており株を売却しようか悩んでいるのがわかった。C君は，父親も同じ会社の株を持っていたので，株価が下がらないうちに売却したほうがよいと父親に助言した。

その患者の全体像を把握するうえで職業や，関心事，趣味や興味のあることについて情報を収集することは大事であるが，それはあくまでもアセスメントの手だすけとすることが目的であって，それ以外の目的で情報を用いてはならない。とくにこの例の場合では，業務上知りえた情報なので守秘義務をまもらねばならない。

4 その他の基本的なルール

ここまで，実習における個人情報の保護について，事例をもとに見てきた。このほかの基本的なルールとして，たとえば，USB メモリなどで，個人情報を医療機関外に持ち出さない，患者に関する情報を書いた紙を置き忘れない，そのような情報が入っているかばんをなくさないことなどを心がける必要がある。

これらの基本的ルールがおろそかにならぬよう，実習期間を通して，他者の情報を扱っているという自覚をもって慎重に行動することが望まれる。

② 研究における個人情報保護

1 医学研究の倫理原則・指針

看護学生でも，卒業研究を実施する際に，研究目的で患者の個人情報に接する機会がある。しかし，「個人情報保護法」には，研究目的の場合での個人情報保護の規定はない。これは，「日本国憲法」第23条に規定されている「学問の自由」に抵触する可能性があるためである。つまり，大学その他の学術研究を目的とする機関(学校)などが，学術研究の目的で，全部または一部として個人情報を取り扱う場合については，法による義務等の規定は適用しないこととされているのである。

自主的な措置▶ それでは，研究目的であれば，どのような情報も研究者は使用してよいのかというと，必ずしもそうではない。研究を行う大学や学校が，自主的に個人情報の適正な取り扱いを確保するための措置を講ずることが求められている。

とくに医学・看護学研究は人を対象とすることが多く，個人情報に接する機会が多い。さらに，患者個人への介入を伴う研究の場合は，患者の尊厳や人権をまもることが重要になっている。

ヘルシンキ宣言▶ このようなことから，1964年にフィンランドのヘルシンキで行われた世界医学会で，人間を対象とする医学研究の倫理原則である**ヘルシンキ宣言**[3)]が採択された。その後改訂を重ねているが，ヘルシンキ宣言では，大きく患者・被検者の権利の尊重や，インフォームドコンセントをとる必要性などの37項目があげられている。

これをもとに各国で研究倫理指針を作成しており，日本国内では政府により，「人を対象とする生命科学・医学系研究に関する倫理指針」[4)]が施行されている[*1]。また，国際看護師協会からも「看護研究のための倫理指針」が示されている。

2 研究に携わる者の個人情報保護に関する責務

成果の公表時の匿名化▶ 研究成果の発表会や学会などの，共同研究者以外の人が不特定多数参加する場で，特定の研究対象者についてどうしても発表しなければならないことがあったとしよう。

そのような場合は，氏名・生年月日・住所など，個人が特定できる情報は，消去する。しかし，症例や事例によっては，被験者を特定できないようにすることが困難な場合もあるかもしれない。そのような場合は，被験者の同意を得なければならない。

目的内での情報使用▶ 研究対象者の同意を得ないで，利用目的の達成に必要な範囲をこえて，個人情報を取り扱ってはならない。また，利用目的を変更する場合は，あらためて研究対象者に変更の内容を説明し，同意を得なければならない。

また，研究目的をかってにかえてはならない。たとえば，卒業研究をするために指導教員から，ある介入研究のデータを渡されて，「このデータの解析をしなさい」と言われたとする。その卒業研究のための解析を行おうとする場合でも，当初の介入研究の目的にそって行われなければならない。

情報の適正な収集と管理▶ 本人の同意がなく個人情報を集めたり，かってに個人情報上の数値をかえるなどの不正な扱いをしてはならない。また，集めた情報が外部にもれないように，研究者が管理をしなければならない。また，第三者(研究者でもなく被験者でもない人)には個人情報は提供しない。ただし，新たに研究者グループに加わった人や，研究の分析についてアドバイスしてくれる人などは，第三者には該当しない。

問い合わせへの対応▶ その研究における個人情報の取り扱いに関して，研究対象者などからの苦情や問い合わせがあったときには，適切に，また，迅速な対応に努めなければならない。研究期間中に問い合わせがあるものと考えて，あらかじめ対応を考えておく必要がある。

③ ソーシャルメディアの普及と患者の個人情報

昨今，ソーシャルメディアの普及によって，公開日記のかたちで，自分の日々の経験や感じたこと，撮影した写真などを不特定多数の人に発信することができる。ただし，このような行為を通じて患者の個人情報が漏洩することも十分にあるため，注意する必要がある。しかし，そもそも掲載した内容が患者の個人情報にあたることを自覚しないでこのような行為にいたるケースが少なくない。

---

*1「人を対象とする医学系研究に関する倫理指針」と「ヒトゲノム・遺伝子解析研究に関する倫理指針」が統合・整合されるかたちで，2021(令和3)年に新たな指針として策定された。

看護職や看護学生が書くブログやSNSなどにおいて，個人情報と気づかずに掲載してしまう内容として，次のような例があげられる[5]。記事や撮影した写真・動画などを投稿(アップロード)する前には，患者の個人情報が含まれていないかどうかを，必ずよく見直すことが大事である。

(1) 著者がどの施設に勤めているかを推測できる状態での，患者や利用者の病状などの記載

(2) 患者や家族の本名や職業，家族構成などの記載

(3) 患者や家族の写真や動画の掲載

(4) 患者の病状や個人情報を含む会話などの記載

ゼミナール
復習と課題

❶ 医療における個人情報について，どのようなものが該当するのか，具体的に例をあげて説明しなさい。

❷ 医療機関で働く看護師が，個人情報保護のために努めなければいけないことについて列挙し，説明しなさい。

❸ 看護研究を行ううえで注意すべき個人情報保護の内容を説明しなさい。

❹ 臨床実習中に扱うことになる患者の個人情報に関連して，情報を収集する目的を説明しなさい。また，収集してはいけない情報の例とその理由をあげなさい。

❺ ソーシャルメディアに投稿する前に，個人情報保護の観点からよく確認すべきことを4つあげなさい。

参考文献

1) 厚生労働省：医療・介護関係事業者における個人情報の適切な取扱いのためのガイダンス．2017．＜https://www.mhlw.go.jp/file/06-Seisakujouhou-12600000-Seisakutoukatsukan/0000194232.pdf＞＜参照 2020-8-31＞
2) 日本看護系大学協議会：看護学実習における個人情報取り扱いに関するガイドライン作成のために．＜http://www.janpu.or.jp/wp/wp-content/uploads/2005/05/guideline.pdf＞＜参照 2020-8-31＞
3) 日本医師会：ヘルシンキ宣言．＜http://www.med.or.jp/wma/helsinki08_j.html＞＜参照 2020-8-31＞
4) 厚生労働省：人を対象とする生命科学・医学系研究に関する倫理指針．＜https://www.mhlw.go.jp/content/000757566.pdf＞＜参照 2020-9-8＞
5) 日本看護協会：個人情報と倫理．＜https://www.nurse.or.jp/nursing/practice/rinri/text/basic/problem/kojinjyoho.html＞＜参照 2020-8-31＞

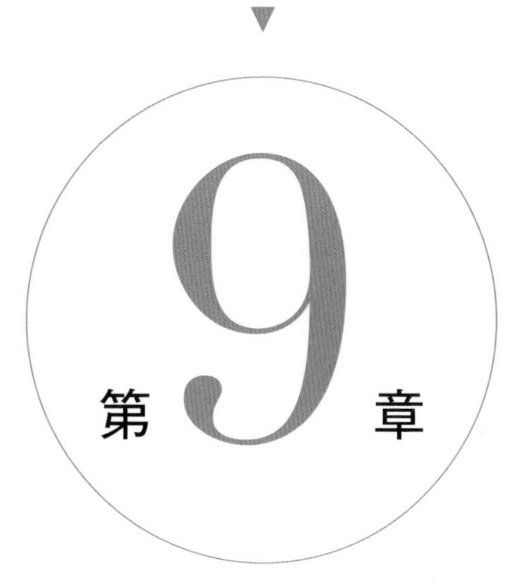

コンピュータリテラシーとセキュリティ

A コンピュータに関する基礎知識

① コンピュータの種類

個人が使用するコンピュータは，パーソナルコンピュータ(パソコン，PC)とよばれる。その形状からデスクトップ型，ノートブック型，タブレット型の3つに大別できる(▶図9-1)。

デスクトップ型は，一般にコンピュータの本体とディスプレイ，キーボードなどの入出力装置が分離されている。本体が大きく持ち運びには向かないが，パーツの大きさの制限がゆるいため，拡張性があり，高機能化させやすいという利点がある。また，パーツを小型化する必要がないため，同程度の性能であればノートブック型やタブレット型と比べて安価であるのも利点である。

ノートブック型は，本体・ディスプレイ・キーボードが一体となったパソコンで，紙のノートのように開いたり閉じたりできる。サイズはB5サイズ程度(11.6～13.3インチ)やA4サイズ程度(15インチ)のものなどがあり，持ち運びできる。近年はディスプレイにタッチパネルを採用し，タッチ操作ができる製品や，ディスプレイを取り外してタブレット型としても使えるコンバーチブルタイプの製品も登場している。

タブレット型は，本体とディスプレイが一体となっており，ディスプレイにタッチパネルを採用し，キーボードを兼ねる。iPadのようなタブレット端末やスマートフォンが代表的である。

② コンピュータの構成要素

コンピュータは物理的な機器である**ハードウェア**と，ハードウェアを制御す

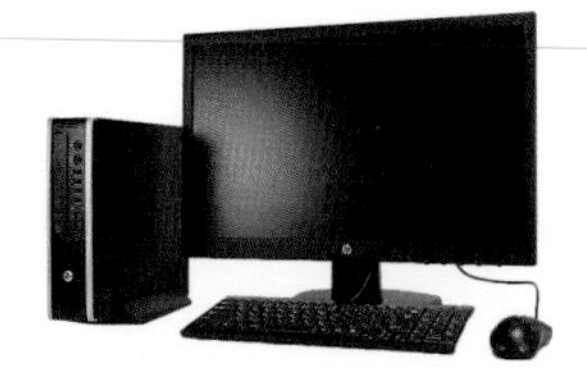
a. デスクトップ型

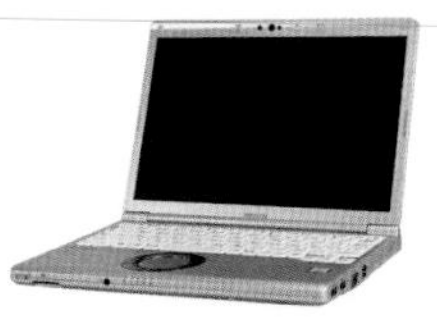
b. ノートブック型

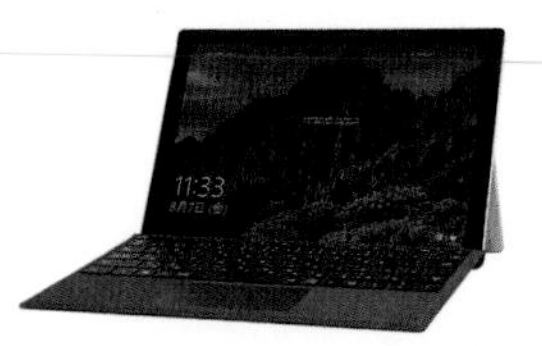

c. コンバーチブルタイプのノートブック型

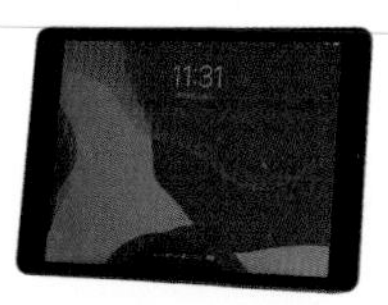

d. タブレット型

▶図9-1 パソコンの形状による種類

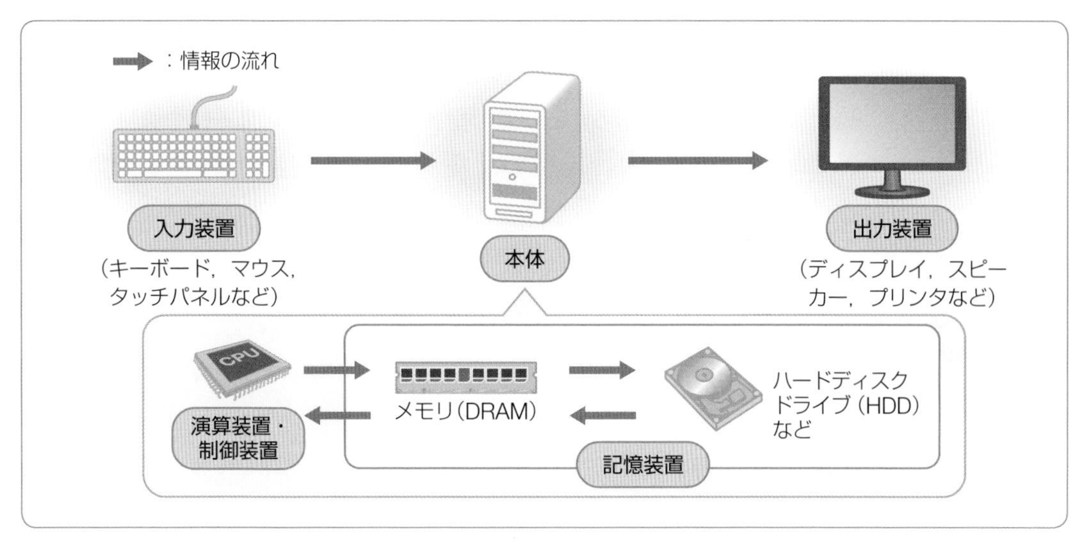

▶図 9-2　ハードウェアの例

るためのプログラムである**ソフトウェア**で構成されている。ハードウェアはさらに，5大装置とよばれる，入力装置・演算装置・制御装置・記憶装置・出力装置に分けられる（▶図9-2）。ソフトウェアは，オペレーティングシステム（OS）とアプリケーションに分けられる。

1 ハードウェアの種類と役割

入力装置▶ 入力装置は，コンピュータの外部からの命令やデータを送る機器で，人などがコンピュータを操作したり，処理すべきデータを送ったりするための装置である。代表的なものにキーボードやマウス，タッチパネルがある。そのほか，スキャナやデジタルカメラ，マイクなども入力装置の一種である。

演算装置・制御装置▶ 演算装置は，データに対して足し算や引き算などの算術演算や，論理演算を行う装置である。現在のコンピュータでは，演算装置は，入力装置・出力装

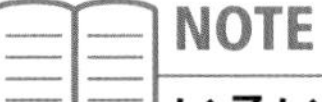

NOTE

いろいろな単位についているキロ（k），メガ（M），ギガ（G）の意味

スマートフォンなどのデータ通信の容量を「ギガ」などとよぶことがあるが，この「ギガ」とはなんだろうか。

「ギガ（G）」は10の9乗（＝10億）をあらわす接頭語である。つまり，毎月3ギガバイトを使えるデータプランでは，月に30億バイトのデータ量を送受信できるということである。10の累乗をあらわす接頭語はほかにもあり，10の3乗（＝1,000）をあらわすキロ（k），10の6乗（＝100万）をあらわすメガ（M），10のマイナス3乗（＝1000分の1＝0.001）をあらわすミリ（m），10のマイナス6乗（100万分の1）をあらわすマイクロ（μ）などはよく見かけるだろう。コンピュータ関係でもCPUのクロック周波数（▶178ページ，「Column」）が3.7 GHzなどと示されていたり，ハードディスクドライブの容量が3 TBと示されていたりする。前者はクロック周波数の単位であるヘルツ（Hz）に10億をあらわすギガがついているもので，後者はデータ量の単位であるバイト（B）に1兆をあらわすテラ（T）がついたものである。

置・記憶装置に命令を出し，制御する制御装置と一体となった**中央処理装置** core processing unit(**CPU**)として組み込まれている。CPUはコンピュータの頭脳ともいえるものである。パソコン用のCPUは，インテル社やAMD社の製品が多く使われており，タブレット端末用のCPUは，クアルコム社やアップル社の製品がよく使われている。

記憶装置▶ 記憶装置は，主記憶装置と補助記憶装置に分類できる。**主記憶装置**はメモリ(メインメモリ)とよばれ，CPUが処理するデータや命令を一時的に記憶しておく装置である。**補助記憶装置**は主記憶装置を補うもので，ハードディスクドライブ(HDD)のような磁気ディスクや，ソリッドステートドライブ(SSD)のようなフラッシュメモリ，ブルーレイディスクのような光学ディスクなどがある。電源につないでいなくても長期間にわたって情報を記録しておくことができる装置である。

主記憶装置は補助記憶装置と比べると記憶容量は少ないが，高速に読み書きを行うことができる。補助記憶装置は記憶容量が大きいが，読み書き速度は主記憶装置よりも遅い。

出力装置▶ 出力装置は，コンピュータで処理した情報を表示するもので，ディスプレイやスピーカー，プリンタなどがある。

2 ソフトウェアの種類と役割

パソコンのソフトウェアには**オペレーティングシステム** operating system (**OS**)とよばれる基本ソフトウェアと，OSのうえで動作する**アプリケーション** application がある。

OSの役割と種類▶ OSはハードウェアどうしのデータ交換を制御したり，アプリケーションが動作するための基本的な機能を提供したりするシステムである。パソコンのOSには，WindowsやmacOSなどがあり，スマートフォンなどのタブレット

Column パソコンを選ぶ際のハードウェアの性能の評価指標

パソコンの性能は，搭載されるCPUや主記憶装置によって異なる。

CPUの性能を評価する指標としては，クロック周波数とコア数がある。クロック周波数は処理速度の速さをあらわす。通常はコア数が同一であればクロック周波数が大きいものほど性能が高い。コア数はCPUに含まれる演算装置の数である。コアが複数あるCPUは複数の処理を同時に行うことができるため，一般にコア数が多いほうが処理性能は高いといえる。

主記憶装置の性能の指標としては，記憶容量とメモリクロックがある。記憶容量が大きいほど，大きなデータを扱う作業を軽快に行うことができる。メモリクロックは高いほど性能が高いが，市販のパソコンを買う際はメモリクロックを選べることは多くないので，記憶容量を基準に選ぶとよいだろう。パソコンに内蔵される補助記憶装置の主流は，HDDとSSDである。HDDはSSDよりも容量単価が安く，大容量のものを入手しやすい。SSDは容量単価は高いものの，読み書き速度が速く衝撃に強いといわれている。

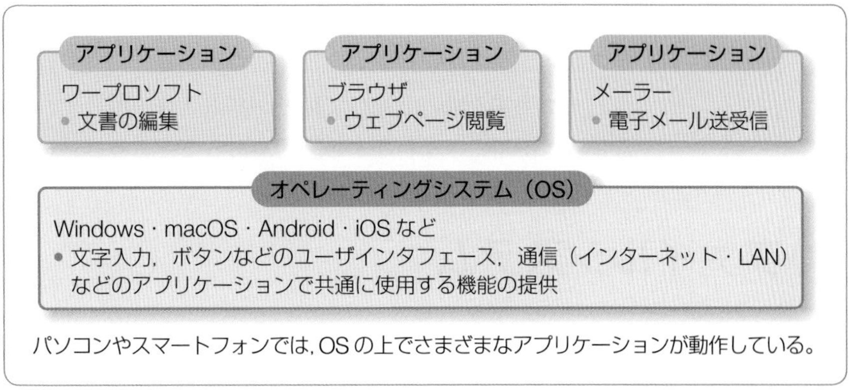

▶図 9-3　オペレーティングシステム（OS）とアプリケーションの関係

▶表 9-1　アプリケーションの種類

種類	機能	例
ワープロ	文書の作成	Word，Pages
表計算	表，グラフの作成，計算	Excel，Numbers
プレゼンテーション	スライドなどの作成	PowerPoint，Keynote
ブラウザ	ウェブページの閲覧	Chrome，Edge，Firefox，Safari
メーラー	電子メールの送受信・閲覧	Outlook，Thunderbird

端末の OS には，Android や iOS などがある（▶図 9-3）。

アプリケーション▶の例

アプリケーションは OS 上で動作するプログラムであり，パソコンでは，ワープロソフトや表計算ソフト，プレゼンテーションソフト，ウェブページを閲覧するためのブラウザ，電子メールを送受信するためのメーラーなどがある（▶表 9-1）。

スマートフォンやタブレットなどのアプリケーションは，「アプリ」ともよばれる。パソコン用のアプリケーションと同種のもののほか，ソーシャルネットワーキングサービス（SNS）やニュースなど，パソコンであればブラウザでアクセスするサービスを個別のアプリケーションとして使えるようにしたソフトウェアも提供されている。

アプリケーションは OS に合わせて作成される。そのため，特定の OS のみで使用できるアプリケーションもある。また，複数の OS 向けに提供されていても OS によって操作性が異なることもある。

ブラウザ上で▶動作するアプリケーション

そのような欠点を克服するため，OS 上ではなくブラウザ上で動作するアプリケーションも増えてきている。マイクロソフト社の Word や Excel などのオフィスソフトをブラウザ上で使用できる Office Online や，Google が提供するドキュメントやスプレッドシートなどがそのようなアプリケーションの例である。このようなアプリケーションはインストールの必要がなく，アプリケーションにアクセスできる環境があればどこからでも使用できること，ほかの人との共同作業を行いやすいなどの利点がある。一方で，パソコンにインストールして使用する場合と比べて機能が制限される場合や，インターネット接続がなければ使用できないなどの制約があることも多い。

③ ファイルシステム

1 ファイルとその形式

アプリケーションなどで扱う情報のまとまりは**ファイル**とよばれ，それを単位として管理されている。ファイルによってデータを管理するしくみを**ファイルシステム**とよぶ。ファイルシステムはOSの基本的な機能の一つである。

ファイル▶ フォーマットと 拡張子

ファイルの形式は，そのファイルを使用するアプリケーションの種類によって異なり，ワープロソフトでつくった文書のファイルや表計算ソフトで作成したファイル，プレゼンテーションソフトでつくったスライドのファイルなどのさまざまなものがある。このようなファイルの形式をファイルフォーマットとよぶ。ファイルフォーマットを認識するために，ファイルの名前に拡張子とよばれる記号がつけられる(▶表9-2)。

2 ディレクトリ(フォルダ)

ファイルを目的や用途によって整理して管理するためのしくみがディレクトリである。ディレクトリはフォルダとよばれることもある。

▶表9-2 よく使われるアプリケーションとその拡張子

ファイルの種類	ファイルの用途	対応するアプリケーション	拡張子
テキストファイル	文字によりあらわされるデータのみで作成された文書	テキストエディタ(メモ帳, Emacs, vimなど)	.txt
Wordファイル	マイクロソフト社のWordで作成した文書	Microsoft Word	.doc .docx
Excelファイル	マイクロソフト社のExcelで作成したスプレッドシート	Microsoft Excel	.xls .xlsx
PowerPointファイル	マイクロソフト社のPowerPointで作成したプレゼンテーションのファイル	Microsoft Powerpoint	.ppt .pptx
HTMLファイル	ウェブページの内容の表示	ブラウザ	.html
画像ファイル	写真や絵などの画像のファイル	画像閲覧・加工ソフト(ペイント, Adobe Photoshop・Illustratorなど)	.jpg .png など
ポータブルドキュメントフォーマット(PDF)	アドビ社が開発した文書	PDFビューア(Adobe Acrobat Readerなど)	.pdf

ルートディレクトリ▶ ディレクトリは階層構造をなしており，もとをたどっていった最上位のディレクトリのことをルートディレクトリという。Windows では C ドライブ(C:)，macOS ではスラッシュ(/)がルートディレクトリの例である。

ディレクトリの関係▶ また，ユーザが開いているディレクトリをカレントディレクトリとよぶ。カレントディレクトリから上位(ルートディレクトリに近いほう)のディレクトリをペアレントディレクトリ(親ディレクトリ)，下位のディレクトリをサブディレクトリという(▶図 9-4)。

ファイルの所在のあらわし方▶ パソコンでは開きたいファイルが置かれているディレクトリに移動して，ファイルをダブルクリックするとファイルを開くことができる。また，プログラムなどのコマンドを使用してファイルにアクセスする場合には，そのファイルがどこにあるかを明示する必要がある。ファイルの所在を示す方法にはルートディレクトリからそのファイルが置かれているディレクトリまでの道順を示す絶対パスで示す方法と，カレントディレクトリからアクセスしたいファイルまでにどのようにディレクトリをたどればいいかを示す相対パスで示す方法がある。

パスはディレクトリの名前をスラッシュ(/)やバックスラッシュ(\)[*1]で区切ってたどるフォルダの道順を示す。相対パスではカレントディレクトリをピリオド(.)で表し，一つ上位のディレクトリをピリオド2つ(..)で表す。サブディレクトリはそのままディレクトリ名で表す。

たとえば，図 9-4 のディレクトリ(フォルダ)「p3」にあるファイル「file1」を Windows の絶対パスで表すと「C:/p3/file1」となる。カレントディレクトリがディレクトリ「c1」であるときに同じファイル「file1」を相対パスで表すと，

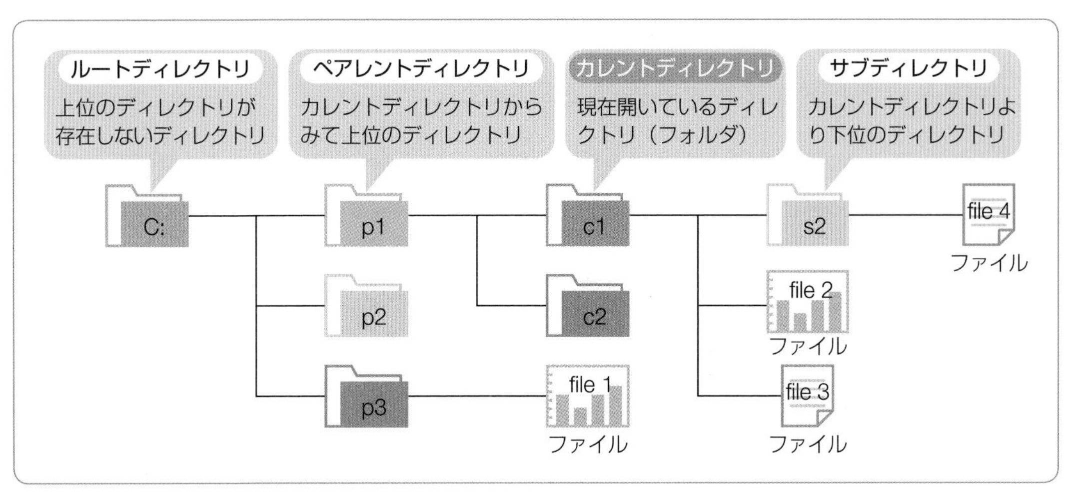

▶図 9-4 ディレクトリのしくみ

---

*1 日本語環境では ¥ と表示される。

「../../p3/file1」となる。Windows のエクスプローラや macOS の Finder などのファイル管理ソフトのアドレスバーをクリックすると，カレントディレクトリの絶対パスを確認できる。また，アドレスバーにディレクトリやファイルのパスを入力するとフォルダを移動したりファイルを開いたりすることができる。

スマートフォンやタブレットではディレクトリを意識せずにファイルを開けることが多く，パソコンでのディレクトリの操作にはとまどうこともあるかもしれない。パソコンではディレクトリをたどってファイルにアクセスできるということを知っておくとよいだろう。

B インターネットに関する基礎知識と注意点

① インターネットのしくみ

1 ネットワークの分類

インターネットとは，**インターネットプロトコル** internet protocol (**IP**) というルールに基づいてコンピュータなどの情報機器を接続した国際的なネットワークのことである。インターネット以外にもIPを使って通信するコンピュータのネットワークはさまざまなものがある。たとえば，家庭や学校，会社などの特定の範囲にある情報機器のネットワークであるローカルエリアネットワーク(LAN)や，物理的に離れたLANどうしをつないだワイドエリアネットワーク(WAN)などがある。

2 IPアドレスとドメインネームシステム

IPを利用したネットワークでは，ネットワークに接続するコンピュータなどの機器に**IPアドレス**という識別番号をつけ，それをもとにデータをやりとりする。IPアドレスはインターネット上での住所であると考えればよい。

URL▶ IPアドレスには32ビットのIPv4と128ビットのIPv6があるが，どちらも数字や記号の羅列なので，人には覚えにくい。そこで，ウェブページなどのインターネット上の情報にアクセスするときは，「https://www.yahoo.co.jp」や「https://www.google.co.jp」のような**ユニフォームリソースロケータ** uniform resource locator (**URL**) を用いることができるしくみがある。このしくみは**ドメインネームシステム** domain name system (**DNS**) とよばれる。

URLを用いてウェブ上の情報にアクセスする際は，DNSサーバにアクセスしてURLをIPアドレスに変換してもらい，そのIPアドレスを用いて目的の

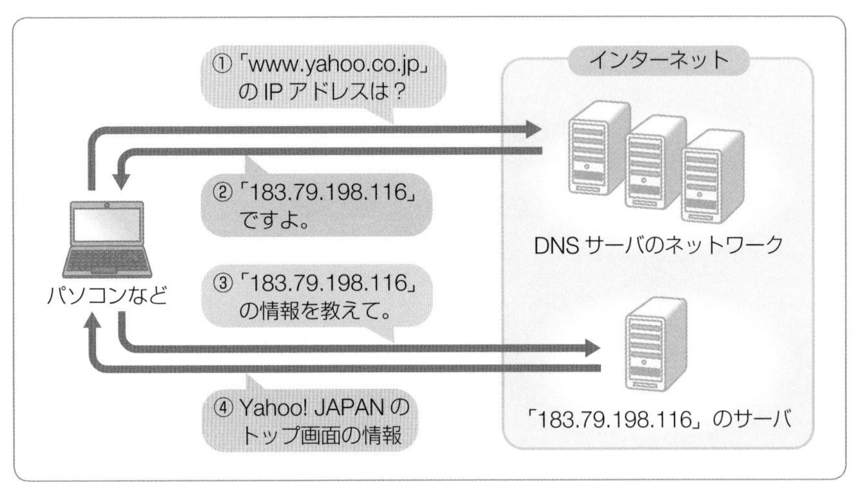

▶図9-5 ドメインネームシステムのしくみ

▶表9-3 国コードトップレベルドメインの例

国名	ドメイン
日本	.jp
韓国	.kr
中国	.cn
カナダ	.ca
フランス	.fr
イギリス	.gb または .uk
アメリカ	.us

▶表9-4 分野別トップレベルドメインの例

用途	ドメイン
商業組織	.com
ネットワーク用	.net
非営利組織用	.org
制限なし	.info

▶表9-5 日本(JPドメイン)の第2レベルドメイン

種別	ドメイン
大学関係	.ac.jp
政府関係	.go.jp
企業	.co.jp
各種団体	.or.jp
小・中・高校	.ed.jp
地方公共団体	.lg.jp
ネットワークプロバイダ	.ne.jp
任意団体	.gr.jp

ウェブ上の情報にアクセスする(▶図9-5)。

ドメインネーム▶ **ドメインネーム**(ドメイン名)は，メールアドレスやウェブサイトに利用されており，つけ方には一定のルールがある。ドメイン名の「.」(ピリオド)で区切られた文字列をラベルとよび，ドメイン名の一番右のラベルはトップレベルドメインとよばれる。トップレベルドメインには，国ごとに割りあてられる国コードトップレベルドメイン country code top level domain(ccTLD)と，国別ではなく分野ごとに割りあてられる分野別トップレベルドメイン generic top level domain(gTLD)がある(▶表9-3，4)。トップレベルドメインの次のラベルは第2レベルドメインであり，その次は第3レベルドメインと続いていく。なお，インターネットの発祥国であるアメリカの教育機関，政府機関，軍事機関は専用のgTLDを使用することができる(順に，.edu，.gov，.mil)。

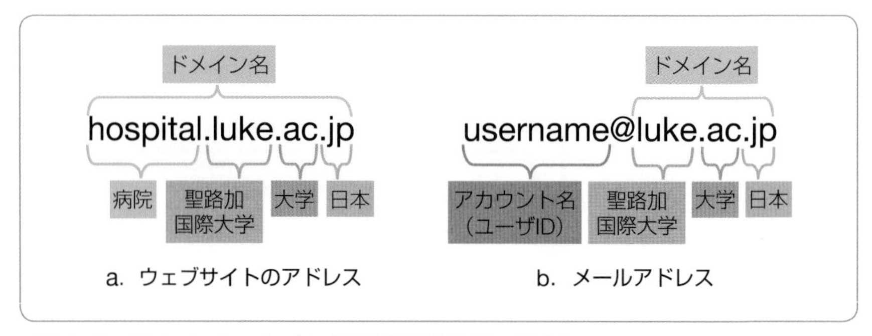

▶図9-6 ドメイン名のしくみ（聖路加国際大学の場合）

国コードトップレベルドメインで登録・管理されているドメインネームでは，第2レベルドメインを確認することで，登録している組織の種別を判別できることもある（▶183ページ，表9-5，および図9-6-a）。通常，政府組織や大学などの機関が発信している情報のほうが信頼性が高いため，第2レベルドメインを確認することで，情報の信頼性の目安とすることができる。

② 電子メールのしくみと機能

1 電子メールの送受信のしくみ

電子メールはネットワークを通じてメッセージをやりとりするしくみの一種である。世界中にはりめぐらされた情報機器のネットワークを利用することで，郵便よりも高速かつ安価にメッセージをやりとりすることができる。

メールアドレス▶ 電子メールを送受信するための住所にあたるものが，**メールアドレス**である。メールアドレスはアカウント名とドメイン名からなる。ドメイン名から情報の発信者が所属している組織が判別できる（▶図9-6-b）。メールアドレスはドメイン名を含んでいるため，メールアドレスのドメイン名を見ればメールの発信者がどのような組織に所属しているかをある程度判別することができる。

インターネットで情報をやりとりするときの共通のルールであるIPと同様に，電子メールをやりとりするときにも共通のルールがある。電子メールを送信するときのルールはSMTP[*1]，受信するときのルールはPOP[*2]とよばれる。メールの送受信には，SMTPに基づいてメールを送信して配送するSMTPサーバと，POPに基づいて送られてきたメールを蓄積してユーザごとにふり分け，配信するPOPサーバがかかわっている。

電子メールを送信すると，SMTPサーバはメールの宛先のドメイン名のIP

＊1 Simple Mail Transfer Protocol の略。
＊2 Post Office Protocol の略。

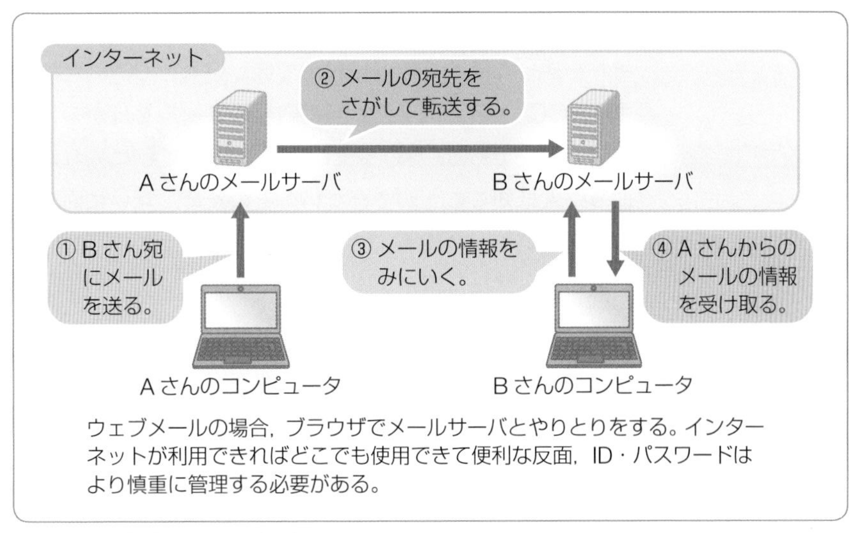

▶図 9-7　電子メールのしくみ

アドレスをDNSに問い合わせ，それをもとに宛先のサーバに送信する(▶図9-7)。宛先のサーバではそのサーバに登録されているユーザごとに分けられているメールボックスにメールを保管しておく。ユーザからメールが届いているか確認がきたら，そのユーザのIDとパスワードによって本人確認を行い，届いたメールのデータをそのユーザが自分のパソコンにダウンロードできるようにする。これがメールの送受信のおおまかなしくみである。

また，Gmailやoutlook.com，iCloudメールのようなウェブメールでは，サーバにメールのデータを残したままメールを閲覧したり操作したりできるIMAP*1というしくみを使っている。IMAPを利用する場合，メールのデータをサーバに残したまま管理できるので，複数の端末で同一のメールアドレスを利用する場合には便利である。

2 電子メールを送るときの手順と注意点

● 宛先を設定する

手紙と同じように，電子メールは宛先がわからなければ送ることはできない。電子メールでは，宛先の種類としてTO，CC(カーボンコピー)，BCC(ブラインドカーボンコピー)の3つがある。用途に応じてそれぞれを使い分ける。

[1] TO　TOは，電子メールの主たる宛先で，メールの内容を読んでなんらかの行動をしてほしい人を指定する。

[2] CC　CCは，同じ内容のメールをほかの人にも同時に送る際に使用する。

*1 Internet Message Access Protocolの略。

TOとは異なり，メールを読んでなにかをする必要はないが，メールの内容と，それを送ったことを知っておいてほしい人をCCに入れることが多い。

[3] BCC CCと同じく，同じ内容のメールをほかの人にも同時に送る際に使用する宛先である。TOやCCと異なり，BCCに入れた宛先は，メールを受け取った人は知ることができない。そのため，互いに面識がない多数の人にメールを送る際などに使う。

人によっては，電子メールのアプリケーションのフィルタ機能で，これらの宛先の種類に応じてメールをふり分けている。自分がTOに入っていないメールには反応しない人もいるので，宛先の種類の使い分けを適切にできるようにしておくとよいだろう。

● 件名(タイトル)を設定する

件名には，電子メールの内容を端的にあらわして記入する。電子メールのアプリケーションでは，受信メールの宛先や件名が表示される。メールを受信した人が件名を見ることで，メールを開かなくてもそのメールを読むべきかどうかを判断することができ，あとからメールをさがすときの目印にもなる。件名を設定せずに電子メールを送ることもできるが，件名なしのメールは迷惑メールと判断されたり，失礼だと思われたりすることがある。そのため，用件を簡潔にまとめた件名を入れて送るほうがよい。

● 本文

頭語や結語，時候のあいさつなどのルールが手紙にあるように，電子メールにもある程度の決まりがある。電子メールに含める事項としては，宛先・簡単なあいさつ・用件の詳細・署名(自分の連絡先などの情報)が一般的である(▶図9-8)。

宛先には，相手の所属と氏名を入れる。やりとりが長く続いてくると，所属や名前(ファーストネーム)を省略することもある。

簡単なあいさつの部分では，ふだんやりとりがある相手については，「お世話になっております」などとあいさつをしたうえで，自分の所属と氏名を書くことが多い。はじめてメールを送る相手には，「突然のご連絡で失礼いたします。○○大学の××先生からご紹介いただいてご連絡いたしました。」など，メールをするにいたった経緯などを書いたあとに自分の所属と氏名を書く。

用件の詳細では，相手に伝えたい内容を簡潔にまとめて書く。適度に改行し，箇条書きを使うことなどによって相手が読みやすいようにするとよい。

署名の部分では，自分の連絡先などの情報をしるしておく。メールアドレスだけでなく，電話番号や住所も記載しておくと，緊急に連絡をとりたいときに電話をかけたり，住所を見て文書を送ったりすることができる。署名は電子メールのアプリケーションで，定型文をあらかじめ設定して自動で挿入する機

○○大学看護学部
看護 太郎 様　］宛先

いつもお世話になっております。△△大学看護学部の保健花子です。　］簡単なあいさつ
○月×日の合同授業についての打ち合わせの詳細を以下のとおりご連絡いたします。

日時：○月×日
会場：△△大学××キャンパス□□棟 101 会議室
議題：授業のスケジュール，役割分担

また，議題についての資料を添付いたしましたので，事前にご覧いただければ幸いです。　］用件の詳細
どうぞよろしくお願いいたします。

****
保健花子
△△大学看護学部
〒104-xxxx 東京都中央区明石町○○-××
TEL：03-xxxx-xxxx　FAX：03-xxxx-yyyy
E-mail：hhanako@nursing.sankaku-u.ac.jp　］署名

▶図 9-8　電子メールの本文の例

能があるので，それを利用するとよいだろう。

添付ファイル

電子メールでは，ワープロソフトで作成した文書ファイルや，プレゼンテーションのファイル，写真などの画像ファイル，動画のファイルなどを添付して一緒に送ることができる。メールの本文だけでは表現できない内容も伝えることができるので便利である。

一方で，コンピュータウイルスの感染経路などにもなるので，受信時には注意が必要である。また，添付ファイルのサイズが大きいと受信できなかったり，受信できたとしてもメールサーバに負荷をかけてしまったり，スマートフォンなどで見る場合には通信容量を使ってしまったりすることがある。受信者の環境にもよるが，添付しても迷惑をかけないファイルサイズとして，おおむね2メガバイトにおさめておく。それ以上のサイズのファイルを送りたいときは，ファイル送信サービスやオンラインストレージを利用するとよい。

③ ソーシャルメディア

1 ソーシャルメディアとは

ソーシャルメディアとは，インターネットを利用して誰でも手軽に情報を発信し，相互のやりとりができる双方向のメディア[1]である。インターネット上の掲示板・ブログ，Facebookなどのソーシャルネットワーキングサービス(SNS)・LINEなどのメッセンジャーサービスなどが代表的である。

2 ソーシャルメディアの特徴

メディアとは手段や媒体のことであり，ソーシャルメディアにおける「メディア」は情報発信の媒体を意味する。

情報の双方向性▶ ソーシャルメディアの機能を，新聞・テレビ・ラジオなどのマスメディアと対比すると，情報を双方向にやりとりできることが特徴の一つである(▶図9-9)。マスメディアでは，ニュースや情報の発信は，新聞社・テレビ局・ラジオ局などの組織から，個人への一方向が主である。一方で，ソーシャルメディアでは個人がニュースや情報の主体にも受け手にもなる。

社会への影響▶ ソーシャルメディアの普及によって，個人でも気軽に情報を発信できるようになり，発信する情報の内容や工夫しだいで，社会に大きな影響を与えることが可能になった。うまく活用すれば，それまで無名だった人が一躍，有名になることも可能である。一方で，悪名もまたたく間に広がるため，反社会的な言動によって受ける社会的制裁の規模も大きくなった。

ソーシャルメディアでは個人がニュースや情報を直接流通させることができ

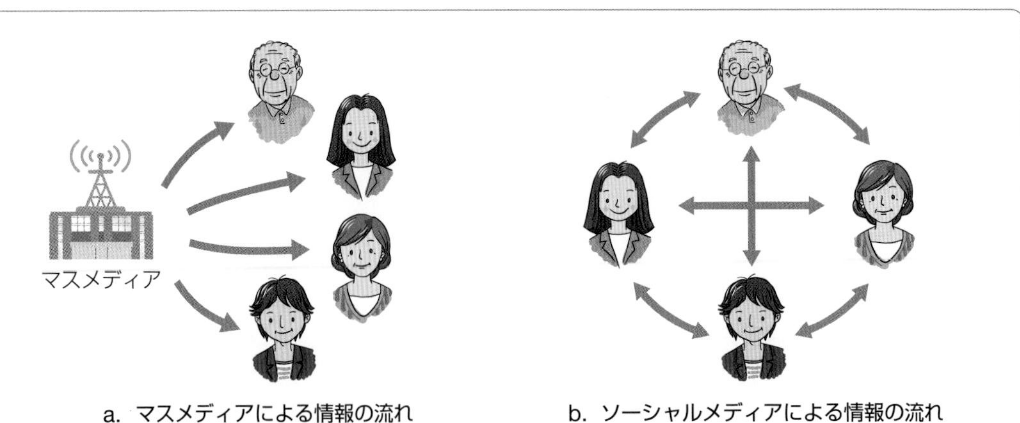

a. マスメディアによる情報の流れ　　b. ソーシャルメディアによる情報の流れ

マスメディアでは，新聞社・テレビ局・ラジオ局などから一方向に情報が提供され，個人は受信者となる。ソーシャルメディアでは個人が情報の発信者にも受信者にもなり，情報が共有される。

▶図9-9 マスメディアとソーシャルメディアでの情報の流れの比較

る。そのため，速報性が高いことや，マスメディアによる編集が入っていない情報が流通することなども特徴である。速報性が高いことは一般に利点であるが，未編集の情報が流通することはメリットにもデメリットにもなる。

情報の正確性▶ マスメディアの編集を受けないことで，偏向や世論の誘導などにつながりにくい一方で，情報の正確性は相対的に低くなる。そのため，ソーシャルメディア上の情報を取り扱うためには，受信者にはより高度な情報リテラシーが要求されることとなる。また，意図せずに個人のプライベートな情報を流通させてしまうリスクも高くなるため，メディアの特徴やリスクについてよく理解して使用する必要がある(▶173，193 ページ)。

④ コンピュータ利用におけるリスクと自衛

パソコンやスマートフォンなどの情報機器には，自分の情報や，友人・取引先の連絡先などの他人の個人情報，学業・仕事に関する資料などの重要な情報が保存されている。このような情報を失うことや，第三者に不正に取得されることは自身にとって危険なだけでなく，自分が所属している組織や友人などに損害を与えることもありうる。

このような損害は，コンピュータウイルスによるシステムの破壊のような物的損害(被害)，だまされてお金を振り込んでしまうような経済的損害(被害)，自分が情報を漏洩(ろうえい)させてしまうことで社会的信用が失われるというような社会的損害(被害)，このような被害によるストレスによって二次的に健康を害してしまうような人的損害(被害)など多岐にわたる。

ここでは，代表的な情報セキュリティのリスクとその予防，事故がおこったときに被害を少なくするための対応について説明する。

1 機器の盗難・紛失・置き忘れの予防と対策

コンピュータの利用におけるリスクというと，不正アクセスやコンピュータウイルスなどの，ネットワークを経由した犯罪や不正なプログラムによる被害を思い浮かべることもあるだろう。しかし，機器の盗難や，どこかに置き忘れて紛失するといった物理的な事故も多い。特定非営利活動法人日本ネットワークセキュリティ協会(JNSA)が行った調査によると，情報漏洩のインシデントの原因の 26.2%は「紛失・置き忘れ」，3.8%は「盗難」であり，情報機器の盗難・紛失・置き忘れが情報漏洩の原因の 3 割ほどを占めている[2)]。

このような事故による被害を減らすためには，機器の管理を十分に行うことが不可欠である。重要なデータをもち出さないことや，盗難・紛失してもデータにはアクセスできないようにパスワードをかける対策も有効である。また，スマートフォンなどの携帯機器は，遠隔でさがせるように事前に設定しておき，盗難・紛失時に位置を特定して回収できるようにすることや，最悪の場合はデータを遠隔で削除できるようにしておくことで，被害の程度を軽減できる。このような設定は事前に行っておく必要があるため，機器を購入したときに設定しておくとよい。

2 マルウェアによる被害の予防と対策

マルウェアとは，システムに不正に害を与えることを目的に作成されたソフトウェアの総称である。マルウェアには，次のような種類がある。

[1] **コンピュータウイルス**　プログラムやデータなどを破壊したり，不正な動作をさせたりするようなプログラムである。

[2] **トロイの木馬**　有用で安全なソフトウェアに見せかけてユーザにインストールさせデータを盗んだり，システムに不正な動作をさせたりする。

[3] **スパイウェア**　ユーザが気づかないうちにインストールされ，不正な動作をする。

マルウェアは，OS やアプリケーションのバグや脆弱性(ぜいじゃくせい)*1 を利用して不正な動作をおこすことが多い。バグや脆弱性は開発者によって日々修正されていくため，修正プログラムが出されたら適用し，OS やアプリケーションをできるだけ最新のバージョンに保つのが対策の一つである。

ただし，修正プログラムの開発は無期限に行われるわけではない。OS やアプリケーションの発表から一定の期間が経過すると，新たな修正プログラムが提供されなくなる場合がある。そのようなソフトウェアは極力使用しないことも重要である。

ネットワーク経由の感染への対策▶ マルウェアの多くは，ユーザが添付ファイルや実行ファイルを開いたり，インストールしたりすることで動作を開始する。したがって，そのようなファイルを実行しないというのも有効な対策である。具体的には，メール，ショートメッセージ，LINE などのメッセージに添付されているファイルやリンクを不用意に開かないこと，開発元が不明なアプリケーションをインストールしないことがあげられる。

メールやメッセージは，知り合いや有名企業になりすまして送ることができる。また，アカウントが不正に使用されて送信されることもある。知り合いや自分が使っているサービスからのメールやメッセージのように見えても注意しなければならない。ウェブサイトを閲覧中に，「コンピュータウイルスに感染している」，「コンピュータがこわれている」などのにせの警告を出してアプリケーションをインストールさせようとするものもある。

外部記憶媒体からの感染への対策▶ ネットワーク経由だけではなく，USB メモリや外付けの HDD，SD カードなどの外部記憶媒体を介して感染するマルウェアもある。不特定多数の人が使用

---

*1 プログラムの不具合や設計上のミスが原因となって発生した情報セキュリティ上の欠陥のこと。

する学校などのコンピュータにUSBメモリを差し込んで感染し，それを自分のパソコンに差し込むことで感染したり，反対に自分のUSBメモリに感染していたものを他人のパソコンに差し込むことで感染させることもある。記憶媒体を介して広がるマルウェアは，パソコンの自動実行機能(自動再生機能)を悪用して実行されることが多い。そのため，あらかじめ自動実行機能を無効にするように設定しておくことも対策の一つである。

セキュリティ対策ソフトの導入▶ また，ウイルス対策ソフト，ファイアウォールなどのセキュリティ対策ソフトをパソコンに導入し，最新の状態に保つことも有効である。セキュリティ対策ソフトは，危険なファイルの実行をブロックしたり，危険なウェブサイトにアクセスしようとすると警告を出したりするなどのこれまでに出てきたセキュリティリスクに対応する機能がある。ダウンロードしたファイルに不正なプログラムが含まれていないかどうかをスキャンする機能などもある。

マルウェアに感染したときの対応▶ このような対策を行っていても，マルウェアに感染してしまうこともある。定期的に外部記憶媒体にバックアップをとっておくことで，マルウェアによるデータ破壊の被害を最小限にとどめることができる。マルウェア以外の原因でデータが失われることもあるので，バックアップをとっておくことによって，さまざまな事故によるデータ消失に備えることができる。

また，データ・情報が漏洩してしまったときに備えて，ファイルにパスワードをかけて暗号化し，ファイルが漏洩しても中の情報にアクセスしづらくすることで，被害を抑えることもできる。学校や病院，会社などのパソコンでマルウェアの被害にあったときは，被害がさらに拡大しないように，システムの管理者に連絡して対応してもらうことも必要である。

3 不正アクセスによる被害の予防と対策

不正アクセスとは，メッセンジャーアプリや電子メール，SNS，ショッピングサイト，インターネットバンキングなどのサービスのアカウント(ID)とパスワードをなんらかの方法で不正に入手し，アカウントをのっとってメッセージを投稿したり，不正に買い物をしたり，送金したりするものである。

アカウント情報を盗む方法は，アカウント情報が保存されているサーバを攻撃してデータを入手することや，マルウェアによって盗む方法がある。また，正規のサービスにそっくりなウェブサイトをつくり，そこにアカウント情報を入力させる**フィッシング**や，暗号化されていない通信を傍受して盗む方法，公共の場でアカウント情報を入力している様子を盗み見る方法などがある。ほかにも，公共の場に設定されているパソコンにマルウェアを導入しておき，そのパソコンを使ってサービスを使用した人の情報を入手する方法などさまざまである。

このようなアカウント情報の詐取や不正利用を防ぐためには，次のような方法がある。

- マルウェア対策を行う
- よく使うサービスのウェブサイトのURLはお気に入りに登録し，そこからアクセスする
- ログイン情報などを入力する前にURLやSSL証明書*1を確認し正規のウェブサイトか確認する
- 暗号化されていない(鍵マークがついていない)Wi-Fiには接続しない
- 電車やバスなどの公共交通機関の車内やカフェ・レストランなどの他人の目がある場所ではアカウント情報を入力しない
- 公共の場に設置されているパソコンではアカウント情報を入力しない
- サービスにログインした状態で端末を公共の場に放置しない
- アカウント情報を書いたメモなどを人の目にふれる場所に置かない
- 親密な関係であったとしても他人にアカウント情報を教えない

情報を盗まれないようにしていても，アカウント情報を容易に推測できるようなものに設定してしまうと，不正アクセスの被害にあう可能性が増えてしまう。また，サーバへの攻撃や情報漏洩などでアカウント情報が盗まれてしまった際に，いろいろなサービスで同一のパスワードを使いまわしていると被害が拡大してしまう。したがって，パスワードは可能な限り長く複雑なものにするとともに，異なるサービスで同一のものを使いまわさないというのが不正アクセス被害にあわないための対策の一つである。

コアパスワードを利用した方法▶ 不正アクセス被害を防ぐために有効なパスワードの作成方法には，コアパスワードを利用したものがある[3](▶図9-10)。これは意味のある文章を変換して作成した複雑な文字列や，ランダムな文字列などの強度の高いパスワードを核(コア)とし，その先頭や末尾にサービスごとに異なる識別語をつけることで，

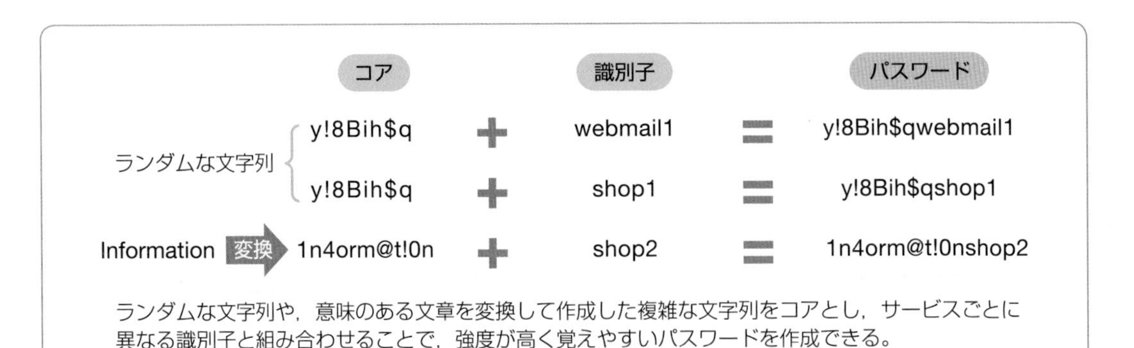

▶図9-10 コアパスワード法

*1 SSL証明書は電子証明書の一種で，ウェブページとの通信を暗号化する際の鍵にもなる。SSL証明書の有無はブラウザのアドレスバー(URLが表示されている部分)に鍵マークが表示されていることで確認できる。SSLが導入されているウェブサイトとの通信は暗号化されていて，第三者による盗聴や改ざんがおこりにくい。

サービスごとに異なる強度が高く覚えやすいパスワードを作成する方法である。

多要素認証（二段階認証）▶ さらに，ID とパスワードによる認証に加えて，ショートメッセージやスマートフォンのアプリなどのほかの要素で認証をする**多要素認証**も組み合わせることで，不正アクセス被害にあう可能性を下げることができる。多要素認証は二段階認証とよばれることもある。

また，組み合わせる要素として指紋や静脈パターン，虹彩パターン，顔などの生体情報を用いるものは**生体認証**とよばれる。Apple ID や Google アカウント，Microsoft アカウント，Yahoo アカウント，Amazon，X（旧 Twitter），Facebook，LINE などの主要なサービスは多要素認証に対応しているので，設定しておくとよい。

4 情報を発信する際の注意点

インターネットやソーシャルメディアの発展により，個人でも気軽に情報を発信して社会に大きな影響を与えることができるようになった。一方で，すでに述べたとおり，情報の不適切な取り扱いによって社会に与える損害やそれに対する社会的制裁，プライバシー情報の流出による被害は多大である。ここでは，ソーシャルメディアなどによるインターネット上での情報発信を安全に行うためにはどのようにしたらよいかをみていこう。

情報倫理の原則の遵守▶ まず，自分の行為によって，他人や社会に危害を加えないのが原則である。犯罪行為や反社会的行為を行わないことや，第6章で解説した情報倫理の原則（▶132 ページ）をまもることが重要である。すなわち，①知的財産権を尊重すること，②プライバシーを尊重すること，③公正な情報の提示を行うこと，④危害を加えないことの4つである。

知的財産権の保護・尊重▶ 文書や画像，音楽や映像などのデータは複製が容易で，拡散した場合に回収することはほぼ不可能である。そのため，インターネット上で情報を発信する際は，知的財産権の保護・尊重についてより注意しなければならない。文書や画像，本や雑誌などの記事や内容，音楽や動画などの他人の著作物を許可なくアップロードしたり，転載したりするような著作権の侵害は行ってはならない。

プライバシー情報の取り扱い▶ プライバシーに関しては，他人のプライバシーを侵害するような情報を掲載しないことはもちろん，自分自身のプライバシーにかかわる情報の掲載にも慎重を期すべきである。SNS で限られたグループ内や，電子メールやメッセンジャーアプリなどで1対1でやりとりしているつもりでも，情報の公開範囲の設定が適切でなければ，他人が閲覧可能な状態になってしまう。

また，設定が適切でも，グループのメンバーやメッセージをやりとりしている相手が情報を公開してしまう可能性もある。とくに，相手との関係が悪化した場合にはそのようなトラブルになることがある。そのため，不特定多数に知られては困るような情報は投稿すべきでない。直接の面識のない SNS 内だけでの知り合いについては，そのようなリスクがより高くなるため，安易に信用せず重要な情報を伝えることには慎重になったほうがよい。

虚偽の情報への注意▶ 公正な情報の提示については，意図的に虚偽の情報を流さないことがあげられる。さらに，流れてきた情報の真偽を確認せずに安易にほかの人へ共有することも，他人や社会を混乱させることにつながってしまう。災害時などの混乱している状況では，とくにそのような虚偽の情報が流れやすい。そのような情報から自分の身をまもり，そのような情報を流して他人を混乱させないためにも，情報の真偽を冷静に確認することが重要となる。

危害を加えないこと▶ 危害を加えないことについては，これまでにみてきた他人に危害を加えるような行動のほかに，他人を誹謗中傷するような内容を掲載することも厳につつしむべきである。インターネット上でのやりとりでは相手の顔や反応が見えず，匿名性（とくめいせい）も高まることから，対面では行わないような，過激な表現や公序良俗に反する表現を使ってしまいがちである。そのような書き込みをする前に，実名を出して対面でそのような発言ができるかどうか，冷静に考えてから投稿するようにするとよいだろう。

ゼミナール

復習と課題

❶ ハードウェアの装置にはどのようなものがあるか。具体例をあげながら説明しなさい。

❷ ソフトウェアにはどのような分類があるか。具体的な例をあげて説明しなさい。

❸ ドメインネームシステムとはなにか。しくみと合わせて説明しなさい。

❹ 電子メールを送信するときの宛先の種類にはどのようなものがあるか。それぞれの用途と合わせて説明しなさい。

❺ コンピュータを利用するうえで事故や犯罪の被害にあわないために注意することにはどのようなものがあるか。以下のそれぞれの場面について述べなさい。

- ウェブサイトを閲覧するとき
- 電子メール，メッセンジャーアプリを使うとき
- ソーシャルメディアを使うとき

参考文献

1）総務省：平成27年版情報通信白書，2015，＜https://www.soumu.go.jp/johotsusintokei/whitepaper/ja/h27/html/nc242000.html＞＜参照 2020-02-17＞

2）特定NPO法人日本ネットワークセキュリティ協会：2018年情報セキュリティインシデントに関する調査報告書【速報版】，2019，＜https://www.jnsa.org/result/incident/2018.html＞＜参照 2020-02-18＞

3）情報処理推進機構：安心相談窓口だより　不正ログイン被害の原因となるパスワードの使い回しはNG――ちょっとした工夫でパスワードの使い回しを回避，2016，＜https://www.ipa.go.jp/security/anshin/mgdayori20160803.html＞＜参照 2020-02-18＞

第4部

情報処理

看護情報学

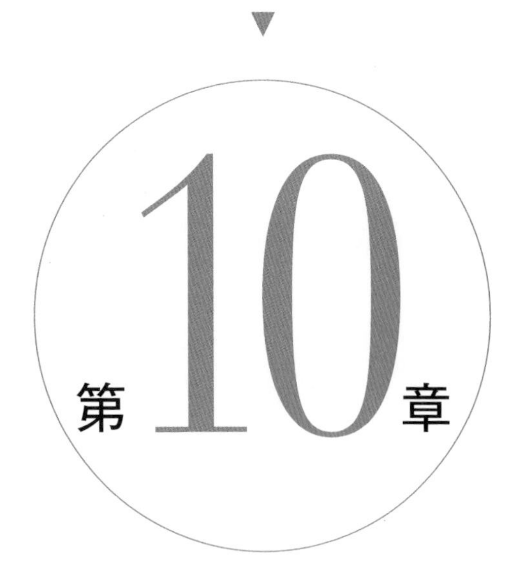

既存の情報の収集方法

A 文献検索

① 文献とは

1 研究成果の記録

文献▶　看護学で，なにかについて「知りたい」と思う場合，文献をさがして読むことが多い。文献とは，調査や実験による「研究成果」を記録したものであり，誰かがいままでに研究をしてわかったことが書かれている。文献がどうしても見つからない場合は，①研究されたことがない，②研究してもわからなかった，③誰もそれを知りたいとは思わなかった，④知る意味がなかった，のいずれかである。

問題▶　そこで，「知りたい」と思ったこととは，どんなことであろう。なにかが「問題」だと思ったか，その「問題」を「解決」したいと思ったからではないだろうか。

　これから研究しようとする場合は，まず，なにを「問題」と思うかがスタートになる(▶図10-1)。患者が，将来の生活に不安をかかえているのを問題だと思えば，すでにわかっていることを知ることが大切である。なにもかもがわかっていれば，研究の必要はなくなってしまうからである。もし，この段階で答えが見つかれば，問題を解決させるためには，それを実行するだけでよいだろう。

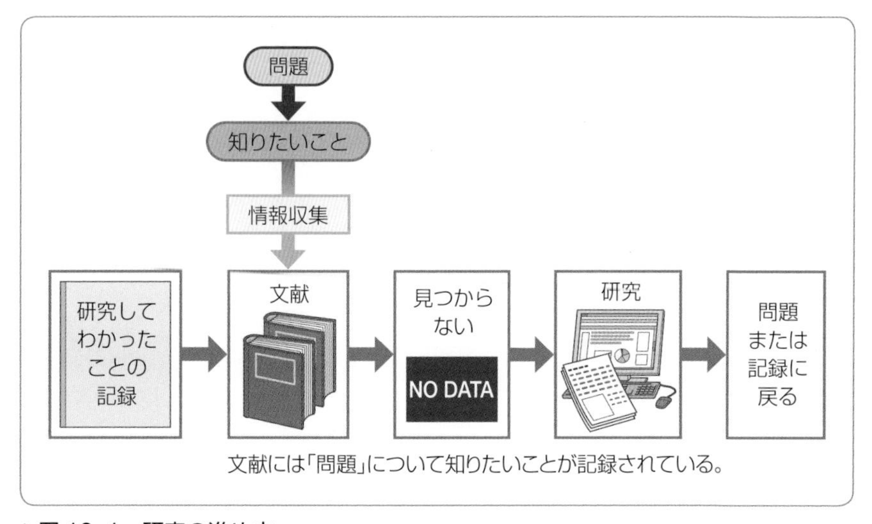

▶図10-1　研究の進め方

2 身近な学校や施設内のレポート・報告書

たとえば，実習先の病院や施設などの患者が，どの程度の不安をかかえているのかについて知りたいと思ったとする。それを卒業研究（卒業論文）のときに，調べてまとめたいとしよう。

そのようなときは，不安を測定する質問紙を用いた調査を行うことがある。しかし，質問紙を使って不安得点がわかっても，それが高いか低いかを判断するには，ほかの施設の同じような患者の得点と比較できなければならない。このような場合，すでに発表されている研究成果があれば，今回の調査結果と比較することができる。そして，その病院の患者の不安得点がかなり高かったとすれば，広く知らせるべきであり，対策を考えなくてはならない。

そのときまとめたレポートや報告書は，自分の学校での発表会や病院内での発表会・報告会などにおいて活用できる，最も身近な文献といえる。

3 学会発表

「自分の病院はほかの病院より不安が高い」とわかったとして，その結果をまとめたレポートは，全国の医療関係者が集まる**学会**（▶図 10-2）の大会や学術集会などで発表する意義があるだろうか。病院の内部資料としては価値があるが，

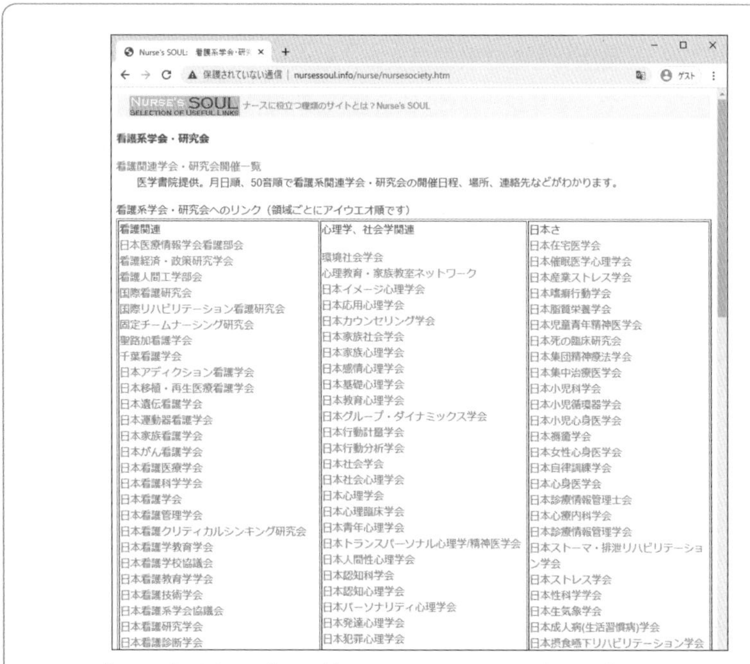

Nurse's SOUL: 看護系学会・研究会

nursessoul.info/nurse/nursesociety.htm

NURSE'S SOUL SELECTION OF USEFUL LINKS ナースに役立つ種類のサイトとは？Nurse's SOUL

看護系学会・研究会

看護関連学会・研究会開催一覧

医学書院提供。月日順、50音順で看護系関連学会・研究会の開催日程、場所、連絡先などがわかります。

看護系学会・研究会へのリンク（領域ごとにアイウエオ順です）

看護関連	心理学、社会学関連	日本さ
日本医療情報学会看護部会		日本在宅医学会
看護経済・政策研究学会	環境社会学会	日本催眠医学心理学会
看護人間工学部会	心理教育・家族教室ネットワーク	日本産業ストレス学会
国際看護研究会	日本イメージ心理学会	日本嗜癖行動学会
国際リハビリテーション看護研究会	日本応用心理学会	日本脂質栄養学会
固定チームナーシング研究会	日本カウンセリング学会	日本児童青年精神医学会
聖路加看護学会	日本家族社会学会	日本死の臨床研究会
千葉看護学会	日本家族心理学会	日本集団精神療法学会
日本アディクション看護学会	日本感情心理学会	日本集中治療医学会
日本移植・再生医療看護学会	日本基礎心理学会	日本小児科学会
日本遺伝看護学会	日本教育心理学会	日本小児循環器学会
日本運動器看護学会	日本グループ・ダイナミックス学会	日本小児心身医学会
日本家族看護学会	日本行動計量学会	日本褥瘡学会
日本がん看護学会	日本行動分析学会	日本女性心身医学会
日本看護医療学会	日本社会学会	日本自律訓練学会
日本看護科学学会	日本社会心理学会	日本心身医学会
日本看護学会	日本心理学会	日本診療情報管理士会
日本看護管理学会	日本心理臨床学会	日本心療内科学会
日本看護クリティカルシンキング研究会	日本青年心理学会	日本診療情報管理学会
日本看護学教育学会	日本トランスパーソナル心理学/精神医学会	日本ストーマ・排泄リハビリテーション学会
日本看護学校協議会	日本人間性心理学会	日本ストレス学会
日本看護教育学学会	日本認知科学会	日本性科学学会
日本看護技術学会	日本認知心理学会	日本生気象学会
日本看護系学会協議会	日本パーソナリティ心理学会	日本成人病(生活習慣病)学会
日本看護研究学会	日本発達心理学会	日本摂食嚥下リハビリテーション学会
日本看護診断学会	日本犯罪心理学会	

『Nurse's SOUL』(http://www.nursessoul.info/nurse/nursesociety.htm)には，看護系学会・研究会の一覧が掲載されており，開催日程・場所・連絡先などがわかる。

▶図 10-2　看護系学会・研究会の一覧を掲載したサイトの例

ほかの病院の人にとっては,「あなたの病院では不安が高いですね」というだけであれば,それ以上は情報としていかす材料にならない。

したがって,広く公表する価値が出るのは,不安の原因を見つけたり,その対策を考えたりしたときであろう。学会で発表するのは,そのようなほかのところでいかせそうな情報を共有するためである。

学会発表は,基本的に口頭発表かポスター発表で行われる。そのほか,ソフトウェアやサイトの開発や紹介の場合は,パソコンでデモをしたり,インターネット上で発表することもある。

学会に参加すれば,最新の研究成果やその動向を知り,情報交換を行うことができる。学会発表の要旨や抄録をまとめたものが,**抄録集**や**会議録**である。国際会議などでは,**プロシーディングス** proceedings とよばれる発表論文集がある。抄録集では,1つの研究は,たいてい半ページ程度から2ページ程度のスペースになる。少ないスペースであっても,学会発表の目的は,研究経過やその成果について紹介すると同時に,意見をもらうことである。また,抄録からは,研究の概要がわかるうえ,成果はかたまっていなくても,どこで誰がどのような研究に取り組んでいるかがわかることも重要である。

4 学術雑誌

学会誌・紀要・原著論文▶ 研究の最終的な成果は,各学会が発行している**学会誌**,大学や研究所などで発行される**紀要**,出版社の専門雑誌などの学術雑誌に掲載される。なかでも**原著論文**とよばれる論文は,わかっていなかったことが明らかになったという点で,オリジナル性(独自性)と新規性が高い。また,研究の対象や方法が目的に合っていて,エビデンスとして高いレベルにあったり,まったく新しい現象や理論を発見したりしたものである。

総説・レビュー▶ **総説**や**レビュー**とよばれる論文は,これまでの研究による成果をあるテーマにしぼって概観することで,研究成果の動向をまとめたり,今後必要な研究の方向性を示したりするものである。すべての研究では,研究を始める前に,わかっていることとわかっていないことを確認するために,ある程度のレビューをする。そして,自分の研究がまだわかっていないことを解明するものであることを示し,その意義を説明する。

研究の新しい方向性を論じるには,その領域全体についての深い知識が必要となり,その作業は簡単ではない。すでにレビュー論文があれば,そのテーマの概要を知ることができるため,ぜひ早めに読むべきである。

論文の種類の確認▶ 上述のもの以外にも,「資料」「研究報告」「研究ノート」「短報」「レター」などさまざまな名称でよばれる論文がある。これらは原著論文を含めて,各学会の判断によるもので,名称や内容は看護系の学会でもさまざまであるし,人文社会科学系のように種類を分けずにすべての論文を「論文」とよぶ領域もある。学術雑誌が,論文の種類をどのように定めているかは,雑誌の中やウェブサイトに掲載されているので，確認すればその位置づけがわかる。

査読▶ また，学術目的で発行している学会誌を重視し，営利目的で発行している商業誌をその次にとらえるという見方もある。しかし，これまでノーベル賞の対象となるような論文を掲載してきた『Nature』は商業誌であり，それだけで判断するのは危険である。学術論文としての質は，それがどこに掲載されているかよりは，基本的にその内容にある。各学術雑誌は，その質を確保したり高めたりするために，掲載を決定する審査員(レフリー)による**査読**を行っていることが多い。ただし，査読も審査員の質が求められることは言うまでもない。

5 図書

前述のような論文が多く発表されるようになると，その分野でのまとまった**図書**が刊行されることが多い。研究として蓄積されたものをまとめて読むことができ，教育のための材料にすることもできる。分量が多い場合は，体系的に何冊にもわたる**全集**のようなものになることもある。また，研究で用いられる専門用語が多く生まれてきた場合には，それらの用語を解説した**辞典**，あるいは研究対象となるトピックやキーワード別にまとめられた**事典**や**ハンドブック**などもある。

6 エビデンスを集めたガイドライン，システマティックレビュー

エビデンスは，論文として世界中で多く発表されるが，それぞれの結果は，どの程度一致したりばらついたりしているのであろうか。それらの多数の論文を，病気の予防や治療の効果など，トピックごとにまとめたものがある。診療のときに医療者に役にたつものが**診療ガイドライン**で，おもに学会などが主体となってまとめられている。同様に，診療にかかわらず，関連した論文をまとめたものである**システマティックレビュー**の論文を集めたデータベースもあり，「コクランライブラリー」が代表的なものである(▶205ページ)。

7 研究助成金による報告書

とくに国や財団，企業などから研究費の助成を受けて研究を行った場合は，その「報告書」が発行されることが多い。研究が行われた年度の終わりに1年間の成果が，そして最終年度には最終報告書が提出される。文部科学省の管轄である学術振興会の**科学研究費補助金**(科研費)や，保健医療系で関連が深い厚生労働省の科学研究費補助金がよく知られている。

②文献をさがす方法

1 文献データベース

文献データベースは，論文や図書をさがすためのものである。論文などの文献を**一次資料**というのに対して，それを用いてつくられた文献データベースは**二次資料**ともよばれる。二次資料は「著者名」「タイトル」「キーワード」「巻号」「年」などの書誌データから検索ができるようになっている。

文献検索の流れ▶ 文献をさがすときは，図10-3のように，まず二次資料で検索して，一次資料を発見する。二次資料の多くは電子化されているため，パソコンで検索することができる。

論文などの一次資料も多くは電子ジャーナルになってきているため，発見した資料が無料で公開されている論文であれば，すぐに読むことができる。しかし，それ以外の場合は，掲載されている雑誌や図書を所蔵していて，複写や貸出などで入手できる図書館をさがす必要がある。そのためには，まず，在籍している学校の図書館の所蔵目録やオンライン蔵書目録検索システムOnline Public Access Catalog（OPAC：オーパックまたはオパック）で検索する。そこにない場合は，日本の大学の図書館であれば「CiNii（サイニイ）」，地域の公共図書館などであれば「国立国会図書館サーチ」などで検索する。これらで資料が見つかれば，複写や貸出の依頼をして入手することができる。

二次資料で見つからない場合には，論文や図書の末尾の文献リストや，図書館の書架をながめたり雑誌の目次でさがしたり，図書館員に相談するとよい。

看護や医療の研究であれば，次の雑誌やデータベースが使える*1。

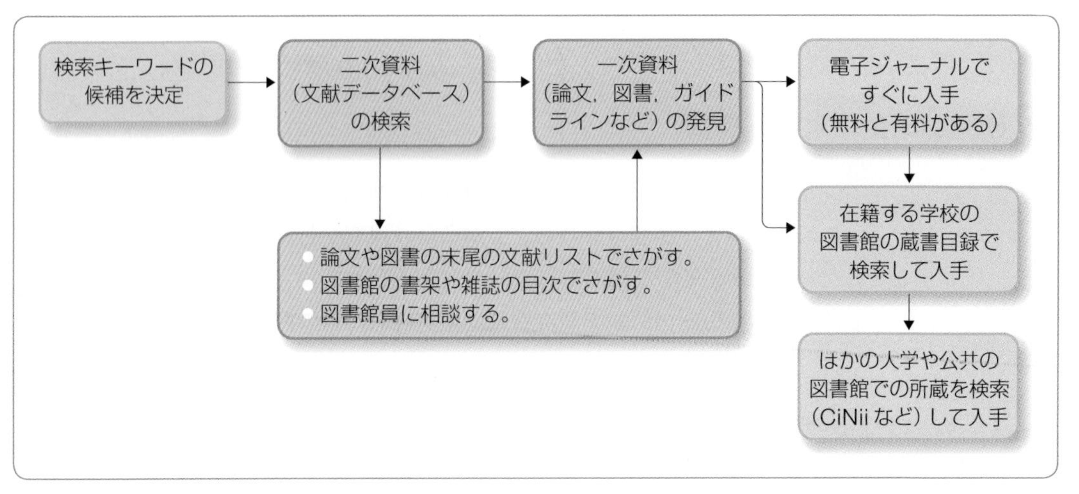

▶図10-3　文献の検索から入手までの流れ

*1 各雑誌・データベースのアドレスは章末に掲載する。

● 雑誌と図書の総合データベース

[1] **国立国会図書館サーチ(NDL Search)**[1]　国立国会図書館をはじめ，全国の公共図書館，公文書館，美術館や学術研究機関などが提供する論文や図書などの資料，デジタルコンテンツを統合的に無料で検索できる。次の CiNii と連携している。

[2] **CiNii(サイニイ)**[2]　日本の学論論文，日本の大学図書館の図書，日本の博士論文などを無料で検索でき，所蔵している大学図書館もわかる。前述した国立国会図書館のデータベースとも連携している。

● 国内雑誌のデータベース

[1] **最新看護索引 Web**[3]　日本看護協会が作成した看護系雑誌の文献データベースである。日本看護協会会員は無料である。

[2] **医学中央雑誌**[4]　日本の医学関連の文献の検索・研究をするなら必要なものである。略称は「医中誌」で，ウェブ版は「医中誌 Web」という(▶図 10-4)。有料であり，契約が必要である。

[3] **JMEDPlus**[5]　国内発行の資料から医学・薬学・歯科学・看護学・生物科学・獣医学などに関する文献情報を収録している。前述の医中誌とほぼ同等と思われ，JMEDPlus も有料である。EBN(▶51 ページ)や研究のためには，医中誌か JMEDPlus のどちらかが使えるとよい。

[4] **国立国会図書館　雑誌記事索引(ZASSAKU：ザッサク)**[6]　医学系を含めた全分野の日本の学術雑誌論文が無料で検索できる。国立国会図書館におさめられている雑誌について網羅されている。キーワード欄にタイトルや執筆者名を入力して検索し，「検索結果を絞り込む」の「資料種別」で「雑誌記事」を選

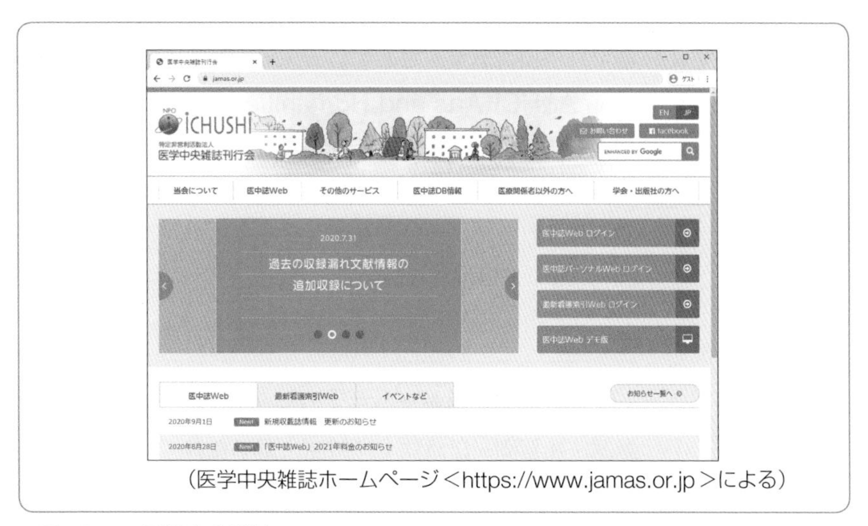

(医学中央雑誌ホームページ＜https://www.jamas.or.jp＞による)

▶図 10-4　医学中央雑誌

択すると，雑誌記事索引採録記事が表示される。医学系については医学中央雑誌とJMEDPlusに及ばないが，心理社会系も含まれ，かなりの分量がある。

[5] **北里大学　電子情報検索システム**[7)]　雑誌特集記事を索引できる。看護関連雑誌と医学関連雑誌の特集記事の検索が可能である。

国際雑誌のデータベース

[1] **CINAHL(Cumulative Index to Nursing and Allied Health Literature)**[8)]　看護と関連領域の文献の検索が可能で，引用文献を収録している。使用には契約が必要である。

[2] **PubMed**[9)]　アメリカ国立医学図書館の医学関連文献の検索ができる。世界を代表する文献データベースで無料で使用できる。

[3] **MedlinePlus®**[10)]　同じくアメリカ国立医学図書館の保健医療情報のデータベースで，健康関連のニュース記事や関連ウェブサイトの検索ができる。

[4] **Google Scholar**[11)]　Googleが提供する，学術文献のみを検索できるサイトである。PubMedはもちろん，広い範囲にわたっている。検索や引用の頻度などでランキングされているので，ほしい文献が見つかりやすくなっている。

[5] **Sociological Abstracts**[12)]　社会学，社会科学・行動科学関連分野のデータベースで，使用するには契約が必要である。

[6] **PsycINFO**[13)]　アメリカ心理学会American Psychological Association(APA)による心理学に関連する文献のデータベースである。重要なデータベースであるが，使用するには契約が必要である。

[7] **ERIC(Education Resources Information Center)**[14)]　教育学系の文献データベースである。無料のウェブ版がある。

[8] **SCI(Science Citation Index)**　自然科学全般の文献検索が可能で，引用文献を収録している。

[9] **SSCI(Social Science Citation Index)**　社会科学全般の文献検索が可能で，引用文献を収録している。

[10] **A&HCI(Arts and Humanities Citation Index)**　人文科学全般の文献検索が可能で，引用文献を収録している。

SCI，SSCI，A&HCIは，いずれも国立情報学研究所(NII)のCiNii(サイニイ)からも入れるが，登録が必要となる。また，この3つは統合して，Web of Science®として提供されている。

図書

[1] **国立国会図書館オンライン**[6)]　国立国会図書館所蔵の和図書・洋図書・和雑誌・和新聞・洋雑誌・洋新聞・電子資料・国内博士論文などを検索でき，登録利用者は複写の申し込みなどができる。

[2] **出版書誌データベース**[15)]　国内で発行された入手可能な書籍がわかる。

[3] **図書館リンク集**[16] 全国の自治体(都道府県および市区町村)や国立の図書館，全国の大学図書館などへのリンクがある。

[4] **図書館流通センター**[17] 今日の新刊，週刊新刊案内などがある。

[5] **パラメディカ**[18] オンライン古書店で,「闘病記」を病気別に紹介している。

●ガイドライン，エビデンス集

[1] **Minds(マインズ)ガイドラインライブラリ**[19] 日本医療機能評価機構による，主要な疾患についての日本の診療ガイドラインを集めたデータベースである。医療提供者向けと一般向けがある。コクランライブラリーの日本語訳もある。

[2] **東邦大学医学メディアセンター**[20] わが国の診療ガイドラインや指針，手引きなどを幅広く集めたデータベースである。

[3] **Cochrane Library(コクランライブラリー)**[21] コクラン共同研究のデータベースで，世界中の文献を系統的に集めたシステマティックレビューの論文データベースである。

[4] **NICE(National Institute of Health and Clinical Excellence)**[22] イギリス国民医療サービス National Health Service(NHS)のなかの診療ガイドラインや予防のエビデンスなどのデータベースである。

[5] **Clinical Evidence**[23] British Medical Journal(BMJ)が作成しているエビデンス集である。

2 検索キーワードとシソーラス

前述した文献データベースでは，著者名・タイトルなどで検索が可能である。このとき，求める文献をさがしあてる*1ためには，適切な言葉を選ぶことが重要である。

統制語▶ たとえば，健康情報を活用できる能力である「ヘルスリテラシー」を,「健康リテラシー」「医療リテラシー」という言葉で表現する人もいる。同義語であることがわかるように，いずれの言葉にも,「ヘルスリテラシー」という意味をつけておけばよい。このような，同義語の代表となっている言葉を**統制語**という。

実際に，医中誌では,「ヘルスリテラシー」を統制語として使用している。したがって,「健康リテラシー」で検索すれば,「ヘルスリテラシー」の論文として出てくる。ただし，現在は「医療リテラシー」は含まれていないので，その用語を使っている論文は,「医療リテラシー」で検索しないとヒットしない(▶図10-5)。

したがって，ヘルスリテラシーの論文を網羅的にさがそうとした場合には，キーワードを複数指定することになる。

---

*1「ヒット」するともいう。

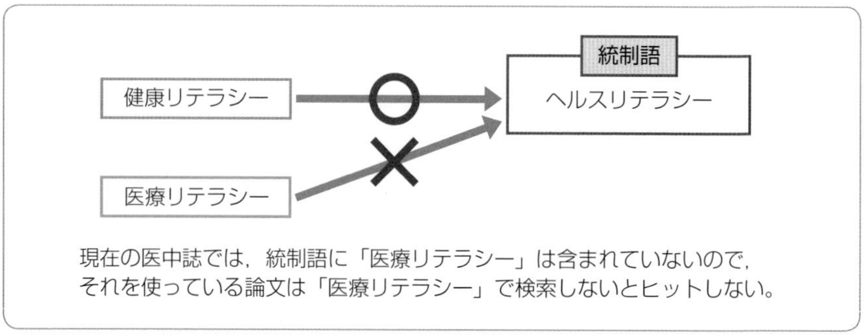

▶図10-5 統制語

▶表10-1 演算子のはたらきと使用方法

演算子	使用方法	検索方法
「AND」演算子	A and B	AとBの両方が一致する検索
「OR」演算子	A or B	AまたはBを検索
「NOT」演算子	A not B	NOTの後ろは含まない検索
「( )」演算子	(A or B)and C	優先順位をつけて検索

シソーラス▶ とくに，症状や疾患名，治療・ケアの方法などのキーワードを使って検索をする場合には，同義語・類義語に気をつける必要がある。著者によって，使っている専門用語が違う場合があるからである。これらのさまざまに使われている用語を分類して，共通言語として，後述する「統制語」を定めた辞書を，**シソーラス** thesaurus といい，医中誌には「医学用語シソーラス」，PubMedには，「Medical Subject Headings(MeSH：メッシュ)」がある。

3 検索式

複数のキーワードがあるときに重要なのは，検索のルール(**検索式**)である。2つのキーワードを入れたとき，それが「AND」で結ばれているか，「OR」で結ばれているかでは，結果がまったく異なる。

検索式のしくみ▶ たとえば，検索窓に「ヘルスリテラシー 医療リテラシー」と入力して検索したとすると，この空白(スペース)の意味はなんであろうか。多くのデータベースでは，空白は「AND」を意味するが，すべてとは限らない。

これを考えるにあたっては，検索式のしくみを理解する必要がある。検索では，1つのキーワードであればなんの問題もないが，複数のキーワードを指定する場合には空白や**演算子**(ブーリアン boolean)とよばれる文字や記号を使って，条件を指定する。おもな演算子としては，「AND」，「OR」，「NOT」，かっこ「( )」の4つがある。「AND」は「かつ」，「OR」は「または」，「NOT」は「含まない」，「( )」は「優先順位」にあたる(▶表10-1)。

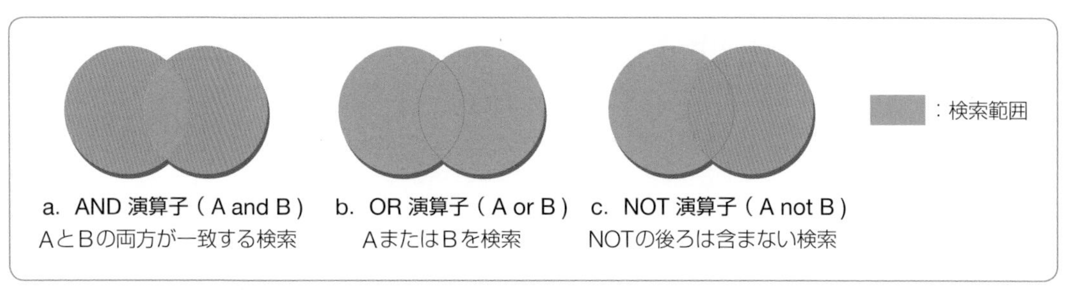

▶図 10-6　演算子の意味

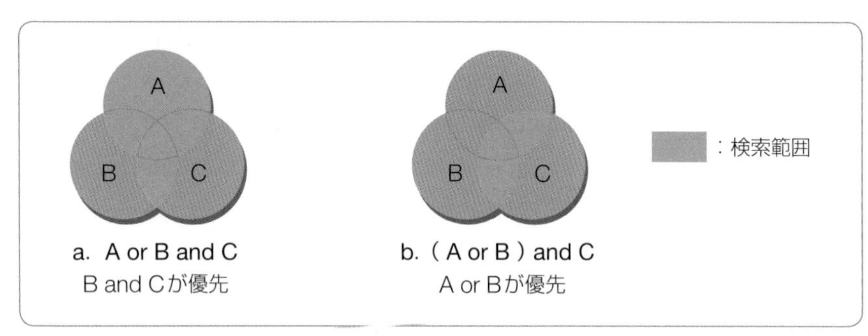

▶図 10-7　演算子を複数使う場合

演算子のはたらき▶ これらのはたらきについて，図で確認してみる。まず，「and」「or」「not」を用いた際の検索範囲は図 10-6 のようになる。

また，「and」と「or」を同時に使うときは，「(　)」を使うとよい。その検索範囲の例は図 10-7 のとおりである。図 10-7-a については，「(　)」はないが，図 10-7-b はある。「(　)」をつけるかつけないかで，これだけ検索範囲が違う。

「(　)」は，優先順位をあらわす演算子であり，それで囲われたところを，ほかの演算子の優先順位より優先する。「(　)」がないと，優先順位は，「not」>「and」>「or」の順となっている。すなわち図 10-7-a では，右の「B and C」が優先されるのに対して，図 10-7-b では，優先順位の低い「or」を「and」より優先するために「(　)」で囲んで，「A or B」を優先させているのである。この使い方は，論理の表現として一般的なもので，さまざまな場面で用いることができる。数学で，「＋」と「－」より，「×」と「÷」が優先されるため，「(　)」を使うのとまったく同じである。

③ 文献情報を管理する方法

1 文献管理ソフト

データベースで検索した文献の一覧は，自分の手もとにおいて管理したいものである。広く普及している「Excel(エクセル)」でも，ある程度の管理が可能である。しかし文献の数が多くなると「Access(アクセス)」や「ファイルメーカー」などのデータベースソフトが便利である。

これらの汎用的なソフトにより多くの文献の情報を管理することも可能であるが，文献管理専門のソフトがあるとさらに便利である。代表的なものには，「EndNote(エンドノート)」「RefWorks(レフワークス)」「Mendeley(メンデレイ)」「Zotero(ゾテロ)」などがある。これらは，各種文献データベースでヒットした書誌データを，直接，自動的に取り込むことができる。さらに，論文を書くときには，引用したい箇所に該当する文献をコピーあるいはドラッグしておけば，文献リストを自動的に作成してくれるという機能をもっている。また，クラウド化されているのでどこからでも自分のデータにアクセスできるようになっている。

文献の電子化▶ 現在では，多くの論文は「電子ジャーナル」「e ジャーナル」になり，図書も「電子書籍」「eBook」になっている。新聞にもウェブ版があり，政府や行政，教育研究機関の報告書やレポートなども，PDF ファイルなどで読むことが可能である。

また，各大学は，「機関リポジトリ repository」として，電子ファイルのデータベースを作成，保存して，公開している(例：聖路加国際大学リポジトリ「SLIU@rchive」[24])。

2 データベースの基礎知識

先述した文献管理ソフトを利用するうえでは，データベースの基本的な知識を知っておくとよい。文献のみならず，住所録・名簿・レシピ集・音楽や写真のデータベースなどをつくるには，まず，一覧表(テーブル)をつくるイメージが必要である(▶図10-8)。

レコードとフィールド▶ データベースにおいて，1件は**レコード**とよばれて，「1行」に該当する。そのため，必ず「1件1行」になる。文献ならば，各「レコード」には，ID 番号(識別のための通し番号)や著者名などの**フィールド**とよばれる項目が並ぶ。したがって，フィールドの数だけ「列」ができる。

データベースの設定では，まず，フィールドを決めることが基本である。フィールドを決めてしまえば，あとはレコードを入力したり取り込んだりするだけである。

CSV ファイル▶ レコードを取り込んだり(インポート)，取り出したり(エクスポート)すると

ID	著者	タイトル	巻	号	ページ	…
1	中山和弘	ヘルス…	20	3	1-12	
2	瀬戸山陽子	看護職…	12	2	34-46	
…						

各「レコード」には，ID番号（識別のための通し番号）や著者名などの「フィールド」とよばれる項目が並ぶ。

▶図 10-8 データベースのレコードとフィールド

```
ID，著者，タイトル，巻，号，ページ
1. 中山和弘，ヘルス…，20，3，1-12
2. 瀬戸山陽子，看護職…，12，2，34-46
```

1 行目にはフィールド名，2 行目以降はレコードが，カンマで区切られて並んでいる。

▶図 10-9 CSV ファイル

きに，よく用いられるのが，カンマ区切りファイル comma separated values file（CSV ファイル）である。これは，フィールドを，カンマ「,」で区切ってあるテキストファイルで，データベースや表計算ソフトなどで多く用いられている。中身を見ると，**図 10-9** のように，1 行目には，フィールド名がカンマで区切られて並び，2 行目以降は，レコードが，同じくカンマで区切られて並んでいる。

特定の用途に特化したデータベース▶ 文献管理専用ソフトなどは，「フィールド」が最初から設定されているデータベースソフトと思えばよい。また，アップルの「iTunes」などの音楽管理用ソフトでは，アーティスト名や曲のタイトルなどが，あらかじめフィールドに設定されているのである。

データベースの機能▶ データベースの機能としては，「検索」や「ソート（並べかえ）」，レコードの「抽出（選び出し）」，レコードやフィールドの「結合」などがある。「検索」では，フィールドを指定してキーワードを入力すれば，そのフィールドに該当するキーワードがあるレコードだけを「抽出」することができる。

そして，ここで，忘れてならないのは，電子カルテなどの医療や看護の情報システムも，データベースが基本となっていることである。患者のデータ，診断や看護行為などが「フィールド」になっているのである。また，Google などの検索サービスも，世界中のインターネット上の情報を，データベースとしてほとんどすべて蓄積しているからできることである。

必要な情報をすばやく検索できるということは，そこにデータベースがあるためであると思っていればよい。逆に検索できないということは，それがないからである。

B インターネット上で役だつ情報へのアクセス

① ウェブサイトの閲覧方法

1 ウェブサイトへの接続方法

ブラウザ▶ ウェブサイト web site（いわゆるホームページ home page，以下サイト site とよぶ）への接続は，**ブラウザ** browser という閲覧用のソフトが用いられる。

ブラウザには，「グーグル クロム Google Chrome」，「マイクロソフトエッジ Microsoft Edge」，「モジラ ファイアフォックス Mozilla Firefox」，「アップル サファリ Apple Safari」などが使われている。

ホームページ▶ インターネットのサイトを，どのように開いているであろうか。ブラウザを立ちあげて，最初に表示される画面のどこかを選んだり，検索したりしているであろう。この最初に立ちあがってくるページは，「スタートページ start page」ともよばれるが，正式な名前は「**ホームページ**」である。最初に立ち上がるページ，出発点のページで，「ホームボタン」⌂を押すと，いつもそこに戻ってくれるページである。ここからインターネットの世界に出かけて，どこかに迷い込んでしまっても，「ホームボタン」ひとつで帰りたい「わが家」に戻ってくるしくみである。

現在，一般的にサイトがホームページといわれるのは，スタートページとしてのホームページを自分好みにつくっている人たちが，その場所（URL またはアドレス）を「うちのホームページに来てくださいね」と人に教えていったためである。さまざまなサイトを見てまわることを**ネットサーフィン**とよぶが，これはいろいろなホーム（おうち）に遊びに行っているということである。

ウェブページ▶ したがって，ホームページは，**ウェブページ** web page（ページ）のなかの1種類と考えられる。このページというのが，ブラウザで閲覧するときの最小の単位である。

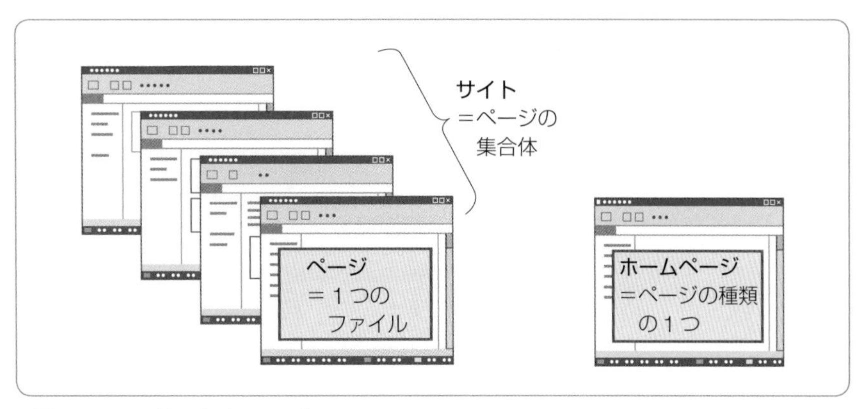

▶図 10-10　サイトとページ

ページとは，1つのファイルのことで，ページをつくるためにつくられたHTML(Hyper Text Markup Language)という言語で書かれている。このファイルを，ブラウザが読み込んで表示している。HTMLという専用の言語で書かれてはいるが，〈〉で囲まれた「**タグ** tag」とよばれる部分を除けば，文字や文章からできている。ファイル自体は，テキストファイルであり,「タグ」さえ理解できればよいので，きれいな装飾をしない簡単なページであればすぐにつくれると思ってよい。

サイト▶ ページをいくつか集めてつくられるのが**サイト**である。サイトとは,「場所」という意味であるが，ある目的でつくった個人や企業などを単位としてつくられているページの集合体である(▶図 10-10)。

ここでは，いわゆるホームページといわれているものをサイトとよび，その中身の1つひとつの画面(ファイル)をページとよぶことにする。

2 ポータルサイトを選ぶ

それでは，本来の意味での自分のホームページはどのように設定するのがよいであろうか。自分で作成したホームページがない限り，誰かがつくったページを借りることになる。そうなると，その「住みごこち」のよさが問題になる。

ポータルサイト▶ ホームページに向いていて,「住みごこち」のよいページとは, 色々な情報が集まっていたり，さがしやすいページであろう。そのような情報の窓口となるサイトのことを**ポータルサイト** portal site とよぶ。ポータルとは医学用語では門脈をさすが，一般的には門，玄関，入り口といった意味である。学校のパソコンでは，学校のホームページなどに設定されていることが多いが，自分のパソコンであれば自由に設定できる。自分好みのサイトに変更してみよう。

ここでは，看護学生や看護職のために作成されたサイト「ナースに役立つ種類のサイトとは？　Nurse's SOUL」を紹介する(▶図 10-11)。まず，このサイトに接続してみよう。アドレスのところの,「http://」より右側に,「www.

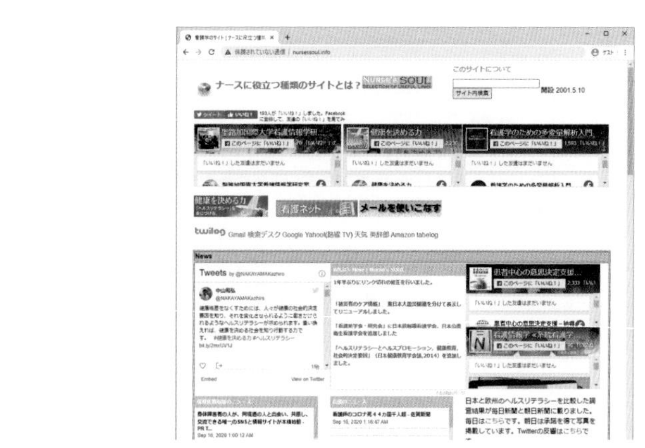

(ナースに役立つ種類のサイトとは？ Nurse' s SOUL<http://www.nursessoul.info/>による)

▶図 10-11　看護学生や看護職のためのサイトの例

nursessoul.info」と入力して，[Enter] キーを押す。「http://」や「index.html」などは，どこのサイトに接続するときでも省略できる(このサイトの場合，www も省略可能にしてある)。

このサイトのタイトルのうち英語表記の「SOUL」は，「selection of useful links」(役にたつリンクのセレクション)の略である。「ナースに役立つ」というタイトルになっているが，内容としては，ナースだけでなく，保健医療関係者あるいは保健医療に関心のある人であれば，役にたつと思われる情報をトピックやキーワードをもとに集めてある。看護学生が，看護や保健医療福祉を学び，研究をしていくうえで，必要なサイトが収集されている。それ以外にも，関連ニュースや，看護情報学に関連した講義の資料なども公開されている。

3 ブラウザ操作のコツ

ここでは，ブラウザを快適に使うためのコツを紹介する。

[1] 矢印から手の形になったら選べる――インターネットの本質＝リンク　マウスのカーソルは，基本的には，[矢印] であるが，ほかのファイルを開いたり移動できたりするところでは，[指差しマーク]にかわる。アンダーラインがついているところや，図や写真，ボタンや看板など，さまざまなところに選べるところがある。マウスひとつで，あるページから別のページに，移動できるところが，インターネットの本質的な特徴ともいえる**リンク機能**である。あるページのなかで，どこか別のコンピュータのサイトのファイル名を指示しておけば，どこからでもそのファイル(ページ)が見られる。

[2] 画面を 1 画面ずつスクロールする　画面の下のほうを見たいときは，スクロールマウスであれば，そのボタンを使うと便利である。そのボタンを，ちょ

うど1回上下させると，1ページほど進むようにできている。それ以外では，［Space］キーを押すと，1画面ずつスクロールできるようになっている。また，［PageUp］［PageDown］キーにも同様の機能がある。

また，ウィンドウのスクロールバーを使うこともできる。これはウィンドウの右端にある現在の場所を示す四角形(ページが短いと長い長方形で，ページが長いと小さくなるもの)のことで，ドラッグすればスクロールできる。1画面ずつ進むには，その四角形の上下の空間をクリックすればよい。

[3] スクロールマウスで文字の大きさをかえる　スクロールマウスは，文字の大きさもかえられる。［Ctrl］キーを押しながらスクロールすると文字が大きくなったり小さくなったりする。さらに言えば，［Shift］キーを押しながらスクロールすると［戻る］［進む］と同じ機能になる。

[4] [戻る] ボタンでも戻らないとき　もとのページに戻りたいのに，戻らない場合がある。そのときは，［戻る］ボタンをダブルクリックすれば戻る。

[5] すばやく前の画面，過去の画面に戻る　ネットサーフィンをしていて，遠い過去のページに戻りたいときは，［戻る］ボタンで戻るのではなく，履歴の一覧から戻るとよい。［戻る］ボタン上で，マウスを［右クリック］すれば，履歴が出る(これは［進む］の場合も同じ)。さらに昔のもの(たとえば昨日や一昨日)を見たいときは，［履歴］ボタンを押して，過去の記録をたどればよい。［戻る］［進む］ボタンは画面の上のほうにあるので，すばやく行ったり来たりする場合は，[3] で述べたスクロールマウスを使う方法や，［Alt］+［←］で戻り，［Alt］+［→］で進むので試してみればよい。

[6] ID とパスワードを入力する画面になる　会員登録していないサイトで ID とパスワードを入力する画面になったら，なにもせずに［キャンセル］を押して戻ればよい。ID とパスワードがわからないで入ることは，不可能である。

[7] 画面が途中でとまってしまったり，かわらなかったりする　画面がとまってしまったり，キャッシュという記憶された古いファイルを読み込んで変化しなかったりという場合がある。最新の画面を読み込んだほうがいいので，矢印が時計まわりに丸くなっている［更新］ボタンを押すか，［F5］キーを押すとよい。それで最新の情報が読み込まれる。それでもうまく更新されない場合は，［Ctrl］+［F5］を押すと，完全に最初から読み込み直すようになる。最新の画面を見るためにこれを行うくせをつけたほうがよい。

[8]「ページが見つかりません」「The requested URL could not be retrieved」と表示される　「ページが見つかりません」の場合は，ページがないだけでサイトはある。サイトのアドレス(URL)を，右から順番に「/」(スラッシュ)の手前のところまで，1つずつ消しては，［Enter］キーを押して接続し直してみればよい。「The requested URL could not be retrieved」の場合は，指定したアドレスのサイトがないということである。閉じてしまったか，移転したかであり，移転先をさがすには検索してみるしかない。

[9] ウィンドウとタブを使い分ける　ブラウザは，1つのウィンドウの中に複数の画面(タブ)が表示できるようになっている。あるタブ内で，リンクをクリックすると，たいていはそのタブが新しいページにかわる。しかし，もとのタブのページを開きながら，別のタブでページを見たり書き込んだりしたい場合がある。もとのタブをそのまま表示させておきたい場合は，表示されているタブの一番右の小さなタブをクリックすれば，[新しいタブ] が表示される。前のタブが開いたままになるので，前のタブを押せばもとに戻ることができる。

[10] ページ内での検索　ページ内で，自分がさがしているキーワードが見つけにくい場合に便利なのが，ページ内の検索である。[Ctrl]＋[F] を押すとメニューが立ちあがる。[Ctrl] キーを左手小指，アルファベットの [F] キーを左手人差し指で同時に押すというのを覚えるとよい。F は「find」の意味であり，この操作は，文字列の検索のためによく使われる。ワードやエクセルなど，ほとんどのソフトで通用する操作であるため便利である。検索窓が出るので，さがす文字を入力して [Enter] ボタンを押せばよい。

4 閲覧に必要なソフトの入手

ブラウザ以外に，ビデオなどを見るためなどにソフトが必要になる場合がある。「プラグイン」とよばれるソフトである。とくに，「Adobe Acrobat Reader」は，PDF ファイルで提供されている文書を読むための必需品である。

たいていは，それが必要になるようなページでダウンロードできるようになっていたり，ダウンロードするように指示が出たりする。

② 検索エンジン・データベースの使い方

検索エンジンとして，代表的なものは「Google」である。「Yahoo! JAPAN」も，現在，検索エンジンは「Google」を採用しているので，検索結果は同じである。「Google」も巨大なデータベースであり，そこでの検索テクニックは，「医中誌」や「PubMed」などの文献データベースを検索するときにも使えることがあるので，参考にしてもらいたい。

1 的確な用語を使う必要性

検索する場合は，まず，的確なキーワードを入力する必要がある。そのとき，とくに気をつけたいのは，自分が思っているキーワードと情報提供側が用いている用語が必ずしも一致しないことである。たとえば，次の2つの理由があげられる。

[1] 語が省略されている，あるいは短い言葉を使っている　たとえば，「国保」「医の倫理」「かかりつけ医」「MR」「リハ，リハビリ」「ケアマネ」「脳外」などがある。

[2] 同義語，類義語，反対語など別の言葉で表現されている たとえば，「がん」「ガン」「癌」「悪性新生物」「悪性腫瘍」などがある。

2 キーワード入力のテクニック

先述した［1］の理由については，「リハ」の検索によって「リハビリ」も「リハビリテーション」もさがせるかというと，必ずしもそうではないということである。検索エンジンは，ページの情報を収集してデータベース化するときに，日本語辞書を参照して文章を単語に分割している。検索で指定したキーワードが，この単語と一致した場合に，検索結果に出てくる。実際に「Google」で検索すると，「リハ」「リハビリ」「リハビリテーション」では，キーワードを入力する欄のすぐ下に表記されるヒット件数が異なるので確認してみればよい。すべてをさがしたいと思えば，すべてのキーワードで検索したほうがよい。

［2］の理由については，次に説明する。

同義語を発見してさがす▶ 検索キーワードでは，同じ意味でもさまざまな表現があることが多い。そのために，同義語・類義語辞書やシソーラス辞書が作成されている(▶205ページ)。したがって，保健医療や看護の用語では，医中誌やPubMedのシソーラスを用いると発見できるので，活用するとよい。

また，検索エンジンで自分の思うキーワードで検索してみて，見つかったページをよく見てみればよい。ほかに，どのようによばれているのかが，いくつものサイトを見るうちにわかってくるであろう。

フレーズでさがす▶ 多くの検索エンジンでは，長いフレーズ，たとえば「専門看護師がいる病院」という検索が可能である。これは「専門看護師　病院」とは検索結果が違う。その連続したフレーズがあるページが，検索できる。そのフレーズに一致するものだけをさがしたい場合はダブルクォーテーション「"」でフレーズをはさむ必要があり，「"専門看護師がいる病院"」とすればよい(▶図10-12)。この「"」については，「Google」以外でも，「医中誌」や「PubMed」など，多くのデータベースでフレーズ指定を意味する。日本語の場合はともかく，英語の場合は単語の間に必ずスペースが入るので必須になる。

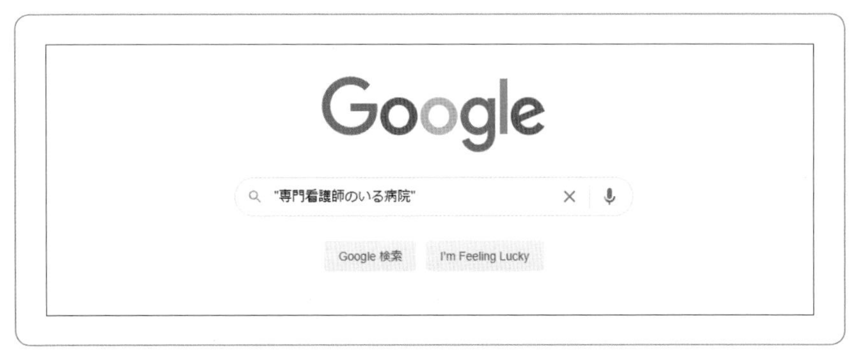

▶図10-12　フレーズ検索

「○○とは」でさがす▶ 「○○」と最近よく聞くけれど，いったいなんのことなのかわからないが，いまさら恥ずかしくて人に聞けないなどという場合，検索エンジンは辞書がわりに使える。しかし，「○○」でただ検索すると，検索結果がたくさん出すぎて見るのがたいへんである。そんなときは，「○○とは」と入力することで，その解説があるページが見つかる可能性が高くなる。「とは」以外にも，「というのは」「というものは」「には」など，期待する文章を想像して工夫するとよい。

ドメインネームを指定する▶ 検索するサイトの範囲を，ドメインネーム(▶183ページ)でしぼる方法がある。たとえば，「ac」(大学などの高等教育機関，学術・研究機関)，「go」(日本政府機関)などを使えば，信頼できる情報をさがせる確率が高くなる。検索対象のドメインネームを限定するには，「Google」の場合「site:」のあとにドメインネームの一部を「.」(ドット)をつけて書き込めばよいようにできている。「HIV」について，政府機関の情報に限定したい場合は，「HIV site:go.jp」と入力する。厚生労働省なら「mhlw.go.jp」，大学や研究所なら「ac.jp」とする。

「not」検索を用いる▶ 「Google」でも，ほかのデータベースと同様，「and」「or」「not」「( )」などの演算子が使える(▶206ページ)。スペースは，「and」と同じ意味である。ハイフン「-」は「not」と同じ意味である。このなかで「not」の使い道として，図書をさがしているわけではないときというのがある。最近のトピックで検索すると，本のタイトルがヒットする確率は高い。しかし，同じ本のページばかりが出てきて困ることがある。そんなときは，その本の出版社名や編などの本にかかわる言葉を除くように，たとえばGoogleで「看護研究 -書店 -編 -新刊」などとすれば，多く出てくる図書を除くことができる。

③多くリンクされているサイトやリンク集をさがす

ページランク▶ 検索エンジンで，上位にヒットするサイトやページは，より重要なサイトと考えられる。「Google」の場合は，PageRank(ページランク)というランクづけのシステムを使っている。これは，「より多くのページからリンクされているページは重要なページである」「より重要なページからリンクがはられているページは重要なページである」という，おもに2つの点で順位づけを行っている。言いかえれば，いろいろなサイトと太いパイプをもっているサイトが上位に表示されるということである。

しかし，まだ知られていない新しいサイトや，看護に限られた情報をのせているサイトの場合は，なかなか上位にヒットしない場合も考えられる。

SEO対策▶ そのため，サイトを公開した場合は，Googleなどで，上位に表示されるためのSEO(search engine optimization，検索エンジン最適化)とよばれる対策が必要である。たとえば，サイト内のページのタイトルなどに，サイト独自の特徴をあらわしていたり，検索に使われそうなキーワードを使ったりするなどである。せっかく作成しても，「貴重なサイトだから，きっと多くの人が見に来てくれるだろう」という待ちの姿勢では，多くの人に見てもらうことはむずかしい。さがす人の立場になって考えてみることが重要である。

リンク集の利用▶ また，そもそも看護でトピックとなっているキーワードがわからない場合は，さがしようがない。そこで，「Nurse's SOUL」(▶212ページ)のように，看護職に役だつサイトを集めたリンク集を用いてさがすと，効率よくさがせる場合がある。ほかにも，多くの看護学生や看護職がつくっているサイトやブログなどには，リンク集がつくられていることが多い。共通の関心をもっている人がリンクしているサイトは，さがしているものである確率は高いであろう。

④ウェブページのブックマーク

1 ブックマークへの追加

ブラウザでは，見つかって，また訪問したいサイトやページは**ブックマーク**(お気に入りともいう)に登録しておける。

ブックマークは好きな名前でフォルダをつくって分類して保存できるものである。「ブックマーク」の数が多くなるとさがせなくなるので，分野別に分けておくとよい。さらに，「インポート」や「エクスポート」を選べば，「ブックマーク」のリストの内容をファイルに書き出したり，読み込んだりして，ほかのパソコンとやりとりができる。

2 他者とのサイトの共有

最近の多くのサイトやブラウザでは，サイトやページの共有のためのツールが備えられるようになってきている。X(エックス X〔(旧 Twitter)〕)のボタンで，すぐつぶやいたり，ブログ，Facebook(フェイスブック)，LINE(ライン)など，各種のソーシャルメディアにすぐに紹介することが可能である。

これは，逆に言えば，自分でさがさなくても，共通の関心をもっている人と，そのようなソーシャルメディアによるつながりをもっていれば，情報が入ってきやすいということである。まさに，人と人をつなぐメディアである，ソーシャルメディアとよばれる理由である。

⑤インターネット上の保健医療情報の見方

1 質の高い情報をさがす

サイト上の健康情報の質については，一定の評価方法があるが，必ずしも確立してはいない。信頼性の認証を行っている機関として，日本インターネット医療協議会[25]の「JIMA トラストマーク」や Health On the Net Foundation[26]の

「HONcode」などがある。しかし，これらはまだ十分普及しているとは言えず，ソーシャルメディアのように双方向性のある場合には，認証はむずかしい。

そのような状況においては，次のような基準をポイントとしてみずから判断できることが望まれる。頭文字から「か・ち・も・な・い」は，「情報はこの5つを確認しないと『価値もない』」と覚えられる(「い・な・か・も・ち」とする方法もある)。これを広く普及させるための動画も公開されている(https://www.youtube.com/@healthliteracy-skills)。

[1] か：書いたのは誰か，発信しているのは誰か

- 匿名では，どこの誰かわからない
- 氏名と所属は事実か，所属内での検索や名簿で確認できるか
- 専門的な資格をもつことが確認できるか
- 医師，教授，医学博士といった肩書だけでは判断できない
- 最近，専門分野の論文(査読のある学術雑誌に)を書いているか
- 書いたものが，複数以上の第三者の目を通して評価されていることが明記されているか
- 組織による情報発信の場合は，非営利の公的機関であるか，組織の目的や運営方法は明確か

[2] ち：違う情報と比べたか

- ほかの情報と違う点はないか
- 問題解決のための選択肢が十分にそろっているか
- 各選択肢に必ずある長所と短所の両方が提示されているか
- 同じ情報でも立場や専門の違いによって見方が違っていて，書き方や伝え方が違う

[3] も：元ネタ(根拠)はなにか

- 出典や引用などで，科学的な根拠として専門分野の論文(査読のある学術雑誌)や具体的なデータが示されているか
- ある個人や団体が言いたいことを言うだけのための意見や感想ではないか
- 気を引くような見出しだけで，それが事実や結論とみなしてはいけない
- 元ネタをわかりやすく紹介するのは他者への基本的な思いやりである

[4] な：なんのための情報か

- サイトの目的やリンク先，本のまえがきなどからみて，商業目的で商品やサービスを買うことを促すための広告ではないか
- 健康や医療の情報は公的機関がわかりやすく発信するべきで，それ以外の場合は多様な目的であり，誰かがなんらかの利益を得ることになっていないか
- 記事や画像のなかに「広告」「PR」「i」という広告の表示がないか
- 感情や直感だけに訴えかける表現で誘導しようとしていないか，理性的・論理的な表現がされているか

- 誹謗(ひぼう)中傷が目的となっていないか
- 情報の確認ができるように問い合わせ先が明記されているか(住所，電話番号，メールアドレス，氏名など)

[5] い：いつの情報か

- サイトの作成日や更新日，本の出版年など，最新の情報であることを示す日時などの情報があるか
- 健康や医学に関する情報は日進月歩なため，古い情報では，現在は否定されている可能性もある
- 更新の履歴が残されているか
- 更新の方針や予定について記してあるか
- 更新がしばらくされていない場合は，更新して最新の情報を提供しようとする体制ができていない可能性もある

2 自分の責任で選択する

インターネットを利用したことで損失をこうむったり，被害を受けたとしても，その責任は自分にある。インターネットは善意と信頼で支えられているネットワークであり，情報を提供した人には，責任を問わない。公開されている健康・疾病に関する情報，電子メールや掲示板のコメントもそうである。

C データ検索と利用

現代では，国の統計調査や企業による市場調査，研究者による学術調査などにおいて，さまざまな方法でデータが収集されている。また，医療機関にかかった患者の診療記録や医療費の請求のためのレセプトや，企業における取引の記録や顧客のデータ，ウェブサービスのアクセスログ，ウェブ掲示板やソーシャルネットワーキングサービス(SNS)への書き込みなど，業務やサービス利用の結果としてデータが蓄積されている。

第11章で紹介するように，一般市民や患者を対象に調査をすることによってもデータを得ることができる(▶225ページ)。しかし，調査の実施には金銭や労力などのコストがかかるうえに，調査の対象者にも時間などの負担をかけることになる。ここで紹介するような既存のデータをうまく活用することで，そのようなコストや対象者への負担を最小限に抑えることができる。

また，世界や国レベルでのデータ収集は個人で行うことは不可能であり，そのようなデータは国際機関や国が収集したデータを利用せざるをえない。このようなデータのなかには，公開されていて誰でも使用できるものや，一定の条件を満たした者が申請すれば利用できるものもある。ここではそのようなデータを紹介していく。

① 公開されているデータ

1 政府統計とe-Stat

日本国政府が実施した統計調査については，「行政機関の長は，基幹統計を作成したときは，速やかに，当該基幹統計及び基幹統計に関し政令で定める事項をインターネットの利用その他の適切な方法により公表しなければならない。」(「統計法」第8条)とされており，調査を所管する行政機関のウェブページで公開されている。保健医療に関係する統計調査は，調査を所管する行政機関のウェブページにアクセスすれば調査結果や図表を閲覧したり，ダウンロードしたりすることができる(▶表10-2)。

また，各行政機関が実施した統計調査にアクセスするためのポータルサイトとして，e-Stat[27]が2008年から運用されている。e-Statでは政府統計の集計結果を検索してダウンロードできるほか，時系列や地域別に統計指標を集計したり，地域別の集計結果を地図上に表示したりすることができる。

2 NDBオープンデータ

NDBとは，レセプト情報・特定健診等情報データベースの通称*1で，わが国における保険請求情報(レセプト情報)と特定健康診査・特定保健指導の情報を収集したデータベースである。2009年度診療分からの電子化されたレセプト情報がNDBには格納されており，2015年時点ではわが国における保険請求情報の95%以上が集められている[28]。NDBオープンデータは，NDBに格納されているこれらのデータのうち，基礎的な項目について集計を行ったものである。

具体的な項目として，外来や入院の初診・再診，検査や画像診断，医学的処置の算定回数などの医療行為に関するものや，特定健康診査におけるBMI，腹

▶表10-2　保健医療関連の政府統計の例

所管	調査名	おもな調査項目
総務省	国勢調査	人口，世帯
厚生労働省	人口動態調査	出生，死産，死亡，婚姻，離婚
	国民生活基礎調査	家計支出，年金の加入状況，介護，所得，健康状態
	国民健康・栄養調査	身体状況(身長，体重など)，栄養摂取状況，生活習慣
	患者調査	受療状況，推計患者数
文部科学省	学校保健統計調査	児童・生徒の発育状態，健康状態

*1 National Database of Health Insurance Claims and Specific Health Checkups of Japanの通称。

▶表 10-3　国際機関が公表しているデータの例

機関名	統計の内容	加盟国数	URL
世界銀行(World bank)	経済・産業・保健・教育など	189	http://data.worldbank.org/
経済協力開発機構(Organization for Economic Co-operation and Development；OECD)	経済・産業・保健・教育など	36	http://stats.oecd.org/
世界保健機関(World Health Organization；WHO)	死亡，疾患の有病者，生活習慣など	193	https://www.who.int/data/gho
国際連合児童基金(United Nations Children's Fund；UNICEF)	子どもの健康や教育，栄養状態など	193	https://data.unicef.org/

囲，血圧などの検査項目の集計結果が公表されている。NDBオープンデータは年度ごとに公表されている。2021年9月時点では，第6回NDBオープンデータとして，2019年度のレセプト情報および2018年度の特定健診情報までが公表されている。

3 医療機関などが公表しているデータ

手術件数や分娩件数，平均入院日数などの「医療法」で定められた項目については医療機関の広告として掲載することが可能である。そのため，公表している医療機関については，それを収集して活用することも可能である。また，DPC[*1]制度(▶106ページ)に参加している病院では，病院情報の公表によって診療報酬が加算されるため，退院患者数や診断群別の患者数などの集計結果を公表している。また，DPC対象病院の退院患者に関するデータは，「DPC導入の影響評価に係る調査」として集計結果が公表されている[29)]。

4 国際機関が公表しているデータ

ここまでに紹介したもののほか，国際機関では加盟国等の統計をまとめている。そのため，国際比較などを行うこともできる(▶表10-3)。

② 申請することで利用できるデータ

1 政府統計の個票データの利用

これまでに述べたように，国が実施した統計調査は，集計結果を利用することができる(▶220ページ)。そのほか，集計する前の個票データであるミクロ

＊1 Diagnosis Procedure Combination：診断群分類に基づく医療費の包括評価。

データも，一定の条件を満たせば利用することができる。ミクロデータの利用形態には，匿名データの利用，オーダーメード集計の利用，調査票情報の利用の3種類がある*1。

[1] **匿名データの利用** 匿名データの利用は，個票データを回答者が特定されないように調査票情報を加工したうえで提供されるデータである。

[2] **オーダーメード集計** オーダーメード集計は，所管官庁に集計を委託し，集計した結果の提供を受けるデータである。性・年齢別などの基本的な集計はe-Statに収載されている場合もあるが，それ以外の項目でグループ分けをして集計した結果は提供されていない。e-Statに掲載されていないそのような統計表の作成を依頼し，提供を受ける場合に用いる。

[3] **調査票情報の利用** 調査票情報の利用は，加工されていない調査票情報を利用するものである。調査票情報は，公的機関との共同研究や，公的機関から委託を受けた研究などの目的のほか，行政機関等の長が政策の企画立案に有用であると認める場合などの公益性を有する場合に利用可能である(「統計法」第33条第1項第2号)。また，同法の改正が2019年に施行されたことにより，この要件以外にも，大学や大学等に所属する教員が行う学術研究や，高等教育の発展に資する統計の作成のために使用する場合は，指定された専用室で調査票情報を利用するオンサイト利用が可能となった。

2 データアーカイブの利用

データアーカイブは，大学や行政機関，企業などやそこに所属する研究者や職員が実施した調査の個票データを，調査の実施者からの寄託を受け，そのデータを整理して研究者などに提供する機関である。データアーカイブは欧米を中心に発展し，欧米では学術目的で行われた調査のデータをデータアーカイブに寄託し再利用できるようにするのが常識となっている[30)]。日本においては，大学や独立行政法人が運営しているものがある(▶表10-4)。

利用条件を満たし，申請すれば，このようなデータアーカイブに収録されたデータを利用できる。

▶表10-4 日本国内のデータアーカイブの例

運営者	データアーカイブの名称
東京大学社会科学研究所附属 社会調査・データアーカイブ研究センター	Social Science Japan Data Archive(SSJDA)
立教大学社会情報教育研究センター	Rikkyo University Data Archive(RUDA)
労働政策研究・研修機構	JILPTデータ・アーカイブ

＊1 このようなミクロデータの利用方法や利用できるデータについては，ミクロデータ利用ポータルサイト(https://www.e-stat.go.jp/microdata/)に詳しく紹介されている。

③ 収集したデータの利用

これまでにみてきたように，保健医療に関する統計調査結果などのデータはさまざまな方法で入手することができる。

近年では政府統計を活用した研究も多く行われるようになってきている。介護保険の利用状況から利用するサービスの性差の分析や介護の場所別の死亡率の推計をした研究や，人口動態調査のデータを利用して職業別の死因の経年分析を行った研究などがある[31]。

データヘルス計画への利用▶ 既存データの活用は研究だけでなく，国や地方自治体などの施策にも取り入れられている。2015年からすべての健康保険組合に作成が求められるようになった「データヘルス計画」がその一例である(▶126ページ)。データヘルス計画とは，各健康保険組合が医療費請求情報や健診結果などのデータを分析し，その結果をもとに保健事業を実施するための計画である。このようにデータに基づいて保健事業を計画・実施し，それを評価して改善を続けることで，より効果的で効率的な保健事業を実施していくことが期待されている。

ゼミナール
復習と課題

❶ 看護の現場でなにかを知りたいと思った場合に，調べる文献についてどのようなものがあるか，具体例を3つあげて，それぞれの特徴を説明しなさい。

❷ 文献をさがす流れについて，「1次文献」「2次文献」という言葉を使って説明しなさい。

❸「白いカラス」「白くないカラス」について検索したいとき，それぞれどのような検索式を用いればよいか。「白い」「カラス」および各種演算子を用いて答えなさい。

❹ ある学校の看護学生の身長，血液型，通学時間などのデータをまとめてデータベースをつくるとき，レコードとフィールドにはなにが該当するか答えなさい。

❺ 検索エンジンを用いてなにかを検索するとき，目的とするページにたどりやすくするための工夫について，具体例を3つあげなさい。

❻ インターネット上の保健医療情報を評価する際に，注意すべき点について説明しなさい。

❼ 関心のある統計調査を所管している省庁のウェブページにアクセスして調査結果を調べなさい。

❽ e-Statで関心のある統計調査の結果を確認しなさい。

❾ 既存のデータを活用することの利点にはどのようなものがあるか説明しなさい。

参考資料

1）国立国会図書館サーチ（https://iss.ndl.go.jp/）.
2）CiNii（サイニイ〔https://ci.nii.ac.jp/〕）.
3）最新看護索引 Web（https://www.nurse.or.jp/nursing/education/library/sakuin/index.html）.
4）医学中央雑誌（https://www.jamas.or.jp/）.
5）JMEDPlus（https://jipsti.jst.go.jp/）.
6）国立国会図書館オンライン（https://ndlonline.ndl.go.jp/#!/）.
7）北里大学　電子情報検索システム（http://mlib.kitasato-u.ac.jp/pub/）.
8）CINAHL（https://www.ebscohost.com/nursing/products/cinahl-databases/cinahl-complete）.
9）PubMed（https://pubmed.ncbi.nlm.nih.gov/）.
10）MedlinePlus（https://medlineplus.gov/）.
11）Google Scholar（https://scholar.google.com/）.
12）Sociological Abstracts（https://about.proquest.com/products-services/socioabs-set-c.html）.
13）PsycINFO（https://www.apa.org/pubs/databases/psycinfo）.
14）ERIC（https://www.eric.ed.gov/）.
15）出版書誌データベース（https://www.books.or.jp/）.
16）図書館リンク集（https://www.jla.or.jp/link/tabid/95/Default.aspx）.
17）図書館流通センター（https://www.trc.co.jp/）.
18）パラメディカ（http://www.my-cancer.net/paramedica/library.html）.
19）Minds（マインズ）ガイドラインライブラリ（https://minds.jcqhc.or.jp/）.
20）東邦大学医学メディアセンター（http://www.mnc.toho-u.ac.jp/mc/）.
21）Cochrane Library（https://www.cochranelibrary.com/）.
22）NICE（National Institute of Health and Clinical Excellence〔https://www.nice.org.uk/〕）.
23）Clinical Evidence（https://bestpractice.bmj.com/info/evidence-information/）.
24）SLIU@rchive（http://arch.luke.ac.jp/dspace/）
25）日本インターネット医療協議会（https://www.jima.or.jp/）
26）Health On the Net Foundation（https://www.hon.ch/）
27）e-Stat（https://www.e-stat.go.jp/）
28）厚生労働省保険局医療介護連携政策課保険システム高度化推進室：第1回 NDB オープンデータ【解説編】. 2016. ＜https://www.mhlw.go.jp/file/06-Seisakujouhou-12400000-Hokenkyoku/0000141549.pdf＞＜参照 2020-01-31＞
29）厚生労働省：DPC 導入の影響評価に係る調査. ＜https://www.mhlw.go.jp/stf/seisakunitsuite/bunya/kenkou_iryou/iryouhoken/database/dpc.html＞＜参照 2020-01-31＞
30）前田幸男：世論調査データの行方――データ・アーカイブの役割. 中央調査報 558：4973-4976, 2004.
31）田宮菜奈子ほか：地域包括ケア実現のためのヘルスサービスリサーチ――二次データ活用システム構築による多角的エビデンス創出拠点. 厚生労働科学研究費補助金行政政策研究分野政策科学総合研究（臨床研究等 ICT 基盤構築研究）. ＜https://mhlw-grants.niph.go.jp/niph/search/NIDD00.do?resrchNum=201603002A＞＜参照 2020-04-20＞

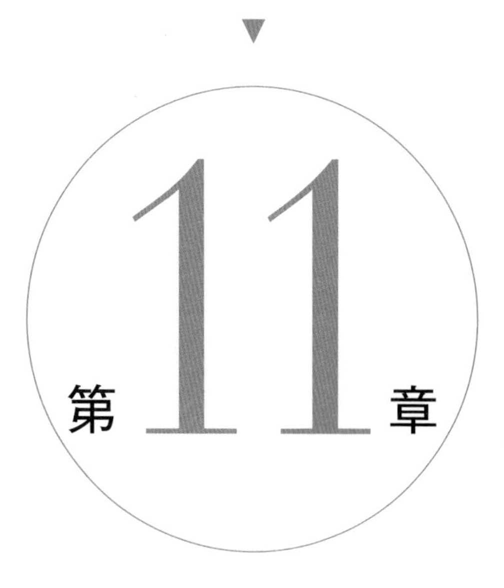

質問紙調査による データ収集

A 調査とそのプロセス

① 調査とは

調査とは，なんらかの対象・事象について調べ，明らかにすることである。第 10 章で学んだ情報検索や文献検索，既存のデータの収集も，広い意味でいえば調査である。

既存の情報を収集することで，わからなかったことや問題が解決することも多いが，それだけでは解決しないこともある。そのような場合には，さらに調査を行って，新たな情報・データを収集することで問題の解決につなげることができる。本章では，調査を実施するうえでの基礎的な知識を概観し，その後，医療・看護分野でよく用いられる質問紙調査によるデータ収集の方法について詳しくみていく。

② 調査のプロセス

調査を実施し，成果を公表するまでには大きく 5 つの段階がある(▶表 11-1)。これらの段階で最も重要なのは「調査の計画・準備」である。調査で得られたデータを集計することによって成果が得られるが，計画に不備があればその調査から得られるデータが不足したり，信頼に足るデータが得られなかったりすることもある。いいかえれば，ここでたてる計画によって，その調査から得ら

▶表 11-1　調査の計画から結果の公表までのプロセス

1. 調査の計画・準備
    1）リサーチクエスチョンや仮説をたてる
    2）調査デザインを決める
    3）質問項目を作成する
    4）質問紙を作成する
    5）依頼状を作成する
    6）分析方法を決める
    7）調査計画書を書く
    8）研究実施に必要な手続き（研究倫理委員会，臨床試験登録など）を行う
2. 調査の実施
    1）標本抽出・対象者を確保する
    2）質問紙を配付し回収する
3. データ分析の準備
    1）質問紙の編集（エディティング）を行う
    2）入力ルールをつくり（コーディング），変数表を作成する
    3）データを入力する
    4）集計してデータ入力にミスがないか確認する（データクリーニング）
4. データを加工，分析する
5. 分析結果をまとめて公表する

れる成果の上限が決まる。

また，どれほどよい計画をたてたとしても，計画をその通りに実行できなければ意味がない。したがって，調査を実施する際に計画通りに実施できるように，さまざまな工夫が必要となる。

調査を実施したあとのデータ分析の準備についても，さまざまな工夫をすることでその後のデータの分析を効率よく行うことができる。

そして，データを分析することで計画段階にたてたリサーチクエスチョンや仮説に対する答えを得ることができる。調査の結果は公表してこそ意味がある。対象者に結果を報告したり，自分の所属する組織や学会で発表したり，論文にまとめて発表したりするなど，社会に広く還元することで，多くの人がその成果を利用し，医療や科学の発展につなげることができる。

本章では調査の計画・準備からデータ分析の準備のステップについて詳しく見ていく。データの分析については第12章(▶251ページ)，分析結果をまとめて公表するステップについては第13章と第14章で扱う(▶293ページ，331ページ)。

B 調査の計画・準備

① リサーチクエスチョンや仮説をたてる

リサーチクエスチョン▶

リサーチクエスチョン research question(RQ)とは，調査によって明らかにしたい問いである。**仮説**とは，リサーチクエスチョンに対する暫定的な答えである。リサーチクエスチョンや仮説は調査の方向性を決める重要なものであり，明確に設定する必要がある。

リサーチクエスチョンはどのような問いでもよいわけではない。よいリサーチクエスチョンかどうか，よい研究テーマかどうかを判断するときのチェックポイントとして，その頭文字をとった「FINER」がある(▶表11-2)[1]。自分がたてたリサーチクエスチョンが，このような点を満たしているかどうかを確認してみると，よりよいリサーチクエスチョンをたてることができるだろう。

よいリサーチクエスチョンをたてる第一歩は，設定した問いについて，これまでの調査や研究でなにが明らかになっていて，なにが明らかになっていないかを調べることである。このような情報は第10章で紹介した文献検索や既存の調査結果をさがすことで入手する(▶202ページ)。文献のさがし方や既存の調査の結果のさがし方を身につけておくとよい。

本章で詳しく扱う質問紙調査を含む量的調査(▶229ページ)，とくに保健医療分野における調査のリサーチクエスチョンでは，PICO(▶55ページ)やPECOを明確にする必要がある(▶表11-3)。

疾患の発生頻度など，対象者の状態を記述することのみを目的とした記述的

▶表 11-2　FINER によるチェックポイント

F	Feasibility(実現可能性)	実際に調査によって明らかにできるようなリサーチクエスチョンであるか
I	Interesting(興味深さ)	科学的に興味深いものであるかどうか
N	Novel(新規性)	新しい，まだだれも明らかにしていないリサーチクエスチョンであるかどうか
E	Ethical(倫理性)	調査や研究を実施するにあたって倫理的に問題がないかどうか
R	Relevant(必要性)	リサーチクエスチョンに対する答えを明らかにすることが，ほかの人や社会に必要とされるかどうか

▶表 11-3　PICO と PECO

P	Patient(患者)	誰が対象なのか
I E	Intervention(介入) Exposure〔曝露(注目する要因)〕	どのような介入・治療に注目するのか， どのような要因に注目するのか
C	Comparison(比較対象)	I や E で設定した介入や曝露と比較するのはどのような介入や曝露であるか
O	Outcome(アウトカム・結果)	介入によってかわったり，注目する要因の有無や状態によって異なったりすると考えられる対象者の状態はなにか

注）P は Participant(参加者)，Population(集団)，Problem(問題)などが入ることもある。

研究・記述疫学研究の場合は介入 intervention や曝露（ばくろ） exposure，比較対象 comparison は設定しないこともある。しかし，原則としてリサーチクエスチョンを設定する際は PICO や PECO を明確に決めておく。

② 調査デザインを決める

調査デザインとは，以下に述べるような調査対象やデータを収集する方法をまとめたもので，調査の骨格となるものである。リサーチクエスチョンに応じて適当なデザインは異なるので，適したものを選択する必要がある。

調査・研究で明らかにしたいことによって，調査・研究のデザインは，記述的研究(調査)・相関研究・実験研究に大きく分類される。

[1] **記述的研究(調査)**　集団における疾病の発生頻度や特定の状態にある人がどれぐらいいるかを示すことや，それがどのような場所でおこっているか，いつおこっているかなどの記述を目的とするものである。先に述べたように，リサーチクエスチョンで特定の介入や曝露は設定しないこともある。政府が実施する国勢調査や人口動態調査などは，記述的調査の代表例である。

[2] **相関研究**　疾病の発生や健康問題などのアウトカムと生活習慣や遺伝的要因のようなアウトカムの原因の候補との関連を明らかにするものである。

[3] **実験研究**　相関研究で特定されたアウトカムの原因の候補のうち，人為的に操作が可能なものを操作することによって，アウトカムである疾病の発生を防ぐことができるか，状態を改善できるかを検証するものである。

1 どのようなデータを収集するか(量的調査・質的調査)

量的データと質的データ▶　調査によって収集するデータには，量的データと質的データがある。**量的データ**とは，観察した結果や回答などを数値におきかえて，統計学的な分析を行うためのデータである。**質的データ**とは，そのような処理をせず観察した内容や会話の内容，記録された文章そのものである。

量的調査と質的調査▶　量的データを収集する，または収集したデータを量的なものに変換して分析することを意図した調査を**量的調査**，質的データを収集する調査を**質的調査**とよぶ。量的調査と質的調査にはそれぞれ利点と欠点がある。調査の目的に応じてどちらかを選ぶこともあれば，両方を組み合わせることもある。

量的調査の特徴▶　量的調査では，質問紙のように定型化されたものを用いてデータを収集し，統計学的な手法を用いて分析を行う。そのため，同じテーマについて同じ対象者に調査を行えば，誰が実施しても得られる結果は同じようなものになることが多い。すなわち，量的調査は再現性が比較的高い調査といえる。

また，適切な標本抽出(ちゅうしゅつ)を行うなどの前提条件を満たせば，分析した結果をその標本を抽出した母集団にも適用することができる(標本調査，▶230ページ)。一方で，定型化された質問紙などに回答してもらうため，個別的・具体的な内容を回答してもらい，それを分析することには適さない。

質的調査の特徴▶　質的調査では，なんらかの場面の観察や会話，文章そのものを分析の対象とする。そのため，個別的・具体的なデータを分析することができ，個人の経験を具体的に記述することや，これらのデータから新たな概念を発見し，構築していくことが可能である。

一方で，なにを観察するか，どのように会話をするか，どのような文章を収集し，どのような点に注目するかは，データを収集する研究者の能力に依存する。また，質的データの分析方法にはさまざまな方法があるが，量的調査で用いられる統計学的手法ほど定型化されていない。そのため，同じデータをもとにしても，得られる解釈・結果が分析者によって大きくかわることがある。

2 誰からデータを収集するか(全数調査・標本調査)

母集団▶　調査は対象の選定方法によっても分類できる。調査の結果をあてはめたい集団のことを**母集団**という。「日本に住んでいる人」や「東京都に住んでいる人」，「日本に住んでいるがん患者」などが母集団の例である。

全数調査とその特徴▶　**全数調査**とは，母集団に所属するものすべてを対象として行う調査である。全数調査は**悉皆(しっかい)調査**ともよばれる。全数調査の例として，総務省が実施する国勢調査がある。全数調査は対象者全員が調査に回答してくれれば母集団につい

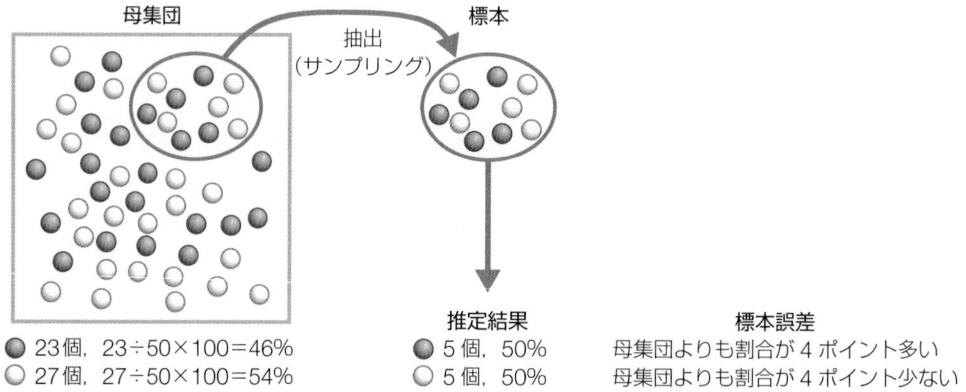

母集団
抽出
(サンプリング)
標本

● 23個, 23÷50×100=46%
○ 27個, 27÷50×100=54%

推定結果
● 5個, 50%
○ 5個, 50%

標本誤差
母集団よりも割合が4ポイント多い
母集団よりも割合が4ポイント少ない

赤23個, 白27個の合計50個からなる母集団から10個を抽出した標本調査の例。標本からの推定には標本誤差(推定結果と母集団の様子とのずれ)があるものの, 抽出方法を適切に選べば, 母集団の様子を推測できる。

▶図11-1 標本調査における抽出と推定

て正確な情報を得ることができる。一方で, 母集団に属する人数が多い場合には調査や集計にかかる労力・資金が膨大となることが大きな欠点である。そのため, 母集団に属する人が少ない場合や, 正確なデータがどうしても必要な場合以外には, 全数調査は通常行わない。

標本調査とその特徴▶

母集団に属する人の一部を選んで行う調査を**標本調査**という。標本調査は母集団の一部を抽出(サンプリング)して行うため, 母集団全体を調査した結果とは異なり, 標本の選び方によって調査の結果がかわる(▶図11-1)。

このような母集団全体の様子と標本調査の結果のずれを**標本誤差**とよぶ。標本調査ではこの標本誤差はつねにつきまとうが, 全数調査よりも必要となる労力や資金は少ない。標本の抽出方法を適切に選べば, 統計学の手法により母集団の様子を推測することができる点で効率がよい方法である。標本調査を行う場合は, 母集団を明確に定義し, どのような方法で抽出するか, 抽出する対象者の数をどのようにするかを決める必要がある。

● 標本抽出の方法

標本抽出の方法には大きく分けて, 確率抽出と非確率抽出がある。

確率抽出は母集団から対象者が抽出される確率を設定し, その確率に従って標本を抽出する方法である。確率抽出は, 標本のデータから母集団の様子を, 統計学の理論を用いて推測するための前提となっている。

非確率抽出は有意抽出ともよばれ, 確率によらないで対象者を選定する方法である。非確率抽出で標本を抽出する場合, 標本にはなんらかのかたよりが生じるため, 調査結果は実際の母集団からずれてしまう可能性が高くなる。そのため, できれば確率抽出を選択することが望ましい。

確率抽出の例▶ 確率抽出の代表例には無作為抽出がある。**無作為抽出**は母集団に属する対象全員のリストを作成し，そのなかから乱数サイコロや乱数表，コンピュータによる乱数などを用いて無作為に対象者を選択する方法である。しかし，抽出する人数が多い場合は手間がかかる。

そのため，簡易な方法として系統抽出法が用いられることがある。**系統抽出法**は母集団に属する全員のリストを作成するところまでは無作為抽出と同じであるが，その後の手順を簡略化している。手順としては，①母集団に属する全員のリストを作成する，②最初の対象者のみを乱数サイコロなどで無作為に決める，③それ以降は一定の間隔で対象者を抽出していくという流れである。

この方法を用いる際は，リストの規則性と抽出間隔に留意する必要がある。たとえば，リストが男女交互に並んでいて，抽出間隔を１人おきにしてしまうと，抽出される対象者が男女どちらかにかたよってしまうので注意する。

非確率抽出の例▶ 非確率抽出の方法としては，調査対象の基準に合致するのであれば，それ以外の基準をとくに設けず，回答してくれる人を対象とする**便宜的抽出**(コンビニエントサンプリング)や，調査者の知り合いなどのつてを利用して対象者を集める**機縁法**などがある。

保健医療分野における調査では，「日本国内の糖尿病患者」や「日本国内の肺がん患者」のように，母集団のリストを作成することがむずかしい場合も多い。その場合は，調査者の勤務する医療機関に通院している患者から対象者を選ぶなどの便宜的な方法をとることが多い。このような方法では，得られた結果を一般化することには限界はあるものの，注意深く解釈すれば科学的に意義のある結果を得ることも可能である。

● 対象者数の決め方

標本調査では，対象者の数によって，標本のデータから推測できる母集団の様子の精度や，適用できる分析がかわる。一般に，対象者の数が多いほど推定の精度は上がり，適用できる分析の選択肢も多くなる。一方で，対象者の数が多くなるほど調査にかかる費用や労力は大きくなる。

調査にかけられる費用や労力には限りがあるため，調査の目的を果たすために必要十分な対象者数を決めて調査を実施する必要がある。この必要な対象者数の計算をサンプルサイズ計算という。統計学の理論により，許容できる誤差などを決めれば必要な対象者数を計算できる。サンプルサイズ計算のためのパソコン用のアプリケーションなどが公開されているので，利用すると簡便に計算をすることができる。

3 調査をどの時点で行うか(横断調査・繰り返し調査・縦断調査)

調査を行う時点と対象によって，調査は，横断調査・繰り返し調査・縦断調査の３つに分類することができる。

[1] 横断調査 ある一時点で調査を行う方法であり，学術研究や社会調査の多くはこの方法で行われている。必要な費用や労力が比較的少ないのが利点であるが，アウトカムと注目する要因の時間的関係を特定できないことが多い。そのため，横断調査の分析結果から因果関係を推測することはむずかしい。

[2] 繰り返し調査 同一の母集団を対象として，同じ質問項目や抽出方法(デザイン)の調査を，時点をかえて繰り返し行うものである。国が行っている統計調査の大部分はこの繰り返し調査にあてはまる。国勢調査や国民生活基礎調査，国民健康栄養調査などがあり，集団の特徴や傾向の経時的な変化を把握するのに用いられる。

[3] 縦断調査 同一の調査対象に継続して行う調査である。縦断調査はさらにパネル調査とコホート調査(コホート研究)に分けることができる。

①パネル調査 同一対象に調査を繰り返し行うものである。調査内容は，通常は毎回共通した項目を入れ，調査の回によっては独自の項目を入れることもある。繰り返し調査との違いは，毎回の調査の対象者が同じという点である。

②コホート調査 死亡や疾患の発症などのアウトカムと，その原因と考えられる要因(曝露要因)を設定する。調査開始時点に曝露要因について調査を行い，その後アウトカムが発生するかどうかを調査する。

縦断調査では同一の調査対象を追跡するため，注目する要因とアウトカムの時間的関係を明らかにすることができる。そのため，アウトカムと要因の因果関係について横断調査よりも確度の高い推測をすることができる。一方で，調査を複数回実施したり，アウトカムの発生状況を長期間にわたって調査する体制をつくったりする必要があるため，必要な資金や労力は多くなる。

4 どのような方法でデータを収集するか

人を対象とした調査の場合に一般的に使われるデータ収集の方法としては，観察・面接・質問紙がある。

● 観察

観察には，次の3つの方法がある。

①非参与観察法 外部から対象を観察して行動などを記録する。

②参与観察法 対象と生活や活動をともにして記録する。

③統制的観察法 あらかじめ記録・評価すべき行動や発言などを決めておいてその条件に合致する行動や発言を逐一記録する。

● 面接

面接法は対象となる人と会話をしてデータを収集する方法である。インタビュー調査ともいう。調査者が対象者に質問し，それに回答してもらうことでデータを収集する。

保健医療分野でよく用いられる面接法には，次の2つの方法がある。

①非構造化面接　調査のテーマだけを決めておき，どのように質問をするかは決めずに，その場の会話の流れで調査をする。

②半構造化面接　質問すべき事項をおおまかに決めておき，聞き忘れを防ぎつつ，詳細に話を聞いていく。

フォーカスグループインタビュー▶

また，面接調査は対象が1人の場合だけではなく，複数人のグループを対象に実施することもある。このように，グループを対象としたインタビュー調査を**フォーカスグループインタビュー**という。フォーカスグループインタビューでは，対象者間の相互作用やグループダイナミクス*1が生じ，1対1の面接とは異なった反応が得られることがある。一方で，プライバシーにかかわるようなデリケートな内容を扱う場合は，ほかの対象者がいるため安心して回答することができなくなる。

調査者に求められる技術・知識▶

それぞれの方法には利点と欠点があるので，調査目的に合わせて使い分けることが必要である。また，面接法全般にいえることとして，調査者には，対象者から回答を引き出したり，グループインタビューで議論を盛り上げたりする高度なコミュニケーション技術や，調査目的に即した追加の質問をその場でするための高度な知識が必要とされる。事前に十分な準備をし，インタビューのトレーニングを積んでおくことが必要である。

● 質問紙

質問紙法（質問紙調査）はいわゆるアンケートである。物理学や化学，生物学のような自然科学の実験とは異なり，特殊な機器や技術を必要としないが，専門的な知識が必要なのは同じである。専門的な知識のもと設計した質問紙調査とそうでないものでは，得られるデータの質に大きな差が出てくる。

質問紙調査には，回答者の回答を調査員が記録する**他記式調査**と，回答者自身が回答を記入する**自記式調査**がある。

[1] 他記式調査　他記式調査は，個別面接や電話を用いて調査員が回答者に質問し，その回答を記録する調査である。回答者が質問の意図を理解できない場合などには，理解できるように調査員とやりとりすることができるため，文章を読むことや理解することが困難な人を対象にする場合や，複雑な質問をしたい場合などには有用である。

一方で，調査員の思い込みや誘導により回答がかたよってしまうことがある。また，調査員に回答しなければならないため，社会的に望ましくない回答を避けてしまうことがある。これを**社会的望ましさバイアス**という。同様の理由でデリケートな内容についても，他記式調査では扱うことがむずかしい。

そして，他記式調査の場合は調査員の人件費がかかり，調査員が適切に調査

---

*1 グループのほかの人の影響を受けて，その人の行動や意識が変化すること。

を遂行できるようにマニュアルを作成したり教育をしたりといった労力や費用も多く必要となる。また，調査員が訪問したときや電話をかけたときに対象者が在宅していなければ回答できず，深夜や早朝などプライベートな時間には実施できないため，在宅する時間が短い対象者に調査をするには不向きである。近年では，訪問や電話は詐欺や悪質な販売のおそれもあると警戒され，調査に応じてもらえないことも多い。

[2] **自記式調査**　自記式調査は，専用の回答用紙などを用いて，回答者自身が回答を記入する調査である。自記式調査では調査員がいないため，調査員とやりとりをして質問の意図を理解するということができず，質問紙の文章を理解できなければ回答ができない。また，調査員とのやりとりがないため，回答者が虚偽の回答やいいかげんな回答をしやすいということもある。

一方で，調査員との直接のやりとりがないため，プライバシーを保ちやすく，デリケートな質問を扱いやすい。また，社会的望ましさバイアスの影響は他記式調査よりも小さい。調査にかかる費用や労力については，調査員が不要であるため，他記式調査よりも低コストで行うことができる。

自記式質問紙調査の実施方法としては，次の方法などがある。

①**集合調査法**　会場を用意して，そこに対象者に集まってもらい，質問紙を配付して回答してもらう方法である。

②**郵送法**　質問紙を郵送して，郵便で回答を返送してもらう方法である。

③**留置法**　質問紙を郵送して，回答した調査票の回収を調査員が行うものである。郵送法と留置法を併用する場合もある。

インターネット調査▶

近年では，回答用のウェブページを用意し，パソコンやスマートフォンなどから回答してもらうインターネット調査も自記式質問紙調査の一種として用いられる。インターネット調査では，複雑な条件分岐を組み込んだ調査を実施することや，選択肢を1つだけ選んでもらうような質問で複数の選択肢を選べないように制御して不正な回答を防ぐことが可能である。

また，画像や動画などを見て回答してもらったり，回答者から画像を送ってもらったりするなど，収集できる情報がゆたかな点もインターネット調査の強みである。さらに，紙で行う調査では，分析を行うために回答を調査者がデータベースに入力する必要があるが，インターネット調査では回答をそのままデータファイルにすることができるため，入力の手間が省けるというのも大きな利点である。

一方で，インターネット調査の欠点として，同一の選択肢のみを選択したり，多くの設問で「わからない」という選択肢を選んだりするような，いいかげんな回答をする人の割合が多いことがあげられる[2)]。このような傾向は，回答の謝礼としてポイントや金銭が得られるような調査会社のモニタを対象とした調査でより顕著であると考えられる。そのような方法で調査を行う場合には，いいかげんな回答を排除するような工夫が必要となる。また，調査会社のモニタを対象とした調査は簡便に実施できるものの，年齢層や職業などの属性にかたよりがある場合が多いという欠点もある。

ここまでにみてきたように，それぞれの調査方法にはさまざまな利点・欠点があり，欠点のない調査方法は存在しない。調査の目的や利用できる資源などに合わせて適切な方法を選択して調査を実施する必要がある。

③ 質問項目を作成する

ここからは，保健医療分野における調査方法としてよく利用される自記式質問紙調査を念頭において調査のプロセスをみていく。

1 質問項目と変数

質問項目や測定に対する個々の対象の回答や測定結果の集まりを**変数**とよぶ。変数はその値を加減乗除のような計算の対象にできるかどうかで，質的変数と量的変数に分類できる。**質的変数**は数量として測定できず，計算の対象にできないもので，名義変数(名義尺度)と順序変数(順序尺度)にさらに分けられる(▶257ページ)。**量的変数**は数量として測定でき，計算の対象にできるものである(▶261ページ)。

2 必要な質問項目のリストアップ

質問紙をつくるためには，まず，リサーチクエスチョンや仮説を検証するために必要な項目をリストアップする必要がある。最初から質問項目をつくるのはむずかしいので，はじめに概念やキーワードをあげていく。次にその概念やキーワードとしてあがったものを測定するために，それらがなにをあらわしているのかを別の言葉・文章で説明をしたもの(定義)をつくる。定義づけができたら，その定義に基づいて測定するための質問項目を作成していく。

質問項目はその役割に応じておおまかに，主テーマ質問，副次質問，フェース項目の3つに分類することができる。

[1] **主テーマ質問**　研究の主目的に関する質問である。リサーチクエスチョンのPICO/PECOの要素のうちI(介入)やE〔曝露(注目する要因)〕，O(アウトカム・結果)に関するものが該当する。

[2] **副次質問**　主テーマ質問を補助する質問や，分析をするときに考慮したい属性などについての質問である。

[3] **フェース項目**　性別や年齢，職業や学歴などの個人の属性に関する項目である。

既存の調査項目の活用▶

質問項目をリストアップするうえで重要なのは，すべての質問項目を独自に作成する必要はないということである。質問紙を用いた調査は国内外で多く行われている。質問紙をつくる際には，過去に行われた調査の質問項目を利用することができる。過去に行われた調査で使われている項目を使用すれば，結果を比較することもできるので，測定したいものが既存の質問項目ではかれる場合は，既存の調査項目を使うほうがよい。

過去に行われた調査の質問紙は，第10章で紹介した公開データと一緒に公開されていたり，データアーカイブでデータとともに公開されていたりする(▶219ページ)。そのような質問紙のなかから，実施する調査のテーマに近い過去の調査をさがして，そこで用いられている質問項目を使用するとよい[*1]。

3 質問項目を作成するときの注意点

既存の質問項目では測定したいものがはかれない場合には，独自に質問項目を作成することになる。質問項目を作成する場合は，測定したいものが正しく測定できるように，さまざまな点に注意をはらう必要がある。

自記式質問紙調査では，調査対象者に質問文や選択肢を読んでもらって回答してもらう。そのため，誰にでも理解できるような平易な表現を使い，誰が読んでも同じように解釈できるような表現を使うのが原則である。おもな注意点は次の通りである。

[1] **曖昧（あいまい）な表現を避ける**　対象によって受け取り方が異なる用語・表現は避ける必要がある。たとえば，頻度をたずねる質問の選択肢では，「よく」や「ときどき」といった表現よりも，「毎日」「週に1回」といった具体的な頻度で聞くほうが正確である。

[2] **むずかしい言葉・専門用語・略語を使わない**　対象者に質問を正確に理解してもらうためには，難解な言葉や専門用語，特定の分野でしか通じないような略語の使用を避ける必要がある。とくに保健医療分野では難解な用語が多いため，専門的な知識がなくても理解できるような用語・表現を使う必要がある。

[3] **否定表現を避ける**　否定表現を含む文章，とくに否定表現を複数含む二重否定の文章は正確に理解するのが困難である。そのため，使用を避けたほうがよい。原則として文章は肯定文として，どうしても否定表現を使わなければならない場合は1つに限るようにする。

[4] **ダブルバーレル double-barrel 質問を避ける**　ダブルバーレル質問とは，2つ以上の意味を含む質問のことである。たとえば，「飲酒は健康にわるいので，やめたほうがいい」という質問に対して賛成か反対か答えてもらう場合を考えてみよう。そのとおりだと思う人もいるだろうが，飲酒は健康にわるいとは思っているがやめたほうがいいとは思わない人，飲酒は健康にわるいとは思わないがやめたほうがいいと思う人がいることも想定される。このような場合，

＊1 既存の質問項目のうち，心理的な状態や性格などを判定するような心理尺度などは，使用するにあたり許諾が必要な場合や，利用料金を支払う必要があるものもある。そのような手続きが必要かどうかを使用する前に確認しておくとよい。

回答者がどちらの意味で回答したらいいのか迷ってしまう。また，回答が得られたとしてもどちらの表現に反応したものなのか判別できなくなってしまう。

[5] 威光暗示効果に注意する 威光暗示効果とは，教示文や選択肢の表現で特定の回答をすることが望ましいと回答者に思わせて回答を誘導することである。権威のある人や組織の意見，多数派の意見を提示して，その選択肢を選ばせる方法である。調査者が望む結果を得るために悪用されることがあるが，そのような調査結果は誤った意思決定につながるばかりか，調査を企画した人や組織の研究者・研究機関としての信用を失墜させることになる(▶図 11-2)。

[6] 黙従傾向(イエステンデンシー)に注意する 質問に対して「はい」と答える傾向があることである。たとえば，「看護情報学の授業は楽しいですか」と聞く場合と，「看護情報学の授業は楽しくないですか」と聞く場合とでは，「楽しい」と回答する人と「楽しくない」と回答する人の割合が異なってくる。黙従傾向による回答のかたよりは質問文や選択肢を中立になるように設定することで，ある程度避けることができる。この例では，質問文を「看護情報学の授業は楽しいですか，それとも楽しくないですか」として選択肢を「楽しい，どちらかといえば楽しい，どちらともいえない，どちらかといえば楽しくない，楽しくない」とするなどの対策がある。

Q1〔回答票 1〕サマータイム(夏時刻)についてお聞きしたいと思います。〔注 回答票 1 のサマータイムの説明を対象者に読んでもらうか，または調査員が読みあげる〕「サマータイム（夏時刻）」とは，夜の明けるのが早い夏の間，1 時間時計の針を進める制度です。これによって 1 日の生活の始まりと終りが早くなり，太陽（日光）を活用できる時間が長くなり，石油，電気などエネルギーの節約になるといわれています。この「サマータイム（夏時刻）」は，わが国でも昭和 23 年から 26 年まで実施されましたが，近年，アメリカやイギリス，フランス，東・西ドイツ，イタリア等ヨーロッパのほとんどの国で実施されています。〕あなたは，「サマータイム（夏時刻）」がどのようなものであるかご存知でしたか。

選択肢：知っていた・知らなかった

Q2〔回答票 2〕「わが国でも夏の間，1 時間，時計の針をすすめるサマータイム（夏時刻）を実施すべきである」という意見がありますが，あなたはどのように思われますか。この中ではどうですか。

選択肢：賛成・どちらかといえば賛成・どちらかといえば反対・反対

Q1 では「1 日の生活の始まりと終りが早くなり，太陽（日光）を活用できる時間が長くなり，石油，電気などエネルギーの節約になるといわれています」としてサマータイムのメリットのみ示し，さらに「わが国でも昭和23年から26年まで実施されましたが，近年，アメリカやイギリス，フランス，東・西ドイツ，イタリア等ヨーロッパのほとんどの国で実施されています」として，前例があることや多くの国で実施されていることを示しサマータイムが望ましいものであるように印象づけている。さらに，Q2 で「「わが国でも夏の間，1 時間，時計の針をすすめるサマータイム（夏時刻）を実施すべきである」という意見がありますが」と前置きしてサマータイムへの賛否を聞いており，「賛成」「どちらかといえば賛成」という回答に誘導されやすくなっている。

（内閣府：サマータイム(夏時刻)に関する世論調査．2002 による）

▶図 11-2 威光暗示効果の例

外来患者満足度調査 質問紙

この質問紙は本日，当院の外来を受診された方ご本人がお答えください。
以下の質問に対し，とくに指示がない限り，あてはまる選択肢の番号ひとつに○印をつけてください。また，〔＿＿＿〕内には具体的に記入してください。

副次質問

問1. あなたが当院を選ばれた理由はどのようなものですか．以下のうちあてはまるものすべてに○をつけてください。
1. 自宅から近い　2. 設備が整っている　3. 専門医がいる
4. 紹介された　5. 信頼している　6. 評判がよい
7. 総合病院である　8. その他〔＿＿＿＿＿＿＿＿〕
— 複数選択法

問2. 今日の受診は初診（いまの状態になってからはじめての受診）ですか，それとも再診（2回目以降の受診）ですか。
1. 初診　2. 再診
— 多肢選択法

問3. 本日，あなたが受診された診療科すべてに○をつけてください。
1. 循環器科　2. 消化器科　3. 整形外科
— 複数選択法

問4. 受付後，診察に呼ばれるまでどのくらい待ちましたか。
〔＿＿〕時間〔＿＿〕分
— 数値記入法

問5. 外来での看護師の対応についてお聞きします。以下のそれぞれについてあてはまるもの1つに○をつけてください。

	そうである	ややそうである	やや違う	違う	わからない・該当しない
看護師への質問や相談はしやすいですか	1	2	3	4	5
看護師は質問や相談に応えてくれましたか	1	2	3	4	5
看護師間の連携は取れていると思われますか	1	2	3	4	5
看護師から「自分は大切にされている」と感じられる対応がされましたか	1	2	3	4	5
看護師の技術は上手でしたか	1	2	3	4	5

— リッカート法（多肢選択法の一種）

使われている回答方法の種類

▶図11-3　外来患者の満足度を調査する質問紙の例(p.1：問1〜5)

4 質問への回答方法の種類

質問紙の作成には，質問項目をつくるだけでなく，その回答方法を決めることも重要である。回答方法の選択によっても，調査から得られる結果の質はかわってくる。ここでは，回答方法の種類とその注意点などを解説する。

［1］多肢選択法　多肢選択法は，複数の選択肢から1つだけを選択してもらう方法である(▶図11-3，4)。

多肢選択法の一種に，**リッカート法**とよばれる測定方法がある。リッカート法は，態度や行動などに関する文章に対して，どの程度，同意するか同意しないか(あてはまるか，あてはまらないか)を回答してもらう方法である。心理尺

副次質問

問6. 医師の診察時の対応についてお聞きします。

	そうである	ややそうである	やや違う	違う	わからない・該当しない
病気の状態や治療方法,検査等について,医師からの説明に納得できましたか	1	2	3	4	5
医師への質問や相談はしやすかったですか	1	2	3	4	5
医師は質問や相談に答えてくれましたか	1	2	3	4	5
医師から「自分は大切にされている」と感じられる対応がされましたか	1	2	3	4	5

― リッカート法(多肢選択法の一種)

主テーマ質問

問7. 本日の受診全体を通してどのくらい満足されましたか. 下の図で左端を「非常に不満」,右端を「非常に満足」とした場合に,あなたの満足度に最も近いところに印をつけてください。

非常に不満 ├────────┤ 非常に満足

― 視覚的評価スケール(VAS)

フェース項目

問8. あなたの年齢をお書きください。
〔＿＿＿＿〕歳

― 数値記入法

問9. あなたの性別についてお答えください。
1. 男　2. 女　3. その他〔＿＿＿＿〕　4. 答えたくない

― 多肢選択法

▶図 11-4 外来患者の満足度を調査する質問紙の例(p.2:問 6〜9)

度でよく使われる。リッカート法では共通の選択肢を使うことが多く,表にして数字を選んでもらう形式にすることもある(▶図 11-3, 4)。

また,**意味微分** Semantic Differential **法**(SD 法)という方法も多肢選択法の一種である。SD 法は数字の列の両極に意味が対になる形容詞を配置し,あてはまる数字を選択してもらう方法である。

> あなたの今の気分はどれですか? 悲しいときは1,うれしいときは7,その間の場合は最も気持ちをあらわす数字に○をつけてください。
> 悲しい　1　2　3　4　5　6　7　うれしい

多肢選択法の項目を作成する際の注意点は,選択肢は抜けやもれがなく,ほかの選択肢と重ならないようにすることである。たとえば,次のわるい例では,数値の範囲を聞くときに区間の上限,下限が重なっている。こうなると,どちらに属するのか判断できず，データがむだになってしまう。

わるい例：1. 毎日　2. 週 5～6 日　3. 週 3～5 日　4. 週 3 日以下
よい例　：1. 毎日　2. 週 5～6 日　3. 週 3～4 日　4. 週 2 日以下

選択肢に順序性があるときには，選択肢の数をいくつにするかや，偶数にするか奇数にするかによっても回答のしやすさや，その後の分析での扱い方がかわる。回答を量的なものとして扱いたいときは，選択肢数は多い(5 択以上)ほうがよい。選択肢の数を偶数にするか奇数にするかについては，ちょうど真ん中が存在しない場合や，どちらかに態度表明してもらいたい場合は偶数にすることもできる。

しかし，ちょうど真ん中が存在するのにそのような選択肢を設けないと，無回答が増えてしまうので注意が必要となる。また，選択肢の形容詞・副詞の強さの順序が入れかわらないように注意する必要があるほか，回答に賛成・反対などの対立する方向の両方がある場合は選択肢数と表現のバランスをとらないと回答の分布がかたよってしまう。以下のわるい例では，賛成の選択肢を 1 つしか用意していないため，不適切である。

わるい例：1. 賛成　2. どちらともいえない　3. やや反対　4. 反対　5. 強く反対
よい例　：1. 賛成　2. やや賛成　3. どちらともいえない　4. やや反対　5. 反対

[2] 複数選択法　複数の選択肢のうちあてはまるものをすべて(または指定した数)選択してもらう方法である(▶図 11-3)。

注意点としては，複数選択法は分析には使いにくいので多用しないほうがよい。選択肢は可能な限り候補を多く示し，網羅的になるようにする必要がある。また，「その他」や「あてはまるものはない」のような選択肢を用意しないと，どれも選択されていない場合に無回答なのかあてはまるものがないのかを判別できず，分析する際に処理に困ってしまうので注意が必要である。

[3] 視覚的評価スケール visual analog scale(VAS)　10 cm の線を引き，その両端に状態を示して，あてはまる程度のところにしるしをつけてもらい，左端からの長さをその状態の値とする方法である(▶図 11-4，5)。医療においては，痛みの程度の評価によく使われる。

定量的に評価できるのが利点であるが，紙による調査の場合，長さを各対象者について測定しなければならないため，大規模な調査の場合はその手間が膨大となるのが欠点である。

[4] 自由記述法　回答欄に自由に記入してもらう方法である。選択肢を事前に

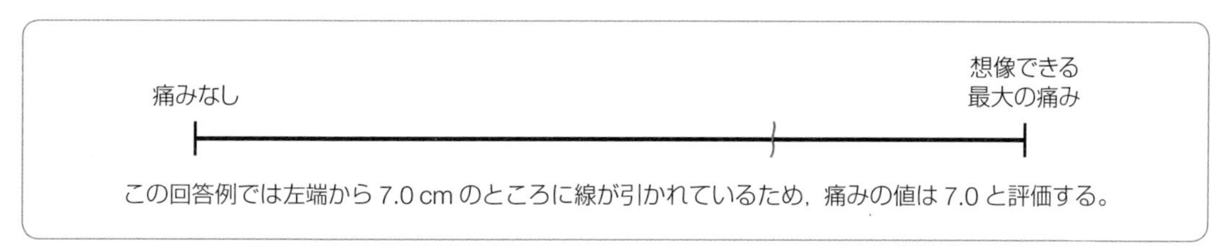

▶図 11-5 VASによる痛みの強さの回答例

設定できないような質問や自由な意見を聞きたい場合に使うことができる。しかし，定量的な分析を行う場合には，回答を事後的に分類して数量化するアフターコーディングが必要となる。また，対象者に対する回答負担が大きいため無回答が増えたり，意味不明な回答が多くなったりすることがある。したがって，定量的な分析を行う調査ではあまり使用されず，質問紙の最後に自由に意見を述べてもらったり，感想を書いてもらったりするのに使うことが多い。

[5] **数値記入法** 自由記述法のうち，回答を数値に限定したものである(▶図11-3，4)。具体的な数値を回答してもらうことができるが，ある程度自由に回答できるため，「30〜40」のように範囲で回答されることもある。そのような回答をどのように扱うか，ルールを決める必要がある。

[6] **その他の回答形式** これらのほか，選択肢を示してなんらかの順位をつけてもらう順位法や，重要度の度合いに応じて点数をつけてもらう数値配分法などの方法もある。

④ 質問紙を作成する

質問項目を作成したら，それを質問紙のかたちにまとめていく。質問項目の順番によって，回答してもらえるかどうかや，回答の傾向がかわることがある。そのため，項目はやみくもに並べればいいというわけではない。以下のような点に注意して質問項目の順番を決めていく。

1 質問紙のはじめのほうに配置すべき質問

調査のテーマに合致するもの，回答しやすいものを先に配置するのが原則である。また，質問の内容は，一般的な内容から焦点をしぼった内容に進んでいくとよい。同じテーマに関する質問であれば，行動に関する質問は意識・態度に関する質問よりも前に配置する。これは，一般的に行動のほうが回答しやすいためである。記録や事実に基づいて回答できる項目も回答しやすいため，先に配置するとよい。

2 質問紙の終わりのほうに配置すべき質問

フェース項目やセンシティブな項目，回答するのがめんどうな項目は質問紙の最後のほうに配置するのが原則である。

フェース項目(▶235 ページ)は，通常，調査のテーマには直接関係しない。また，収入や学歴などはセンシティブな項目とみなされる。センシティブな項目や回答がめんどうな項目をあとに配置するのは，そのような項目を見て回答をやめてしまうことを避けるためである。ある程度質問に回答したあとにこのような項目が出てきた場合，それまで答えた質問への回答や回答にかけた時間がむだになってしまうという心理がはたらく。そのため，そのまま回答を続けてもらえる可能性があるが，最初にこのような項目を配置してしまうと，その時点で回答する意欲を失わせてしまう可能性がある。

3 キャリーオーバー効果への注意

キャリーオーバー効果とは，その質問の前にどのような質問に回答したかによって，次の質問への回答に影響が及ぶことである。たとえば，社会保障費についての質問をしたあとに消費増税への賛否を聞くのと，税金のむだづかいについての質問をしたあとに消費増税への賛否を聞くのとでは，回答の分布はかわると予想される。

4 自由回答の項目の配置

自由に回答してもらいたい質問の前には，その質問に関して選択肢で回答してもらう質問を配置しない。これは，選択肢によってテーマが限定されてしまうからである。たとえば，日本で優先的に解決すべき課題を自由回答で聞くのと，「社会保障」「安全保障」「原発問題」などの選択肢を提示してから聞くのでは回答の分布が異なってしまう。

⑤ 依頼状を作成する

対象者に調査に協力してもらうためには，質問紙だけを渡すのでは不十分である。対象者に信頼してもらい，安心して回答してもらう必要がある。そのためには，調査の目的や，なぜ調査が必要なのか，回答はどのように扱われるのか，プライバシーはまもられるのかなどを明記し，トラブルがあったときの問い合わせ先や責任の所在はどこにあるのかなどの情報を提供する必要がある(▶図 11-6)。

また，保健医療分野における調査の大部分は，人を対象として健康や生活の質の向上に資する知見を得ることを目的とした「人を対象とする医学系研究」に該当する。人を対象とする医学系研究は，「人を対象とする生命科学・医学系研究に関する倫理指針」[3](以下，指針)に従って実施する必要がある。その一つとして，対象者から適切にインフォームドコンセントを受ける必要がある。

指針では，対象者に説明すべき事項として，研究目的や方法，対象者として

「外来を受診された皆さまの満足度に関する調査」へのご協力のお願い

当院では日々，提供する医療や看護の質の向上に努めております。このたび，利用者の視点で当院の取り組みを評価し，医療や看護の質のさらなる向上のため，外来を受診された皆さまを対象とした調査を実施することといたしました。本調査の主旨をご理解いただき，ぜひご協力いただきますようお願い申し上げます。

調査の目的

当院を受診された皆さまの体験をお聞きし，当院の医療や看護，病院運営の質の向上をはかることです。

皆様を調査対象者として選定した理由

本調査では当院の外来を受診した際の体験をお聞きするため，○月○日から○月△日に当院の外来を受診された皆さまに本調査への協力をお願いしています。

調査へのご参加の任意性について

本調査への参加は強制ではございません。調査に参加いただけない場合でも皆様が不利益をこうむることは一切ございません。

調査の方法

配付した質問紙に回答をご記入ください。回答にはおよそ 5 分かかります。アンケートでは受診時の体験や満足度などをお聞きします。なお，答えたくない質問はご回答いただかなくて結構です。ご回答いただいた質問紙は受付に設置されている回収箱にお入れください。

費用負担，参加により予想されるリスクとその対応，利益について

本調査に必要な費用についてみなさまにご負担を求めることはありません。本調査に参加することで時間的負担(5 分程度)が発生します。回答する際に精神的苦痛を感じるような質問にはご回答いただく必要はありません。本調査に参加することによる直接的な利益はありません。

お答えいただく内容の使用目的について

皆さまからお答えいただいた内容は本調査以外の目的では使用いたしません。ご回答の内容は丁寧に分析し，当院の運営にいかすほか，国内外の学会や学術雑誌での発表などを行う予定です。

個人情報の管理，取り扱いについて

本調査によって得られた情報は，以下のように取り扱い，個人情報が保護されるよう努めております。

- データは外付けのハードディスクに暗号化したうえで保存し，ハードディスクは○○病院の鍵つきの保管庫に保管します。
- 調査結果を学会および学術雑誌などにて発表する場合は個人を特定できるかたちでは公表いたしません。
- ハードディスク内のデータは調査実施期間の終了後5年後まで保管し，その後上書きして消去いたします。

調査実施期間(集計等を含む)は 20XX年3月31日までを予定しております。

その他

本調査は○○病院倫理委員会の承認を受けて実施するものです。本調査にかかる費用は○○病院の運営経費から支出されています。本調査の実施にあたって，利益相反関係にある企業などはありません。本研究についてご意見・ご質問などがございましたら，お気軽に下記までお寄せください。

20XX 年○月

(調査実施責任者) ○○ △△ (○○病院 院長)
(お問い合わせ先) ○○病院総務課 担当：■■ ××
住所：○○市■■町 1-1，電話番号：xx-yyyy-zzzz，E メール：xxx@yyy-hospital.jp

▶図 11-6　依頼状の例

選定された理由や対象者に生じる負担やリスク，利益などさまざまな事項があげられている。このような事項を十分に説明したうえで対象者の自発的な意思により協力してもらう必要がある。調査に協力しなくても不利益がないことや，一度協力することにしたとしても，その後協力を取りやめる機会があることも説明しておく必要がある。

⑥ 分析方法を決める

調査の計画段階からどのように分析を行うかを考えておくことは，調査の目的が明確になっているか，必要な質問項目を盛り込めているかを確認するうえでも重要である。どのように分析をするかを決めるには統計学の知識が必要とされるので，調査を計画する前に十分に学習しておく必要がある。統計学の知識があるのに分析方法が決められない場合は，調査の目的が明確になっていない可能性があるため，目的から再度検討する必要がある。

分析方法は大きく分けて，一変数ごとの集計・要約(単純集計)，二変数間の関連性の分析，多変量解析の3つがある。

1 一変数ごとの集計，要約(単純集計)

単純集計には度数分布表の作成や要約統計量の算出が含まれる。度数分布表は変数ごとに回答を集計し，どのような回答をした対象が何人いるか，それが回答者全体に占める割合はどれくらいかをまとめた表である。集計の対象が量的変数の場合は，平均値や中央値といった代表値，標準偏差や分散といったばらつきの指標のような要約統計量も算出して示すことが多い。記述的研究(調査)はこの単純集計のみで完結することもある。

2 二変数間の関連性の分析

これは2つの変数の間に関連性があるかどうか，また，関連性の強さはどの程度かを分析する方法である。分析手法は2つの変数の種類の組み合わせによって決まる(▶275ページ)。

質的変数どうしの関連性を見る場合はクロス集計表の分析を行うことで関連性を調べることができる。

質的変数と量的変数の関連性を見る場合は，質的変数の値で決まるグループごとに量的変数の平均や中央値などの統計量を比較することで関連性を分析することができる。

量的変数どうしでは，ピアソンの積率相関係数という指標を算出して関連性の強さを評価したり，2つの変数の関係を一次関数にモデル化して関連性を評価したりできる(回帰分析)。相関研究や実験研究では通常これらの分析を行う。

3 多変量解析

保健医療の分野の調査・研究の対象となる疾病の発症，人々の健康状態や行動，心理は複数の原因が複雑に影響しあうことで変動する。二変数間の関連性の分析だけではそのような複雑な関連性を明らかにすることができない。そこで使用されるのが多変量解析である(▶291ページ)。多変量解析には複数の要因で1つのアウトカムの変動を説明する多変量回帰モデルや，多くの質問項目や変数の情報を少数の変数に集約する因子分析などがある。

統計学の専門家▶への相談

多変量解析のような高度な分析を行いたい場合や，自分の選択した分析方法が正しいか不安な場合には統計学の専門家に相談することもできる。データを収集してから相談すると手遅れとなる場合が多いので，専門家への相談は調査を計画する段階でしておくとよい。

専門家に相談する場合，専門家に時間と労力を割いてもらうことになる。したがって，調査結果を公表する際には専門家の貢献度によって共著者に加えることや，謝辞に記載するなどの著者資格（オーサーシップ）についても配慮をする必要がある。著者資格については，相談の初期段階で話し合っておくとよい。

⑦ 調査計画書を書く

ここまでのステップで，調査の計画はおおむね完成したといってよいだろう。これまでに検討した事項をまとめ，調査計画書を書いておく。この調査計画書をもとに，研究助成金を申請して調査のための資金を確保したり，次のステップである研究倫理委員会の審査を受けたりすることができる。

計画書を書いたら，指導教員や上司などの指導的立場にある人や，同僚や同級生などに見てもらい，評価してもらうと，計画の完成度があがる。指摘された事項について再度検討し，計画をブラッシュアップする。

⑧ 調査実施に必要な手続きを行う

実施する調査が「人を対象とした医学系研究」に該当する場合は，大学や病院などの所属機関に設置されている**研究倫理委員会**で調査計画の審査を受け，承認されてから実施する必要がある。研究倫理委員会は，①非人道的な調査・研究が実施されることを未然に防ぐこと，②調査対象者の個人情報やプライバシー，自己決定権などの人権をまもることを目的に，研究計画に倫理的な問題がないかどうかを審査するものである。

研究倫理委員会での審査事項の例▶

研究倫理委員会での審査事項としては，次のようなものがある。

- 調査の目的が明確で，社会的・学術的な意義があるか
- 目的を達成するために科学的に合理的な方法がとられているか
- 対象者にかかる負担やリスクは許容できるものか
- 十分な事前説明と対象者が自由意思によって同意して参加するための仕組みがあるか（インフォームドコンセント）
- 調査で収集する個人情報やデータの保護の方策は妥当か

調査対象者の人権保護のために，調査者が十分に検討する必要があることとしては，インフォームドコンセントで説明する内容と自発的な参加を得るための配慮，および個人情報やデータなどのプライバシーの保護の方策がある。インフォームドコンセントに関しては，依頼状の作成（▶242ページ）と同様に，調査の目的や調査内容，実施方法，調査に参加することで対象者に生じる負担やリスクなどの，調査に参加するかどうかを決める材料となる情報を適切に提供

▶表 11-4 個人情報やプライバシーの保護手段の例

1. 電子ファイルの管理
   - 電子ファイルにはパスワードをかける
   - 関係者以外のアクセスを禁止する
   - インターネット経由でデータが漏洩しないようにネットワークにつながない端末で扱う
   - コンピュータウイルスなどによりデータが漏洩しないようにウイルス対策を行い，システムを最新の安全な状態に保つ
   - 外付けハードディスクドライブなどの外部メディアに保存して，鍵のかかる保管庫で管理する
   - 回答を入力したファイルには個人情報は含めず，番号や記号で管理する
2. 紙媒体の管理
   - 不必要な印刷をしない
   - 印刷ミスをしたらシュレッダーにかける
   - 鍵のかかる保管庫で管理する
3. 結果公表時の配慮
   - 個人が特定できるかたちで示さない

する必要がある。

また，強制ではなく自由意思で参加することができるように，調査に協力しなくても不利益がないことや，一度協力したとしても，その後協力を取りやめる機会があることも説明する。調査を依頼する側と調査対象者の間に，医療者と患者，教員と学生などのように強制力がはたらきやすい関係がある場合は，とくに配慮が必要である。

個人情報やプライバシーに関する情報の保護の方策についても万全を期す必要がある。質問紙を郵送する際に作成した氏名や住所のリストの管理や，調査終了後の廃棄の手段，回答済みの質問紙の管理や廃棄の手段，入力したデータの扱い，分析結果を公表するときの配慮などの事項について，データやプライバシーが可能な限り安全に保管されるように保護手段を検討する必要がある（▶表 11-4）。

C 調査の実施とデータ収集

① 標本抽出・対象者の確保

研究倫理委員会の承認を得られ，調査を実施できる状態になったら，計画にしたがって標本を抽出し，質問紙を配付する準備をする。

確率抽出を行う場合は，母集団に属する対象者全員のリストを作成するか，すでに作成されているリストから抽出する必要がある。すでに作成されているリストの利用の例としては，一般住民を対象とした調査で選挙人名簿や住民基本台帳を閲覧し，そこから対象者情報を転記する場合などがある。選挙人名簿や住民基本台帳は学術調査などで利用することができることが，それぞれ「公職選挙法」，「住民基本台帳法」によって定められており，所定の手続きをとる

ことで閲覧することができる。

非確率抽出の場合は，抽出の基準にしたがって対象者を選定し，氏名や住所などの質問紙を配付するために必要な情報をまとめたリストを作成しておく。

② 質問紙の配付と回収

抽出・確保した対象者に，質問紙と依頼状を配付する。配付する方法は，直接会う機会がある対象者の場合は手渡しすることもできる。そうではない場合は，郵送などの方法をとる。また，インターネット調査を実施する場合は，メールやメッセージングサービスなどを利用して回答ページの URL を配信することも可能である。

また，回収率を上げるため，謝礼としてボールペンやクリアファイルなどの景品を同封したり，回答してくれた対象者に図書カードや商品券などの金券を謝礼として渡したりすることもある。

回答してもらった質問紙の回収方法はさまざまである。病院に通院する患者や学校に通学する学生に調査を行う場合は，回答した質問紙の回収箱などを設けて回収することが可能である。回収箱を使う場合は，回収した質問紙が調査者以外に見られたり，盗まれたりしないように管理を厳重に行う必要がある。質問紙を郵送して配付した場合は，回収も郵送で行うのが一般的である。郵送で回収する場合は返信用封筒や郵送料金は調査者が準備し，質問紙・依頼状に同封するのが一般的である。

D データ分析の準備

① 質問紙の編集（エディティング）

質問紙を回収したら，整理するために通し番号をふっておくとよい。通し番号をふって，データを入力するときにともに入力すれば，入力されたデータに不備や疑義が生じたときに，質問紙を見て確認する作業が効率よく行える。

質問紙への回答には，調査をする前には気づかなかった不備や予想外の回答，意図どおりでない回答が見つかることがある。たとえば，選択肢を 1 つだけ選択して回答してほしい質問に複数の選択肢を選択している場合や，数値で回答してほしい質問に数値の範囲で回答している場合などがある。また，選択肢に「その他」のようなものを用意し，その内容を具体的に回答してもらった際に，その回答の内容がほかの選択肢に該当すると考えられる場合にその選択肢を割りあてるというようなこともある。

このような質問紙への通し番号の付与，回答のチェックと修正までの一連の作業を**エディティング**という。回答を修正したり，選択肢を割りあてたりする場合は，一貫したルールを作成し，それに従って行う。ルールは次に説明する入力ルールとして記録しておき，あとで参照できるようにしておくとよい。

② 入力(コーディング)ルール，変数表の作成

データの分析は統計解析ソフトを用いて行うのが一般的である。統計解析ソフトでデータを分析する際は，文字列のデータよりも数値のデータのほうが扱いやすい。そのため，質問紙への回答は，数値におきかえてデータを作成することが多い。

入力の例▶ たとえば，次のように性別を聞く質問の場合は，データとして，「男性」「女性」などと入力するのではなく，男性には1，女性には2というように数値を割りあてたほうが入力が楽であり，コンピュータでの取り扱いも容易である。

問1. あなたの性別をお答えください
1. 男性　2. 女性　3. その他　4. 答えたくない

このように，質問紙への回答に数値を割り当てることを**コーディング**という。データを入力しはじめてからコーディングのルールを変更すると，入力をやり直さなければならなくなる。そのため，入力を開始する前に，すべての質問項目のコーディングを決定し，入力する際はそのルールをまもる必要がある。

データを入力する際は，どの項目への回答かが区別できるように，簡単な名前をつけておく。これを変数名といい，データの分析をするプログラムを書く際にも使用するため，できるだけシンプルにしておくとよい。また，分析するプログラムに漢字やカタカナ，ひらがななどのマルチバイト文字が入っているとエラーになってしまうこともあるため，変数名には半角の英数と記号のみを使用すると使い勝手がよい。

変数の名前，対応する質問項目番号(質問項目名)，質問の内容，回答内容と割りあてられた数値の対応を表にまとめたものを変数表という。データファイルに含める情報は最小限にして，データの内容は変数表を参照するようにすると，データの分析を効率的に行うことができる。

複数選択法の場合▶ 変数と質問項目は1対1に対応させるのが原則であるが，複数選択法のように，1つの質問に対して複数の回答が得られる場合には工夫が必要である。

たとえば，図11-3(▶238ページ)の問1では，「1. 自宅から近い」から「8. その他」までのすべてに丸がつく可能性がある。このような場合は，その質問への回答を1つの変数として入力すると，分析の際に使い勝手がわるい。このような項目は，それぞれの選択肢が選択されたかどうかを1つの変数として入力するという方法が一般的に使用される。

つまり，「1. 自宅から近い」が選択されているかどうかから，「8. その他」が選択されているかどうかまでの8つの変数を作成し，それぞれ選択されていれば1を入力，選択されていなければ0を入力するというルールにすると分析をしやすくなる。

紙を用いて実施する質問紙調査では，質問紙を配付してから回収が終了するまでに時間的余裕があることが多い。この期間にコーディングのルールを決めて，データ入力用のファイルを作成したり，変数表を作成したりしておくとその後のデータ入力や分析をスムーズに進めることができる。

③ データの入力

質問紙を回収し，コーディングのルールを決めたら，決定したルールに基づいてデータを入力していく。データを入力するにはMicrosoft Excel（エクセル）のような表計算ソフトで入力するのが簡便である。

データ入力の方法▶ データファイルの1行目には変数名を入れ，2行目から各対象者の回答を入力するのが一般的である。入力ルールの作成のところで説明したとおり，データファイルでは半角英数，記号以外の文字は使わないほうが専門的に分析を行う場合には使い勝手がよい（▶図11-7）。

入力の確認作業▶ 人の手で作業を行う以上，どれほど注意をしていても，まったくミスをしないで正確に入力することはほぼ不可能である。入力のあとは次のような確認作業を行う。

(1) 入力をひととおり終えた後は，再度質問紙と照らし合わせて確認する。

(2) 複数人が独立に入力し，その結果を比較する

これらは，入力ミスを発見するのに有用な方法である。確認作業でミスが発見された場合には，それを修正する。

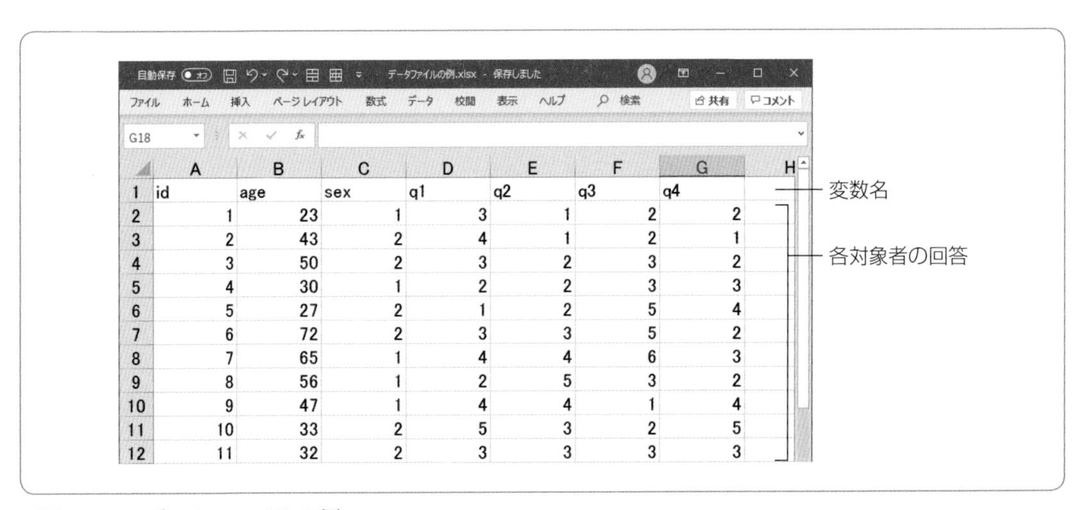

	A	B	C	D	E	F	G
1	id	age	sex	q1	q2	q3	q4
2	1	23	1	3	1	2	2
3	2	43	2	4	1	2	1
4	3	50	2	3	2	3	2
5	4	30	1	2	2	3	3
6	5	27	2	1	2	5	4
7	6	72	2	3	3	5	2
8	7	65	1	4	4	6	3
9	8	56	1	2	5	3	2
10	9	47	1	4	4	1	4
11	10	33	2	5	3	2	5
12	11	32	2	3	3	3	3

▶図11-7 データファイルの例

④ データクリーニング

データクリーニングとは，入力したデータから，入力や回答の誤りなどを取り除く作業である。簡単な集計を行って，異常な値や入力ミスがないかを確認したり，複数の質問項目への回答を比較して，矛盾した回答がないかを確認したりする。

データ入力の際に，注意深くチェックしてももれてくる入力ミスだけでなく，入力ミスではないものの，回答に通常はありえない値が含まれている場合もある。データクリーニングではそのようなミスや不正回答を発見し，分析前にデータの最終チェックを行う。データクリーニングを行い，エラーがないことが確認できたら分析に進むことになる。

ゼミナール
復習と課題

❶ リサーチクエスチョンを明確にするための PICO/PECO について説明しなさい。

❷ 量的調査と質的調査のそれぞれの特徴を述べなさい。

❸ 質問紙の質問項目を作るときに注意すべき点について説明しなさい。

❹ 調査を実施する際の倫理的配慮について説明しなさい。

引用文献

1) Hulley S. B. et al.，木原雅子・木原正博監訳：医学的研究のデザイン――研究の質を高める疫学的アプローチ．メディカルサイエンスインターナショナル．2009.
2) 三浦麻子・小林哲郎：オンライン調査モニタの Satisfice に関する実験的研究．社会心理学研究 31(1)：1-12，2015.
3) 文部科学省・厚生労働省：人を対象とする医学系研究に関する倫理指針．2017. <https://www.mhlw.go.jp/file/06-Seisakujouhou-10600000-Daijinkanboukouseikagakuka/0000153339.pdf><参照 2020-02-10>

推薦図書

1) 盛山和夫：社会調査法入門．有斐閣．2004.
2) 小塩真司・西口利文編：質問紙調査の手順（心理学基礎演習）．ナカニシヤ出版．2007.
3) 宮本聡介・宇井美代子編：質問紙調査と心理測定尺度――計画から実施・解析まで．サイエンス社．2014.
4) 高木廣文・林邦彦：エビデンスのための看護研究の読み方・進め方．中山書店，2006.
5) 谷岡一郎：「社会調査」のウソ――リサーチ・リテラシーのすすめ．文藝春秋．2000.

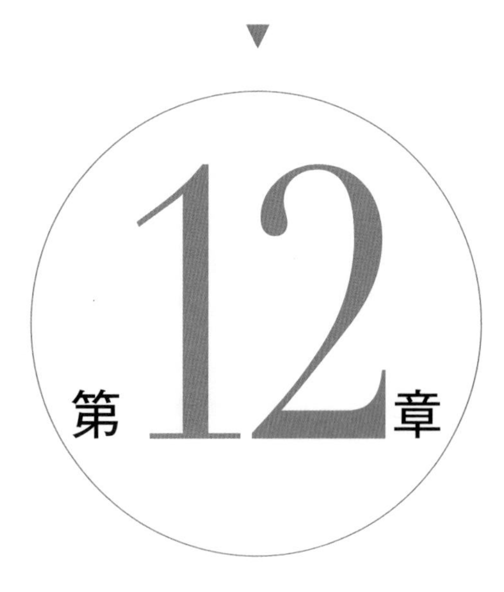

Excelによる統計解析

本章では，身近な表計算ソフトであるExcel(エクセル)2019を利用した，さまざまな集計や検定の方法を紹介する。ただし，Excelは正式な統計ソフトではないため，データの取り扱いに制限があったり，その計算結果が必ずしも信用されていなかったりする。正式な論文などで，統計解析をする場合には，「IBM SPSS Statistics」や「SAS」，「JMP」など専用の統計ソフトを利用する必要がある。その場合でも，Excelで入力したデータは，ほぼそのままそれらの統計ソフトに読み込んで利用できるので，まずExcelを使ってデータの取り扱いに慣れることは重要である。

① Excelの基本操作

ここでは，統計データをExcelで取り扱うときに覚えておきたい基本操作をいくつか紹介する。

1 ウィンドウ枠の固定

データの入力で，変数の数(列数)やデータ数(行数)が多くなると，画面をスクロールしたときに，変数名などが見えなくなって不便である。これを解消する方法が**ウィンドウ枠の固定**である。

固定方法の種類▶ ［表示］リボンの［ウィンドウ枠の固定］から，先頭行と先頭列の両方を同時に固定する「ウィンドウ枠の固定」，「先頭行の固定」，「先頭列の固定」の3種類を選べる。「先頭行(先頭列)の固定」では，操作する時点で画面に表示されている先頭行(先頭列)を固定し，表全体をスクロールしても表示させつづけることができる。

固定されるのはワークシートの1行目ではなく，表示されている状態における先頭行である。いったん固定すると，その行より前の行はスクロールして表示できなくなるので注意が必要である。

固定の解除▶ 固定を解除する場合には，［ウィンドウ枠の固定］のなかの［ウィンドウ枠の解除］を選択する。

なお，ワークシート上で特定のセル(ます目)を選択したあと，メニュー最上段の［ウィンドウ枠の固定］を選択すると，選択したセルの左側と上側を同時に固定することも可能である。1列目に対象者番号，1行目に変数名が記載されているワークシートの場合には，B2のセルを選択し，［ウィンドウ枠の固定］を選択すると入力しやすくなる。

2 列の挿入とオートフィル

すでに入力した数値をもとに，別の指標を計算する場合などには，**列挿入**を使うと任意の場所に計算値を入力することができる。図12-1-aのように，D列に身長(cm)，E列に体重(kg)の数値が入力されたワークシートがあったと

	A	B	C	D	E	F	G	H
1	対象者番号	血液型	星座	身長	体重	体重変化	足のサイズ	通学間
2	1	A	うお	158	53	6	24.5	
3	2	A	おうし	165	55	3	23.5	
4	3	A	おうし	153	48	0	23.5	
5	4	A	かに	158	51.4	-5	23.5	
6	5	A	さそり	158	47	-1.5	24.5	
7	6	A	おとめ	152	43	0	23.5	
8	7	A	うお	156	45	0	23.5	

a. 身長と体重が入力されたシート

	A	B	C	D	E	F	G	H
1	対象者番号	血液型	星座	身長	体重	BMI	標準体重	体重化
2	1	A	うお	158	53	21.2	52.2	
3	2	A	おうし	165	55	20.2	58.5	
4	3	A	おうし	153	48	20.5	47.7	
5	4	A	かに	158	51.4	20.6	52.2	
6	5	A	さそり	158	47	18.8	52.2	-
7	6	A	おとめ	152	43	18.6	46.8	
8	7	A	うお	156	45	18.5	50.4	

b. BMI と標準体重を計算したところ

▶図 12-1　計算式の挿入

きに，F 列に BMI「体重(kg)/(身長(cm)/100)^2」，G 列に身長から推定される標準体重「(身長(cm)－100)×0.9」を入力する場合で考えてみよう。

列の挿入▶　まず，ワークシート上部の列のアルファベットを表示している部分にカーソルを移動させ，カーソルが⬇の形に変化した状態(列選択状態)で，F と G の 2 列を選択する(▶図 12-1-a)。次に，マウスの右ボタンでメニューを表示させ，[挿入] を選択すると 1 回の操作で 2 列を挿入することができる。

数式の記入▶　「F2」のセルに，「=E2/(D2/100)^2」[*1] と入力すると BMI が計算できる。半角の「=」のあとに，セル名を使って，数式を記入すると自動的に計算してくれるのが Excel の特徴である。

オートフィル▶　つづいて，[ホーム] リボンの [数値] メニューの ←.0 .00→.0 ボタンで，小数点の位置を 1 桁に変更したら，「F2」を選択する。セルの右下の ▪ 部分でカーソルを ＋ の形にしてダブルクリックすると，F2 の数式が下のセルに順にコピーされ，BMI の計算が完成する(この操作を**オートフィル**とよぶ)。同様に，G2 のセルには「=(D2−100) ∗0.9」と入力し，小数点の桁数を確認してからオートフィルすればよい(▶図 12-1-b)。

セルの指定▶　なお，「D2」などのセルの指定を数式上で行う場合には，手入力するよりも，マウスを使って該当するセルをクリックして入力するようにすると，画面上では指定部分が色分けして表示されるので，間違いが少なくなる。

数値の平均値などを Excel の関数を使って計算する方法はいろいろあるが，①計算結果を表示したいセルをクリックして指定する，②メニューなどで関数の種類を指定する，③計算する範囲を指定するという順番は同じである。②の関数の指定は，数値バーの左側にある関数ボタン(fx)を使ったり，「ホーム」リボンの「編集」メニューの「オート SUM」ボタンを使ったりして，「関数の挿

＊1　キーボードの右上のほうのひらがなの「へ」の位置にある「^(ハット)」は，Excel のべき乗演算子とよばれる。「10 の 5 乗」は 10^5 とすることで簡単に計算できる。たとえば，10 の平方根の計算も関数を使って，SQRT(10) とする代わりに，10^0.5 することも可能である。

入」メニューで入力するのがわかりやすい。とくに,「オートSUM」では,Excelでよく使う「合計」,「平均」,「数値の個数」,「最大値」,「最小値」に関して,自動的に計算範囲を推定してくれるので便利である。

「その他の関数」を選択すると,関数ボタンを選択した場合と同じように,「関数の挿入」メニューが出る。分からない場合には,キーワードで検索もできる。必要な関数を選択し,「OK」を押して表示される「関数の引数」メニューで計算する数値の範囲をマウスで指定するだけでよい。

3 フィルターとデータの「並べ替え」

フィルター▶ 数多くのデータから必要なデータを選択する場合には,**フィルター機能**を利用する。フィルター機能により,必要なデータだけを抽出することができる。まず,ワークシートの「A1」を選択する[*1]。次に,「ホーム」リボンの「編集」メニューから「並べ替えとフィルター」を選択し,その中で「フィルター」を選択する(▶図12-2)。1行目の変数名のところに▼が表示されることを確認する。

この▼を選択することで,指定した列に対するフィルターのメニューが表示される。血液型のように文字で入力されている列の場合には,図12-3のようなメニューが表示される。必要な項目だけにチェックがつくようにメニューで選択すると,該当する行だけを抽出して表示できるようになる。

なお,この血液型のメニューでは,全角の「A」と半角の「A」が入力されていたために,2種類のAが表示されている。データ入力のときにアルファベットの全角と半角は間違えやすく,データを一覧しても気づきにくいので,

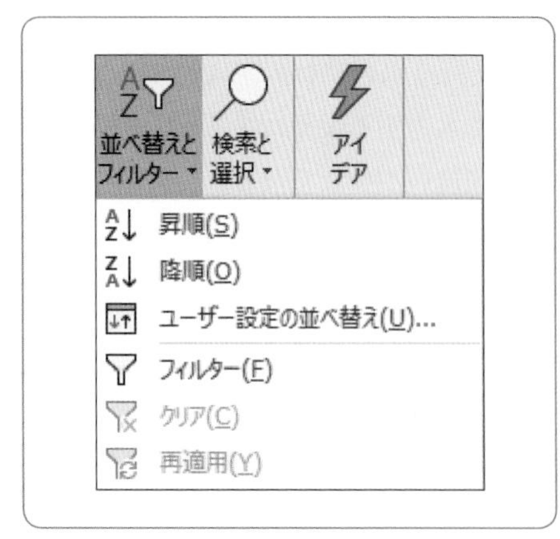

▶図12-2 フィルター機能

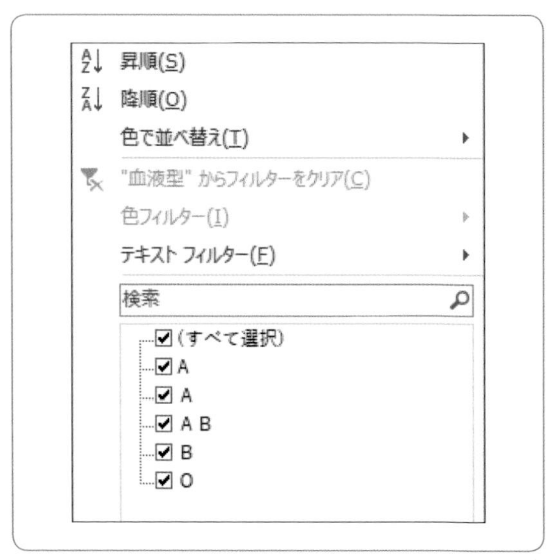

▶図12-3 フィルター機能による表示

*1 Excelでは,「A1」セルをホームポジションともよぶ。

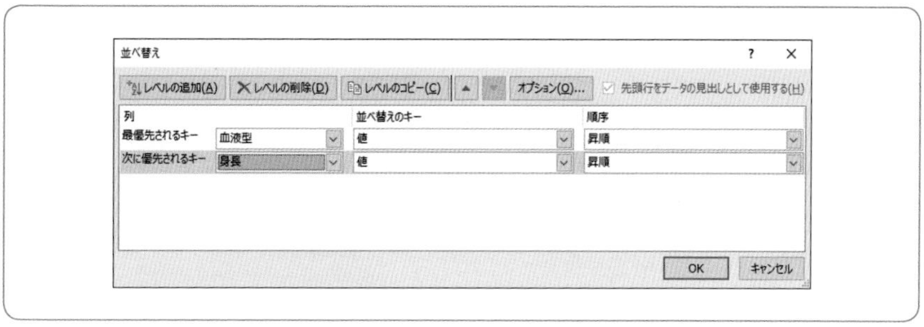

▶図 12-4 「並べ替え」のメニュー

フィルター機能を使って確認するとよい。

データの並べかえ▶ データを並べかえることでも，入力ミスによる外れ値を発見できる場合がある。まず，ワークシートの「A1」を選択する。次に，［ホーム］リボンの［編集］メニューから［並べ替えとフィルター］を選択し，その中で［ユーザー設定の並べ替え］を選択する(▶図 12-2)。「並べ替え」のメニュー(▶図 12-4)では，レベルを追加することで，血液型のアルファベット順に並べたうえで，さらに身長の小さい順に並べるというような指定ができる。

並べかえの順序は，⌄ボタンを使って，「昇順」(小さい順，ABC 順)，「降順」(大きい順，ZYX 順)などが選択できる以外にも，「ユーザ設定リスト」から，「曜日順」などの任意の順に並べることも可能である。なお，血液型の場合に「昇順」にすると，「A，B……」ではなく，「A，AB，B，O」の順に並ぶ，これは先頭のアルファベットを基準としているからである。

また，漢字で入力されたデータの並べかえは，同じ漢字でも読み方がさまざまであることから，予想通りにならないことが多い。そのため，別によみがなを入力した列を作成し，その順に並べるほうがよい。

この方法以外にも前述のフィルターのメニューでデータを並べかえる方法もあるが，データの一部分だけが並べ替えられてしまう場合もあるので，安易に利用しないほうがよい。

② データの入力形式と表示方法

ここからは，外来患者満足度調査のアンケート[*1]結果がすでに入力された Excel のシート[*2]を使って説明していく(▶図 12-5)。

変数名の入力形式▶ 第 11 章では，専用の統計ソフトを用いることを念頭に，変数名として英数字を使うことをすすめた(▶248 ページ)。しかし，ここで説明する Excel を用いた

---

*1 外来患者満足度調査の具体的な質問文は 238～239 ページを参照のこと。
*2 Excel データは医学書院ホームページからダウンロードできる(https://www.igaku-shoin.co.jp/book/detail/108171)。

NO	年齢	性別	近隣	設備	専門医	紹介	信頼	評判	総合病院	初診再診	診療料	診療待ち時間	看護師相談	看護質問対応	看護師連帯	看護大切対応	技術上手	医師説明
1	57	1	2	2	1	2	2	2	2	2	2	20	1	5	1	1	1	1
2	34	1	1	1	1	2	1	2	1	2	3	21	1	1	1	1	1	1
3	43	2	2	2	1	2	2	2	1	2	3	17	1	1	1	1	1	1
4	45	1	2	1	1	1	2	2	2	2	2	21	1	5	2	1	5	5
5	40	2	1	2	1	2	2	2	2	2	2	22	2	5	5	1	5	1
6	78	1	2	1	1	2	2	2	2	2	1	26	1	5	5	1	5	1
7	57	2	2	1	1	2	1	2	2	2	2	22	2	5	2	2	2	1
8	58	1	2	2	1	2	2	2	2	2	1	26	1	1	2	2	2	2
9	72	2	2	1	1	2	2	2	1	2	1	29	2	5	2	2	5	5
10	46	1	2	1	1	2	2	1	2	2	1	16	2	2	2	2	2	1
11	74	2	2	1	1	2	1	2	1	1	1	20			5	2		1
12	59	1	2	2	1	2	1	2	2	2	2	19	2	1	1	2	3	1

▶図 12-5 外来患者満足度調査のアンケート結果データ画面

解析では変数名は日本語で十分である*1。

変数名は「内容がわかる範囲で簡潔に」記載するのが基本である。変数名が長い場合は，1 行目全体を選択し，［ホーム］リボンの［折り返して全体を表示］を選択して表示させると一覧性がよくなる(▶図 12-5-①)。

複数回答の入力▶ D〜J 列は，「この病院を選んだ理由はどのようなものですか」という質問に対する複数回答の入力例である。複数回答の場合，1 列だけでは簡単に処理できないので，このように選択肢の数(ここでは 7 列)だけ変数を作成し，それぞれ「1」(選択)，「2」(非選択)というように入力する必要がある(▶248 ページ)。

なお，欠損値がある場合には，該当するセルを空欄にする(▶図 12-5-②)。

③ データの種類と単純集計

データが手もとに集まったら，最初にすべきことは，そのデータをまとめる**単純集計**である。データの種類に応じて，適切な単純集計をすることにより，各データの分布状況が把握でき，なんらかの理由でほかの値から大きく外れた「外れ値」の有無を確認することもできる。

データの種類にはいろいろな分け方があるが，ここではまず質的データ(文字データ)と量的データ(数値データ)の 2 種類に分けて考えてみる。

1 質的データと尺度

質的データは，性別「男・女」，血液型「A 型・B 型・O 型・AB 型」，職業「医師・看護師・教師」などのように，数値以外の文字を使ってあらわされる

*1 Excel だけを使って集計するのであれば，データ入力も「1」「2」などの数値ではなく，文字のほうが便利なこともある。しかし，個人情報の保護の観点から，データファイル上に個人名などの情報を入力するのは好ましくない。

▶表 12-1　度数分布表の例

性別	データ	
	データの個数	割合(%)
男	114	53.3%
女	100	46.7%
総計	214	100.0%

▶表 12-2　カテゴリーの併合方法による違い

	カテゴリー	併合方法	可否
血液型 (名義尺度)	A型・O型・ B型・AB型	⇒A型・O型・その他	可能
		⇒A型・B型・その他	可能
		⇒A型・その他	可能
尿タンパク (順序尺度)	−・±・+・ ++・+++	⇒−・±・+以上	可能
		⇒−・+・その他	不可能
		⇒+・その他	不可能

データである。質的データは**表 12-1** のようなカテゴリー(項目)ごとに個数(**度数**)を示す**度数分布表**を作成して単純集計を行うのが普通である。

名義尺度と順序尺度▶　質的データはさらに，単純集計をする場合に，カテゴリーの順序が重要かどうかの違いで，**名義尺度**と**順序尺度**に分けられる。たとえば，尿タンパクの単純集計で「−・±・+・++・+++」と規則性をもった順番(濃度順)ではなく，「++・−・+++・±・+」と不規則に並んでいたら全体のイメージが理解しにくいことがわかるであろう。このように集計する際のカテゴリーを並べる順序が決まっているものを順序尺度とよぶ。一方，血液型など，どの順番で並べて集計しても問題がないものを名義尺度とよぶ。

カテゴリーの併合▶　また，データ数が少ないときなどに，いくつかのカテゴリーをまとめて「その他」にすることを**カテゴリーの併合**とよぶが，この場合も 2 つの尺度で違いがある。

名義尺度である血液型ならば，データ数の少ないものを自由な組み合わせで併合し「その他」にすることが可能である(▶表 12-2)。しかし，順序尺度である尿タンパクの場合には，データ数が少ないからといって「±」と「++」と「+++」をまとめて，「−」と「+」と「その他」にするのは少し無理がある。つまり，順序尺度には，いくつかのカテゴリーを一緒にするときに，順番が隣り合うカテゴリーしか併合できないという特徴があるのである。

2 質的データの単純集計の準備

Excel に入力されたデータの場合，ピボットテーブルを利用することで簡単に質的データの度数分布表をつくることができる。

ただし，**図 12-5** のようにデータがすべて数値コード化されている場合には，数値コードのまま集計してもわかりにくい。そのため，内容を見やすくするためには，数値コードを日本語におきかえる必要がある。その方法としては大きく 2 種類あり，集計する前に置換する方法と集計してから書きかえる方法である。

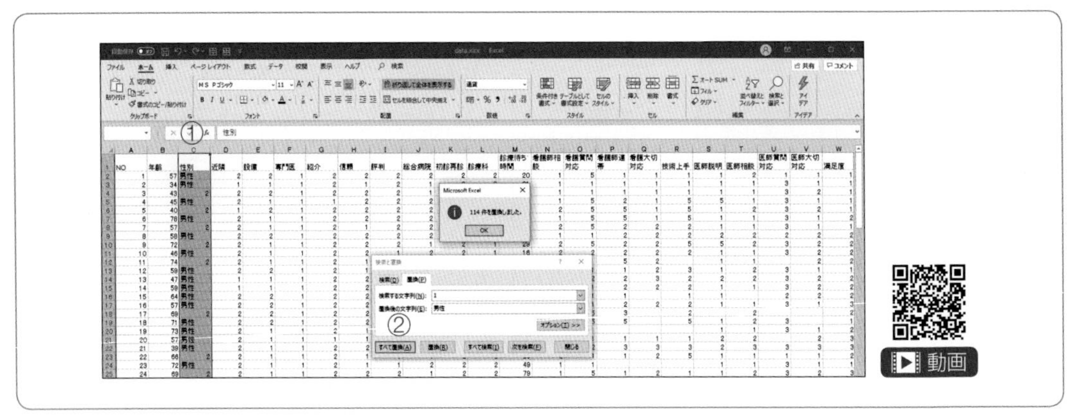

▶図12-6 数値コードの文字列への置換

数値コードの文字列への置換▶ 図12-5(▶256ページ)に示したデータのうち「性別」の数値コードを文字列に置換してみよう。

まず，最初に置換する範囲を指定するために，「性別」が入力されているC列を選択する(最上部の「C」と書かれている部分をクリック，▶図12-6-①)。次に，［ホーム］リボンの右側にある［検索と選択］から［置換］を選択し，［検索する文字列］に「1」を，［置換後の文字列］に「男性」を入力し，［すべて置換］をクリックするとC列の「1」を「男性」に変換することができる(▶図12-6-②)。

同様に「2」を「女性」に置換する。また，度数分布表をつくるにあたり，さらに，D〜J列を一度に選択し，「1」を「はい」，「2」を「いいえ」に置換していく。

ピボットテーブル使用の準備▶ 次に，データの左上隅(ここでは「A1」)をクリックし，［挿入］リボンの［ピボットテーブル］を選択する。Excelが自動的にデータ範囲を選択してくれるので，そのデータ範囲の内容と，ピボットテーブルを表示する場所(標準では新しいワークシート)を確認し［OK］を押すと，新しいワークシートがあらわれて，画面上に図12-7の右端のような「ピボットテーブルのフィールド」(変数)が表示される。これで，ピボットテーブルを使うための準備ができたことになる。

なお，データの1行目の変数名に空欄があるとエラーが出る。そのため，すべて入力されている必要がある。

3 文字列タイプの度数分布表

先述したように，質的データの集計では度数分布表を作成する。

「性別」の集計を例にすると，まず，上半分にあるフィールドリスト(変数名一覧)から，「性別」の左にあるチェックボックス(□)部分にチェック(☑)を入れる(▶図12-7-①)。すると，自動的に下方の［行ラベル］ボックスの部分に「性

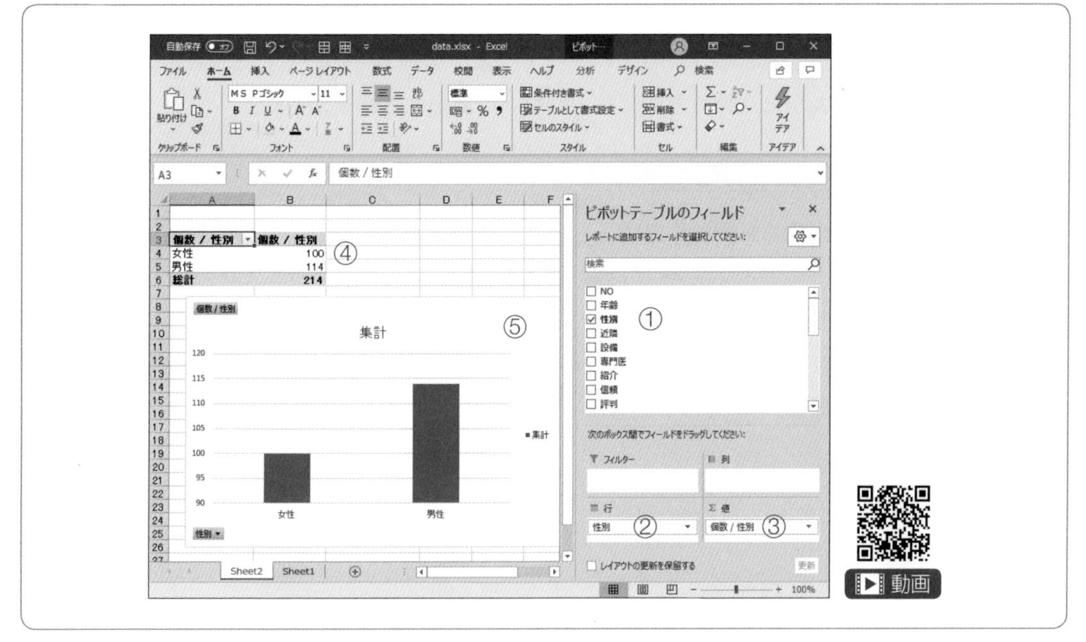

▶図 12-7　ピボットテーブルの使用例

別」が表示される(▶図 12-7-②)。これは，事前に数値コードを文字列に置換したために，Excel が「性別」を質的データと自動的に判断したからである。

次に，「性別」をマウスでドラッグして，[Σ（シグマ） 値] ボックスに入れる(▶図 12-7-③)。すると，やはり「質的データ」と自動的に判断し，「個数/性別」と表示してデータ数を計算するので，ワークシートには度数分布表がすぐにできあがる(▶図 12-7-④)。もとの状態に戻す場合には，「性別」についているチェックを外す。

ピボットグラフ▶　さらに，[ピボットテーブルツール] の [分析] リボンの [ツール] にある [ピボットグラフ] のボタンを押せば，棒グラフも簡単に作成することができる(▶図 12-7-⑤)。なお，グラフを削除する場合には，グラフを選択して [Delete] キーを押す。

4 数値コードタイプの度数分布表

Excel では，欠損値がなく数字で入力されているデータは量的データとして処理される。たとえば，図 12-5(▶256 ページ)の L 列「診療科」のような数値コードのままのデータの場合に，「性別」と同じようにフィールドリストにチェック(☑)を入れると，量的データと誤認して，最初から [Σ値] ボックスで合計を計算しようとする。そのため，正しく集計するには，フィールドリストのチェックに頼らずに，マウスでドラッグして「診療科」を「行ラベル」ボックスに入れる必要がある。

さらに，[Σ値] ボックスで計算する内容を「合計」からデータの「個数」に変更するためには，［Σ値］ボックス内に表示されている「合計」部分をクリックして，表示されるメニューで［値フィールドの設定］を選択し，図12-8-aのように［集計方法］を「個数」に変更する必要がある。

5 割合(%)の表示

度数分布表を作成するとき，度数だけではわかりにくいこともある。そのため，なるべく割合(%)も一緒に表示したほうがよい。

先ほどの［値フィールドの設定］メニューを使うと，割合(%)も簡単に計算できる。［集計方法］は「個数」のまま，図12-8-bのように［計算の種類］を選択し，「計算なし」になっている部分を「総計に対する比率」に変更する。

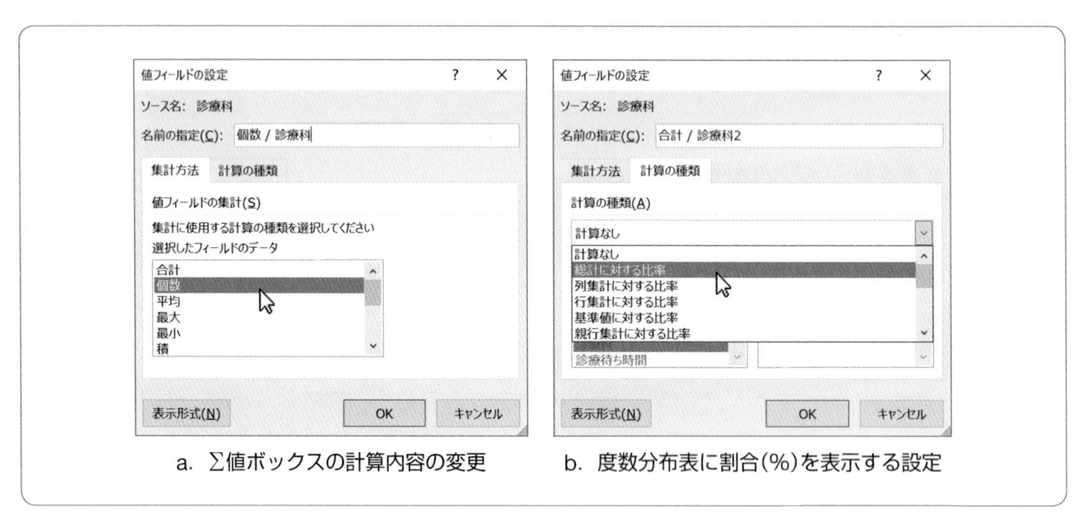

a. Σ値ボックスの計算内容の変更　　b. 度数分布表に割合(%)を表示する設定

▶図12-8 値フィールドの設定

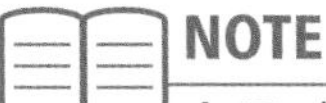

NOTE

カテゴリー名の編集(数値コードの変換と順序の変更)

「診療科」のように，数値コードで入力された「質的データ」の単純集計をする場合には，それぞれの数値コードの意味を覚えておかないと，意味がわからなくなってしまいたいへんである。しかし，カテゴリー名をクリック，またはカテゴリー名上で［F2］キーを押すことにより，右図のようにカテゴリー名を直接編集することが可能である。

一度編集すると次回ピボットテーブルで使用する際には，そのカテゴリー名を表示してくれるので，非常に便利である。この場合は，もとのデータが変換されるわけではなく，度数分布表のカテゴリー名のみが変更される。

また，度数分布表のカテゴリーの順序を変更したい場合は，通常のExcelの操作と同じで，カテゴリー名のセルに対して ✥ のような「白矢印の先に上下左右の矢印(移動カーソル)」を利用することができる。

	A	B	C	D
2	診療科	集計		
3	循環器科	58		
4	消化器科	105		
5	3	51		
6	総計	214		
7				
8				

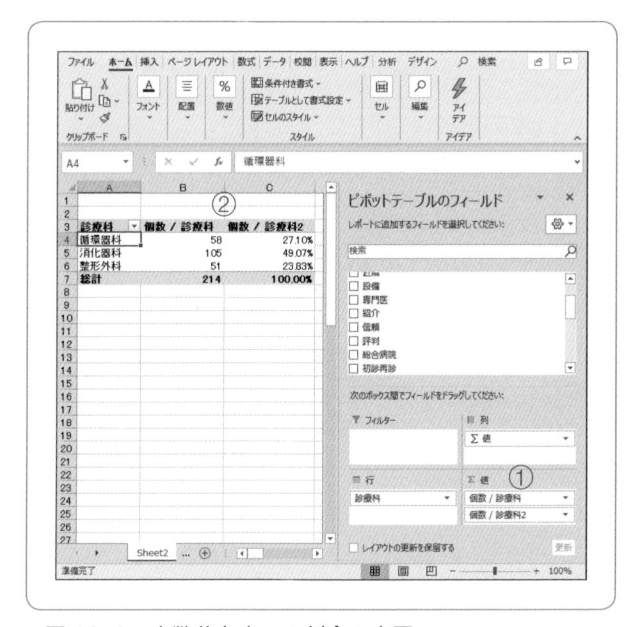

▶図 12-9　度数分布表への割合の表示

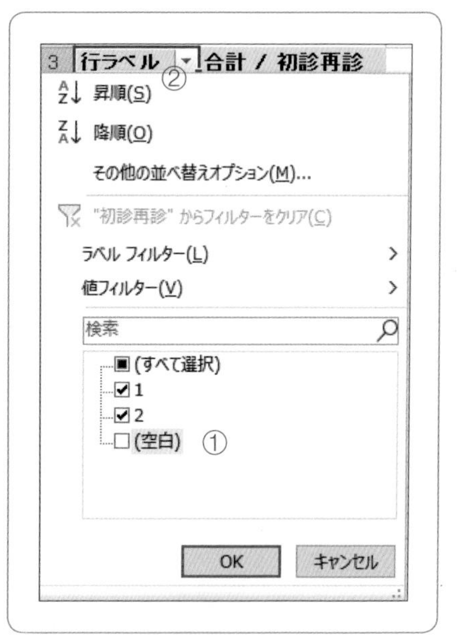

▶図 12-10　欠損値がある場合の度数分布表の作成方法

ちなみに，［Σ値］ボックスに「個数/診療科」を複数入れることで(▶図 12-9-①)，度数と割合(%)を両方同時に表示することも可能である(▶図 12-9-②)。

6 欠損値がある場合の度数分布表

データに欠損値がある場合には，ピボットテーブルに［(空白)］という表示がされてしまう[*1]。通常は［(空白)］の行は不要なので，ピボットテーブルの変数名の右端にある▾ボタンをクリックして，［フィルターメニュー］を出し，［(空白)］の左にある☑を外して表示させなくしたほうがよい(▶図 12-10-①)。一度制限をかけると，フィールドリストにマークがつき(▶図 12-10-②)，次回利用時にも同様に制限がかかる。なお，ほかのカテゴリーも，必要があれば同様の操作で非表示に設定できる。

7 量的データと尺度

量的データは，身長「158.3 cm」，体重「48.3 kg」，血圧「112 mmHg」などのように数値を使ってあらわされるデータである。量的データは度数を数えずに，**要約統計量**(基本統計量，▶表 12-3)とよばれる値を使って単純集計を行う。

要約統計量の種類▶　要約統計量は，「データの様子を要約した数値」という意味であり，「データ内の特定の位置を示す統計量」「データ全体の量を示す統計量」「データ全体の

＊1 なお，Excel 2016 以前のバージョンでは，数値コードのデータに欠損値がある場合には文字列と同じように質的データとして扱われるので注意が必要である。

▶表12-3 さまざまな要約統計量

分類	名称(記号表記)	意味
データ内の特定の位置を示す統計量	平均(*MEAN*)	データの合計をデータ数で割った値(算術平均)
	中央値(*MEDIAN*)	データ数が奇数の場合は真ん中の値(99個なら50番目の値), 偶数の場合は真中の2つの平均値(100個なら50・51番目の平均値)。50パーセンタイル(第2四分位)ともよぶ
	最頻値(*MODE*)	最も数多くあらわれる値
	最大値(*MAX*)	最も大きな値(外れ値や入力ミスでないか注意が必要である)
	最小値(*MIN*)	最も小さな値(外れ値や入力ミスでないか注意が必要である)
	25%値・75%値	データを小さい順に並べ, データ数の25(75)パーセント部分にある値。25(75)パーセンタイル, 第1(第3)四分位ともいう
データ全体の量を示す統計量	データ数(*N*)	データの個数
	合計(*SUM*)	データの合計
データ全体のばらつき(分布)を示す統計量	分散(*VAR*)	実際の値と平均値の差(偏差)を2乗した値の平均値(標本の統計で使う場合には, データ数(*N*)ではなく, 自由度(*N*-1)で割る)
	標準偏差(*SD*)	分散の平方根(2乗した単位をもとに戻すことで, わかりやすくしたもの)
	標準誤差(*SE*)	標準偏差を「データ数の平方根」で割った値
	範囲(*RANGE*)	最大値－最小値
	変動係数(*CV*)	標準偏差を平均値で割った値(ばらつきが平均値の何%かを計算しているので, 平均値が大きく異なるときや単位が異なるときもばらつきを比較可能)。間隔尺度では利用できない
	尖度(*KURT*)	データ分布のとがり具合(正規分布で0, 正でとがり, 負に大きいと均等に分布)
	歪度(*SKEW*)	データ分布のゆがみ具合(正規分布で0, 正に大きいと数値の大きいほうに裾がのびる)

ばらつき(分布)を示す統計量」の大きく3種類がある。**表12-3**の統計量は論文などによく利用されるので, 記号表記と合わせて覚えておくとよい。

●間隔尺度・比尺度

量的データを扱う場合, データをさらに, 負の値が存在する可能性がある**間隔尺度**と, 理論的最小値が0以上である(負の値には絶対にならない)**比尺度**(比例尺度または比率尺度)に分ける場合もある。統計的な取り扱いはほぼ同じであるが, これらの尺度を使って新たにデータを作成する場合などには注意が必要である。

比尺度の例▶ たとえば, 比尺度である「身長」の場合には, 出生時50 cmの赤ちゃんが1歳で75 cmになれば「1年で身長が1.5倍になった」などという表現を問題なく使うことができる。

間隔尺度の例▶ 一方, 間隔尺度である「気温(℃)」の場合には, 平均気温が5℃のA地域と平均気温10℃のB地域を比較する際に「A地域に対してB地域の平均気温は2倍である」と表現することはできない。一見問題なく，「B地域のほうが平均気温が高い」ことがスムーズに伝わるように思えるが，A地域が－5℃，B地域が－10℃のときも同じように「A地域に対してB地域の平均気温は2倍である」と表現することになる。さらに，A地域が－5℃，B地域が5℃のときと，A地域が5℃，B地域が－5℃のときはともに同じ「A地域に対してB地域の平均気温は－1倍である」と表現することになり，もはや「何倍」という表現では，どちらの気温が高いのかわからない。

このことからわかるように間隔尺度のデータの場合，「何倍(×)」や「何分の一(÷)」などの表現(計算)には適していないので注意が必要である。

●数値コードによる質的データの誤認

入力されたデータが数値コード化されているときは，そのデータが質的データなのか量的データなのかを間違えやすいので注意が必要である。たとえば，「性別」は「男＝1」「女＝2」のようにして本来文字列で表現すべきものを数値コードにおきかえて入力することがあるが，これらは質的データであるため，度数分布表で集計するべきである。

このことは，この数値をもとに「性別の平均値が1.8であった」と言われても意味がわからないことからも容易に理解できるであろう。

また，「看護師相談(看護師への相談しやすさ)」のように「1. そうである，2. ややそうである，3. やや違う，4. 違う」と4段階で質問した回答を，それぞれ「1・2・3・4」と数字におきかえて入力してある場合などは，つい「看護師相談(看護師への相談しやすさ)の平均値は1.6である」などと表現してしまいがちである。しかし，本来これらのデータは「質的データの順序尺度」であり，単純には平均できない。単純集計には，度数分布表を使う必要がある。

●量的データのカテゴライズ(質的データ化)

量的データは，カテゴリー化(カテゴライズ)という方法で質的データに変換

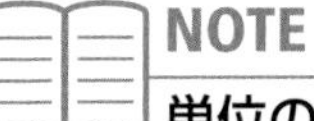

NOTE

単位の省略と小数点以下の表示

量的データは数値であるため，単位がつくことが多いが，Excelなどのソフトで取り扱う場合には，単位の入力は省略される。そのため，レポートを作成する際に書き忘れてしまう人も多いようだが，単位も重要な情報なので，書き忘れないように注意が必要である。

また，一般にExcelなどで要約統計量を計算した場合には，小数点以下の桁数がたくさん表示される傾向があるが，レポートを書く際には，だいたいもともとのデータの桁数に合わせて四捨五入するとよい。

することが容易にできる。たとえば，本来は量的データである「足のサイズ」を，「22.5 cm 未満＝S」「22.5 cm 以上 23.5 cm 未満＝M」「23.5 cm 以上＝L」などと変換すれば，「S・M・L」の 3 段階に分けられ，質的データとして度数分布表で単純集計することが可能である。

これは，(情報量の多い)量的データは(情報量の少ない)質的データに変換できるといいかえることもできる。一方，質的データから量的データへの変換はむずかしい。たとえば，足のサイズを「S・M・L」として集計してしまったデータから，足のサイズの平均値を正確に求めることはできない。それぞれのカテゴリーの代表的な値「S＝22.5 cm」「M＝23 cm」「L＝23.5 cm」を使って，概算の平均値を求めた場合には，見えない多くの誤差を含むこととなる。

8 量的データの単純集計

ここでは，量的データの単純集計について，Excel のピボットテーブルによる方法を「年齢」を例に紹介する。

ピボットテーブルにおいて，欠損値がなく Excel が量的データだと自動判別した場合は，フィールドリストの「年齢」の項目にチェック(☑)を入れれば，自動的に［Σ値］ボックスに「年齢」が入り，合計が計算される(▶図 12-11-①)。ただし，欠損値があって質的データだと誤認している場合には［行ラベル］ボックスに入ってしまうので，マウスで直接ドラッグすることにより［Σ値］ボックスに入れる必要がある。

次に，［Σ値］ボックス内の「年齢」をクリックして［値フィールドの設定］を選択し，［集計方法］を「平均」に変更すれば平均が表示される(▶図 12-11-②)。標準では，小数点以下の桁数が多く表示されてしまうので，［表示形式］か

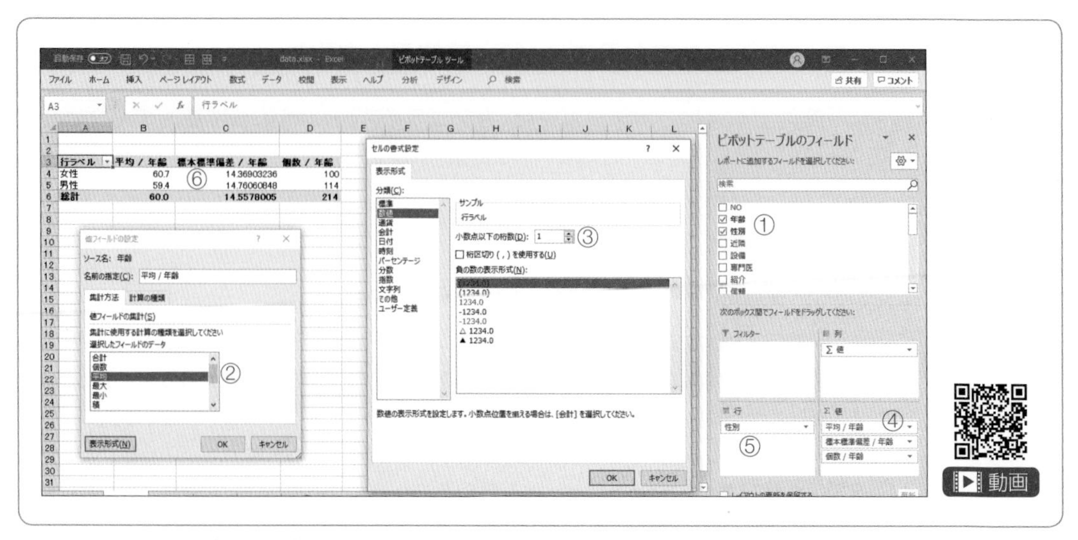

▶図 12-11　量的データの単純集計におけるピボットテーブルの使用

ら分類を「数値」に変更し，有効数字を考慮して，小数点を 1 桁にすると見やすくなる(▶図 12-11-③)。

さらに，**図 12-11-④**のようにさらに 2 回［Σ値］ボックスに「年齢」を入れ，それぞれ［値フィールドの設定］で［集計方法］を「標本標準偏差」と「個数」にすれば，量的データの単純集計で重要な「平均」「標準偏差」「データ数」を一覧表にできる。なお，ピボットテーブルでは，標本を用いた統計で利用する標準偏差が「標本標準偏差」という名称になっているので，注意が必要である。

9 量的データの層別単純集計

ピボットテーブルで，量的データの単純集計を表示したあと，質的データを［行ラベル］ボックスに入れると，質的データのカテゴリーごとに分けた単純集計の一覧(**層別単純集計**)を簡単に表示できる。**図 12-11** では［行ラベル］ボックスに「性別」を入れて(▶図 12-11-⑤)，男女別に表示している(▶図 12-11-⑥)。［行ラベル］ボックスには複数の変数を入れることができるので，「診療科」を追加することで「性別」ごとに「診療科」別の一覧を表示することも簡単である。マウスでドラッグして［行ラベル］ボックス内の順番をかえることも簡単にでき，まず「診療科」で分け，その中で「性別」にわけて，量的データの一覧を調べるなども簡単に表示できる。

10 量的データのデータ分布グラフ

量的データに欠損値がなく Excel が「量的データ」だと理解している場合には，ピボットテーブルとカテゴリー化(Excel では「グループ化」)を使って，データの分布の様子を調べることも簡単にできる*1。

たとえば，外来患者満足度調査のアンケート結果より「診療待ち時間」(▶256 ページ，図 12-5 の M 列)に関して調べてみる。まず，「診療待ち時間」を［行ラベル］ボックスと［Σ値］ボックスに入れ(▶図 12-12-a-①)，［Σ値］ボックス内を［値フィールドの設定］で「データの個数」にして，無理やり度数分布表を作成する。

グループ化▶　次に，作成された表の行ラベル部分(A4 セルなど)を一度選択してから，右ボタンで［グループ化］を選ぶ(▶図 12-12-a-②)。［グループ化］メニュー(▶図 12-12-a-③)には，最初は「先頭の値」に最小値が，「末尾の値」に最大値が表示されているので，それを参考にしてグループ化する範囲と「単位」(いくつごとにグループ化するか)を指定して，［OK］をクリックすると**図 12-12-b-⑤**のような度数分布表が簡単にできる。

グラフの作成▶　さらに，［ピボットテーブルツール］の［分析］リボンの［ツール］にある

---

*1 ただし，データに欠損値がある場合は，欠損値を含まないデータ部分をマウスで選択して，別のシートにピボットテーブルをつくりなおす必要がある。

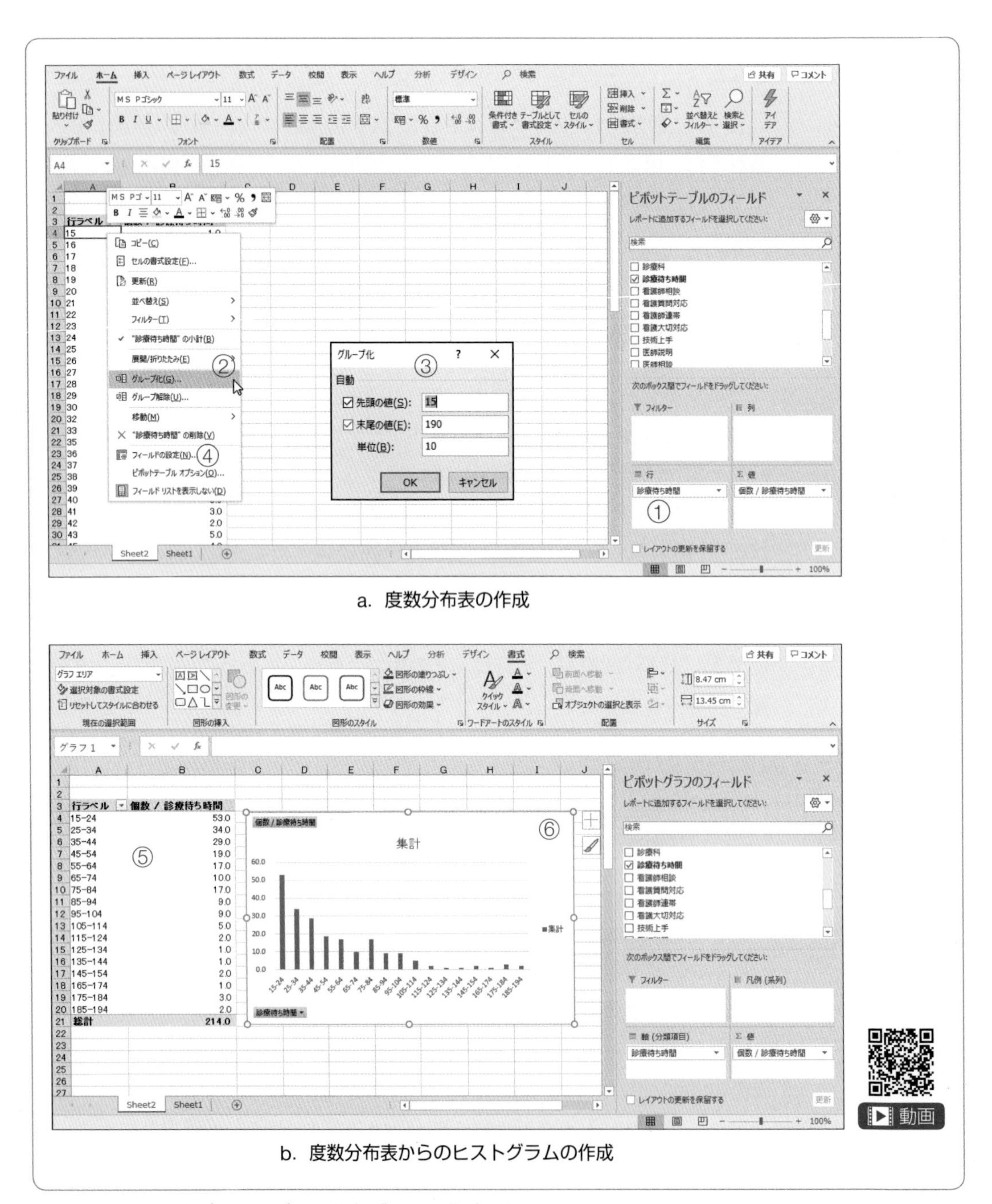

▶図12-12 量的データのデータ分布グラフの作成手順

［ピボットグラフ］で「縦棒グラフ」を選択すると，図12-12-b-⑥のようなデータの分布の様子を示すグラフも簡単に作成できる。また，［ピボットグラフツール］の［デザイン］リボンの［クイックレイアウト］で［レイアウト8］を選ぶと簡単にヒストグラムを作ることができる。

ピボットテーブルの利点▶　ピボットテーブルで作成するよい点は，マウスの右ボタンで［グループ化］メニューを再表示させれば，（グループ化の）「単位」を好きなようにかえて，度数分布表を簡単に再作成できるところである。もちろん同時にグラフも変化するため，単位の数値をいろいろかえながら分布の様子を観察できる。このようにデータの分布をグラフで見てみると，例としてあげた「診療待ち時間」は正規分布（▶268ページ）をしていないことがわかりやすい（▶図12-12-b-⑥）。

また，層別単純集計が簡単にできたように，［行ラベル］ボックスなどに質的データを入れれば，カテゴリー別のデータ分布の比較も簡単にできる。

なお，標準では，度数が0の場合には表示が省略されてしまうので，外れ値があるときなどは，図12-12-aの右ボタンメニューにある［フィールドの設定］（▶図12-12-a-④）から［レイアウトと印刷］で［データのないアイテムを表示する］にチェックをつけるとよい。

11 ［データ分析］による単純集計

ピボットテーブルの単純集計よりも，より詳しい要約統計量が知りたい場合には，［データ］リボンの［分析］の［データ分析］[*1]を利用することになる。

ここでは「年齢」を例として［データ分析］によって単純集計をする手順について解説していく。

基本統計量▶　まず，［データ分析］のなかの［分析ツール］より「基本統計量」を選択する（▶図12-13-①）。「基本統計量」のメニュー（▶図12-14）では，入力範囲としてB列（シートの上部の「B」をクリック）を指定し，［先頭行をラベルとして使用］，［統計情報］にチェックして（▶図12-14-①，②），［OK］をクリックすれば新規シートに出力される。

ただし，この方法だとつぎつぎにシートが増えていってしまうので，図12-14-③のように，既存のシート内に出力先を指定すると使いやすい。

95%信頼区間・25%値・75%値▶　また，95%信頼区間の幅を出力したり（▶図12-14-④），あらかじめデータ数がわかっている場合には，「データ数÷4」の値を「K番目（端数が出るときは切り上げ）」のところに入力することにより，「25%値」や「75%値」を表示させたりすることもできる（▶図12-14-⑤）。

図12-14の出力結果からは，「年齢の平均は60.0歳，標準偏差は14.6歳，データ数が214人」ということだけでなく，25%値が53歳，中央値が62歳，75%値が71歳であり，歪度（わいど）が負に大きめなことから，グラフにすると年齢の低いほうに裾を引いた分布であることがわかる（▶262ページ，表12-3）。

＊1　もし，［データ］リボンに［データ分析］のボタンがない場合には，［ファイル］の［オプション］から「アドイン」メニューを選択し，［設定］ボタンで表示される「アドイン」メニューの［分析ツール］と［分析ツール―VBA］にチェックをつけて，［OK］をクリックすればよい（Excelの再起動が必要な場合もある）。

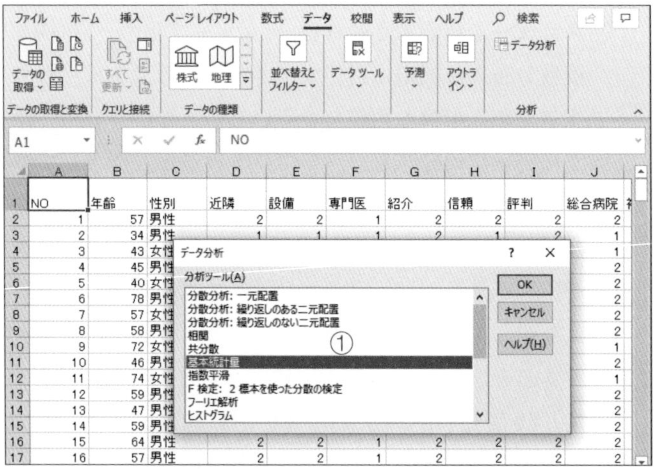

▶図 12-13 ［データ分析］の使用例

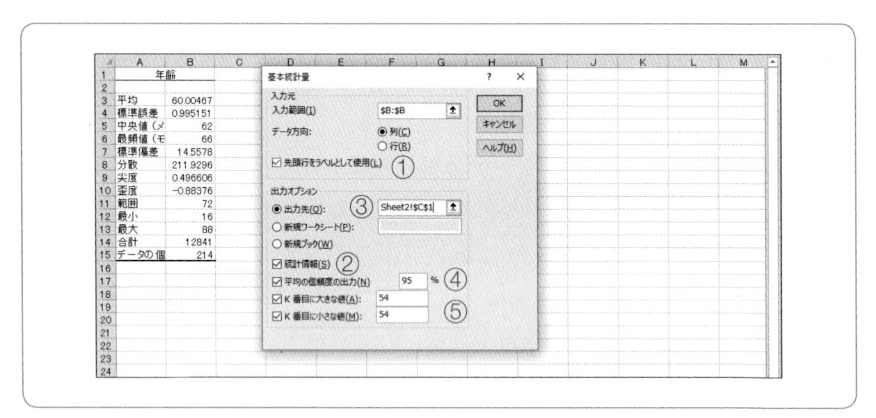

▶図 12-14 基本統計量の設定と表示例

④ 正規分布の特徴

1 正規分布と 3 つのパラメータ

「身長」や「体重」など一般的な量的データは，平均付近のデータ数が多く，最大値や最小値付近はデータ数が少ないという分布をすることが知られている。このような分布を**正規分布**とよび，次の特徴がある。

(1) グラフであらわすと左右対称の山型の分布をする（▶図 12-15）。

(2) 平均・中央値・最頻値が同じ数値になる。

(3)「平均 ± 1.96 × 標準偏差」に約 95%のデータを含む（95%データ範囲）。

(4) 平均と標準偏差，データ数の 3 つの数値（パラメータ）で分布の様子がす

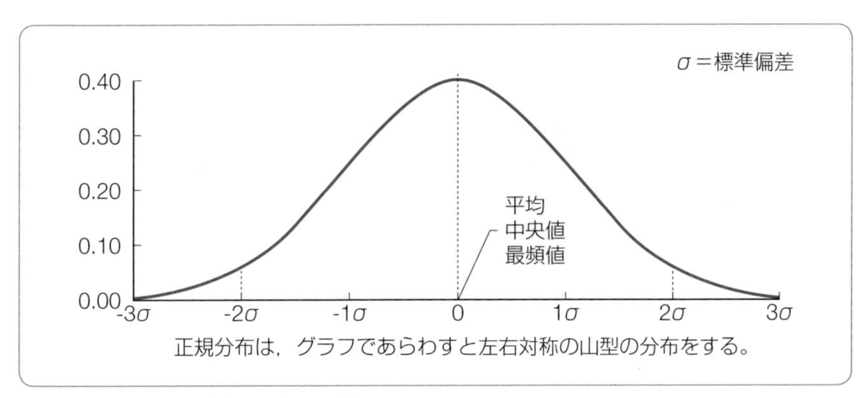

▶図 12-15　正規分布のグラフ例

べてわかる。

これらのうち，(4)の特徴のため，数ある要約統計量のなかでも，「平均」「標準偏差」「データ数」の組み合わせが最も大切である。統計のさまざまな検定や推定なども，この 3 つの数値を利用して計算されるものが多い。

しかし，平均を過信すると，データが正規分布とかけ離れている場合には，間違った判断をしてしまうことになる。そのようなときには，平均のかわりに中央値を，標準偏差のかわりに 25％値・75％値を用いるとよい。

2 正規分布を応用した例(偏差値)

受験などの際によく利用される指標として**偏差値**が知られているが，これは平均値(点)や標準偏差(ばらつき)などが異なる複数の試験結果を比較検討できるようにするための指標である。

たとえば，平均点が 70 点の 1 回目の試験で 78 点を取った人が，平均点が 50 点の 2 回目の試験で 68 点だった場合に，成績が下がったといえるだろうか。また，平均点が同じ 70 点の試験でも，点数のばらつきが違う場合(最高点が 82 点の場合と，94 点の場合など)では 78 点を取ったときの価値が違うはずである。そこで，実際のテストの平均と標準偏差をもとに，平均値が 50 点，標準偏差が 10 点になるように変換したものが偏差値である。

$$\text{偏差値} = \frac{(\text{実際の点数} - \text{平均})}{\text{標準偏差}} \times 10 + 50$$

偏差値を求めるスケール▶ 偏差値の正確な計算には上述したような計算式を利用するが，図 12-16 のようなスケールを考えればわかりやすい。

このスケールの使い方としては，上側に偏差値をあらわす数値(30〜70)を書き，下側に実際のテストの平均(70 点)と標準偏差(8 点)から計算した数値を順に書くだけである。このスケールを使えば，テストで 78 点の人の偏差値が 60 になるとか，偏差値 40 の人のテストの点は 62 点だったなどが一目瞭然である。

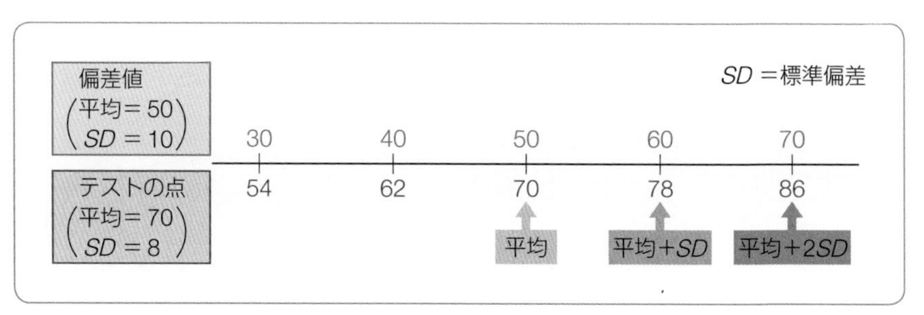

▶図12-16 テスト結果と偏差値のスケール例

偏差値からの推定▶ 理想的な試験の点数は正規分布するはずなので，偏差値から全体の中の順位も計算できる。たとえば，前述の正規分布の特徴である「95%データ範囲」から，「平均±2標準偏差」の間に約95%のデータが入っているはずなので，受験者の約95%は偏差値が30〜70の間になり，残りの5%が偏差値70以上か30以下ということになる。つまり，1,000人が試験を受けていれば，全体の95%の950人が偏差値30〜70の間になり，残りの50人が偏差値70以上か30以下ということになるので，偏差値70の人の順位は高いほうから25番ぐらいということが容易に予想できるのである。

注意点▶ ただし，偏差値の利用は，テストの点が正規分布することが前提である。平均点が高すぎて100点が何人も出たり，逆に低すぎて0点が何人もいたり，全体の分布が2つの山になって，正規分布からずれたりすると偏差値はうまく機能しなくなってしまうので注意が必要である。

3 平均が信用できない例

平均年収の例▶ たとえば，卒業して数年後の同窓会で100人が集まり，現在の年収のことが話題になったので，無記名アンケートをして平均年収を調べることになったとする。参加者99人の年収は約300万円で，1人だけが株の売買でもうけて年収3億円だとしたら，平均年収はどうなるだろうか。

約300万円×99人とすると約3億円，残りの1人が3億円なので，100人の合計が約6億円になる。つまり，100人の平均年収は「約600万円」ということになり，同窓会出席者のうち99人は「自分の年収の2倍もほかの人はもらっているのか」と落ち込んでしまうかもしれない。

この例は少し極端ではあるが，やはり「年収」や「貯蓄額」のようにデータが正規分布をせずにとび離れた外れ値(はずれち)がある場合には，その単純集計として平均を使うのはあまり適していない。国が発表する「平均年収」や「平均貯蓄額」に違和感を覚える人が多いのもそのためである。

医学分野での例▶ また，医学の世界では，コレステロール値などの臨床検査値も正常な人に比べて，異常な人は極端に高値(外れ値)になることがよくある。その場合にも単純集計として平均を利用することを控えたほうがよく，外れ値の影響を受けない中央値のほうが適している。

⑤ 統計的推定と 95%信頼区間

もし，日本全国の看護学生の平均身長を知りたかったらどうすればよいだろうか。もちろん全国の看護学校をまわって，すべての学生の身長をはかれば正確な数値を得ることができるが，それでは費用も時間もかかりたいへんである。

このような場合には統計的手法である**推定**を使うと，効率よく調べることができる。つまり，本当は母集団(日本全国の看護学生)すべてを調べたいが，それがむずかしい場合，少数の標本をうまく抽出(理想的には無作為抽出)して調べ，その結果から母集団の様子を推定するわけである。

1 95%信頼区間の求め方

実際にある母集団(日本全国の看護学生)から抽出された標本である看護学生 100 人の身長が 160.0±7.0 cm(平均±標準偏差)だったとしたら，日本全国の看護学生の平均身長は何 cm と考えればよいだろうか。

点推定▶　正しい抽出法を用いていれば，標本の平均(**標本平均**)を母集団の平均(**母平均**)の推定(**点推定**)として用いることができるはずであるが，推定の誤差も当然考慮する必要がある。

母平均＝標本平均±推定誤差

区間推定▶　そこで，一般に正規分布が仮定できる場合には，母平均があると予想される確率が 95%になる範囲をあらわした **95%信頼区間**を利用して推定を行う。これを**区間推定**といい，以下の式で計算する。

95%信頼区間＝標本平均±1.96×標準誤差[*1]

前述の例では，平均が 160.0 cm，標準偏差が 7.0 cm，データ数が 100 人なので，日本全国の看護学生の平均身長の 95%信頼区間は，次の式から求められる。

$$標準誤差=\frac{7}{\sqrt{100}}=0.7$$

95%信頼区間＝160±1.96×0.7＝158.6～161.4 cm

＊1　標準誤差とは，母集団から標本を選ぶ際に，その平均がどの程度ばらつくかを標準偏差であらわしたもので，$標準誤差=\frac{標準偏差}{\sqrt{データ数}}$である(▶262 ページ，表 12-3)。

つまり，推定誤差を考慮したうえで，95％の確率で 158.6〜161.4 cm の間に全国の看護学生の身長の平均（母平均）があるに違いないと区間推定できるということである。

Excel での求め方▶　なお，Excel で 95％信頼区間を求める場合には，図 12-14-④（▶268 ページ）で紹介した「データ分析」の「基本統計量」のメニューで「平均の信頼度の出力」にチェックすることで可能である。

ただし，信頼区間の値がそのまま出力されるわけではなく，「1.96×標準誤差」の数値が表示されるだけなので，平均値をもとに出力された数値を足したり引いたりすることにより，信頼区間を自分で計算する必要がある。

2 質的データの割合の 95％信頼区間

前述のように正規分布が仮定できる量的データの場合には，「平均」「標準偏差」「データ数」から推定誤差を考慮した 95％信頼区間を計算できた。一方「喫煙率」のような質的データの割合の場合は，標本の比率が p のときに，$\sqrt{\dfrac{p\times(1-p)}{\text{データ数}}}$ が比率の標準誤差と見なせることを利用して，量的データのときと同様に 95％信頼区間を求めることができる。

たとえば，全国の看護学生（母集団）から選んだ 100 人を調べたら，喫煙者が 20 人であったとすると，標本の喫煙率は 20％（$p=0.2$）になるので，全国の看護学生の喫煙率は次の式より求められる。

$$\text{標準誤差}=\sqrt{\frac{0.2\times(1-0.2)}{100}}=0.04$$

$$95\%\text{信頼区間}=0.2\pm1.96\times0.04=0.122\sim0.278=12.2\sim27.8\%$$

つまり，95％の確率で全国の看護学生の喫煙率は 12.2〜27.8％の間にあるに違いないと区間推定できるわけである。

Excel での求め方▶　Excel で質的データの区間推定をする場合，Excel は質的データの取り扱いが不得意であり，比率の標準誤差を計算する関数などは用意されていないので，通常の平方根を求める関数で計算することになる。

具体的には，上記の例の標準誤差を求める式は「=SQRT（0.2＊（1−0.2）/100）」となる。なお，平方根は 1/2 乗なので，「=（0.2＊（1−0.2）/100）^（1/2）」としてもよい（▶253 ページ）。

3 標準偏差と標準誤差の違い

標準偏差と標準誤差はそれぞれあらわすものが異なる一方で，よく混同されるので注意が必要である（▶表 12-4）。ここでは，ある人の血圧を測定する場合を例に考えてみる。

▶表12-4　標準偏差と標準誤差の違い

名称	意味
標準偏差(*SD*)	データのばらつきをあらわす(測定精度)。
標準誤差(*SE*)	母平均値のばらつきをあらわす(推定精度)。

標準偏差▶　標準偏差は「測定精度」を示し，測定したデータ(血圧値)のばらつきがどれぐらいの幅であるのかをあらわしている。そのため測定者の技術や測定機器の種類(デジタル式血圧計か水銀式血圧計かなど)で数値がかわるものの，血圧の測定回数が増えてもかわらないのが特徴である。

標準誤差▶　一方，標準誤差は「推定精度」を示しており，測定したデータから推定した場合の「母平均がどの程度信頼できるか」をあらわしている。そのためたとえ標準偏差が大きいデータ(つまり，測定精度のわるいデータ)であっても，測定回数を増やせば数値(誤差)を少なくすることができるのが特徴である。

⑥検定と分析

文献検索や単純集計などの結果，平均値や割合(%)などで2種類の数値が得られたときに，その数値の間にどれぐらいの差があれば自信をもって「両者は違う」といえるだろうか。

データには必ず誤差(▶9ページ)があるので，「絶対」とはなかなかいえないが，だからといって，人によって判断が異なると困るので，得られた2種類の数値の違いは，統計的に確率を計算して判断する必要がある。

ここで先ほどの95%信頼区間を利用すると，全国平均などの既知の数値と標本の平均を統計的に比較することができる。標本から計算した95%信頼区間に既知の平均が入らなければ，「既知の平均と標本から推定した母平均が違う可能性が高い」と考えられる。逆に95%信頼区間と既知の平均が重なれば，「既知の平均と標本から推定した母平均が同じになる可能性がある」と考えられる。

具体的な表記例▶　つまり，前述の例では，全国の看護学生の平均身長の「95%信頼区間」は

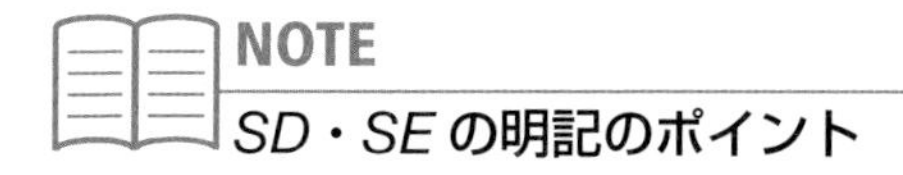

NOTE

SD・SEの明記のポイント

図表で標準偏差(*SD*)と標準誤差(*SE*)のどちらを明記するか判断する際には，読者になにを明示したいのかがポイントになる。測定精度の品質や実際のデータの重なり具合を示したいのであれば，「平均値±*SD*」を明示すればよい。一方，複数の平均値を比較したいのであれば，「平均値±*SE*」を明示するほうがよい。互いの標準誤差が重ならない場合には有意な差がある場合が多いことから，有意差の有無が一目でわかりやすいからである。

158.6〜161.4 cmだったのに対して，既知の全国の同年代の平均身長が158.5 cmであった場合には,「両者は違う可能性が高い」と考えられる。もちろん，95%信頼区間は確率で考えた範囲なので，5%の確率で間違った判断をする可能性がある。このように間違った判断をする可能性の確率をあらわすのに**有意水準**という用語が使われる。この例の場合には「有意水準5%で有意な差があり，看護学生の身長の平均は全国平均より有意に高かった」と表現する。

同様に，全国の看護学生の喫煙率の「95%信頼区間」は12.2〜27.8%であるのに対し，全国の喫煙率の平均が27%である場合は，看護学生の喫煙率と全国平均は同じ可能性もある。このような場合には「有意水準5%で，看護学生の喫煙率は全国平均と比べて，有意な差があるとは言えなかった」と表現する。

つまり,「看護学生の喫煙率(20%)と全国平均(27%)の間には7%の違いがあるが，これは誤差の可能性もあり，有意差(意味のある差)とはいいきれない」ということである。

表現上の注意点▶ なお,「有意差があるとはいえない」と「有意差なし」, さらに「等しい(無関係)」の3つは同じ意味ではない。データ数が少ないと，推定誤差が大きくなるため,「(このデータ数では)有意な差を証明しきれない」だけという可能性もある。これは裁判でいうところの,「いまのところ証拠不十分なので有罪とは言えない」というような状態であるため，断定的な表現をしないように注意が必要である。

⑦ 一般的な検定の流れと2種類の過誤

1 一般的な検定の流れ

Excelなどを用いて「AとBの数値に有意な差がある」ことを証明する場合の一般的な検定の流れは以下のようになる。

(1)「AとBには違い(関係)がない」という**帰無仮説**(否定する，つまり無に帰すことが前提の仮説)をたてる。

(2) 各種検定の結果,「AとBには違い(関係)がない」とした場合に，標本から得られた「実際の差」が誤差として生じる確率(**有意確率**)を計算する。

(3) 有意水準5%のときは，有意確率が5%未満であれば，誤差として生じる確率が十分に小さいので「実際の差」は誤差とは考えられないと判断する。

(4) 帰無仮説を棄却し,「AとBに有意な差(関係)がある」という**対立仮説**を採択する。

(5) 具体的にどのような違いがあるのかを確認する。

このようにまわりくどい証明方法をとるのは,「まったく等しい」という前提を否定する方法であれば，1例でも「違いを見つける」だけで済むため簡単だからである。一方，最初から「違っている」という前提の場合，あらゆる違いの「共通点を見つける」ことはきわめてむずかしい。

2　2種類の過誤

一般的には，前述のような検定手順で証明を行うが，統計的な判断は確率を使っているので，たまには次のように判断を間違えてしまうこともある。

①「第1種の過誤」（過敏なミス）　本当は「有意な差がない」のに誤って「ある」と判断してしまう。

②「第2種の過誤」（鈍感なミス）　本当は「有意差がある」のに誤って「ない」と判断してしまう。

2つの過誤の関係▶　実は，有意水準の値は「第1種の過誤」の確率を示しており，有意水準の数値を小さくすれば「第1種の過誤」を減らすことができる。このため有意水準のことを「危険率」とよぶ場合もある。しかし，有意水準を小さくしすぎてしまうと(有意という判断をするのに慎重になりすぎると)，そのぶん「第2種の過誤」が増えてしまうというジレンマがある。両方の過誤をなるべく小さくするためには，データ数を増やすしか方法はないので，通常は制御しやすい「第1種の過誤」=「有意水準」を明示して，読者に注意を促している[*1]。

⑧ 標本のデータ間の各種検定

今度は，標本から得られた誤差のあるデータ間の比較を考えていこう。最初に分けたようにデータには質的データと量的データの2種類があるので，その組み合わせにより，**表12-5**のような検定・分析が考えられる。

このようにデータの種類と組み合わせによって検定の方法が違うので，「どのような組み合わせの場合にどの検定を用いるか」ということを覚えることが重要である。もちろん，実際には条件によってもっと多くの検定方法があるが，ここでは最も基本的なものだけを順に紹介していく。

1　質的データと質的データの関係を調べる

質的データでは単純集計で度数分布表をつくることからわかるように，割合(%)が重要な意味をもっている。そのため，質的データと質的データの関係を調べるときは，「○○によって，××の割合に違いがあるかどうかを調べる」ということになる。具体的には，2種類の質的データをもとに，まずクロス集計

＊1　一般の検定では「有意水準5%」を使うことが普通であるが，細胞を使った実験結果などはいろいろな条件を制御できるので「有意水準1%」などで判断することもある。逆に大まかな傾向だけを確認したい場合などは「有意水準10%」を判断基準にする場合もある。

▶表12-5 標本のデータ間の検定・分析方法

データの組み合わせ	集計方法	検定・分析方法
質的データと質的データ	クロス集計表	カイ二乗検定
質的データと量的データ	層別単純集計	*F* 検定(分散の比較)
		t 検定，分散分析(平均値の比較)
量的データと量的データ	散布図	回帰分析(相関分析)

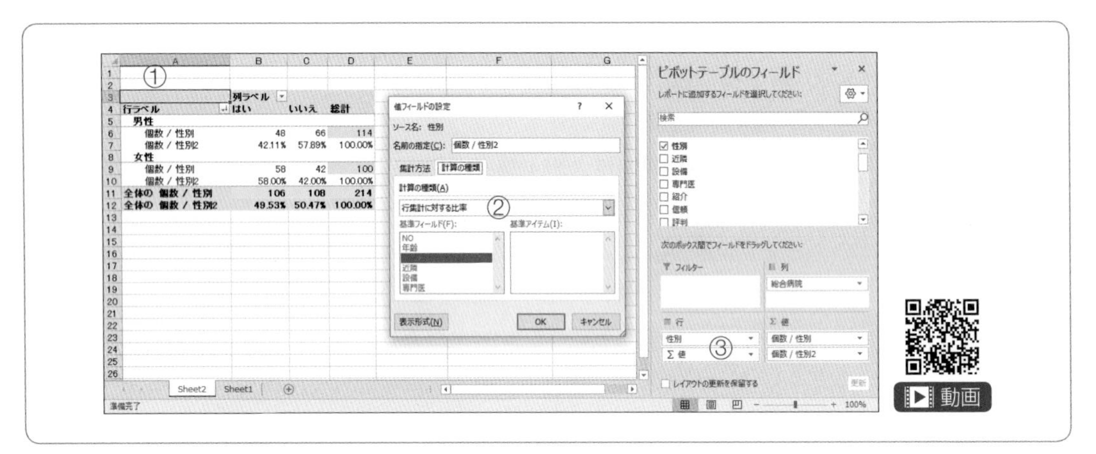

▶図12-17 クロス集計表の作成例

表を作成し，その表から後述する**カイ二乗値**を計算することにより，**カイ二乗検定**(χ^2検定)を行うことになる。

● クロス集計表の作成

たとえば，Excelを用いて「性別によって，この病院を選んだ理由が『総合病院』だからと答えた人の割合に違いがあるかどうかを調べる」というような場合には，まず**図12-17-①**のようなクロス集計表をピボットテーブルで作成する。ここで，「どちらが(時間的に)先か」「どちらがどちらに影響を及ぼしているのか」を考慮して，クロス集計表を作成するとわかりやすくなる。具体的には，原因を左側(行ラベル)，結果を上側(列ラベル)にするとよい。この例の場合には，病院を選んだ理由で性別がかわるわけではないので，「性別」が原因，「選んだ理由」が結果と考えればわかりやすい。

ただし，たとえば受精の瞬間に同時に決まる性別と血液型のように，どちらが原因なのかわからないこともある。このような場合は，研究者の考えでクロス集計表のかたちを決めてかまわない。

なお，割合(%)については(右端の列を100%にしたいので)「行集計に対する比率」(▶図12-17-②)にすること，また「Σ値」を［列ラベル］から［行ラベル］に移動すること（▶図12-17-③）に注意すれば，わかりやすいクロス集計表になる。

カイ二乗値とは

カイ二乗値とは期待値と実測値のズレをあらわす値である。これについて，次の身近な2つの例で考えてみよう。

(1) 誕生会を計画したところ，最初5人しか来ない予定だったが，（「○○の誕生日会だから」とデートを断ったりして）都合をつけてくれた友だちがいて，結局10人が来てくれた。

(2) 幹事として同窓会を計画したところ，最初50人が来る予定だったが，（「○○が幹事でがんばっているから」と家族旅行を延期したりして）都合をつけてくれた友だちがいて，結局55人が来てくれた。

どちらも予定人数（期待値）より，実際に来た人数（実測値）のほうが5人多い（ズレ）が，どちらのほうが驚くだろうかといわれると，(1)の例のほうが驚きそうである。このように，「ズレによる驚きの程度を数値化したもの」がカイ二乗値と考えるとわかりやすい。

カイ二乗値の計算式▶ カイ二乗値は期待値 E と実測値 O から，$\frac{(O-E)^2}{E}$ を計算して求める。前述の例では，下記のようになり，(1)の例のほうが10倍の驚きだと考えられる。

(1)誕生会のカイ二乗値 $=\frac{(10-5)^2}{5}=5$

(2)同窓会のカイ二乗値 $=\frac{(55-50)^2}{50}=0.5$

なお，ズレには正のズレだけでなく負のズレもある。正負の場合分けをなくすため，ズレ $(O-E)$ の値を2乗している。

このカイ二乗値が大きい（大きく驚く）ほど最初の期待値とズレていることになる。そのため，それほど大きくズレる確率はどれぐらいかを計算し，有意確率とするのがカイ二乗検定である。

カイ二乗値の計算と検定

カイ二乗値の計算▶ 実際に図12-17の場合のカイ二乗値を計算してみよう。実測値はすでにクロス集計表になっているので，次に期待値を計算する必要がある。

期待値は，**周辺度数**とよばれるクロス集計表の周囲の合計の部分（▶図12-17で黄色に示したマスの部分）から計算する。もし，「性別で『総合病院』を理由とした割合が等しいとする」（帰無仮説）と，「男性で『総合病院』を選んだ人の割合」は「全体で『総合病院』を選んだ人の割合」と同じはずである。そこで，「男性で『総合病院』を選んだ人の期待値」は，全体の『総合病院』選択率の49.5%（106/214）に男性の合計人数である114人をかけ合わせることにより，

「114人×(106/214)≒56.5人」と計算する。

さらに前述したカイ二乗値の計算式から,「O」に男性で『総合病院』を選択した人数(48人),「E」に求めた期待値(56.5人)を入れると,カイ二乗値は$(48-56.5)^2/56.5 \fallingdotseq 1.28$と計算できる。同様にほかのマスについてもカイ二乗値を計算し,すべて合計するとこのクロス集計表全体のカイ二乗値(ズレの驚き指数)は5.38となる。もし,帰無仮説が正しいとすると,こんなに大きくズレてしまう確率(有意確率)は0.02と計算できる。

検定▶ つまり,もし,「性別で『総合病院』を理由とした人の割合が等しいとする」(帰無仮説)と,こんなにズレる確率は100回に2回もないということである。

前述のように一般には有意水準5%で判断するので,この場合は帰無仮説を棄却し,対立仮説の「性別で『総合病院』を理由とした人の割合に有意な差がある」を採択する。ただし,検定結果を記すにあたっては,「有意な差がある」だけではよくわからないので,より具体的に示す必要がある。

この例の場合,「性別で『総合病院』を理由とした人の割合に有意な差があり,女性のほうが有意に『総合病院』を理由とした人の割合が多い」と明記する。

● カイ二乗検定の注意事項

最初のカイ二乗値の計算式を思い出すと,カイ二乗値の分母は期待値になっている。つまり,「期待値の何倍ずれているのか」が驚きの指標(カイ二乗値)となっているわけなので,期待値が小さすぎるとほんの少しの偶然(たとえば1人が移動しただけ)で,カイ二乗値が大きくなってしまうことになる。このことは,検定をするうえでは問題になるため,「期待値5未満のマスが20%以上ある場合」や「最小期待度数1未満のマスがある場合」は,そのカイ二乗値を信用するのは避けたほうがよい。

具体的な解決方法としては,カテゴリーが多い場合には,「カテゴリーの併合」をし,また(すでに2×2になっているなど)カテゴリーがうまく併合できない場合には,別の統計手法を利用するかデータ数を増やす必要がある。

● Excelによるカイ二乗検定

◉ 期待値の表の作成

Excelでカイ二乗値を計算させるためには,クロス集計表で作成したかたち(2×2など)と同じかたちをした期待値の表を周辺度数から計算して作成する必要がある。たとえば,図12-18において「男性」で「はい」と答える人の期待値を求めるためには,前述のように全体で「はい」と答えた人の割合(106/214)を「男性」の人数(114)にかければよい。

そのためには,次のように操作すればよい。

(1) 適当な場所(▶図12-18ではB10のセル)に,まず数式入力のための[=](半角)を入力する。

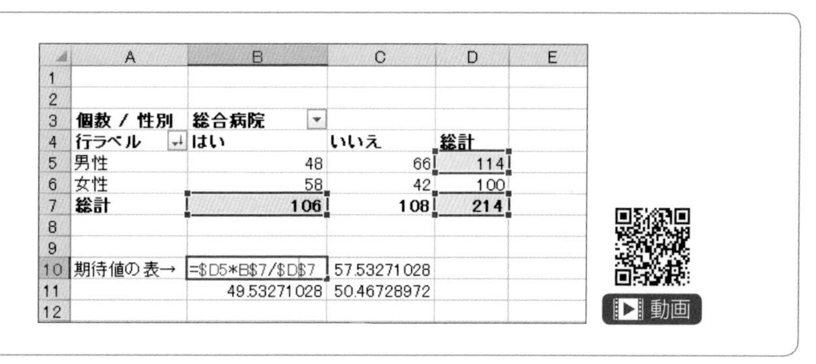

	A	B	C	D	E
1					
2					
3	**個数 / 性別**	**総合病院**			
4	行ラベル	はい	いいえ	総計	
5	男性	48	66	114	
6	女性	58	42	100	
7	**総計**	**106**	**108**	**214**	
8					
9					
10	期待値の表→	=$D5*B$7/$D$7	57.53271028		
11		49.53271028	50.46728972		
12					

▶図 12-18　Excel による期待値の表の作成例

(2) 周辺度数の D5(男性の人数の総計)のセルをクリックしてから，ファンクションキーの［F4］を 3 回押して画面表示を「=$D5」に変更する*1。

(3)［*］を入力してから，やはり周辺度数の B7(「はい」の総計)のセルをクリックし，今度は［F4］キーを 2 回押して画面表示を「=$D5*B$7」に変更する。

(4)［/］を入力してから，全体の合計の D7 のセルをクリックし，［F4］キーを 1 回押して画面表示を「=$D5*B$7/$D$7」に変更する(▶図 12-18)。

(5)［Enter］キーを押し，B10 のセルで 1 マス目の B5 の期待値を計算させる。

(6) ほかの項目の期待値を求める場合は，ピボットテーブルと同じかたちになるように数式をコピーする。

(7) 最後に「女性」で「いいえ」と答える人の期待値を求めるはずの C11 のセルをダブルクリックして，数式が「=$D6*C$7/$D$7」と正しい式になっていることを確認する。

「D$5」などの「$」マークは，**絶対指定**とよばれ，『カーソルでドラッグしても,「$」マークの右隣の指定位置(この場合は 5 行目という指定)がかわらない』という特徴がある。

また，思わぬミスをすることがあるので，数式をコピーしたあとは，(7)のようにコピー後のセルを必ずダブルクリックして，数式が想定どおりコピーされているかどうかを確認するとよい。

◉ カイ二乗検定の有意確率の計算

「はい」「いいえ」の各実測値のクロス集計表「B5：C6」と期待値のクロス集計表「B10：C11」の 2 つがそれぞれ対応するかたちで計算できたら，関数「CHITEST」を利用して，有意確率を計算する。適当な場所に「=CHITEST(B5：C6，B10：C11)」のように実測値範囲と期待値範囲を指定すると，いち

*1 初期設定では，GETPIVOTDATA 関数が参照されて［F4］を押しても切りかわらないため，［ピボットテーブルツール］リボンの［分析］タブ，［オプション］にある「Get-PivotData の生成」のチェックを外すとよい。

いちカイ二乗値を計算しなくても有意確率「0.0203」を直接計算できる。

なお，実測値範囲や期待値範囲を指定する場合は，手入力ではなくマウスでドラッグして指定すると間違えにくい。

イェーツの補正つきの場合▶ この図12-18のような2×2のクロス集計表の場合，実は本来の確率よりも有意になりやすいことが知られており，簡易計算式を使ったカイ二乗値の補正(**イェーツの補正**)が行われることがある。図12-18の例を使って，実際にExcel上でイェーツの補正つきのカイ二乗値とその有意確率を計算してみよう。

(1) まず簡易計算式(イェーツの補正つき)を利用して「=(ABS(B5*C6－C5*B6)－D7/2)＾2*D7/(D5*D6*B7*C7)」と入力することにより，補正ずみのカイ二乗値「4.77」を計算する。

(2) 次にそのカイ二乗値と自由度[*1]を関数「CHIDIST」に指定して「=CHIDIST(4.77，1)」と入力し，補正後の有意確率「0.029」を計算する。

イェーツの補正をする場合は，簡易計算式の分子部分に「－D7/2」を追加することになるため，カイ二乗値の分子の数値が小さくなる。そのため，補正前より必ずカイ二乗値(ズレの驚き指数)が小さくなる。つまり，補正を入れることにより，「第1種の過誤」がおきにくいように調整しているのである。

なお，図12-18の例では，どちらの計算方法を使っても有意確率は0.05未満である。そのため，「性別」によって「この病院が総合病院だから」を選択した人の割合に有意な差がみられ，女性のほうに「総合病院だから」を選択した人の割合が有意に多いということができる。

2 質的データと量的データの関係を調べる

量的データでは単純集計で要約統計量を計算したことからわかるように，平均などが重要な意味をもっている。そのため，質的データと量的データの関係を調べるときは，質的データのカテゴリーによって，平均などの量的データの要約統計量に違いがあるかどうかを調べるということになる。

ただし，質的データと質的データの検定とは違って，質的データの内容や量的データの分布で適した検定方法が変化するので注意が必要になる。

● 質的データの内容による検定方法の変化

カテゴリー数▶ 質的データの内容による検定方法の変化としては，表12-6のように大きく3種類に分けて考える。カテゴリー数が3つ以上の場合とは，たとえば血液型(A・B・O・ABの4つ)別に身長の平均を比較する場合などである。

*1 自由度とは，クロス集計表の大きさを示す数値であり，周辺度数が一定のクロス集計表において，何マスの数値を自由に変更できるかを示している。カイ二乗検定では，各マスのカイ二乗値を合計するため，クロス表の大きさで検定値が変化する。具体的には，m×nのクロス集計表の場合には(m－1)×(n－1)で計算する。

▶表12-6　質的データの内容による検定方法の変化

条件	例	検定法
カテゴリー数が2つ(2群)で対応がない場合	通常の2群比較(男女別など)	t 検定，F 検定など
カテゴリー数が2つ(2群)で対応がある場合	時間経過で比較する特殊なデータ(手術の前後など)	対応のある t 検定(対応がある2つのデータの差をもとに調べる)
カテゴリー数が3つ(3群)以上ある場合	血液型による平均の比較	一元配置分散分析など

対応のないデータとあるデータ▶

カテゴリーが2つの場合には,「対応のない場合」と「対応のある場合」がある。わかりにくいので，ある学校での英語の成績を例に説明する。

①対応のないデータ　たとえば，1年生と2年生の英語の成績の平均点を比較することを考える場合，現在の1年生と2年生は人数が同じとは限らないし，もし人数が同じであったとしても，とくに特別な関係があるわけではないので，対応は考えられない。

この場合は，1年生と2年生の単純集計を別々に行い，その平均，標準偏差，データ数をもとに検定することになる。これが「2群の対応のない検定」であり，男女別，疾患の有無別などいろいろな比較が考えられる。

②対応のあるデータ　現在の2年生の成績とその2年生が1年生だったときの成績を比較することを考える場合，対応のないデータのように，1年生のときの単純集計と2年生になってからの単純集計を別々に行って検定することもできるが，個別に1年生から2年生になって成績が上がったのか，下がったのかという観点から比較することもできる。

また，そのように個別に変化を比較することで，もともと成績がよい・悪いなどの個人差を考慮したうえで，より小さな変化も見逃さずに把握できるようになるメリットがある。

このように主として時間経過によって変化する様子を比較したい場合には,「2群の対応のある検定」を行うこともできる。

つまり，通常は「2群の対応のない検定」を利用するが，データ数が同じで，データ間の差が「個別の変化」という意味をもつ場合などには，より検定力の強い「2群の対応のある検定」を行うこともできると考えればよい。

● 量的データの分布による検定方法の変化

パラメトリック検定とノンパラメトリック検定▶

量的データの分布による検定方法の変化としては，データの分布の仕方が正規分布の場合と，正規分布が仮定できない場合の大きく2種類に分けて考える(▶表12-7)。

単純集計のところで説明したように，正規分布の場合には，平均や標準偏差，データ数などが有効(▶268ページ)なので，これらの数値(パラメータ)を利用し

▶表12-7 量的データの分布による検定方法

状況	使用検定例	計算の仕方
正規分布の場合（最もよい結果が出る）	パラメトリック検定（各種 t 検定など）	平均，標準偏差，データ数などの数値・結果で計算
正規分布が仮定できない場合	ノンパラメトリック検定（ウィルコクソンの順位和検定など）	順位などを利用して計算

た**パラメトリック検定**を用いる。一方，正規分布と大きく異なる場合には，平均などが信用できなくなるので，パラメトリック検定には不向きである。そのような場合には，データの値そのものではなく，データの順位などを利用した**ノンパラメトリック検定**という方法がよく利用される。

①パラメトリック検定　たとえば，A校の学生6人とB校の学生4人が400m競争をして勝負をする場合には，まず単純にそれぞれの平均タイムで勝負するという方法が考えられる。これは平均を利用するので「パラメトリックな勝負」だといえよう。しかし，学生のなかにたまたまオリンピック選手が1人まじっていたら，平均タイムに大きく影響する可能性がある。

②ノンパラメトリック検定　一方,「ノンパラメトリックな勝負」では，タイムは無視して，ゴール順に1位10点，2位9点，……10位1点というように得点配分し，A校とB校の平均得点(もちろん人数が等しければ学校の運動会のように合計点でよい)で勝負を決めるやり方である。こうすれば，1人がものすごく速く走って勝っても，ぎりぎりで勝っても1位10点にはかわらないので，外れ値(ここではオリンピック選手のタイム)の影響を排除することができるわけである。

ただし，ここでは紙面の関係でパラメトリック検定のみを紹介する[*1]。

● 対応のある t 検定

質的データに対応があり量的データが正規分布の場合には，**対応のある t 検定**を行って調べることになる。これは，対応のあるデータ間の差の平均値が「0」(時間的変化などがかわらない)かどうかを調べる検定ともいえる。

対応のある t 検定の考え方としては，まず，対応のあるデータ間の差を求める。次に，その差の平均，標準偏差，データ数を調べて，95%信頼区間を計算する。この95%信頼区間の中に「0」が入っていなければ，対応のあるデータ間の差の平均は有意水準5%で，有意に0とはいえない(有意な差があり，上昇か下降をしている)と判断できる。

---

*1 ノンパラメトリック検定については「系統看護学講座　統計学」などを参照されたい。

● t 検定

t 検定の考え方▶　質的データに対応がなく量的データが正規分布の場合には，2 群の平均が同じかどうかを調べる **t 検定**を行う。t 検定の考え方としては，既知の平均と母平均の差が標準誤差の何倍かで判断する母平均の検定(▶273 ページ)とほぼ同じで，2 群の平均値の差が 2 群の平均標準誤差の何倍かということで有意確率を計算し，有意水準 5%で判断する。

2 種類の計算方法▶　なお，2 群のデータ数の違いを加味しながら，平均標準誤差を計算する際に，もともとの 2 群の分散が違う場合には，簡単に平均標準誤差を計算することができない。

そのため，まず 2 群の分散の比を検定する F 検定[*1] を行い，t 検定で利用する計算方法を決める必要がある。F 検定の結果，分散に差がない(等分散)の場合には**スチューデント Student の t 検定**を行い，分散に差がある(不等分散)の場合には少し計算が複雑な**ウェルチ Welch の t 検定**を行う。

どちらの t 検定も有意水準 5%で「2 群の平均には有意な差がある」と判断する。

⑨ Excel による各種平均の検定

1 検定用データシートの作成

Excel では，ノンパラメトリック検定を行うのはたいへんなので，ここでは前述のデータ分析を利用したパラメトリック検定の方法のみを紹介する。

たとえば，外来患者満足度調査のアンケート結果(▶256 ページ，図 12-5)から「性別」で「年齢」の平均に違いがあるかどうかを調べてみよう。

データ分析を利用した検定では，検定を行う前にデータを並べかえたり，整理したりする必要がある。オリジナルのデータシートのままでは，間違えて大切なデータを削除してしまう可能性もあるので，分析に必要なデータを別のシートにコピーしたうえで，そのシートで検定する方法を解説する。

データの並べかえ▶　まず，「性別」「年齢」の順にデータを並べかえてみる(▶255 ページ)。

別のシートへのはりつけ▶　次に，分析に必要な，「性別」と「年齢」の列をコピーして，別のシートにはりつける。このままでも分析は可能であるが，あとの操作や結果のわかりやすさのことを考えて，D 列と E 列にそれぞれ「女性」の年齢と「男性」の年齢をはりつけるとよい(▶図 12-19)。

＊1 実際の F 検定は，分散比(F 値)と 2 群の各自由度(データ数－1)から，分散が等しい(帰無仮説)と仮定した場合にその分散の値が生じる確率を有意確率として計算することになる。なお，t 検定の直前に行う場合の F 検定のみ，有意水準 20%(片側検定なら 10%)で分散の差の有無を判断する。

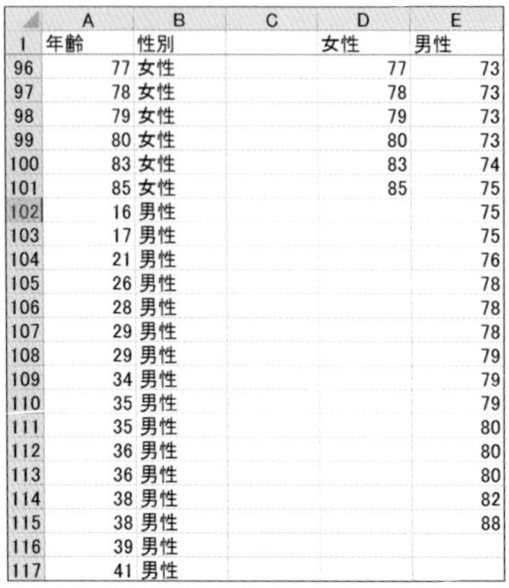

	A	B	C	D	E
1	年齢	性別		女性	男性
96	77	女性		77	73
97	78	女性		78	73
98	79	女性		79	73
99	80	女性		80	73
100	83	女性		83	74
101	85	女性		85	75
102	16	男性			75
103	17	男性			75
104	21	男性			76
105	26	男性			78
106	28	男性			78
107	29	男性			78
108	29	男性			79
109	34	男性			79
110	35	男性			79
111	35	男性			80
112	36	男性			80
113	36	男性			80
114	38	男性			82
115	38	男性			88
116	39	男性			
117	41	男性			

動画

▶図 12-19　女性・男性の年齢のはりつけ例

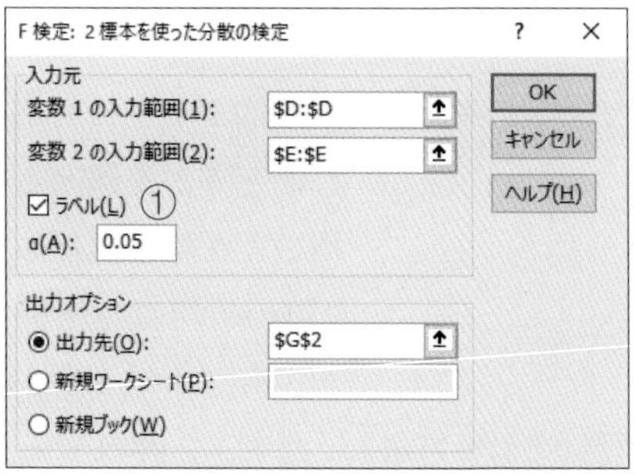

F 検定: 2 標本を使った分散の検定　?　×
入力元
変数 1 の入力範囲(1): $D:$D
変数 2 の入力範囲(2): $E:$E
☑ ラベル(L) ①
α(A): 0.05
出力オプション
◉ 出力先(O): $G$2
○ 新規ワークシート(P):
○ 新規ブック(W)
OK
キャンセル
ヘルプ(H)

変数 1 を「女性」の D 列に，変数 2 を「男性」の E 列に指定し，それぞれの 1 列目はラベルとして認識するように「ラベル」にチェックを入れる。

▶図 12-20　*F* 検定の設定例

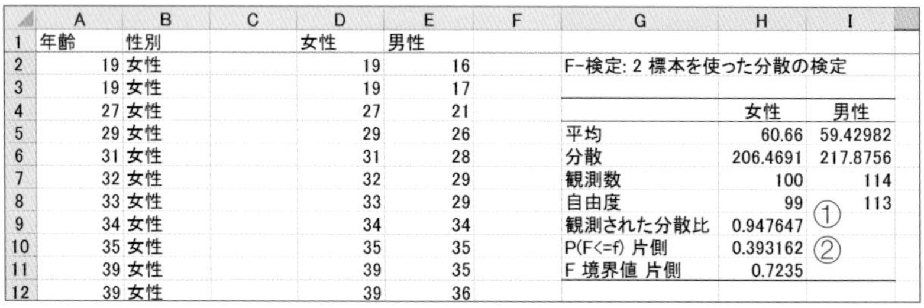

	A	B	C	D	E	F	G	H	I
1	年齢	性別		女性	男性				
2	19	女性		19	16		F-検定: 2 標本を使った分散の検定		
3	19	女性		19	17				
4	27	女性		27	21			女性	男性
5	29	女性		29	26		平均	60.66	59.42982
6	31	女性		31	28		分散	206.4691	217.8756
7	32	女性		32	29		観測数	100	114
8	33	女性		33	29		自由度	99	113
9	34	女性		34	34		観測された分散比	0.947647	①
10	35	女性		35	35		P(F<=f) 片側	0.393162	②
11	39	女性		39	35		F 境界値 片側	0.7235	
12	39	女性		39	36				

動画

▶図 12-21　*F* 検定の結果の出力例

2 *F* 検定の手順

［データ分析］▶［*F* 検定］の設定

［データ］リボンの［データ分析］から［F 検定：2 標本を使った分散の検定］を選択し，メニューに次のように設定する(▶図 12-20)。つまり，「変数 1 の入力範囲」は女性の年齢が入力されている D 列，「変数 2 の入力範囲」は男性の年齢が入力されている E 列を指定し，1 行目にラベル(「女性」「男性」)を入力してあるので［ラベル］にチェックする(▶図 12-20-①)。［出力オプション］は，標準では［新規ワークシート］になっているので，［出力先］として，G2 のセルをクリックすればよい。［OK］をクリックして実行すると，**図 12-21** のように結果が出力される。

図 12-21 の出力結果をみると，男性と女性の分散比(206.5/217.9＝0.95：▶図 12-21-①)は，*F* 検定の片側検定の結果，有意確率が 0.393(▶図 12-21-②)となったことがわかる。なお，事前検定なので有意水準 10%で判断する。

つまり，「*F* 検定の結果，有意確率は 0.393 だった。有意水準 10%で有意な差

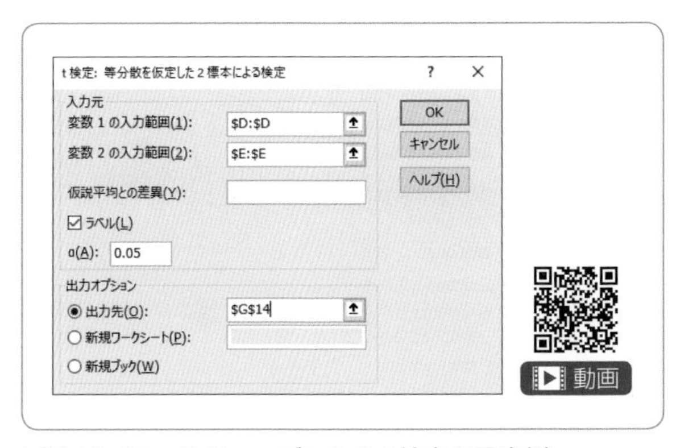

▶図 12-22　スチューデントの t 検定の設定例

t-検定: 等分散を仮定した2標本による検定

	女性	男性
平均	60.66	59.42982
分散	206.4691	217.8756
観測数	100	114
プールされた分散	212.549	
仮説平均との差異	0	
自由度	212	
t	0.615862	
P(T<=t) 片側	0.269323	
t 境界値 片側	1.652073	
P(T<=t) 両側	0.538647 ①	
t 境界値 両側	1.971217	

▶図 12-23　スチューデントの t 検定の結果表示

はみとめられないので，両群の年齢の分散が違うとはいえず，等分散を仮定できる」ということになる。

3 スチューデントの t 検定の手順

F 検定の結果，等分散が仮定できたので，今度は［データ］リボンの［データ分析］からスチューデントの t 検定である［t 検定：等分散を仮定した 2 標本による検定］を選択する。

t 検定の設定▶　F 検定のときとほぼ同じメニューなので，指定の方法も同じである(▶図 12-22)。出力先だけを，F 検定の下にあたる「G14」のセルにして［OK］をクリックしてみると，図 12-23 のように検定の結果が表示される。

表示された結果(▶図 12-23-①)から，最終的に「スチューデントの t 検定の結果，有意確率は 0.539 であり，有意水準 5% で男性と女性で年齢の平均に有意な違いがみとめられなかった」という結論が出る。つまり，男女の年齢差(1.3 齢)は，それぞれのデータのばらつきから考えると誤差範囲であり，「男女ほぼ同じ年齢」ということである。

4 ウェルチの t 検定と対応のある t 検定

ウェルチの *t* 検定の設定▶　前述の F 検定で分散に有意な差がみとめられた場合には，ウェルチの t 検定である［t 検定：分散が等しくないと仮定した 2 標本による検定］を選択する必要がある。なお，表示されたメニューで指定する内容は図 12-22 とまったく同じである(▶図 12-24)。

対応のある *t* 検定の設定▶　また，対応のある t 検定の場合には，分析に使うデータが隣どうしで対応があるように並べた，対応のあるデータ用のデータシートを作成すると，図 12-25 のように［データ分析］の［t 検定：一対の標本による平均の検定］のメニューを使用することができる。この場合もメニューで指定する内容は，図 12-22 とほぼ同じである。

今回のデータシートでは，隣どうしに並んでいる男性と女性の年齢は無関係

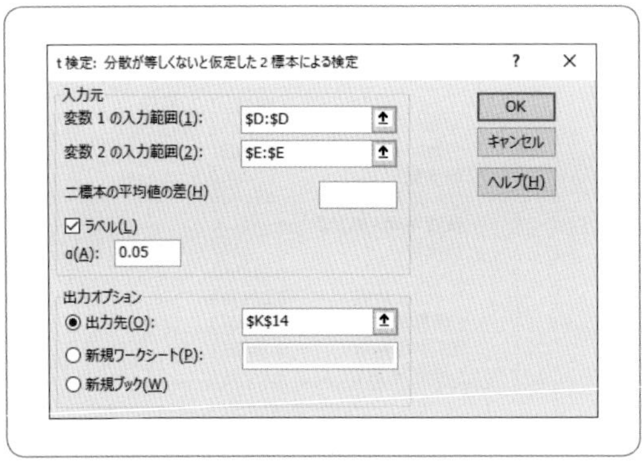

▶図 12-24　ウェルチの t 検定の設定例

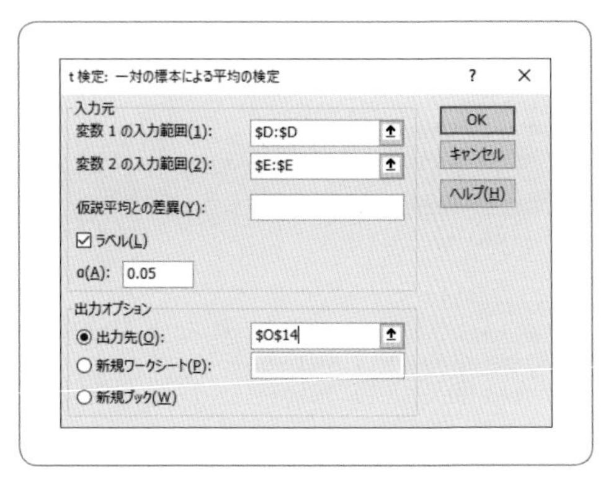

▶図 12-25　対応のある t 検定の設定例

であるが，これがもし夫婦の年齢が隣どうしで並んでいれば，対応あるデータとして，「夫婦間で年齢差があるかどうか」という内容で検定できるということである。

⑩ 量的データと量的データの関係を調べる

1 散布図と回帰直線

散布図▶　量的データと量的データの関係を調べる場合には，最初にそれぞれの数値を x 軸と y 軸にした**散布図**を描いてみることが重要である。散布図を描くことで，2 つのデータがどのような関係(直線的，曲線的など)にありそうなのかが，一目でわかるうえ，通常の 1 次元の外れ値だけではなく，2 次元的な外れ値(たとえば身長 175 cm なのに足のサイズが 22 cm しかないなど)も見つけ出すことができるからである。

回帰直線▶　散布図をながめてみて，直線的な関係がありそうであれば，図 12-26 のような**回帰直線**を描いて回帰分析を行うことになる。

回帰式▶　中学生で習う一次関数「$y=ax+b$」を統計の世界ではこれを一般に**一次回帰式**とよび，この回帰式がなりたつかどうかを調べることを**回帰分析**とよぶ。たとえば，「身長が何 cm のときには，体重はだいたい何 kg になるのか」などの予想値を必要とする場合には，この回帰式が必須になる。

回帰式の「a」を**傾き**とよび，この傾きが正のときは右上がりの回帰直線，負の場合には右下がりの回帰直線である。もし，「$a=0$」だった場合には，x と y が無関係ということになる。なお，「b」を **y 切片**とよび，散布図における回帰直線と y 軸の交点の y 座標である。

2 回帰直線の検定

具体的に，回帰直線がなりたつかどうかを調べるためには，回帰直線の検定

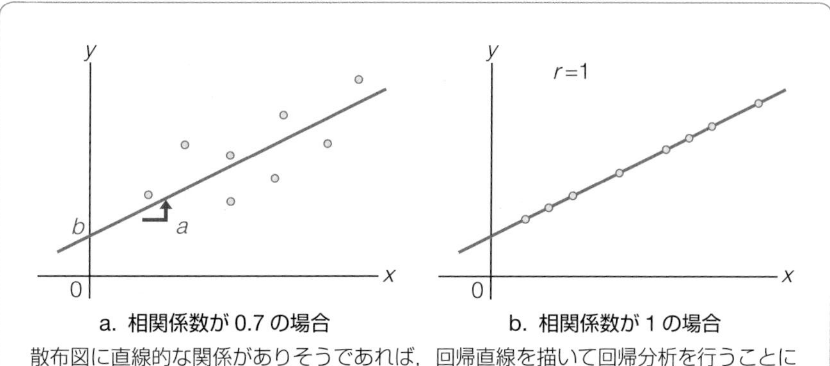

散布図に直線的な関係がありそうであれば，回帰直線を描いて回帰分析を行うことになる。一次回帰式「*y=ax+b*」の「*a*」は傾き，「*b*」は *y* 切片とよぶ。
図a と 図b では，回帰式は同じでも関係の強さをあらわす相関係数（*r*）が異なる。
図b では，相関係数が「1」になるが，図a では，「0.7」程度である。

▶図 12-26　回帰直線の例

を行う。この検定は，「傾き *a* が 0 でないことを確認する検定」であり，帰無仮説として「傾き $a=0$」を仮定した場合に，実際の傾き *a* の値が誤差として生じる確率を計算し，有意確率とする。そのため，有意確率 0.05 未満で有意であれば，「*a* が 0 でない」(無関係ではない)ことがわかるわけである。

同様に切片 *b* についても検定できるが，通常はあまり意味がない。実験の標準直線のように，本来原点を通らなくてはならないときに，*b* が有意になる(*b* は 0 ではないと証明してしまう)と困るぐらいである。

3 相関係数と決定係数

ところで，図 12-26-a と図 12-26-b では，回帰式はまったく同じでも，その関係の強さが異なる。図 12-26-b のように，すべてのデータが右上がりの回帰直線上にあるような関係の場合には，*x* 軸の数値から *y* 軸の数値を完全に予想できることから最も関係が強いといえる。

相関係数▶　このような関係の強さをあらわす指標として**相関係数**(***r***)がある。相関係数は－1～1 の間の数値になり，符号は「関係の向き(回帰式の傾きと同じ符号)」，絶対値は「関係の強さ(大きいほうが関係が強い)」を示している。たとえば，図 12-26-b では，前述のように正の関係が最も強いため相関係数が 1 になるが，図 12-26-a では，0.7 程度である。

決定係数▶　さらに，相関係数を 2 乗した指標を**決定係数**(r^2)または**寄与率**とよび，「*x* 軸の変数の変化が，*y* 軸の変数の変化を説明する割合」を示すといわれている。

関係の強さの表現▶　人に対する調査や実験の場合には，相関係数や決定係数の数値によって，表 12-8 のように関係の強さの表現をする場合がある。これは調査対象が人間の場合には，遺伝や生育環境など対象者の環境が大きく異なり，そのなかで，どの程度共通に説明できるかという観点で判断するために設定された相関係数の

▶表12-8 相関係数や決定係数の大きさと関係の強さ

1. $|r|<0.2$ は r^2 が4%未満なので，「ほとんど相関がない」
2. $0.4>|r|\geqq 0.2$ は r^2 が4～16%未満なので，「やや相関がある」
3. $0.7>|r|\geqq 0.4$ は r^2 が16～約50%未満なので，「かなり相関がある」
4. $|r|\geqq 0.7$ は r^2 が約50%以上なので，「かなり強い相関がある」

目安である*1。

とくに相関係数の絶対値が0.2未満の場合は，決定係数から考えて，x 軸の変数の変化が，y 軸の変数の変化に影響を与える割合はわずか4%未満であり，96%以上はほかの要因が関係しているということになる。そのため，「両者にはほとんど関係がない」とする必要がある。論文などでもこの点を間違えている場合が見られるので注意が必要である。

スピアマンの順位相関係数▶ いままでと同様に，相関係数も平均などのパラメータを利用して計算するので正規分布が前提になっている。通常，相関係数とよばれているものは，正確には**ピアソン** Pearson **の積率相関係数**という。一方，x と y の数値をすべて順位におきかえたうえで，相関係数を計算したものを**スピアマン** Spearman **の順位相関係数**とよび，外れ値が存在して正規分布から大きく外れる場合には，こちらを利用する必要がある。

4 相関係数の検定

相関分析▶ 相関係数も平均などと同じように，標準誤差から95%信頼区間を考えることもでき，「相関係数＝0」という帰無仮説から，現在の相関係数の値が生じる確率(有意確率)を計算することもできる(**相関分析**)。ただし，有意確率0.05未満で有意であれば，相関係数が0でないことはわかるが，検定結果が有意かどうかと「関係の強さ」は無関係であることに注意する必要がある。

たとえば，データ数が多い場合には，「相関係数は0ではなく0.1である」というように，「まったく関係がない」わけではないが「ほとんど関係がない」ということを証明してしまうこともある。

回帰分析と相関分析の違い▶ なお，具体的な回帰式には興味がなく，関係の有無や強さだけが知りたい場合には，回帰式は不要で相関係数だけを調べればよい。回帰分析は回帰式に加えて相関係数を調べるもの，相関分析は相関係数のみを調べるものと考えればわかりやすい。

---

*1 なお，物理実験はもちろん，細胞実験のように，実験環境を調整できる場合には，相関係数0.7程度でも実験失敗とする場合もある。

⑪ Excel による散布図と回帰分析

1 散布図と回帰直線

ここでは，実際に図 12-5(▶256 ページ)のデータのうち「年齢」と「診療待ち時間」の間の関係を，散布図と回帰分析により調べてみよう。

データの指定▶ Excel で散布図を描く方法は，まず描きたいデータを列で指定する。ここでは，B 列の「年齢」と M 列の「診療待ち時間」を使って散布図を描くので，「B」の部分(▶図 12-27-①)をクリックし，［Ctrl］キーを押しながら「M」の部分(▶図 12-27-②)をクリックすることで，離れた 2 列を指定することができる。

散布図の表示▶ 次に，［挿入リボン］の［グラフ］から［散布図］（マーカーのみ)を選択すればよい(▶図 12-27-③)。基本的に，左側の列が x 軸になり，右側が y 軸になる。グラフを作成したあとで x 軸と y 軸のデータを入れかえることもできるが，あらかじめデータの列を並べかえておいたほうがよい。

図 12-27 を見ると，グラフを選択するとデータ上に，紫や青，赤の枠が表示され，それぞれ x 軸のデータ(紫)，y 軸のデータ(青)，グラフの系列名(赤)を示している。これらの枠は，移動カーソル(✥)を使えば，別の位置にずらすこともできるので，複数の量的データの関係を調べるための散布図を簡単につぎつぎと表示することも可能である。

回帰直線・回帰式・決定係数の表示▶ なお，［グラフツール］の［デザイン］リボンの［クイックレイアウト］で［レイアウト 9］（▶図 12-28-①)をクリックすると，回帰直線を描くと同時に，

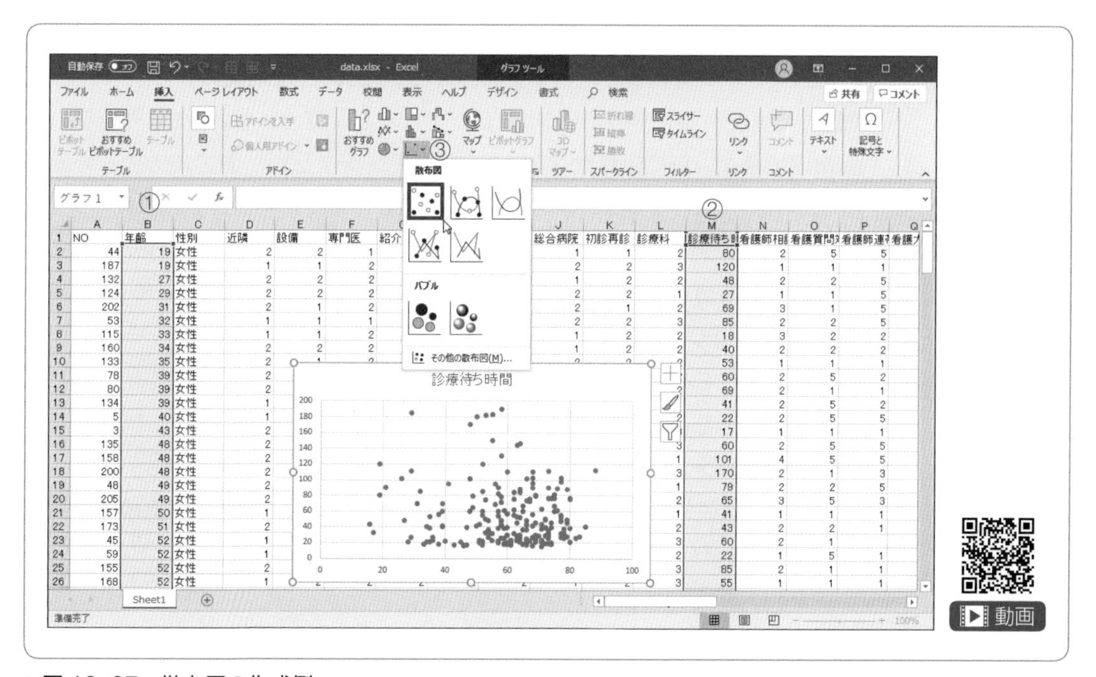

▶図 12-27　散布図の作成例

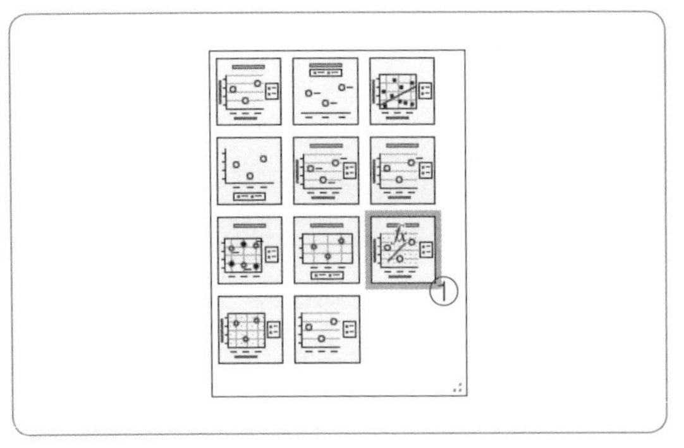

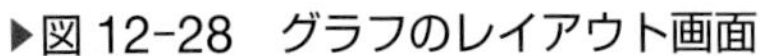
▶図12-28 グラフのレイアウト画面

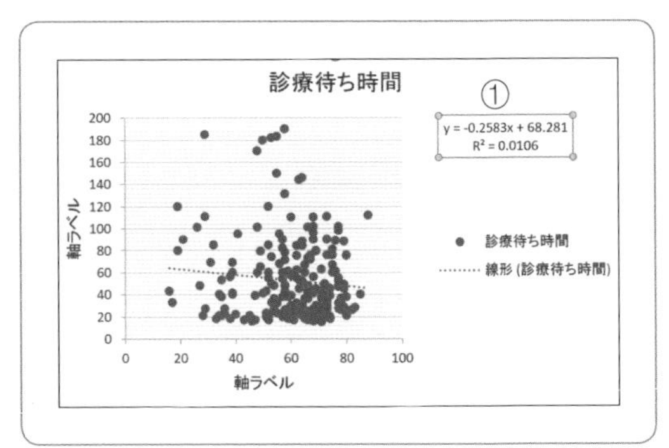

▶図12-29 回帰直線の作成例

回帰式と決定係数を表示できるので，とりあえずデータの関係を見てみる場合には便利である(▶図12-29)。

2 回帰分析

例とした「年齢」と「診療待ち時間」の間の関係に関しては，決定係数の数値(▶図12-29-①)から，「ほとんど相関がない」ことがわかるため，これ以上の分析がむだなことは明らかであるが，操作手順の説明のためにこのまま回帰分析を行うこととする。

手順▶ まず，別のシートに検定するデータ(B列とM列)をコピーする。欠損値がない場合には，オリジナルデータのままでも検定できるが，欠損値があるとエラーになって計算ができない。そこであらかじめ「どちらかのデータに欠損値のある行は削除する」などの操作をして，「年齢」と「待ち時間」の両方の値がそろっているデータだけにする必要がある。

次に［データ分析］で［回帰分析］を選択し，「入力Y範囲」と「入力X範囲」をそれぞれ指定(やはり欠損値が含まれると計算できないので，列をそのまま指定できない点に注意)し，［ラベル］にチェックし，［一覧の出力先］を確認してから，［OK］をクリックすると**図12-30**のように結果が表示される。

b(*y*切片)と*a*(傾き)▶ 「切片」(17行目)と「年齢」(18行目)にある「係数」(E列：▶図12-30-①)となっているのが，それぞれ*b*(*y*切片)と*a*(傾き)の値であり，「P-値」(H列：▶図12-30-②)が有意確率である。

95%信頼区間▶ また，それぞれの95%信頼区間も明示されている(▶図12-30-③)。*b*(*y*切片)は47.4〜89.2なので「0」を含んでいない(有意確率0.000[*1])が，*a*(傾き)は−0.60〜0.08なので，「0」を含んでいること(有意確率0.134)がわかる。

相関係数の有意確率▶ さらに，分散分析表の「有意F」(▶図12-30-④)が相関係数の有意確率であるが，*a*(傾き)の有意確率とまったく同じであることがわかる。

＊1 図12-30のH列17行目に表示されている「7.99E−10」は「7.99×10^{-10}」という意味であり，799の前に，0が10個つくほど，非常に小さい値ということを表現している。

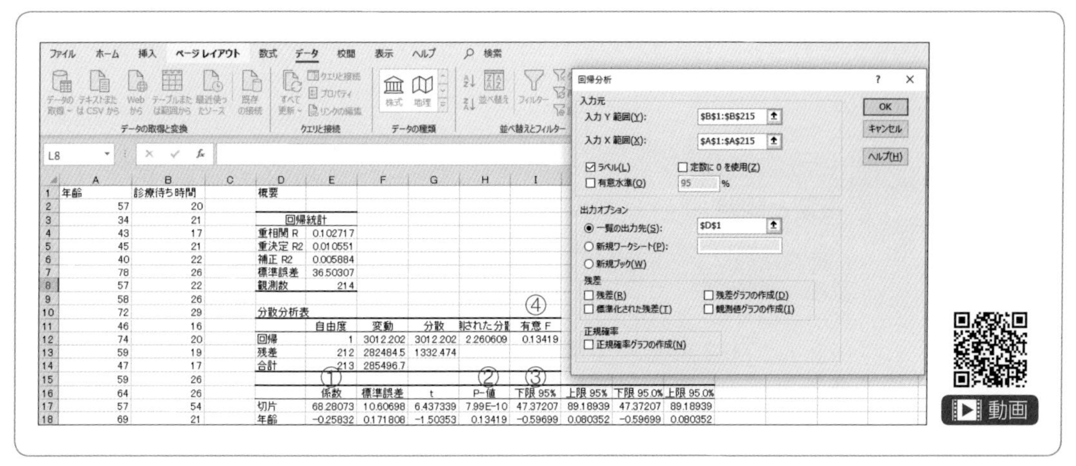

▶図 12-30　回帰分析の例

最終的な結果▶　最終的な結果としては,「回帰分析の結果，有意確率 0.134 であり，有意水準 5%で有意ではなかった。つまり，年齢と診療待ち時間の間にはとくに有意な関係があるとはいえなかった」ということが読みとれる。

⑫ 多変量解析

ここまでは,「質的データと質的データ」の関係を調べる「カイ二乗検定」,「質的データと量的データ(平均)」の関係を調べる「t 検定」や「分散分析」,「量的データと量的データ」の関係を調べる「回帰分析」などを紹介してきたが，これらは「原因」と「結果」の 1 対 1 の関係を調べる**単変量解析**とよばれるものである。

しかし，実際には 1 つの現象には複数の要因が関係していることが多く,「複数の要因の中でどの要因の影響が大きいのか」などに興味がわくこともしばしばある。このように複数の要因の影響を検討するときに利用される検定方法をまとめて**多変量解析**とよぶ。

たとえば,「満足の有無」のような 2 値の質的データに対して,「性別」や「年齢」などどのような要因が関係しているのかを調べる**ロジスティック回帰分析**や,「病院滞在時間」のような量的データに対して，どのような要因が関係しているのかを調べる**重回帰分析**，変数間の構造パターンを分類する**因子分析**や**クラスター分析**などさまざまな分析方法があるので，データの構造や研究の方法に合わせて選択する必要がある。

なお，初心者のなかには，単変量解析も十分行わずに，すぐ多変量解析にとびつく人もいるが，出力される数字に踊らされては本末転倒である。まず個別に単変量解析を行い，次に「性別」や「年齢別」など交絡(こうらく)因子(関係する因子)になりそうな変数で層別にした分析を十分行ったうえで，多変量解析に進むという手順が必要である。

ゼミナール

復習と課題

あなたのクラスにおいて，年齢，性別，身長，1 か月の体重変化，足のサイズ，星座，通学時間，今日の気分(わるい=1，ふつう=2，よい=3)，整理整頓(できていない=1，まあまあ=2，できている=3)，食生活(3 食とらないときがある=1，いつも 3 食とっている=2)を調査し，以下の質問に答えなさい。

❶ それぞれのデータの種類を「質的データ」「量的データ」「尺度」という言葉を用いて説明しなさい。

❷ Excel のピボットテーブルを用いて，「性別」ごとに「通学時間」と「今日の気分」を単純集計しなさい。

❸ Excel のピボットテーブルを用いて，身長 5 cm 間隔ごとの度数分布表とヒストグラムをつくりなさい。

❹ クラスの「通学時間」から，学校全体の通学時間の平均を区間推定しなさい。ただし，信頼度は 95%信頼区間を用いることとする。

❺ クラスの「性別」と「食生活」の関係について調べたいとき，どのような検定方法が適切か答えなさい。また，有意水準 5%で検定を行いなさい。

❻ クラスの「性別」と「足のサイズ」の関係について調べたいとき，どのような検定方法が適切か答えなさい。また，有意水準 5%で検定を行いなさい。

❼ クラスの「足のサイズ」と「通学時間」の関係について調べたいとき，どのような方法が適切か答えなさい。また，有意水準 5%で検定を行い，その関係の強さを調べなさい。

看護情報学

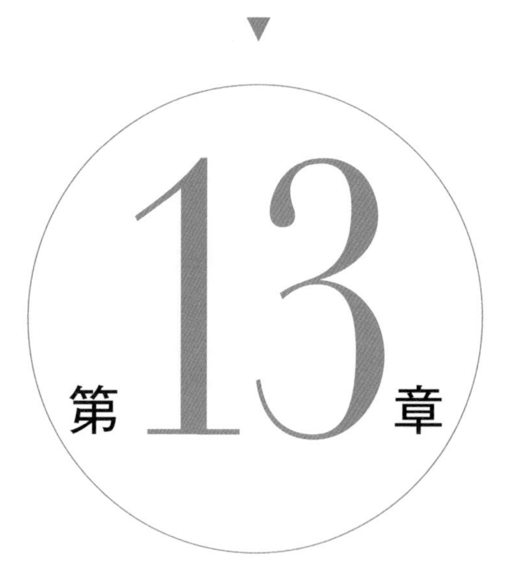

第13章 文字情報の整理

A 対象と目的に応じた文字情報の整理のポイント

口で話す表現を**口頭表現**といい，それに対して文で記す表現を**文章表現**という。いずれも人と人とのコミュニケーションの1つである。口頭表現は，その場にいる人に対して発せられる表現であるが，文章表現は，手紙のような相手が決まっているものを除けば，基本的には不特定多数の人々に対して発信する表現である。また，看護実践の場では，口頭表現のみならず，文章表現によるコミュニケーションを活用する場面が多く生じる。

本章では，文章表現によるコミュニケーションについて，その基礎を説明する。そして，看護実践の場で必要な，パンフレット作成や論文・レポート作成の文章表現について説明をしていく。

① 読み手が誰なのかを考える

冒頭で説明したように，文章表現は基本的に不特定多数の読者を念頭におく。ただし，不特定多数といっても，患者や同僚，一般市民，専門職など，どのような立場の人が読むのかをふまえて，使用する用語や言葉づかいなどの表現を工夫していかねばならない。

たとえば，読み手が看護師や学校の先生などの専門職であれば，一般用語よりも専門用語を多く使って説明をすることで，より理解を深めてもらえるだろう。一方で，読み手が小学校低学年の児童であれば，専門用語をかみくだいて単純な言葉におきかえたうえで，ひらがなを中心とすることや，文章だけでなく図や絵を用いて説明することが求められる。

つまり，文章を書く前に，読み手として想定している人の文章の理解力をアセスメントし，それに見合った表現方法でもって執筆することが必要なのである。このような能力を**ライティング** writing という。

看護実践とライティング▶ 看護実践の場で文章を書く場面としては，看護記録(あるいは診療録)を書くときと，患者に対するパンフレットを書くときがあげられる。

看護記録の場合，おもな読み手は同僚の医師や看護師をはじめとした医療従事者である。そのため，医学・看護学用語を用いて明確に情報を記述する必要がある。あいまいな一般用語を用いたり，一部の関係者にしか理解できない隠語や略語を用いたりすることは読み手とのコミュニケーションの妨げになる。

一方，患者に対するパンフレットの場合，専門用語である医学・看護学用語を多用すると，患者は理解することができない。そのため，こちらの言いたいことが伝わらない。したがって，なるべく専門用語は使わずに一般用語のみを用いて，患者が理解できるように，ていねいに説明することが求められる。

このようにライティングの能力は，看護師に求められている実践能力の１つなのである。

② 論文と小説，レポート，パンフレットの違いを押さえる

小説と論文・レポートの違い▶ 小説には主人公をはじめ，多くの人物が登場し，さまざまなできごとが繰り広げられていく。また，小説では，登場人物の言動や，出くわす場面について，言葉を用いて巧みに表現をする。多くの場合，これらの表現の背後には作者の「言いたいこと」があって，登場人物の言葉にそれを語らせたり，心情や情緒を描いたりすることで伝えようとしている。

他方で，論文やレポートのなかには登場人物が出てくることはあまりなく，「言いたいこと」をそのまま表現する。また，単に言いたいことを表現するのではなく，その根拠も示すことによって，論理的に表現することが重視される。このような論理的な表現については後述する(▶296 ページ)。

レポート▶ **レポート**とは，日本語にすると「報告」であり，事実を報告するものである。たとえば，本の読後レポートであれば，その本にどのようなことが書いてあったのか，なにがポイントであったのかをまとめることになる。重要なことは，「おもしろかった」「ためになった」のような筆者の主観は入らないという点で，客観的な論の展開だけが求められていることである。実習レポートでは，実習内容の事実および，展開した看護過程について記載することが求められる。レポートの書き方については「B　レポートの書き方の基礎」で述べる(▶304 ページ)。

論文▶ **論文**の内容の背後には，必ず「問い」がある。「問い」とは，「……だろうか？」「……なのか？」などの疑問文で表現できることである。たとえば，「どの温罨法(おんあんぽう)が，患者にとって安楽なのだろうか？」「どういった心理社会的環境要因が，どのように術後せん妄に関係するのだろうか？」という表現が「問い」である。これらのような「問い」が論文を書く際の出発点となり，「問い」に対する回答，つまり結論を導き出すのが論文である。また，論文の書き方については後述する(▶313 ページ)。

パンフレット▶ **パンフレット**とは，案内・説明・広告などを記載した小冊子である。一般的には，企業が製品を多くの人に知ってもらう商業広告の目的や，政府・自治体が市民に対して政策やサービス内容を普及させる目的で作成することが多い。

看護実践では，患者や市民に対して疾患の説明や生活上の注意点などを説明する際，理解をたすけるためにパンフレットを作成して使用することが多い。しかし，読み手である患者や市民の理解力はさまざまである。むずかしい専門

用語や隠語が列挙されても，多くの人は理解できない。また，文字ばかりが羅列されていると，途中で読まなくなってしまう人もいる。

パンフレットづくりのポイント▶ したがって，対象によっては絵や写真・図など，さまざまな視覚的な要素も取り入れることが必要である。また，強調したい部分の文字を太字にしたりカラーにしたりするなど，読み手にインパクトを与えるような紙面づくりも工夫するとよい。

対象に合わせた表現の工夫▶ 高齢の患者では，老視が進み小さい字が読みにくい者も少なくないことから，文字を大きく，あるいは太くするなどの配慮が必要である。また，患児に対して説明するときには，幼児・学童は抽象的な思考能力が未発達な認知発達段階であることを考慮する必要がある。とくに「伝えたいこと」を擬人化して描くことで説明すると効果的である。たとえば，免疫について説明するときには，細菌を悪魔に，免疫細胞を正義の味方に見たてて，「血液のなかでは，正義の味方(免疫細胞)がつねにパトロールしていて，悪魔(細菌)が入ってくるとただちに攻撃して排除する」というような説明もできるかもしれない。

③ 論理的な考え方を身につける

筋道が通っていて，矛盾や飛躍がないよい文章を書くことは，どのような目的でも必要である。よい文章を書くためには，小手先(こてさき)のテクニックではなく，自分自身の本質的なものの考え方が重要である。ここでは，論理的な文章を書くために最低限必要なものの考え方について述べる。

1 論理的な文章とは

論証▶ 論理的な文章であるためには，「前提」とよばれる論から「結論」とよばれる論が正しく導かれることが重要であり，これを**論証**という。前提とは，言いたいことである結論の根拠や理由である。論文やレポートを書く際に調べた事実から解釈を導くときには，論証の作業が繰り返し行われる。

論証では，結論を述べる前に，正確な前提の提示によって，結論の正しさを強調する。とくに，数字や統計学的な根拠は強力な前提になる。

たとえば，「質問紙調査の結果，A病院では患者の99%が病院に満足と答えていたが，B病院では40%が満足と答えていた。したがってA病院の患者満足度のほうが高い」という文章は，それなりに筋が通っているようにみえる。新聞や報告書ではこれでよいが，正確には統計学的検定(▶273ページ)によって有意差の有無を確認したうえで，はじめて「A病院のほうが高い」と結論づけることができる。

2 演繹法と帰納法

論証には大きく2種類あるといわれている。1つは**演繹法**(えんえきほう)でもう1つは**帰納**(きのう)

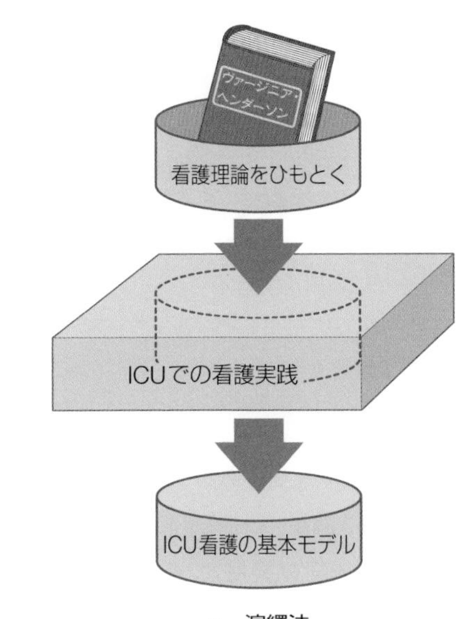

a. 演繹法

演繹法は一般原理から特殊原理を導く。図の例では，ヴァージニア=ヘンダーソンの看護理論をひもとき，ICU看護の基本モデルをまとめあげた。

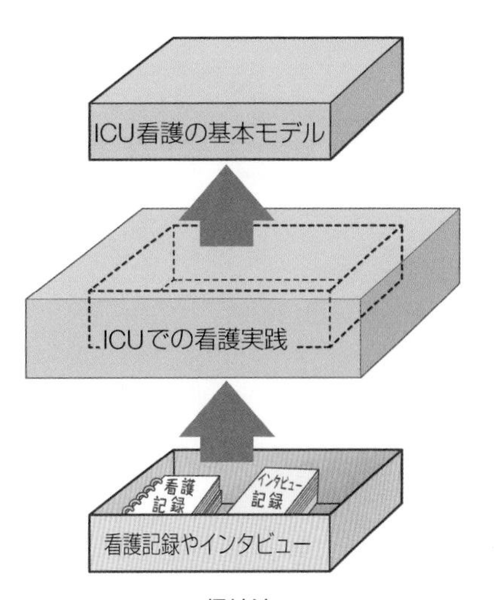

b. 帰納法

帰納法は個別の観察からその共通点を導きだす。図の例では，ICU入室患者の看護記録や，看護師へのインタビューからICU看護の基本モデルをまとめあげた。

▶図13-1　演繹法と帰納法のイメージ

法である。演繹法は一般原理から特殊原理を導くもので，帰納法は個別の観察からその共通点を導きだす方法である。

たとえば，看護研究として集中治療室 intensive care unit(ICU)で行っている看護実践をモデル化できないかを検討する場合，次のようになる(▶図13-1)。

①**演繹法**　病棟看護師のTさんはヴァージニア=ヘンダーソンの看護理論に興味をもって，この看護理論をひもとき，ICUにおける看護の実態に見合うように14のICU看護の基本モデルとなるものをまとめあげた。

②**帰納法**　病棟看護師のKさんは，ICU入室患者30人の看護記録や，かかわった看護師たちにインタビューをしてICU看護の基本モデルをまとめた。

先ほど述べた「患者満足度はA病院のほうがB病院よりも高い」という結論の導き方はどちらの方法になるかを考えると，対象者からの質問紙調査のデータに基づいているので，帰納法によるものである。

3 三段論法

論証の進め方では,「小前提」「大前提」「結論」の3つの論を扱う**三段論法**が有名である。三段論法は，論文やレポートを書く以外にも，さまざまなところにかかわるため，理解することが大切である。

図13-2の例で説明すると，次のようになる。

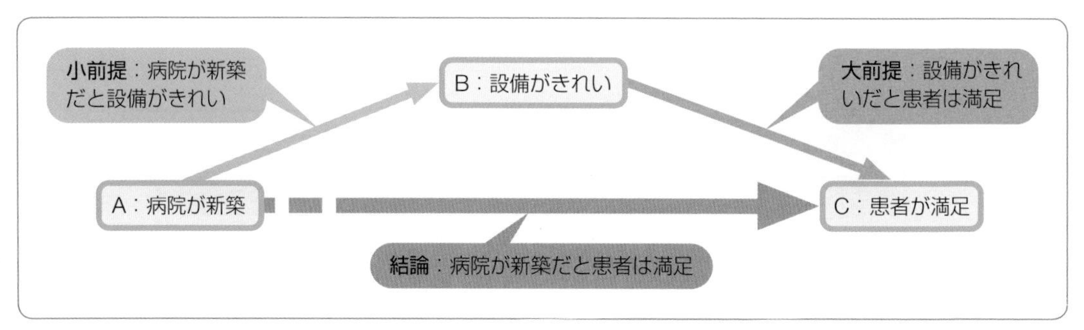

▶図13-2 三段論法の例

- 小前提：A(病院が新築)ならばB(設備がきれい)である。
- 大前提：B(設備がきれい)ならばC(患者は満足)である。
- 結論：すなわちA(病院が新築)ならばC(患者は満足)である。

4 間違った論理の展開(誤謬)

論証では，自分では正しいと思っていても，いつのまにか間違った論理(誤謬(ごびゅう))で結論を説明してしまうことがある。ここでは意図せずに陥りがちな誤謬についていくつか説明する。

● 虚偽の原因の誤謬

たとえば，ある調査で「腕のよい医師が多数いる病院ほど，患者満足度が高かった」ということがわかったとする。一般的に因果関係は，原因を先に，結果をあとに記載するが，この調査結果からすぐに，「多数の腕のよい医師を雇うことが患者満足度の上昇につながる」といえるのだろうか。

この場合，上述のほかにも別の2つの因果関係が存在する可能性がある。

逆の因果関係▶ 1つは，**逆の因果関係**である。つまり，腕のよい医師を雇うにはそれなりに高い報酬(ほうしゅう)を出さねばならない。したがって，患者満足度が高く，評判がよい病院ほど収入も増えるので，腕のよい医師を多く雇えているのかもしれない。

見せかけの因果関係▶ もう1つは**見せかけの因果関係**である。たまたま，その病院は交通の便がよい立地条件のうえ，新築のセンスのよい建物をもっていたとしよう。病院に勤める医師も条件のよい勤務先を選択するので，腕のよい医師が集まってくる。そして，利用する患者も通院するのに便利で，センスがよい建物で清潔感のある病院だと満足度が高くなるかもしれない。つまり，立地条件や建物の条件が満足の原因で，多数の腕のよい医師がいることが患者満足度に直接的につながっているわけではなく，たまたまよい医師が集まってきたということになる。

これらのように，一見しただけで間違った因果関係があると判断してしまうことを**虚偽の原因の誤謬**という。

循環論法

以下のような会話が行われたとする。

Aさん：「じつは，この病院の患者満足度が高い理由は腕のよい医師がたくさんいるからなのです。」
Bさん：「それはなぜでしょう？」
Aさん：「腕のよい医師が診療すると手術の成功率が上がるからです。」
Bさん：「なぜ手術が成功すると患者は満足なのでしょうか？」
Aさん：「手術の成功率が高いと病気の治癒率が高くなるからです。」
Bさん：「なぜ病気の治癒率が高いと患者は満足なのでしょうか？」
Aさん：「病気の治癒率が高い病院は社会的に評判がよいからです。」
Bさん：「なぜ社会的に評判がよいと患者は満足なのでしょうか？」
Aさん：「社会的に評判のよい病院には腕のよい医師がたくさん就職するからです。」
…繰り返し…

この例では，「腕のよい医師がたくさんいる」という小前提から始まって「患者満足度が上がる」という結論を説明しようとしているうちに，いつのまにか再び「腕のよい医師がたくさんいる」という前提が出てきて，患者満足度が高い本当の理由がわからなくなっている。これは**循環論法**とよばれるものである（▶図 13-3）。

このように，気づかない間に循環論法に陥ってしまうことを**論点先取りの誤謬**という。おこりやすい誤謬であるため気をつける必要がある。

論点のすりかえ

たとえば，会議で次のような会話が行われたとする。

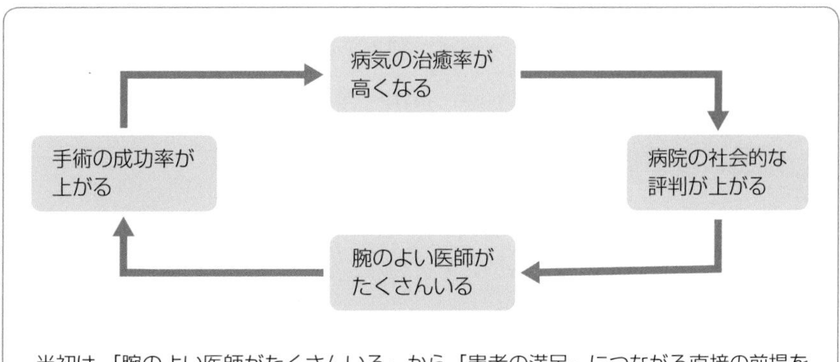

▶図 13-3　循環論法の例

病院事務長：「調査結果をふまえると，患者満足度を高くするためには外来のトイレの改築が必要だと思います。」
看護部長：「でも，トイレがきれいだからといってどの患者も満足するとは限らないと思いますよ。」

病院事務長の論点は，「調査結果をもとにするとトイレの改築が必要なのではないか」という議論なのだが，看護部長の論点は「トイレの改築ですべての患者が病院に満足するかどうか」という話になっている。さらに調査結果ではなく経験的にもそうは思えない，というニュアンスも含んでいそうである。

このように異なった論点が提示され，議論が成立しない状況に陥ってしまうことを**論点すりかえの誤謬**という。ただし，人と場合によっては，議論の方向を有利にかえようとする意図のもと，誤謬と見せかけてあえて異なった論点を提示することがある。これは誤謬ではなくて**論点すりかえの詭弁**（きべん）という。

④ 文体を統一する

1 レポートや論文では「である調」を用いる

文章には，文末が，「～です。」「～ます。」で終わる，いわゆる「ですます調」と，「～である。」で終わる，「である調」があり，「ですます調」は文法用語で**敬体**，「である調」は**常体**とよばれている。

1つの文章中では，各文末はどちらかに統一して表現しなければならない。敬体は読み手に対する敬意が込められており，おもに手紙に用いる文体であるので，レポートや論文は常体で書くことが原則である。

とくに，敬体と常体が1つの論文の中に同時にあらわれた場合，客観的な情報の提示と論理の展開を追いかけているなかで，突如（とつじょ）として「～です。」と敬意が生じてくるため，読み手はきわめて読みにくい。そのため，レポートや論文を書くときには，常体に統一して書くことを心がけるようにする。

2 体言どめは使わない

体言とは名詞や代名詞のことをさす。体言どめとは，文末が名詞で終わる文章のかたちのことをいう。たとえば，論文の中に，次の文章があったとする。

「医師と患者のコミュニケーションが良好であるほど，満足度は高値。また，アクセスしづらい立地条件に病院があるほど満足度は低値。入院費用と満足度は無関係。」

ここには，3つの文があるが，いずれも名詞(「高値」「低値」「無関係」)で終わっている。記録やメモ類の記述では体言どめのものも多い。また，詩や短歌などのように言葉の余韻(よいん)を楽しむ目的がある場合は，体言どめを用いることが多くある。あるいは，論文・レポートのなかでも，見出しなどでは，文字数を最低限に抑えるために体言どめを用いることもある。しかし，通常，論文やレポートの本文中では体言どめは使わずに表現する。例文の場合は次のように修正するとよい。

「医師と患者のコミュニケーションが良好であるほど，満足度は高値であった。また，アクセスしづらい立地条件に病院があるほど満足度は低値となった。しかしながら，入院費用と満足度は無関係であった。」

3 口語表現は使わない

口語とは話し言葉であり，会話で用いられる語のことである。口語表現を論文やレポートの文中に入れてしまうと，読み手に対して不遜(ふそん)のようにも感じられるため不適切である。たとえば，「トイレを改築してれば患者満足度は上がるが，……」「職員の意識を向上させていかなきゃならない」「その関係性については十分にはわかんないと考えられる」などの表現は読者に不快感を与えるおそれがある。このような文章で信頼をそこなわないように，書いたあとには必ずよく読み返すこと(推敲(すいこう))が大事である。

⑤ 最低限の日本語の文法を押さえる

1 主語を明確にする

レポートや論文中では主語は必要▶

日本語の文章は，主語と述語と修飾語からなる文が集まってなりたっている。ただし，日本語の文では，明確な主語がなくても意味が通じることが多くある。たとえば，「本を読んでいる」「すばらしいながめだ」「言ってもむだだ」など，通常私たちが使っている文の中には主語がないことも多い。ただし，レポートや論文などにおいて，事実を記述したり，議論を展開したりする場合では，明確に主語と述語を記述する必要がある。

レポートや論文における主語▶

また，レポートや論文中の文では，主語が「私」「私たち」といった一人称になることはあまりなく，その論文で扱っているキーワードが主語になることが多い。たとえば，「患者満足度は，B病院のほうがA病院よりも高かった」という例文の場合では，「患者満足度」が主語になっており，主語がないとなにが高いのか意味がとれない文になる。このように結果を記述したり，解釈するときは，結果に出てくるキーワード(変数名)を主語にして表現するとよい。

その一方で,「C市内にある1,000床以上の特定機能病院6病院に通院する患者5,000名を,本研究の対象とした。」などと,主語がない文も十分にありうる。これは,「筆者らは」というわかりきった主語をあえて省略して記述している場合である。

もちろん,レポートや論文で「筆者らは」という主語をおく文を見かけることもある。これは執筆している自分自身を客観的に位置づけている結果の表現であるので,用いるのは間違いではない。ただし多用するときわめて読みにくい文章になるので,執筆にあたっては注意する。

2 修飾語の順序に気をつける

修飾語とは,次にくる語の意味を詳しく説明したり,限定したりするはたらきをもつ語のことである。たとえば,「美しい山」とか「私の本」というようなとき,「美しい」や「私の」が修飾語である。わかりやすい文章作成のためには,修飾語の使い方も重要となる。

● 節を先に,句をあとに[1)]

日本語の文には長い修飾語がつくことがしばしばある。しかし,修飾語が長くなると文はわかりにくくなることが多い。たとえば,「ていねいに清拭する」「着がえのときに清拭する」「部屋の温度の調節を行って清拭する」の3つの文をまとめると,次のように書ける。

「ていねいに着がえのときに部屋の温度の調節を行って清拭する」

これは少しわかりにくい表現である。しかし文法上の構造(節と句)に分けて考えると改善できる。

節と句▶ **節**とは主語+述語,あるいは,修飾語+述語のかたまりをさす。英文法でなじみが深いが,日本語文法でも同様である。節はそれ自体で文としてなりたたせることもできる。**句**は,修飾語+名詞,あるいは修飾語だけ,名詞だけ,というような,文のかたちをとっていないものである。この例の場合,「ていねいに」は句,「着がえのとき」も句,「部屋の温度の調節を行う」は節になる。

そこで,節を先に,句をあとにおくように並べかえてみる。

「部屋の温度の調節を行って着がえのときにていねいに清拭する」

このように並べると,句が先にくる並べ方よりもわかりやすくなる。

● 長い修飾語ほど先に,短いほどあとに[2)]

次に,「患者は満足した」「気分がよくなって満足した」「清潔なトイレを利用することで満足した」という3つの文を考えてみよう。

これら3つの文をまとめると，次のように書ける。

「患者は気分がよくなって清潔なトイレを利用することで満足した」

これも，わかりにくい表現である。これを，「長い修飾語ほど先に，短いほどあとに」おくように並べかえると，明らかにわかりやすい表現になる。

「清潔なトイレを利用することで気分がよくなって患者は満足した。」

このように，修飾する句や節が多く出てくるときには，長いものから短いものの順で並べかえることで，理解しやすい文になる。

3 適切に句読点をつける

句点は文の最後につける「。」で，読点は途中で文章を区切るために用いる「、」あるいは「，」である。読点の打ち方がよくなかったり，まったく読点がない文章は，きわめて読みにくい。効果的に読点を打つことで，読み手の理解は飛躍的に向上する。効果的な読点の打ち方には，次に示すようないくつかの原則があると言われている。

● 長い修飾語どうしの間に打つ

たとえば，「心電図の波形の異常に気づいた看護師は病室にかけこんだ。」と「勤務時間が終了しているにもかかわらず病室にかけこんだ。」の2つの文をまとめると次のような文になる。

「心電図の波形の異常に気づいた看護師は勤務時間が終了しているにもかかわらず病室にかけこんだ。」

このままでは，息が続かない文章になってしまう。そこで，それぞれの修飾語のあとに読点を打ってみると明らかに読みやすく理解しやすくなる。

「心電図の波形の異常に気づいた看護師は，勤務時間が終了しているにもかかわらず，病室にかけこんだ。」

● 先頭の短い句のあとに打つ

先述した修飾語の例では，次のようなわかりにくい文を例に出した。

「患者は気分がよくなって清潔なトイレを利用することで満足した。」

これを工夫して書き直すとき，短い句が先頭にきたとしても，読点を打つことによってわかりやすい文にすることができる。

「患者は，清潔なトイレを利用することで気分がよくなって満足した。」

ただし，これまで説明したように，効果的な読点の打ち方の原則はあるが，日本語文法上では読点の打ち方に決まりはない。したがって，執筆者は読点を自由に打つことができる。しかし，だからといって読点を打ちすぎても意味をとりにくい文章になるので，注意が必要である。一般的には，1つの文に読点はせいぜい3個まで[3)]ともいわれている。

B レポートの書き方の基礎

レポートにはさまざまな種類がある。それは課題の種類に対応しているといってもよい。大きく分けると，単純に「○○について調べてまとめよ」という「調べ学習型」の課題,「○○について整理し，あなたの考えを述べよ」という「調べ考察型」の課題,「○○について論ぜよ」という「小論文型」の課題などがある。また，看護分野では，「A 氏の事例についてレポートせよ」や，「卒業研究レポートを作成し提出せよ」といった課題もある。ここでは，それぞれの課題をふまえつつ，レポート作成に必要なポイントについて説明する。

① パラグラフライティング

あらゆる型の課題において必要な技術が，**パラグラフライティング**である。パラグラフとは日本語の「段落」のことで，いくつかの文により構成され，それらは脈絡をもったまとまりをつくっている。レポートは，このパラグラフがいくつか集まってつくりあげられるものである(▶図 13-4)。

パラグラフにおける文の役割▶

1つのパラグラフにおけるそれぞれの文は，役割が大まかに決まっている。よくかけた文章のパラグラフをみてみると，ある共通した文の役割をもとに構成されていることがわかる。まずは例文を見てみよう。

その大きな理由は，これまでの心理学の大きな関心が心の弱い部分に向いていたからだといえる❶。このために，現在の心理学の大部分は，ポジティブな内容を取り扱っていないのである❷。もちろん，弱い部分に注目することは大切なことで

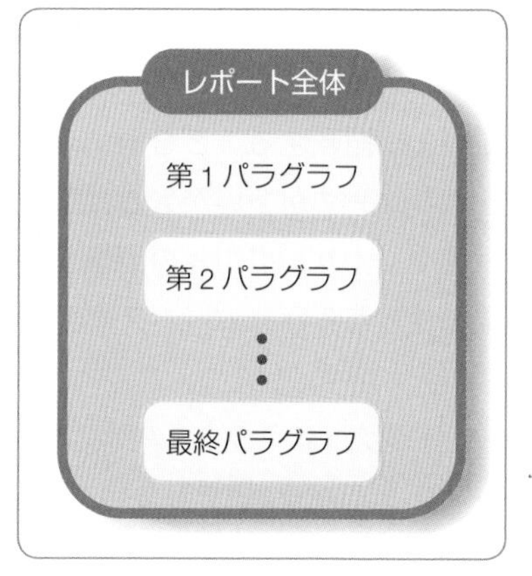

▶図 13-4　パラグラフとレポート全体の関係

▶表 13-1　パラグラフを構成する文の種類

種類	内容
トピックセンテンス（主文・中心文）	そのパラグラフで「言いたいこと」を述べる文。１つの段落の話題を特定のトピック（主題）に限定させる役割をもつ。
サポートセンテンス（支持文・補助文）	トピックセンテンスを言い換えたり説明したりして展開する文。理由・例・事実・数値・引用情報などでトピックセンテンスを補強する役割をもつ。
コンクルーディングセンテンス（結論文）	パラグラフのおわりに，重要な点を読み手にあらためて印象づける文。トピックセンテンスと基本的に同じ内容となるが，結論文がこない段落構成もありうる。

もあったろう❷。なぜなら，二十世紀に起こった戦争などの大きな出来事に遭遇して困難の中にある人を手助けすることは，緊急を要する場合が少なくない❷。より優先的に取り組まれるべき課題であったということだろう❸。[4]

パラグラフを構築する文の役割は大きく３つあり，**トピックセンテンス**（主文・中心文，❶），**サポートセンテンス**（支持文・補助文，❷），**コンクルーディングセンテンス**（結論文，❸）である（▶表 13-1）[5]。これらの文の役割をもとにしたパラグラフの構成は説得力をもち，読み手の理解を促す。その段落での「言いたいこと」をはっきりさせて，３つの役割の文を組み合わせて，ストーリーの流れをつくっていく。これがパラグラフライティングの基本である。

② 直接引用と間接引用

調べ学習型のレポートの場合は調べた内容を要約して報告する作業にとどまるが，調べ考察型のレポートでは自分の考えを明確に述べる必要がある。

引用の役割▶　自分の考えを文章にした「自分の言葉で書く」とはいったいなんであろうか。他者が言っていることを自分なりに整理すればよいではないかと単純に考えがちだが，先行研究の著者が言っていることの言葉じりをおさえればよいということではない。また，自分に都合がよいように解釈して自説を展開するということも，ケースバイケースであるが，あまりよい評価につながらないだろう。つまり，**調べた先行研究の内容を踏まえたうえで自分なりに表現すること**が重要で，それが与えられた課題の意味である。ここで重要となる技法が引用である。引用には直接引用と間接引用という大きく２つの方法がある。

1 直接引用

直接引用とは，ほかの文献における記述をそのまま記載することをさす。一般に引用というと，この直接引用がイメージされるケースが多いかもしれない。引用にあたっては必ず，カギかっこなどの引用符でくくり，引用元の情報も記載する必要がある。たとえば，次のように記載できるだろう。

> 坂井は「他者の言葉や文章について，文言を一字一句変えずにそのままの形で自分の著述の中へ掲載することを『直接引用』と呼ぶ。もちろん，図版や図表，さらに資料そのものをそのままの形で自分の論文へ反映させるのも，直接引用である」(坂井，2017，p100)と述べている[6]。

2 間接引用

間接引用とは，ほかの文献における記述を要約して記載することをさす。要約するとなると，引用箇所の文脈に基づいて厳密に扱う必要がある。そのため，議論や論述の内容を引用するケースは注意が必要である。都合のよい部分だけを切りとって，自説を補強することができてしまうので，自分の言葉なのか，引用元の著者の言葉なのかを自覚して引用する必要がある。このようなむずかしい対処があるため，間接引用は人文学・社会科学分野などの文献ではあまりみられない。一方で，自然科学分野の論文においてはほとんどが間接引用である。たとえば次のように記載される。

> 大規模縦断研究の結果から，年齢や疾患の有病状況，健康習慣を統計学的に調整しても，ストレス対処力概念SOCが強いことが，慢性心疾患(Poppius, et al. 1999)，脳梗塞(Surtees, et al. 2006)，糖尿病(Kouvonen, et al. 2008)，うつ病(Sairenchi, et al. 2011)の罹患率が低いことに関連することが明らかになっている。

看護分野のレポートや論文は，人文学・社会科学分野と自然科学分野にまたがることが多いため，どちらの方式をとるかを慎重に検討する必要がある。実証研究などの先行研究で明らかになった知見(おもに研究結果)を引用する場合は間接引用が望ましく，文献のうち導入部分や考察部分などから，著者の考えを引用する場合には直接引用が望ましいだろう。

3 「小論文型」のレポートで大切なこと

「小論文型」のレポート課題は，講義型の授業の最後に成績評価レポートとしてよく出される。入学試験や採用試験でも多用されている。しかし，さまざまな根拠や論拠に基づいて論理的に持論を展開していくことが求められるため，ややむずかしいと感じている学生が多いようである。

テーマの設定▶ 具体的なテーマが与えられている場合は必要ないが，多くの場合はテーマ設定が必要になる。たとえば，「少子高齢化問題について論ぜよ」とだけ課題が与えられた場合，少子高齢化の問題はさまざまな要素が複雑に入り組んでいるため，そのすべてをレポートで論じることはむずかしい。切り口や要素をしぼり込んで，それをテーマに設定して論じることが必要になるだろう。切り口や要素は，その課題が出された授業内容のなかにあるかもしれない。たとえば，「看護・介護の担い手が不足することとその対策」に焦点をしぼり，それをサブテーマにして執筆していくといった作業が必要になる。

結論を考える▶ 次に，結論を考える。落語や漫才では，「落ち」があってそこに向かってストーリーが展開されるが，小論文型のレポートでも同じである。たとえば，「看護・介護の担い手が不足することとその対策」の落としどころとして，「看護師・介護福祉士を多く養成することでは解決しない」「地域・社会全体が看護・介護の担い手になるような対策が必要だ」という結論を設定したとしよう。

論拠を並べる▶ さらに，結論に向かって，どのような論拠を並べればよいかを考える。これには，演繹法・帰納法・三段論法を活用して結論を説得力のあるものに展開する（▶296 ページ）。たとえば，「核家族化が進んでいる」「老老介護が増えている」「看護師・介護福祉士の数を増やそうとしている」「労働の負担が大きく給与も上がらないため実際には増えていない」「看護師・介護福祉士は本当に少ないのか，多くいればよいのか」「社会的ネットワークが高齢者の幸福につながることがわかっている」「効率よく人的資源を活用すると同時に，人と人とのネットワークを醸成する地域政策こそ必要ではないか」というように論拠を整理する。

ただし，論拠には，根拠があることが前提になる。つまり，「老老介護が増えている」というのであれば，2010 年に比べて 2020 年ではどのくらい増えているかというような数値データが根拠となるだろう。

そのうえで，おおむね，序論，本論，結論の 3 部構成で執筆し，本論で論理的に議論を展開していくことが求められる。

1 序論

序論では，「どのようなテーマで論を展開していくのか」について明確に示す。これは「問い」とよばれる（▶295 ページ）。その問いにいたるための背景を整理する。さまざまな社会統計のデータなどの情報を用いるなどして，「そのテーマをとりあげることの重要性はなにか」について述べることになる。序論で提示した問いの答えが，結論の内容となる。

2 本論

結論にいたるまでに，さまざまな論拠や文献の引用をもとに論を展開することになる。この部分が**本論**である。本論は最も長い部分になるため，パラグラフライティングを駆使し，全体の組み立てを工夫する。演繹法・帰納法・三段論法を活用し，論理的に議論を展開する。宿題レポートのように図書館や自宅で文献を調べながら執筆できる場合は，文献を引用し，引用の方法を用いながら書き(▶305 ページ)，末尾に文献リストをつける。

本論はあくまでも客観的な論の展開がなされるのであって，個人的な叙述とは異なる。したがって，文末に「と思われる。」や,「と考え(られ)る。」という個人の考えであることを表す語尾が繰り返し登場すると，個人的な叙述や，ひとりよがりな議論とみられてしまい，説得力が落ちるので注意する。

また，論理が飛躍してしまい，説明なしに結論に強引につなげるようなことをしてはならない。話があちこちに飛ぶのも好ましくなく，論旨を一貫させることが重要である。

3 結論

結論は，序論で提示した問いに対する答えを示す部分である。したがって，結論は，序論で示した問いと対応し，序論から結論にいたるまで，論旨が一貫していることが求められる。また，本論での議論の展開により論理的に導かれた答えであることも必要となる。

なお，答えにたどりつくことができなかった問いや，十分に議論できず，今後の課題としたい点についても結論で整理して述べる。ただし本論で論じていないことは原則として書かない。

4 接続詞を活用する

議論の展開では，接続詞が活躍する。接続詞は，前後のことがらの関係性をはっきり意味づけ，文脈を展開・誘導する役目をもつ語である。大きく分けて 5 種類ある[7](▶表 13-2)。

▶表 13-2　接続詞の種類

種類	例
順接	したがって，ゆえに，そこで，だから
逆接	しかしながら，けれども，だが，しかし
並列・添加	また，および，そして，さらに
選択	あるいは，または，もしくは，ないし
話題の転換	さて，ところで，では

文頭や，段落第1文にこれらの接続詞をつけることによって，その文，あるいは，その段落の内容が，前の文や段落とどのような関係にあるのか，全体の中でどのような位置づけになっているのかを理解しやすくなる。

論の展開例として，乳幼児の泣くという行為がもつ意味について説明した文章のうち，各段落の第1文に相当する部分だけを抜き出したものを見てみよう。

「人間の言語機能の発達を考えてみると，まだ言葉を覚えていない乳幼児は，自分の不快，不満，苦痛を表出する場合には，もっぱら泣くという行為による」
「しばらく成長すると，泣き声に変化が表れ，要求がなんであるかがある程度鑑別できるようになる。」
「さらに成長すると不快，不満，苦痛に対しては自分で対処する能力が高まるとともに，喚情的な言語用法は抑えることが成長を示す……(略)」
「ところで感情は生理的機能に密接に結びついている。」
「もちろん，指示的言語によって，援助者から適切な対応を引き出し，それによって不快，不満，苦痛が解決できれば，わざわざ喚情的な語りをしたり，それを書くということはしなくても良いのであろうが，……(略)」
「したがって，最も単純には乳幼児のように泣き叫ぶというのも，一つの対処法である」[8)]

このように接続詞が文頭についた文が並んでいる。これらは実際には数ページにわたる長い文章からの抜粋であるが，文頭に接続詞のついた第1文を追っていくだけで，実は全体の議論の流れをつかむことができる。このように，レポートや論文を執筆するときにも，接続詞を活用して，議論の流れを表現していくことが重要なのである。

④ ケースレポートの書き方

ケースレポート(**症例報告**)とは，おもに1人の患者の経験について詳細に記録をまとめたレポートである。看護学生や新人看護師の教育目的で執筆が求められることが多い。しかし，臨床医学や看護学の発展のためにもケースレポートは欠かせない。たとえば，臨床上の介入効果の特定や，新しい疾患の特徴などの特定，一般疾患において想定されなかった状態が生じた場合の把握，希少疾患の特徴の提示，将来の臨床研究のための仮説の生成，場合によっては臨床介入の評価に役だつ。

また，患者1人ひとりへの画一的ではない個別的な臨床介入を進めるための重要な資料にもなる。このため，臨床医学領域では，専門学術雑誌の投稿論文の一種としてケースレポートを掲載することが多くある。なお，ケースレポートのためのガイドライン(CARE)[9)]では，医学的，科学的，または教育的な目的で，1人または複数の患者が経験した医学的問題を説明する詳細な物語(ナラティブ narrative)と定義されている。

▶表 13-3　ケースレポートのためのガイドラインの概要

<table>
<tr><th>項目名</th><th>No</th><th>概要</th></tr>
<tr><td>タイトル</td><td>1</td><td>関心のある現象（症状・診断・検査・介入）とともに，「症例報告」（または症例研究）という用語をタイトルのなかに含める必要がある</td></tr>
<tr><td>キーワード</td><td>2</td><td>2～5 個の重要な用語</td></tr>
<tr><td>抄録</td><td>3</td><td>●はじめに：この症例を通じてなにが新しい知見となるのか
●症例の主訴と主要な臨床所見
●一次診断，介入，結果
●結論：この事例から得られた（1 つ以上の）臨床に活用できる学びはなにか</td></tr>
<tr><td>はじめに</td><td>4</td><td>関連する先行研究を参照した症例の背景の整理</td></tr>
<tr><td>患者情報</td><td>5</td><td>●匿名化した患者の特性情報
●患者の主訴・主な症状
●家族歴・病歴・心理社会的経歴（遺伝的情報を含む）
●関連する過去の介入やその結果</td></tr>
<tr><td>臨床所見</td><td>6</td><td>重要な身体診査や臨床所見を説明する</td></tr>
<tr><td>タイムライン</td><td>7</td><td>タイムライン（図あるいは表）として整理された，過去・現在のケアエピソード情報</td></tr>
<tr><td>診断アセスメント</td><td>8</td><td>●診断方法（例：身体診査，臨床検査，画像，問診票）
●診断上の課題（例：経済面，言語/文化面）
●診断（考えられるほかの診断を含む）
●適用可能な場合の予後特性（例：病期分類）</td></tr>
<tr><td>治療介入</td><td>9</td><td>●治療介入のタイプ（例：化学療法，外科，予防，セルフケア）
●治療介入の管理（例：投与量・強度・期間など）
●説明を伴う治療介入の変更</td></tr>
<tr><td>フォローアップと結果</td><td>10</td><td>●可能であれば，医療者と患者が評価した結果
●重要なフォローアップ診断とその他の検査結果
●介入のアドヒアランスとトレランス（これらをどのように評価したか）
●有害で予測していなかったできごと</td></tr>
<tr><td>考察</td><td>11</td><td rowspan="2">●この症例へのあなたのアプローチの強みと限界
●関連する文献についての議論
●あなたの結論の根拠
●1 つの段落で結論：この事例報告から臨床に活用できるおもな教訓・学びとは患者は受けた治療についての視点を医療者と共有するべき</td></tr>
<tr><td>患者の視点</td><td>12</td></tr>
<tr><td>インフォームドコンセント</td><td>13</td><td>患者には当レポートの作成に関するインフォームドコンセントを行う（患者から要望があればレポートを提供する）</td></tr>
</table>

注 1：文献 10 を参考に筆者作成。
注 2：看護実践で使う場合，診断の部分は看護診断，治療介入は看護介入・看護実践の内容を記入するとよい。

ケースレポートの書き方はさまざまであったが，近年，臨床医学では CARE の 13 のチェックポイントが示されている（▶表 13-3）。看護分野では必ずしも CARE を用いるわけではないが，これらの項目を参考にレポートの構成を考えるとよいだろう。ここからは，看護分野でおもに課されるケースレポートにおいて設定される項目別に，その内容を説明していく[11]。

1 テーマ

テーマは与えられる場合もあるが，自分でさがし出すところから課題になることもある。印象に残った看護上の問題，患者の問題や特徴，自分自身の患者へのかかわり方をふり返る場合など，さまざまな設定がありうる。指導教員などに相談しつつ，自身の今後にいかすことができるようなテーマを選ぶとよい。

2 はじめに

レポートの冒頭から事例の紹介に入るのではなく，**はじめに**や**緒言**といった項目を立てて，なぜそのテーマにしたのか(背景)，このレポートではなにを明らかにするのか(目的)について記載する。背景は個人的な動機もあるかもしれないが，先行して報告されている類似の症例報告や，先行研究・理論などをふまえて，なぜそのテーマに着眼をしたのかを，目的につなげるかたちで記述する。

3 事例の紹介

つづいて，どのような事例を紹介するのかを説明する。患者の事例の場合は，患者の性別や年齢，家族構成や職業などの心理・社会的な背景や診断名，主訴や症状，既往歴・治療歴・日常生活動作(ADL)の状況などについて整理する。CARE によると，ここで時間軸を設けた時系列の図表をつくるとよいとされる。時間軸にそってどのようなできごとがあり，どのような治療が行われてきたかを記載して整理することで，読み手にわかりやすく説明することができる。

紹介にあたっては，患者の名前をイニシャルにし，居住地をふせるなど，患者の特定につながる情報を隠すことが重要である(▶173 ページ)。また，昨今では個人情報保護の観点から時期もふせることが多い。最初の受診日などの重要なできごとが発生した年を「X 年」とし，「X＋1 年」「X－2 年」といったかたちで表現することが望ましい。

4 アセスメントと看護目標

「アセスメントと看護目標」については，テーマに関連する情報に対して，アセスメントの内容を記載する。アセスメントの結果，どのような看護診断結果となったか，あるいは看護上の問題が明らかになったのか，それに対してどのような看護目標がたてられたのかについて説明を行う。

5 看護の実際

看護目標に対して，どのような看護計画がたてられたのかを記載し，看護計画にそってどのような看護が行われたのかという実践内容を，「看護の実際」として記載する。さらに，実践の結果としてなにがもたらされたのかについて，患者の言葉や反応などを記載する。医学的治療と異なって，看護は結果を単純に数値や記号で示すことがむずかしい。また，少し時間をおいてからの変化を期待するために，看護実践と患者の反応をひとそろいにして，時系列に記載していく場合が多い。

6 考察

「考察」とは，「はじめに」に記載したレポートの目的に対して，それがどこまで達成できたのか，どこからが課題なのかについて，結果をふり返りながら記載する部分である。前の部分で記載した「看護の実際」をふり返り，患者の反応などの看護の結果をあらためて点検・評価しながら解釈を進める。その際に，そもそものアセスメントや目標設定が妥当であったか，計画に問題がなかったかについても検討する。また，先行研究の結果との比較をここで行う。最後に，結論としてなにが明らかになったのかを端的に整理して，1つのパラグラフで示す。なお，結論は別の項をたてて記載することもある。

7 インフォームドコンセント

ケースレポートは，統計処理や分析がなされた研究論文とは異なり，きわめて患者のプライバシーに近い情報を扱っている。そのため，ケースレポートの取り扱いには慎重になることが必要である。このような情報整理によるレポートの作成や取り扱いについて，対象患者に説明し，同意をとることが望まれる。

ただし，実習の受け持ち患者に関するレポートなど，レポートを目にする人がその患者にかかわりがある医療者のみである場合は，日常の看護の範疇(はんちゅう)になるため，レポート作成について必ずしも患者に許可を得なくともよい場合もある。病院や教育機関の規定に従うことが大事である。しかし，合同発表会や学校全体の報告会など，患者と直接かかわりがない人の目にふれる可能性がある場合は，レポートの作成について患者に説明のうえ，同意を得る必要がある。

また，要望があればレポートを患者に開示することも必要となる。その際は，不特定多数の人の目につかないように配布資料は回収するなど，慎重に対処することが求められる。

⑤ 論文とはなにか

卒業研究などの研究を行ったときに，それをまとめて報告するレポートを作成することがある。レポートではなく論文として提出することもあるだろう。また，先行研究は論文というかたちで報告されているので，文献検索(▶198ページ)を行って論文を調べる必要がある。ここでは，論文とはなにかについて簡単に説明していく。

学術研究に関する論文は，大きく学位論文と投稿論文の2つに分けられる。

学位論文とは▶　おもに大学や大学院の卒業時に，教育機関が卒業者に与える称号を学位といい，博士号(大学院博士後期課程)，修士号(大学院修士課程，または博士前期課程)，学士号(大学や大学校など)などがある。一般に，学位を教育機関側に請求するときには，論文を添えて請求する。このときに提出する論文を**学位論文**とよぶ。審査の結果，合格の場合には，晴れて学位が授与される。

大学や専門学校の卒業時に提出する論文は，卒業論文とよばれることもある。大学・学校によって卒業論文の作成方法や執筆スタイルが異なっている。なお，看護系大学・学校の卒業論文の場合，グループで研究を行って１つの論文を書きあげたり，１人１つのテーマで研究を行って論文を書きあげたりするなど，大学・学校によりそのやり方もさまざまである。

投稿論文とは▶　研究者が自主的に研究成果をまとめて，投稿する論文を**投稿論文**という。投稿論文はおもに学術雑誌に投稿され，掲載されている。学術雑誌は，研究論文を中心とした学術に関する記事が掲載されている雑誌である。一般の書店にはほとんどおかれておらず，研究者が直接購入するか，図書館などが購入している場合が多い。

査読とは▶　学術雑誌に掲載されてはじめて研究成果が世のなかに公表され，ほかの研究者だけでなく，実務者や患者，市民がその研究成果を参考とすることができる。しかし，学術雑誌側は，投稿された論文すべてを掲載するわけではなく，投稿された論文が掲載にふさわしいものか，**査読**とよばれる確認作業を行う。

査読の作業は，査読者とよばれるほかの研究者が行うが，一般的には匿名(とくめい)である。査読を経て，査読者が許可をすることにより，その論文は雑誌に掲載される。

⑥ 研究レポート・論文の書き方

卒業研究などの成果をレポートにまとめる，あるいは論文としてまとめる際には，大きく２つに注意が必要である。

タイトル▶　１つめはタイトルである。タイトルとは，論文の内容をいくつかの単語や句を組み合わせてあらわしたものである。見た瞬間に内容が想像でき，読んでみたいと思わせるものである必要がある。一般的には，研究対象と，研究デザインがわかるとよいといわれている。

たとえば，研究対象が「ある市民病院の外来受診患者」で，研究デザインは「横断研究」であったとする。この場合，「外来受診患者における受診満足度と外来看護に対する評価との関係 ── 一市民病院における横断研究」とサブタイトルをつけるなど工夫し，必要な情報を含めるとよい。

タイトルをつけるということは，論文のなかで自分がなにをしているのかを明確に示すことに等しい。しかし，初学者の場合は，論文のなかで自分がなにをしたのか，またなにをしたことについて書いているのかがよくわからなくなることがきわめて多い。したがって，初学者にとってタイトルをつけることは非常にむずかしい作業となる。そこで，論文を書きはじめる段階では仮タイトルとしておき，論文を書き上げた段階で指導教員などの研究経験者と相談しながら決定することがほとんどである。論文全体もそうであるが，とくにタイトルについては，客観的に自分の研究についてコメントをしてくれる研究経験者と相談しながら決めることがきわめて重要である。

論文の基本構造▶ 2つめが，論文の基本構造である。これは書くときに知っておく必要があるだけでなく，先行研究を読むときにも必要である。論文の基本構造がわかっていると，どこになにが書いてあるのかすぐに理解することもできる。論文の基本構造をおさえることで，論文を読むことがたやすくなるといえる。

論文はおもに，はじめに・緒言，方法，結果，考察の4部構成からなる。また，レポート・論文に共通して，そのあとに文献リストを記載する。

1 はじめに・緒言

論文は，「はじめに」あるいは「緒言」という部分から始まる。緒言は，問題提起，背景の詳述，研究目的の順で記載する。

問題提起と背景▶ 問題提起では，ここで取り上げる問題がなぜ重要なのかについて書く。

背景では，関連する研究論文をレビューする。研究論文におけるレビューとは，これまでに行われた研究について吟味(ぎんみ)することである。レビューの部分で注目したいのは，誰を対象としたどのような実証研究が，いったいどの程度行われているのかについて，研究結果をまとめているという点である。そして，このような研究の成果に対して批評をした結果，最終的に，次の「研究目的」を達成するための研究が必要である，というところに到達する。

研究目的▶ 背景の説明のあとには，最終的な研究目的について述べることになる。誰を対象に，具体的になにを明らかにするかについて記載する。

以上のように，研究論文における緒言は問題提起に始まり，次に先行研究のレビューを行い，具体的な研究目的を提示することで終わるという構造になる。

2 方法

「方法」の部分では，研究方法について詳細に記述する。「方法」は，研究論文の中で最も懇切(こんせつ)ていねいかつ正確に記載する必要がある部分である。そのため，「方法」は，いくつかの小見出しをつけて，分けて記述するとよい。

対象と方法▶ 「対象と方法」という小見出しでは，研究デザイン・調査デザイン(▶228ページ)や，対象を選ぶための方法，データを測定するための方法を次のように明確に記載する。

- 横断的研究なのか，コホート研究なのか，前後比較介入研究なのか，無作為化比較研究なのか。
- いつ，どこで，どのようにして研究対象者が選ばれたのか。

- どのようにデータを測定，あるいは収集したのか，介入研究や実験研究の場合はどこでどのような条件の下で研究が行われたのか。

「対象と方法」の小見出しでは，研究倫理上の配慮について記載することもある。また，病院や研究機関の研究倫理委員会で承認されている研究である場合は，その旨と承認番号も記載する。

変数▶ 「変数」の小見出しでは，その研究で用いる変数について，その測定方法とともに説明をする。

機材を用いて測定した場合は，測定機材についての説明を加える必要がある。また，検査キットなどを用いた場合は，過去の測定成果など機器の信頼性にかかわる情報もつけ加える。質的研究の場合で，インタビュー(▶232ページ)を行った場合は，インタビューガイドとしてあげた質問項目を説明する。

分析方法▶ 「分析方法」の小見出しでは，量的な研究であれば，どのような統計解析方法を用いたのかや，統計解析の際に用いたソフトウェア名などについて述べる。質的な研究法の場合は，質的データの分析法について述べる。

その他の項目▶ 実験研究の場合は，実験装置について説明をするための部分を設ける。そこでは，実験装置とその役割，実験器具，実験室の備品や環境管理などについて記載する。また，介入研究においては，介入方法(いつ，どこで，誰が，誰に対して，どのような介入を行ったのか)について説明する部分，および介入手続き(介入の割りつけ方法，条件の統制方法)について説明する部分を設ける必要がある。

3 結果

図表での提示▶ 「結果」では，データと，データの解析結果についてまとめたものを示す。一般に量的な研究の場合，分析結果を表や図にして示すことが多い。表や図に示すほうが，文章で示すよりも読み手の理解を促すことができるためである。本文中では，作成した表や図をさし示しながら，結果について言葉で説明する。

はじめに，対象者の性・年齢などの属性別の分布に関する表を示し，対象者の特性を示す。次に，研究目的に応じて，分析結果の表を示す。そこでは，まず t 検定や一元配置分散分析やクロス集計表，相関係数など，ある変数とある変数の2変数間の関係についての単純な分析結果を示し，最後に，主要部分である多変量解析などの複雑な分析結果を示す。

4 考察

結果に対する説明▶ 「考察」では，まず，「はじめに」「緒言」の最後に述べた研究目的の達成状況について記述する。たとえば，なにかとなにかの関係性を明らかにする，ということが目的であったのであれば，明らかになったのかどうかを書く。

さらに，研究結果の解釈についても述べる。たとえば，今回の分析で得られた結果は，「はじめに」や「緒言」で言及した，先行研究や理論のとおりであったのか，それとも異なるものであったのかについて説明する。異なる結果が得られた場合は，なぜそのような結果になったのかについても説明する。

示唆の記載▶ 次に，結果から得られた看護実践への示唆を書く。今回の結果とその解釈を具体的にどのように看護実践にいかすことができるのかについて説明する。

研究の限界と課題の記載▶ 最後に研究の限界と今後の研究課題を書く。限界は，おもにバイアス(▶10ページ)とよばれる方法的なかたよりについて書かれる場合が多い。

5 結論

自然科学系の論文の場合，最後に結論を加えるように指示されることが多い。結論には，今回の研究の結果，なにが重要な発見であったのかについて，その要約を示す。また，臨床系の論文では，具体的になにが推奨されるのか，どのような看護が必要であるということがわかったのかについても端的に記載する。

6 文献リストと引用文献の表記の方法

一般に，レポートや論文では，本文の最後に引用文献リストをつける。引用文献は，この研究がどのような先行研究によってなりたっているのかを示す重要な情報になるので，間違いがないようにていねいに記載する。引用文献リストの書き方は，各雑誌によって規定が必ずあるので，それに従う。また，学位論文や卒業論文の場合は，学校ごとに規定が異なる。

重要なことは，引用文献リストに記載されている**すべての文献が同じスタイルで整理されていること**である。ある文献は出版社名がなかったり，ある文献はページ数が落ちていたり，ある文献はタイトルがなかったりするようなリストでは，引用元が不完全であるとして，論文として認めてもらえないこともありうるため，慎重に作成する必要がある。

欧文雑誌の引用文献の記載方法▶ 欧文雑誌の引用文献リストの書き方には有名な方法が2つある。1つは**バンクーバーシステム**とよばれる方法で，もう1つは**APA**[*1]**システム**あるいは，**ハーバードシステム**とよばれる方法である。

バンクーバーシステムは，文献リストでは引用された順番に番号をつけて並べていく方法である。本文中では，引用部に「[10)]」や「[21-25)]」といった上付き数字や，「[10]」や「[21-25]」のような大かっこでくくられたかたちで番号がふられる。バンクーバーシステムは，医学系雑誌では最も多く採用されている。

APAシステムは，筆頭著者の姓のアルファベット順で並べていく方法である。本文中では筆頭著者の姓と出版年が「(中山 2011)」「(戸ヶ里・中山 2010)」というようなかたちで引用部にふられる。APAシステムは，看護学系や人文学・社会科学系の雑誌では多く採用されている。

＊1 APA：American Psychological Associationの略。アメリカ心理学会。

▶表 13-4　引用文献表記の方法例

出典の種類	引用表記の方法
雑誌掲載論文の場合	著者名(発行年次)：論文の表題，掲載雑誌名，号もしくは巻(号)，最初のページ数-最後のページ数。
単行本の場合	著者名(発行年次)：書名(版数)，出版社名，発行地。
共著本の場合	著者名(発行年次)：論文の表題，編者名，書名(版数)，ページ数，出版社名，発行地。
翻訳書	原著者名(原書の発行年次)/訳者名(翻訳書の発行年次)：翻訳書の書名(版数)，出版社名，発行地。

日本国内の雑誌の引用文献の記載方法▶

日本国内で発行される雑誌の場合，本文中で欧文の文献を引用する方法は，欧文雑誌の方法に従っているところが多いが，日本語の文献を引用する方法は，雑誌によってかなりばらつきがある。日本語の雑誌に論文を投稿する場合は，その雑誌の投稿規定に従う。とくに，著者名のあとにコロン(：)がきたり，出版社名のあとにカンマ(,)がきたり，それぞれ規則があるので，忠実に従う。

本文中での引用方法の例▶

一例として，日本看護科学会誌での引用文献の記載法を表 13-4 に示す。

日本看護科学会誌の場合，文中では筆頭著者の姓と出版年が引用部にふれる。たとえば，次のようなかたちである。

地域への満足度あるいは「住みよさ」は，地域の生活の質または心理社会的な well-being を構成する要素として位置づけられる(中山 1993)。

あるいは，次のようなかたちで本文を書くことになる。

中山(1993)によれば，…(中略)…要素として位置づけられる。

そして文末の文献リストにはアルファベット順に並べられる。そのため，該当の文献は次のように記載される。

中山和弘(1993)：地域の生活の質と「住みよさ」，園田恭一，山崎喜比古，杉田聡編，保健社会学 I 生活・労働・環境問題，217-227，有信堂高文社，東京.

バンクーバーシステム▶

バンクーバーシステムのように，文中で引用部に番号がふられる形式のときは，次のようなかたちで，最後に片かっこに文献番号をふって本文を書く。

中山によれば，…(中略)…要素として位置づけられる[1)]。

なお，冒頭の「中山によれば」は記載しなくてもよい。そして文末の文献リストには，バンクーバーシステムに準じた日本看護研究学会誌の規定に従うと，引用番号順に並べられ，出版年は最後に記される。そのため，該当の文献は次のように記載される。

> 1）中山和弘：地域の生活の質と「住みよさ」，園田恭一，山崎喜比古，杉田聡（編）：保健社会学Ⅰ生活・労働・環境問題，217-227，有信堂高文社，東京，1993.

⑦ 図表の作成方法

レポートのなかに図や表を示すことは，読み手にわかりやすく内容を伝えることにつながり，きわめて重要である。研究レポートや論文の場合，採用する表や図が描けた段階で，全体のできがほぼ決まるといっても過言ではない。

1 表作成時の注意

表のフォームと罫線▶

表作成時には，まず，表のフォーム（かたち）について注意すべきである。研究レポートや論文における表は，できる限りシンプルなものがよいとされる。一般的には横罫線（よこけいせん）だけで作成し，縦罫線（たてけいせん）を使うことはまれである。これらの表のフォームは，本文中で一貫させる必要があり，表ごとに異なってはいけない（▶図13-5）。

本文中での表の扱い▶

次に，本文中での表の扱いについても注意が必要である。本文中では，すべての表について言及し，読者が表からなにを読みとればよいのかを伝える。また，表には必ず本文に対応する表番号（表1，表2……など）をふっておき，どの表を見ればよいのかを明確にわかるようにする。なお，表番号とタイトルは並べて表の一番上に記載するのが一般的である。

表1，表2……と，通し番号をつける。

表はタイトルを上部につける。シンプルにかつ明確に。

表2 男女別の満足度得点および外来看護の質得点の分布

	男性（n=100）		女性（n=120）		有意確率[a]
	平均値	（標準偏差）	平均値	（標準偏差）	
看護満足度得点	76.2	(7.6)	75.3	(5.4)	*
総合満足度得点	70.4	(6.2)	65.8	(5.9)	***
外来看護の質得点	80.3	(5.5)	77.3	(4.6)	**

[a]対応のない t 検定
*p<0.05, **p<0.01, ***p<0.001

表は横線だけでシンプルに。

表注は充実させる。

有意確率をアスタリスク*で示したもの。研究論文では，*ではなく有意確率の値をそのまま示したほうがよい。

▶図13-5 論文中の表の例とポイント

理解しやすい表にするためのポイント▶ 表は，それ自身で独立して理解できる必要がある。つまり，表は本文の一部である一方で，**本文を読まずにはじめて表を見た人も示されている内容を理解できる**ように作成しなくてはならない。そのために，次に示すいくつかのポイントがある。

(1) 表のタイトルを工夫し，簡潔だが，どのようなデータがどのように提示されているのかがわかるようなものにする。
(2) 表のなかの数字の単位は，必ず明記する。
(3) 表のなかではできる限り略称は用いず，用いる場合は表注で説明する。
(4) 表注を充実させ，表の見出し語や数値に関する説明をいとわず行う。とくに表中に危険率(有意水準)のアスタリスク(*)を示す場合は，表注内にその説明を記載する。ただし，有意確率は分析結果のまま数字で記載するほうがよい(▶図 13-5)。

表どうしの関係▶ 表どうしの関係についても注意が必要である。1つの論文のなかにはいくつか表があることが一般的である。そのため，複数の表に同じデータが出現することがないように注意する。

2 図作成時の注意

論文などで示される研究データは，情報量が多い場合は表よりもグラフや図を用いたほうが，読者にとって結果を理解しやすい場合が多い。これは，表中の数字の羅列を見るよりも，グラフのほうが視覚的に情報が整理されているため，結果が一目瞭然となることが多いからである。

理解しやすい図にするポイント▶ 図においても，表と同じように，タイトルを工夫し，略称は脚注で説明するなどの配慮をする。また，**本文を読まなくても，示された図単独でなにが示されているのかを理解できる**ように仕上げる必要がある。また，表と同様に，図1，図2……というように図番号をふる。図番号と図のタイトルは，一般的には図の下につけることが多い(▶図 13-6)。

注意点▶ データの分布や関係性をみるときには，グラフを用いることが多いが，注意点が2つある。1つは必ずグラフの縦軸と横軸に関する情報を示すことである。軸が連続量(量的データ，▶261 ページ)ならば目盛りを示し，カテゴリならばカテゴリ名を示す。2つ目は，連続量であればその単位を必ず示すことである。

図の種類▶ 結果を読者にわかりやすく提示するためには，さまざまな種類の図をうまく使い分ける必要がある。以下，図の種類別に特徴を記していく。

[1] **折れ線グラフ**　2つの量的な変数の関係を示すために使われる。独立変数は横軸，従属変数は縦軸に描かれる。

[2] **棒グラフ**　独立変数がカテゴリ変数(名義尺度)で，従属変数が量的変数のときに用いられる。

[3] **円グラフ**　パーセンテージや割合を示すときに用いられる。比較する項目の数は5つ以下が望ましいとされている。時計の12時の部分から出発し，時計

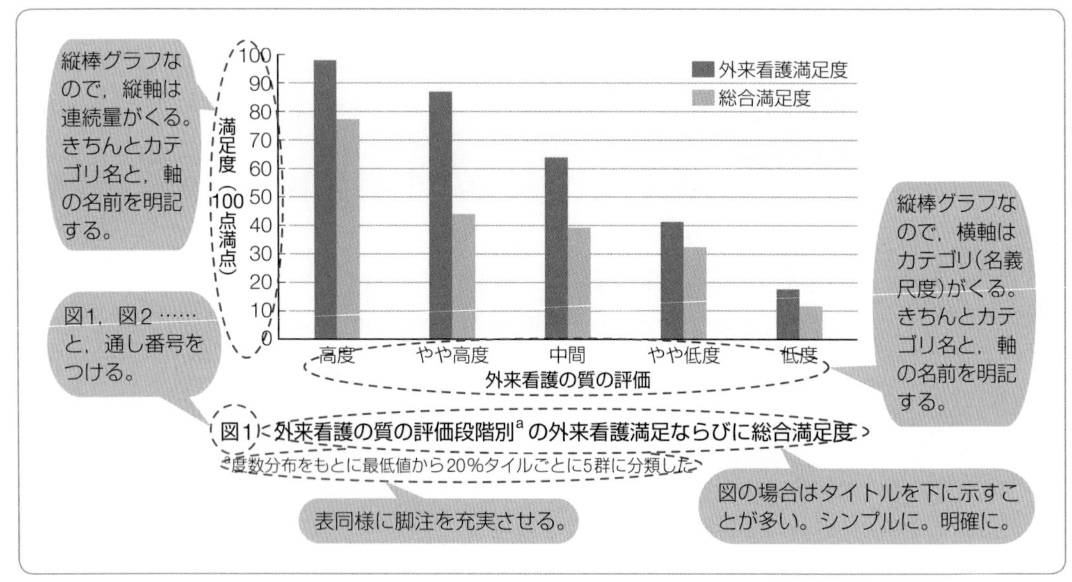

▶図 13-6 論文中の図の例とポイント

まわりに，割合の大きなカテゴリから始める。割合の大きなカテゴリは明るく，小さくなるにつれて暗くすると効果的に示すことができる[12]。

［4］**チャート** 通常，箱と箱どうしをつなぐ線からなり，グループや対象の部分どうしの関係，もしくはプロセスの作用機序を示すことができる。たとえば，組織図はグループの階層を示し，フローチャートはプロセスのなかの段階の順序を示す[12]。

C ワープロソフト（Microsoft Word）の使い方

現在最も多く普及しているワープロソフトは Microsoft（マイクロソフト）社から出ている Word（ワード）シリーズであり，論文やレポートのほか，パンフレットを作成するうえでも使用することが多い。本節では，まず，Word の基本的な使用方法や機能とその名称についておさえたうえでレポートの作成に役だつ機能を解説していく。

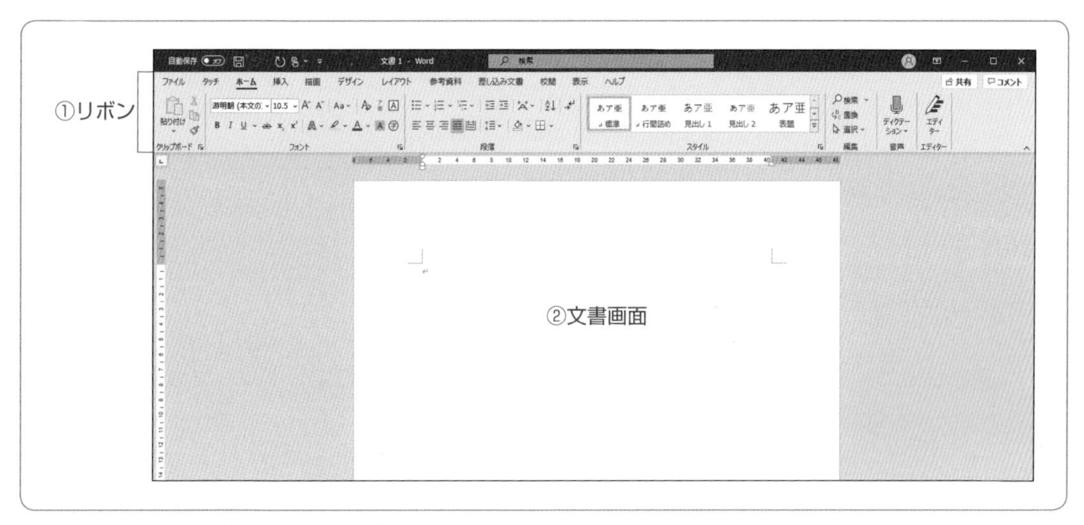

▶図 13-7　Word のリボンと文書画面

①ページ設定

1 Word の画面構成

まず，Windows 10 で Word を起動するときは，［スタート画面］→［すべてのアプリ］→［Word 2019］をクリックして行う[*1]。Word を開くと**図 13-7** のような画面が出てくる。Word の画面構成は，大きく 2 つの部分に分けることができる。

①が**リボン**で，文書の上部に表示され，［ファイル］［ホーム］［挿入］［デザイン］［レイアウト］［参考資料］［差し込み文書］［校閲］［表示］などの**タブ**と，それぞれのタブの中には，文書の編集・操作に使用するボタンの集まり（**グループ**）がいくつか用意されている。②が白い紙のように見える文書画面であり，この部分に文書を入力していく。

Word の機能を覚えることは，①のリボンのなかのタブと，タブに含まれているボタンを使いこなすことに等しい。そこで，ここではリボンにあるタブ別に，レポート・論文を執筆するうえで役だつ機能について説明していく。

2 レイアウト

レポートの原稿を提出するとき，字数や行数などのレイアウトが指定されていることがある。Word では，レイアウト機能を用いて，これらのレイアウトを設定することができる。たとえば，作成するレポートのレイアウトの指定が，

---

*1 ［Word 2019］を右クリックして，［スタート画面にピン留めする］にしておくと，スタート画面を開いたときにアイコンができ，すぐに起動できる。

次のように指定されていたとする。

・用紙サイズ：A4
・余白：上 30 mm，下 30 mm，左 35 mm，右 30 mm
・フォントサイズ：10 ポイント
・印刷の向き：縦
・文字方向：横書き
・1 ページの文字数：40 文字×35 行

用紙サイズ▶ ［レイアウト］タブをクリックして［ページ設定］グループの右下のをクリックし，ページ設定ダイアログボックスを開く。ページ設定ダイアログボックスの中にある［用紙］タブをクリックする。［用紙サイズ］のをクリックして［A4］を選択する。

余白設定▶ ページ設定ダイアログボックスの［余白］タブを選択し，［上］に 30 mm，［下］に 30 mm，［左］35 mm，［右］30 mm と設定する。

フォントサイズ設定▶ ページ設定ダイアログボックスの［文字数と行数］タブを選択し，右下にある［フォントの設定］をクリックすると，フォントダイアログが表示される。フォントダイアログのなかにある［フォント］タブを選択し，サイズの一覧のなかから［10］を選択し，［OK］をクリックすると，ページ設定ダイアログボックスに戻る。

文字方向と文字数・行数▶ ページ設定ダイアログボックスの［文字数と行数］タブを選択し，［文字方向］の横書きをクリックして◉にする。また，その下の［文字数と行数の指定］で，［文字数と行数を指定する］をクリックして◉にする。その下の［文字数］を，［40］と指定し，その下の［行数］を［35］と指定する。最後に［OK］をクリックして設定終了となる。

② 文章の入力

1 文章入力上の注意点

● 文字の配置とフォントサイズ

より見やすい紙面とするためには，タイトルや見出しなどは，本文と区別しやすいように，文字の配置や大きさを工夫したほうがよい。たとえば，横書きのレポートでとくに指定がない場合は本文を左ぞろえにするのに対し，タイトルは中央ぞろえで本文より大きい文字とし，報告書の作成日や報告者名などは右ぞろえにすると見やすくなる（▶図 13-8）。

文字の配置▶ 入力した文字の配置を右ぞろえにしたい場合は，その行にカーソルを合わせ，［ホーム］タブの［段落］グループにあるをクリックすると，その行は右ぞろ

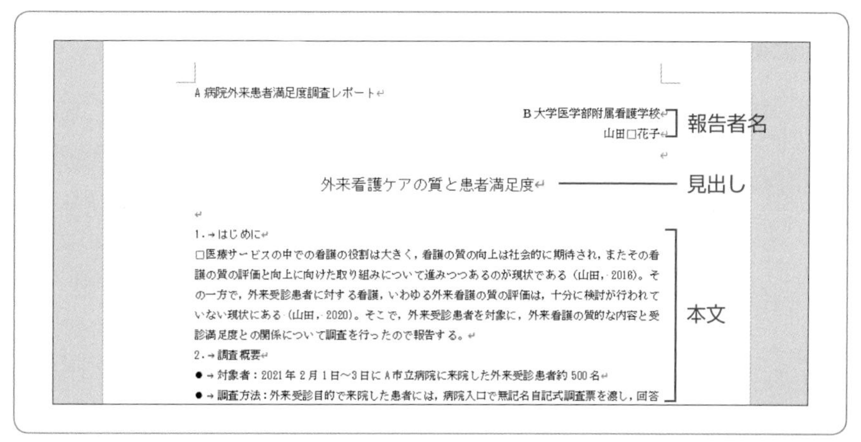

▶図 13-8　横書きレポートの文字の配置

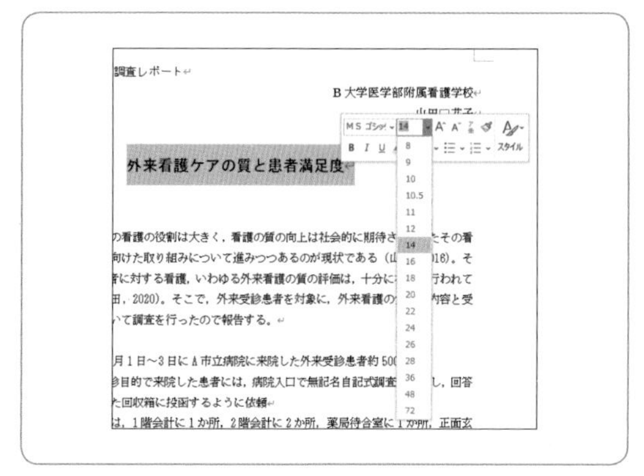

▶図 13-9　フォントサイズの変更

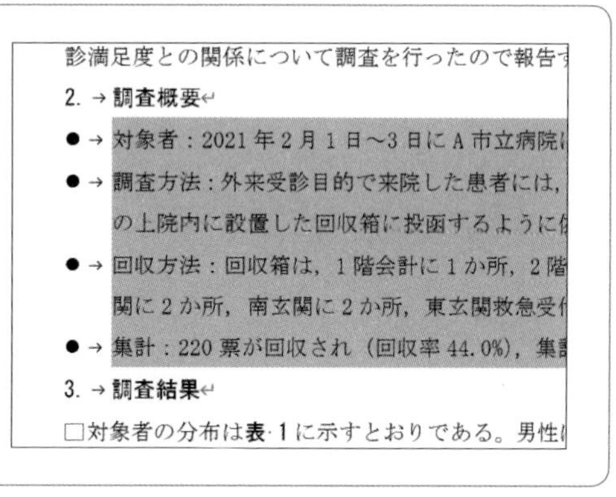

▶図 13-10　段落番号・箇条書き

えになる。また，中央ぞろえにしたいときは，同じく［段落］グループの をクリックすると，その行は中央ぞろえになる。

フォントサイズの変更▶　フォントサイズを変更する場合，Word には，ミニツールバーという文章作成でよく使われる機能だけを小さくまとめたツールバーがあり，このツールバーを使っても編集ができる。フォントサイズをかえたい本文の中の部分を選択すると(図 13-9 の場合はタイトル部分)，選択した文字列のすぐそばにミニツールバーがあらわれる。このなかにあるフォントサイズの部分から［14］を選ぶことで，選択した部分の文字が 14 ポイントになる(▶図 13-9)。

● 段落番号と箇条書きの設定

段落番号を入れたい行にカーソルを合わせておき，［ホーム］タブの［段落］グループの中の をクリックすると，段落番号が表示される。

また，箇条書きにしたい行を選択して，［ホーム］タブの［段落］グループの中の をクリックすると，行の頭に●が表示され，箇条書き形式になる(▶図 13-10)。箇条書きのアイコンはミニツールバーのなかにもある。

2 文書の保存と印刷

文書の保存▶ レポートを執筆しているとき，集中して保存をし忘れ，パソコンがフリーズしてしまって記入した内容をふいにしてしまったというケースをよく耳にする。このようなことを避けるためには，文書は適宜保存しておくことが重要である。文書の保存方法には2通りある。1つは，新規作成の文書を保存するときや，既存文書を別名で保存するときの［名前を付けて保存］である。もう1つは，既存の文書を編集したのち，同じ名前で上書きして保存するときの［上書き保存］である。レポートや論文を執筆しているときは，こまめに保存をくりかえすようにする。

文書の印刷▶ 作成・編集した文書の確認・保存を行い，印刷する準備が整ったら，もう一度［ファイル］タブをクリックし，左側の列の［印刷］をクリックする。印刷画面があらわれるので，右側にある印刷プレビューを確認し，印刷先のプリンタや印刷用紙の設定を確認したうえ［印刷］をクリックする。

③ 挿入

レポートや論文のなかに図や表を掲載する必要が生じることは多い。また，Word に組み込まれた図形などを文章中に挿入する場合もある。さらに，各ページ下部には必ずページ番号をつける。

1 図の挿入

ここでは，Excel(エクセル)でつくった表やグラフを文中に挿入する場合について述べる。

まず，Excel で作成した表やグラフを Excel 上で選択し，コピーする。そして，Word 上の図をはりつけたい位置を選び，カーソルを合わせて［貼り付け］を実行すると，Excel 上でコピーした表やグラフがはりつく。ただし，表の場合は Word のページ設定にしたがった文字間隔と罫線の表となる。

Excel での表を図としてはりつけるには，［ホーム］タブにある［貼り付け］のオプションの［形式を選択して貼り付け］をクリックする(▶図 13-11)。そして，はりつける形式のうち，たとえば［図(拡張メタファイル)］を選んで［OK］をクリックするとよい。

この段階では，文中の図の位置は暫定的にしか定まっていない。そのため，はりつけた図をクリックして選択するとあらわれる［書式］タブにある［配置］グループの［文字列の折り返し］をクリックして一覧を出し，図を落とし込みたい位置を選択する(▶図 13-12)。

挿入した図は，ドラッグ(ポインタを合わせてクリックしたまま，動かすこと)により，ページのなかを自由に移動させることができる。

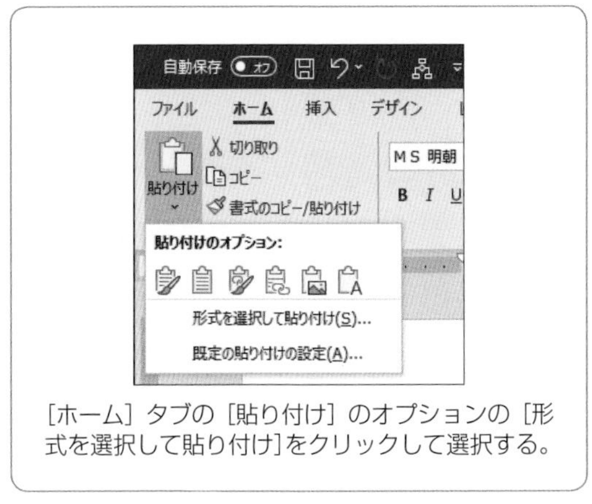

［ホーム］タブの［貼り付け］のオプションの［形式を選択して貼り付け］をクリックして選択する。

▶図 13-11　「貼り付け」のオプション

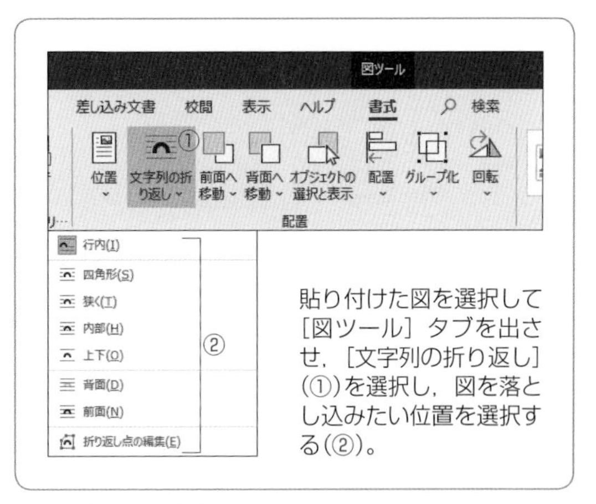

貼り付けた図を選択して［図ツール］タブを出させ，［文字列の折り返し］（①）を選択し，図を落とし込みたい位置を選択する（②）。

▶図 13-12　文字列の折り返し

2 図形の挿入

図形の挿入によりチャート図を作成したり，文字と図形を組み合わせて視覚的効果を与えることができる。［挿入］タブの［図］グループで［図形］をクリックすると，さまざまな種類の図形の選択肢が出てくる（▶図 13-13）。このなかから挿入したい図形を選ぶと，文書内に図形があらわれる。また，図形はクリックすると，リボンに［描画ツール］タブがあらわれ，形式を操作することができる。

3 ページ番号の挿入

提出するレポートや論文には，必ずページ番号をつける。ページ番号を挿入するには，［挿入］タブの［ヘッダーとフッター］グループの［ページ番号］をクリックし，ページ番号の位置を選択する（▶図 13-14）。選択した段階では，ヘッダーとフッターの編集モードになっているので，本文の編集に戻るには，本文をダブルクリックするか，［デザイン］タブの［ヘッダーとフッターを閉じる］をクリックする。

④ 参考資料

1 脚注

レポートの場合，論拠を整理したり，引用文献を記載したりする際に，脚注の欄を用いることが少なくない。Word の脚注機能を使うと，本文中に連続する数字や英字，記号などの脚注番号をつけて，注釈や引用，参考文献の出典などを脚注として表記できる。

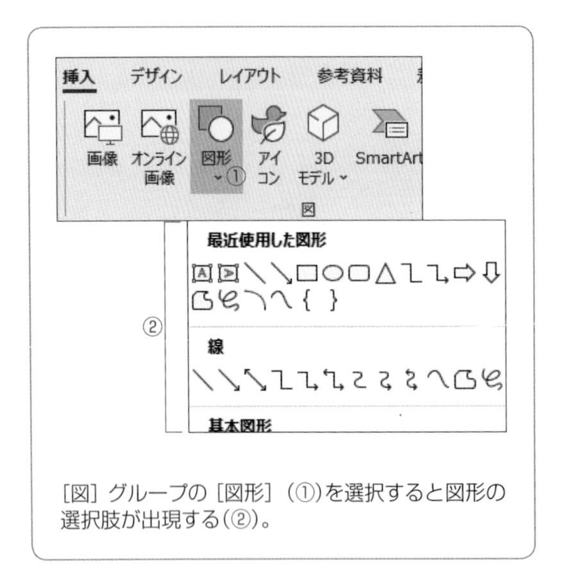

［図］グループの［図形］（①）を選択すると図形の選択肢が出現する（②）。

▶図 13-13　図形の挿入

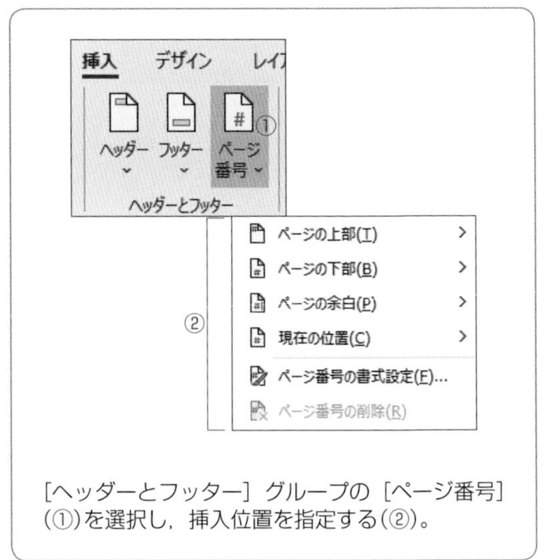

［ヘッダーとフッター］グループの［ページ番号］（①）を選択し，挿入位置を指定する（②）。

▶図 13-14　ページ番号の挿入

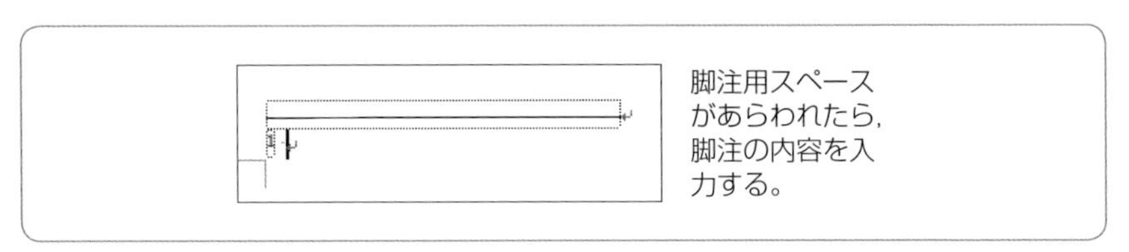

脚注用スペースがあらわれたら，脚注の内容を入力する。

▶図 13-15　脚注用のスペース

　ページごとに脚注を入れる方法の場合，まず，脚注を入れたい部分にカーソルを合わせ，［参考資料］タブの［脚注］グループの⧅をクリックすると，脚注と文末脚注ダイアログボックスが表示される。この中の［脚注］を◉にし，脚注が［ページの最後］になっていることを確認する。［番号書式］の⌄をクリックして，一覧から適宜必要な書式を選び，［挿入］をクリックするとページの下に脚注用のスペースがあらわれる（▶図 13-15）。ここに適宜脚注を入力する。

2 引用文献と文献目録

　レポートでは，引用文献リストの作成フォームを指定されないことが多いが，論文では指定されることがある。Word には，引用文献と文献目録を作成し，先述した APA システム（▶316 ページ）をはじめとした論文引用規定に基づいて文献を整理する機能がある。

引用文献の▶挿入方法

　引用文献を挿入したい部分にカーソルを合わせて，［参考資料］タブの［引用文献と文献目録］でスタイルの部分をみる。たとえば，APA スタイルで引用する場合は，⌄で［APA］にあわせて，［引用文献の挿入］をクリックする（▶図 13-16-a）。［新しい資料文献の追加］をクリックすると，資料文献の作成ダイア

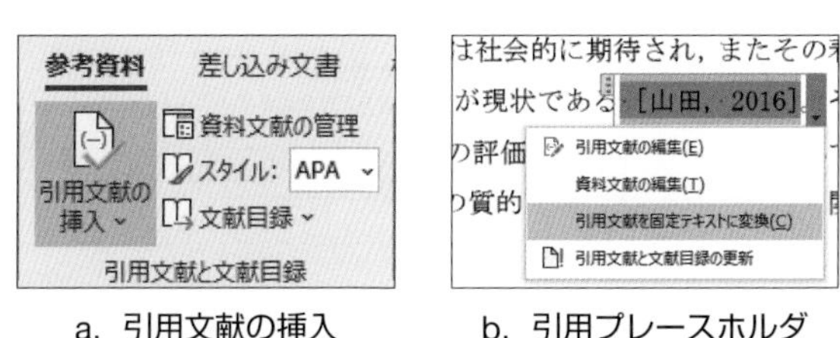

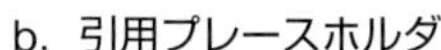

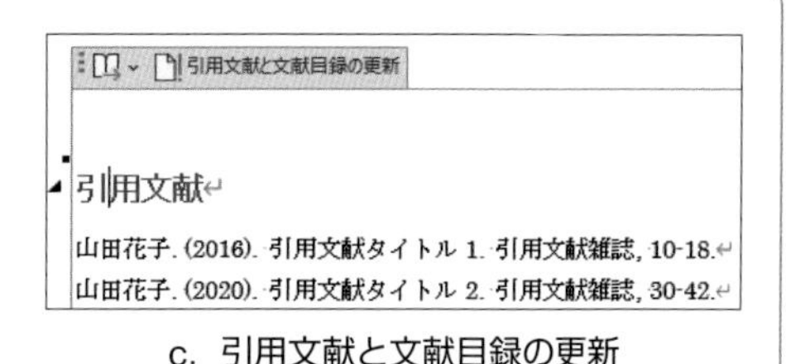

a．引用文献の挿入　b．引用プレースホルダ　c．引用文献と文献目録の更新

▶図 13-16　引用文献と文献目録の挿入

ログが開き，引用する文献の種類を，［資料文献の種類］の⌄でさがす。雑誌記事であれば，［雑誌/定期刊行物の記事］を選び，ダイアログボックス内の事項，著者名や雑誌名・タイトル・ページ・発行年を入力して埋める。［OK］をクリックすると，引用プレースホルダが表示され，引用形態があらわれる(▶図 13-16-b)。修正する場合は，プレースホルダの右下の▼をクリックし，［引用文献を固定テキストに変換］をクリックする。これにより，プレースホルダ内の文字は通常のテキスト扱いとなり，規定どおりになるように修正を加えることが可能になる。

引用文献リストの作成方法▶ 最後に引用文献リストをつけるときには，引用文献リストをつけたい部分(本文の最終行)に，カーソルをあてて，［参考資料］タブの［引用文献と文献目録］グループにある，［文献目録］をクリックする。［組み込み］と出てくるので，使いたい形式の表示をクリックすると文献リストプレースホルダが表示される。その後，新たな文献を引用した場合，プレースホルダの［引用文献と文献目録の更新］の部分をクリックすれば，プレースホルダに新たな文献が表示されるようになる(▶図 13-16-c)。

⑤ 校閲

1 コメント

文書を閲覧し，感想や意見をつけるときには，「コメント」機能を用いると便利である。コメントを加えたい部分を選択し，［校閲］タブの［コメント］グループの［新しいコメント］をクリックすると，文書の右側にふき出しが作成されるので，その中にコメントを記載する(▶図 13-17)。

コメントを隠す場合は，［変更履歴］グループの［変更履歴とコメントの表示］をクリックし，［コメント］をクリックすると，チェックボックスからチェックが消えてコメントが非表示になる。コメントを削除したいときは，コメントの吹き出しをクリックして，［コメント］グループの中にある［削除］をクリックすると削除される。

階会計に 2 か所，薬局待合室に 1 か所，正面玄
受付に 1 か所の計 9 か所に設置
集計を行った
田中 太郎 数秒前
2 か所ではありませんか？
返信
解決

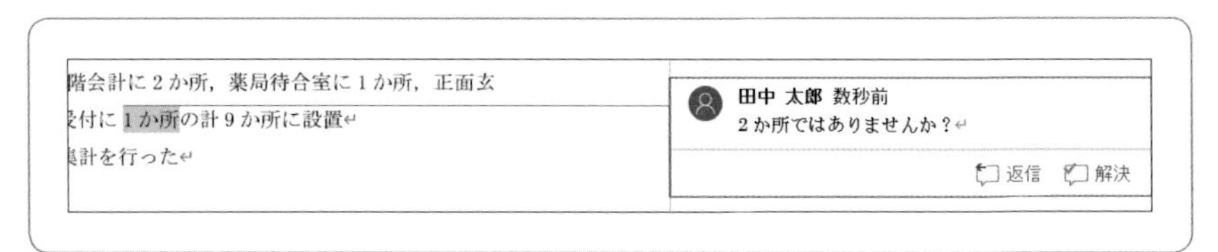

▶図 13-17　コメント

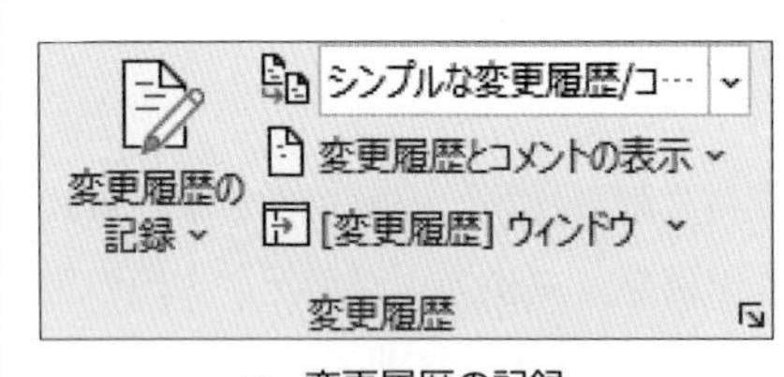

a. 変更履歴の記録

b. 削除・挿入した語の表示

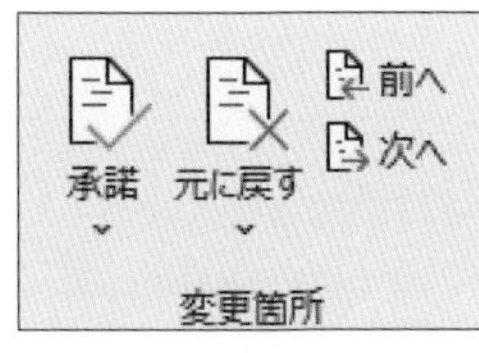

c. 変更箇所グループ

▶図 13-18　変更履歴

2 変更履歴

変更履歴の記録▶　レポートを書いているとき，書いた内容を読み直した際に，不必要と思って消してしまったが，「やっぱり消さなければよかった」と後悔することがある。「変更履歴」は，文書への変更内容を記録したものである。変更履歴を使うと，文書を，いつ，誰が，どのように編集したのかを確認することができる。変更履歴を記録するには，［校閲］タブの［変更履歴］グループにある［変更履歴の記録］をクリックする（▶図 13-18-a）。すると，このボタンの色がかわり，変更履歴の記録が開始される。変更履歴の記録中に本文を入力したり削除したり編集すると，その変更はすべて記録として残される。

本文中にも，記録が反映される。たとえば，削除して新たな語を加えた場合，はじめは変更箇所の行頭にマークが付いているのみである。この状態は［シンプルな変更履歴/コメント］という状態で，［校閲］タブの［変更履歴］グループにあるドロップダウンリストから表示内容を変更することができる（▶図 13-18-a）。

なお，このリストから，［すべての変更箇所/コメントの表示］をクリックすると，削除部分に色がつき，取り消し線が引かれ，新たに挿入した語を示すことができる（▶図 13-18-b）。また［初版］をクリックすると変更前の文章になり，［変更履歴/コメントなし］をクリックするとこうした変更記録について画面には示されなくなる。

変更履歴の記録を終了するには，［校閲］タブの［変更履歴］グループにある［変更履歴の記録］をもう一度クリックする。このボタンの色が消え，変更履歴の記録は終了する。

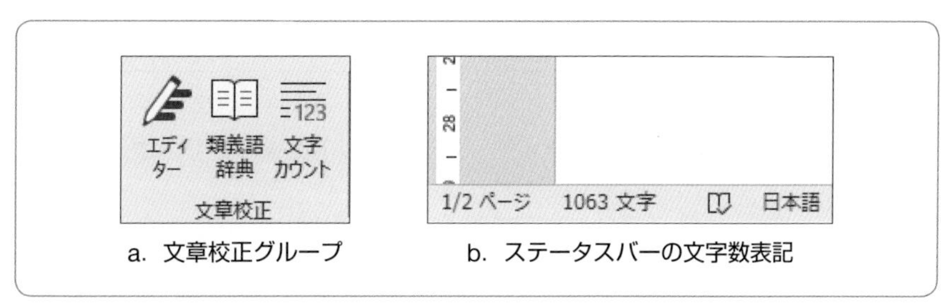

a. 文章校正グループ　b. ステータスバーの文字数表記

▶図 13-19　文字カウント

変更履歴の反映▶　「変更履歴」機能では，変更履歴をみながら，変更箇所を反映させるのか，もとに戻すのかを考えることができる。文頭にカーソルを移動し，[校閲] タブの [変更箇所] グループにある [次へ] をクリックすると，はじめの変更箇所の範囲が選択される。

もし，そのまま変更内容を反映させてよい場合は，[承諾] をクリックすると，文字列の色が消え変更が反映される(▶図 13-18-c)。さらに [次へ] をクリックすると，次の変更箇所の範囲が選択される。

変更された箇所をもとに戻したい場合は，[元に戻す] をクリックすると，変更される前の状態に戻る。これを繰り返し行って，反映部分を確定していく。

3 文字カウント

論文やレポートで文字数が指定されている場合がある。そのようなときには [校閲] タブの [文章校正] グループの [文字カウント] をクリックすることで文字数を確認することができる(▶図 13-19-a)。文字カウントダイアログボックスが表示され，そのなかに文字数が表示される。

また，ステータスバーとよばれる，Word ウィンドウの下部に総文字数を示すことができる(▶図 13-19-b)。なお，ステータスバーは右クリックにより示す情報を選択できる。

ゼミナール

復習と課題

❶ 論文・レポート・パンフレットの違いについて，それぞれの特徴とともに説明しなさい。

❷ 論理的な文章を書くための論法について，１つ例をあげて具体的に説明しなさい。

❸ パラグラフを構成する文の種類を３つあげ，それぞれについてその役割を説明しなさい。

❹ 直接引用と間接引用の違いについてまとめなさい。

❺ ケースレポートの書き方についておもな項目とその内容を説明しなさい。

❻ Word の変更履歴の機能を使って変更を記録してみよう。

参考文献

1）本多勝一：日本語の作文技術．p.46，朝日新聞出版，2010.
2）本多勝一：上掲書 1)，p.55.
3）高谷修：看護学生のためのレポート・論文の書き方，改訂 3 版．p.35，金芳堂，2006.
4）島井哲志：ポジティブ心理学入門．p. 2，星和書店，2009.
5）滝浦真人：パラグラフで書く．滝浦真人，草光敏雄編：日本語アカデミックライティング．pp.118-130，放送大学教育振興会，2017.
6）坂井素思：「他者の言葉」で書く．滝浦真人，草光俊雄編：上掲書 5)，pp.99-117.
7）金田一春彦・金田一秀穂：学研現代新国語辞典，改訂 4 版．p.1530，学習研究社，2009.
8）中川米蔵：医療の原点．pp.138-140，岩波書店，1996.
9）Gagnier J. J., et al. The CARE guidelines：consensus-based clinical case reporting guideline development. Journal of Medical Case Reports. 2013.
10）CARE Group：2013 CARE Checklist.＜https://www.care-statement.org/checklist＞＜参照 2020-09-06＞
11）古橋洋子編：はじめてでも迷わない！ 看護のためのケーススタディ．医学書院，2019.
12）米国心理学会著，江藤裕之ほか訳：APA 論文作成マニュアル．pp.148-151．医学書院，2004.

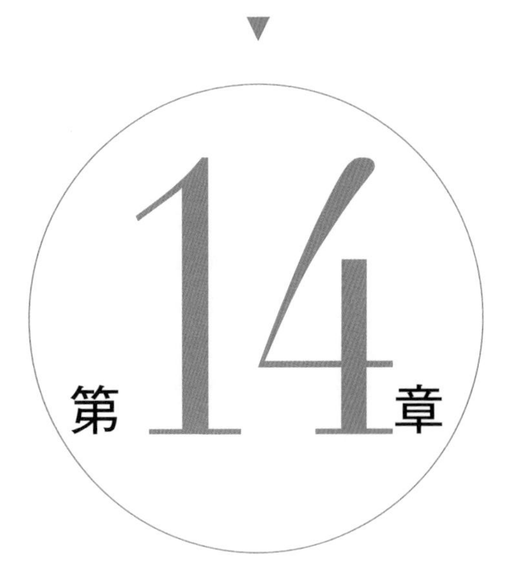

情報の発表とコミュニケーション

A 口頭発表とポスター発表

① プレゼンテーションとは

プレゼンテーションとは，さまざまな研究内容や商品，企画・計画など，各種の情報をわかりやすく説明して，聞き手に正確に効率よく理解してもらうことである。実演などを中心とする場合には，デモンストレーションとよぶこともある。基本的にはコミュニケーションの手段の一つである。

ここでは主として，1対多の関係である，学会や研究会における「研究発表」を取り上げる。なお，患者に対して看護計画を説明するような1対1に近い場合でも，「聞き手に正確に効率よく理解してもらう」という点では同じである。

一貫した話の流れ▶ プレゼンテーションで最も大事なことは，「一貫した話の流れ」である。説明がしばしば枝葉末節にいってしまうと，聞いている人は理解不能に陥ってしまう。目の前の情報をただ説明するだけでなく，「一貫した話の流れ」をつくることにより，プレゼンテーション全体のイメージを聞き手に意識させることが重要である。

説明を聞きながら全体をイメージすることができれば，現在の話の内容が「全体のどの部分の話であり，どの程度重要か」がわかり，混乱することが少なくなるはずである。

聞き手の状況の確認▶ そのほかにも，聞き手がどの程度の知識（事前情報）をもち，内容に興味をいだいているかなどにより，プレゼンテーションの内容をかえる必要がある。

既知の情報を長く説明すればあきられるし，知らない専門用語などが多ければ理解してもらえない。場合によっては，途中で聞き手が内容を理解しているかどうかを確認しながら，状況に応じて説明内容をかえるなどの対処も必要になる。

② 口頭発表とポスター発表の違い

研究発表などのプレゼンテーションの場合には，スライドやOHC[*1]，配布資料などを使う口頭発表と，大きな紙に印刷して掲示するポスター発表がある。

最近の学会などでは，会場や時間的な制約から口頭発表に落選した場合にポスター発表になることも多いようである。しかし，それぞれの発表方法で**表14-1**に示すように利点が違うため，自分がなにを伝えたいのかをよく考えて，どちらの発表方法にするのかを選択する必要がある。

---

*1 OHC：over head cameraの略で，テキストや資料などをスクリーン画面などに大きく投影するための教材提示装置である。書画カメラともよばれる。

▶表 14-1　発表の種類とその利点

発表の種類	利点
口頭発表	• 直前まで発表内容の変更が可能である。 • プレゼンテーションに動きをつけて強調できる。 • 発表時の聴衆が多いので，多くの人に伝わりやすい。 • あとかたづけなどが少ないので，当日の拘束時間が短い。 • 資料作成にあまり費用がかからない。
ポスター発表	• 細かい数値まで表にして提示可能である。 • スライドなどと比べて，より多くの情報を提示できる。 • 時間の制約が少ないので，細かい点までゆっくり議論できる。 • その場で関連資料などを配布することができる。 • 興味を示してくれた人と名刺交換などがしやすく，人間関係が広がる。

③ プレゼンテーションの構成

プレゼンテーションの構成要素は，口頭発表でもポスター発表でもほぼ同じであり，次の6つの要素からなる。

タイトル▶ **タイトル**は，プレゼンテーションの内容をひとことであらわしたものである。聴衆はタイトルを見て発表を聞くかどうかを考えるため，とても重要である。また，一貫した話の流れをもったプレゼンテーションとするためには結論とタイトルの整合性が必要である。

そのため，すべてのプレゼンテーションができたら，タイトルを必ず見直したほうがよい。また，自分ではうまく表現したつもりでも，他人からは意味がわからない場合もあるので，複数の人の意見を聞いてみることも大切である。

はじめに▶ プレゼンテーションでは，最初に，なぜ今回の研究を始めたかについて，簡単に説明する必要がある。研究を取り巻く背景や，現在までに判明している事実と，まだわかっていないことを，**はじめに**として明らかにすることにより，研究の目的(なにを明らかにするのか)や意義が明白になるはずである。

この部分でプレゼンテーションの内容の全体のイメージを意識させると，その後の話の流れをつくりやすくなるので，重要である。

対象と方法▶ **対象と方法**では，研究対象としてなにを用いたのか，また，測定の条件や方法，分析の方法などを説明することにより，「母集団としてなにを考えているのか」「研究結果が示す範囲」などを明示する。この研究がどのくらい一般化できるのかは，研究の価値を判断するうえで重要なポイントになるからである。

結果▶ **結果**では，研究対象が想定した対象であることや，今回の研究で着目しているデータの分布状況を示すような単純集計から始まり，研究のポイントになる分析結果などを順に示す。

細かい数値が必要であれば表を示す必要があるが，一目でわかりやすくするためにはグラフを有効に活用するとよい。表の場合には，とくに着目してほしい部分の色をかえたり，動きをつけたりして強調するとわかりやすい。有意な差がある場合には，有意確率も明記するほうがよい。

考察▶ **考察**とは，研究者がなにを考えたのかという部分である。同じデータを用いた場合，分析結果そのものは同じになるはずであるが，それからなにを読みとったのかは研究者によって異なるため，誰でも同じ考察になるとは限らない。

通常は，データを入手する前に，既知の事実などからある程度は結果を予想できるはずである。もし，予想と同じ結果であれば，いままでの考え方は，やはり正しい，またはいままでの考え方が，今回のような新しい対象にも適用できるという追証型になる。逆に，今回の結果が予想に反していたのであれば，いままでの考え方は正しくない，または今回の対象には適用できないという反証型になるはずである。

それぞれの理由について，文献などを引用しながら考えた内容が考察である。もちろん，今回の研究の限界や今後の課題にもふれる必要がある。

まとめ・結論▶ 最後に，「はじめに」であげた目的や意義について，達成できた内容を**まとめ・結論**として簡単に示す必要がある。

④ 資料の作成と事前準備

プレゼンテーションにおいて，各種情報をわかりやすく説明して，聞き手に正確に効率よく理解してもらうためには，プレゼンテーションの構成にそった効果的な資料を作成することが重要である。

用意すべき資料のかたちや内容は，プレゼンテーションの方法や対象に応じて異なる。たとえば，口頭での研究発表などの場合には，スライドや OHC，配布資料などを用意する。ポスター発表ならば指定された大きさにおさまるポスターや，必要に応じて配布資料を作成する。

ここでは，最も普及しているプレゼンテーション用のソフトである「PowerPoint(パワーポイント)」を使った資料の作成と，プレゼンテーションに向けての事前準備を取り上げる。

1 PowerPoint の特徴

マイクロソフト社の Office(オフィス)シリーズに含まれる PowerPoint は，発表の内容を考えながら，動きのあるスライドが簡単に作成できるだけでなく，配布資料として印刷したり，リハーサルとしてディスプレイ上にスライドを順番に表示したりできる点が特徴である。ディスプレイ上の画像はプロジェクタを使えば，大型スクリーンに簡単に投影できる。

2 PowerPoint の起動と標準画面

PowerPoint を起動して，「新しいプレゼンテーション」を選ぶと，図 14-1 のようなタイトルスライドを作成する画面が表示される。画面は大きく 3 つの

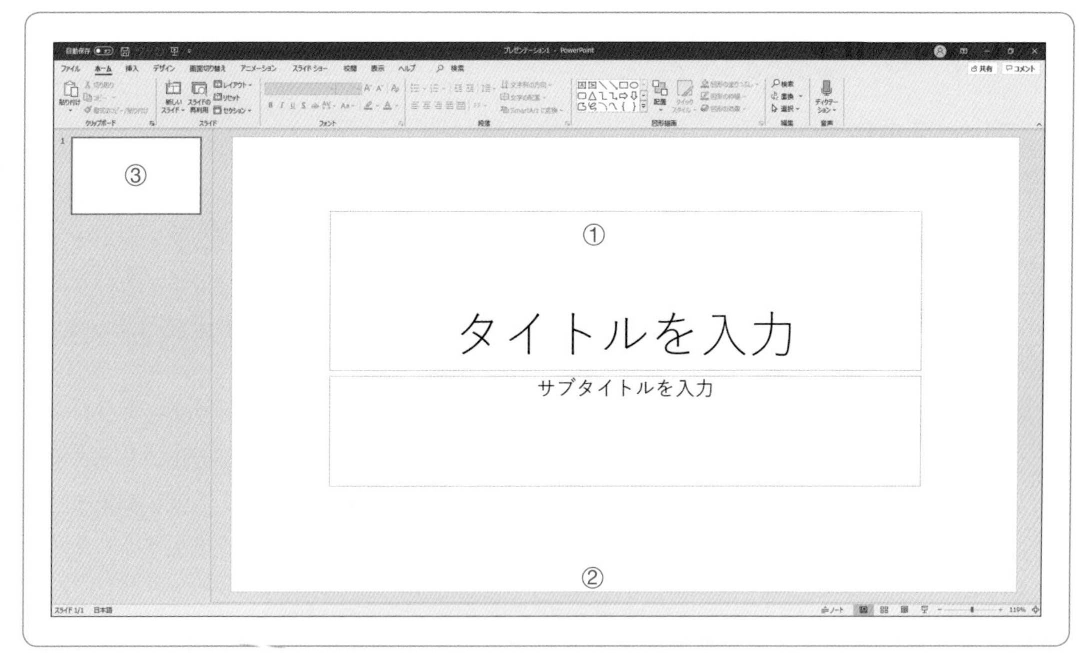

▶図 14-1　タイトルスライド画面

表示領域(ペイン)で構成されている。

スライドペイン▶　1つ目は**スライドペイン**(▶図 14-1-①)とよばれるウィンドウで，現在編集対象となっているスライドが1枚大きく表示されている部分である。**図 14-1** では，スライド上にプレースホルダ(▶336 ページ)とよばれる文字を入力するための枠が，タイトル用とサブタイトル用の2つ表示されている。

ノートペイン▶　その下にあるのが**ノートペイン**(▶図 14-1-②)とよばれるウィンドウである。PowerPoint2019 では，表示リボンの「表示」にある「ノート」ボタンで表示できる。スライドを配布資料として印刷するときには無視されるが,「ノート」として印刷する場合にはスライドとともに印刷される。また，スライドを表示するときも，[スライド ショー] リボンで「発表者ツールを使用する」にチェックを入れれば,「ノート」を表示できる(▶342 ページ, 図 14-9)。そのため，スライド作成途中のメモやスライドに関する発表原稿を書き込むことなどに利用できるスペースといえる。

アウトラインペイン▶　画面の左側は，**アウトラインペイン**(▶図 14-1-③)とよばれ，[表示] リボンの「プレゼンテーションの表示」にある [標準] と [アウトライン表示] を選択して切りかえられるようになっている。

[標準] では，作成したスライド内容が小さく表示され，複数のスライドの内容を一覧することができる[*1]。[アウトライン表示] では，作成するスライドの

*1 アウトラインペインでは，ペインの幅に合わせてスライドの表示枚数が変化する。たとえば，表示の幅を小さくすると，1枚あたりのスライドの大きさは小さくなるものの，より多くのスライドを一覧することができる。

内容が，テキストとして一覧できるように表示されるため，全体の構成を見ることができる。

3 プレースホルダ

プレースホルダとは，前述のとおり文字や図表などを入力するための枠のことである。プレースホルダをクリックして文字を入力すると，タイトルは「游ゴシック 60 ポイント」，サブタイトルは「游ゴシック 24 ポイント」というように，プレースホルダごとに標準で決まっているフォント(書体)とポイント(文字の大きさ)で表示される。

文字の編集▶ なお，文字を入力後，プレースホルダ以外の部分をクリックするとプレースホルダの範囲をあらわす枠は表示されなくなるが，文字の部分をクリックすると点線の枠が表示され，文字編集モードになる(▶図 14-2-①)。文字編集モードでは，表示されている文字を選択してフォントやポイントを変更することができる。

プレースホルダの大きさ・位置の変更▶ さらにもう一度，枠の部分をクリックすると，枠の線が実線になり，プレースホルダ全体の大きさを変更したり，表示する場所を移動したりできるモードになる(▶図 14-3-①)。

プレースホルダの利点▶ プレースホルダは Word などで利用するテキストボックスとよく似ているが，入力した文章が左側に表示される［アウトライン］ペインに反映される(▶図 14-3-②)。文字の大きさを自動で調整しながらスライド分割についてのアドバイスを表示するなど，スライド全体の構想を考える際に重要である。

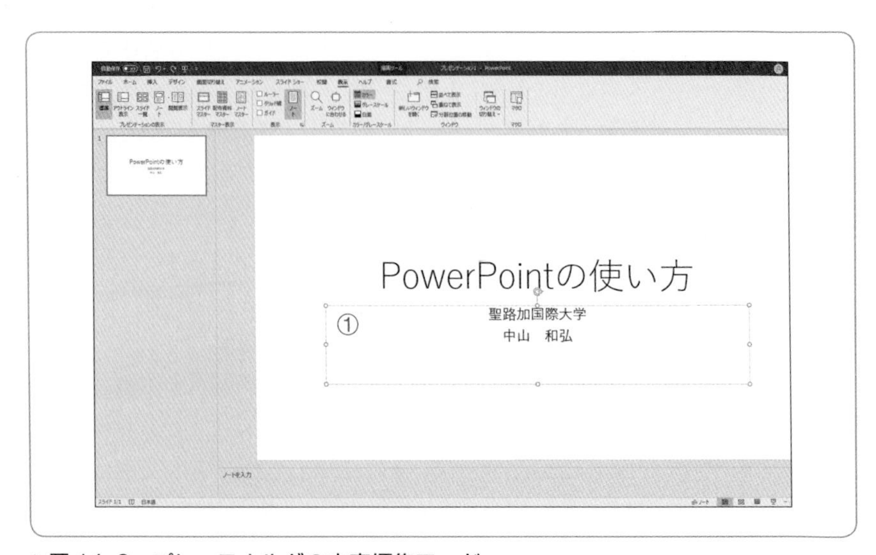

▶図 14-2　プレースホルダの文字編集モード

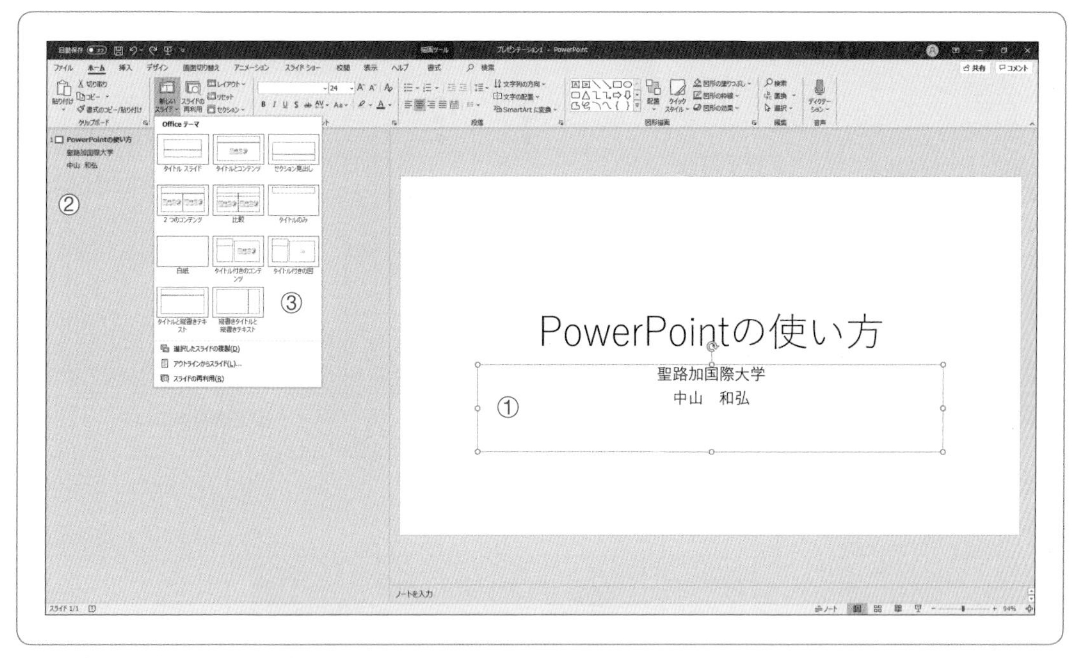

▶図 14-3　プレースホルダの利用例

4 新しいスライドの挿入

［ホーム］リボンの［新しいスライド］の［▼］ボタンをクリックすると，図14-3-③のように一覧が表示され，任意のスライド形式を選択することができる。なお，標準の［タイトルとコンテンツ］のスライドであれば，アウトラインペインで，特定のスライドを選択して［Enter］キーを押すことで，そのスライドの次の位置に，新しいスライドを簡単に挿入できる。

箇条書きの入力▶ ［タイトルとコンテンツ］のスライドの「コンテンツプレースホルダ」の内部をクリックすると，標準では「サブタイトルプレースホルダ」と同じように「游ゴシック 28 ポイント」で段落ごとに箇条書きで入力できるモードになる。

段落ごとに［Enter］キーを押すと，行頭に「・」が挿入され，次の段落を始めることができるが，1つの段落内で改行したい場合には，［Shift］+［Enter］で強制改行することもできる。

スライドでは，箇条書きで入力することが多いので，段落ごとにレベルをつけるとわかりやすい(▶図 14-4-a)。段落の先頭で［Tab］キーを押すことで，レベルが1段階下がり，行頭にスペースが入ると同時に，行頭の記号や文字の大きさなども自動的に変更される。なお，レベルを上げる場合には，［Shift］+［Tab］を使う。

行頭の記号は，リボン内のボタンや，段落内でマウスの右ボタンを押すことにより表示される箇条書きメニュー(▶図 14-4-b)，段落番号メニュー(▶図

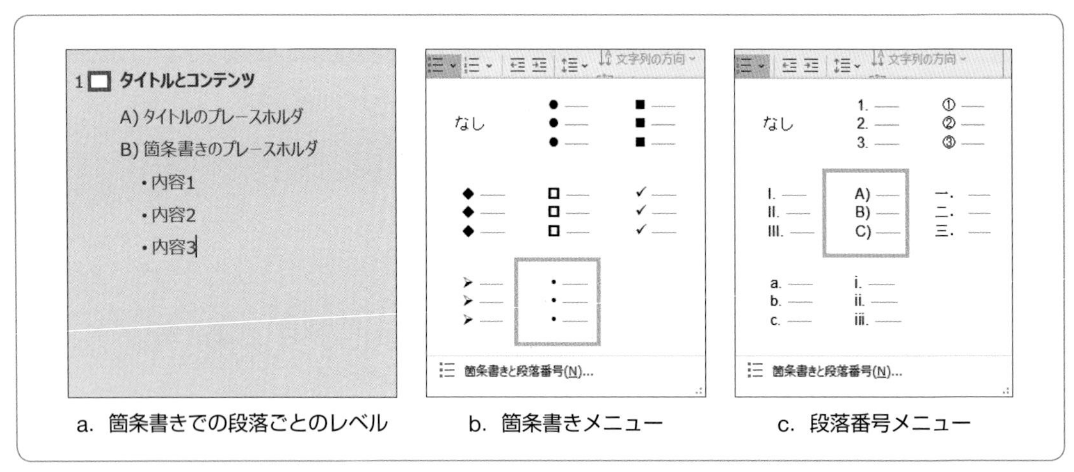

a. 箇条書きでの段落ごとのレベル　b. 箇条書きメニュー　c. 段落番号メニュー

▶図 14-4 段落のレベルと箇条書き

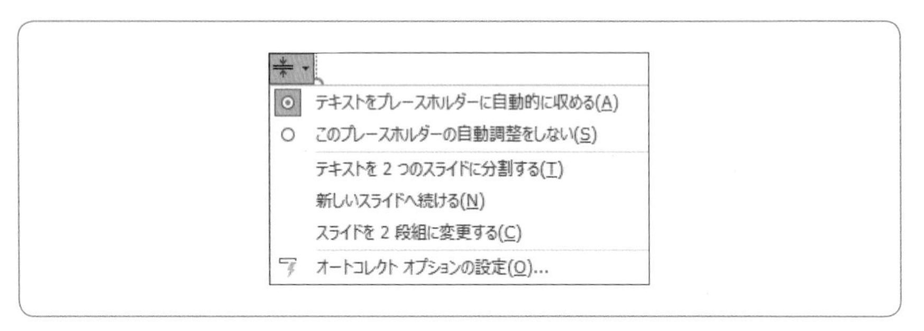

▶図 14-5 自動調整オプション

14-4-c)で自由に変更することができる。

自動調整オプション▶ プレースホルダ内では，枠の大きさが優先されるので，段落が多かったり，文章が長かったりすると，枠におさまるように自動的にフォントが小さくなる。このとき，プレースホルダの左下に表示される［自動調整オプション］をクリックすると，図 14-5 のようなメニューで自動調整の有無を指定できるだけでなく，段落を境にして同じタイトルの 2 つのスライドに分割することができる。

逆に言えば，［自動調整オプション］が表示されるときには，フォントが小さすぎて見づらくなっているときなので，修正する必要があるともいえる。

5 スライドデザインの選択

［デザイン］リボンで「テーマ」を選択することにより，すべてのスライドをまとめて，カラフルなスライドにすることが簡単にできる。「タイトル」と「タイトルとコンテンツ」などスライドの種類ごとにデザインが異なり，箇条書きのレベルごとにフォントの種類や色が違うなどの特徴があるので，ある程度の枚数のスライドができてから選択するほうがよい。

「テーマ」は，「全体のデザイン」と「配色」「フォント」「効果」「背景のスタ

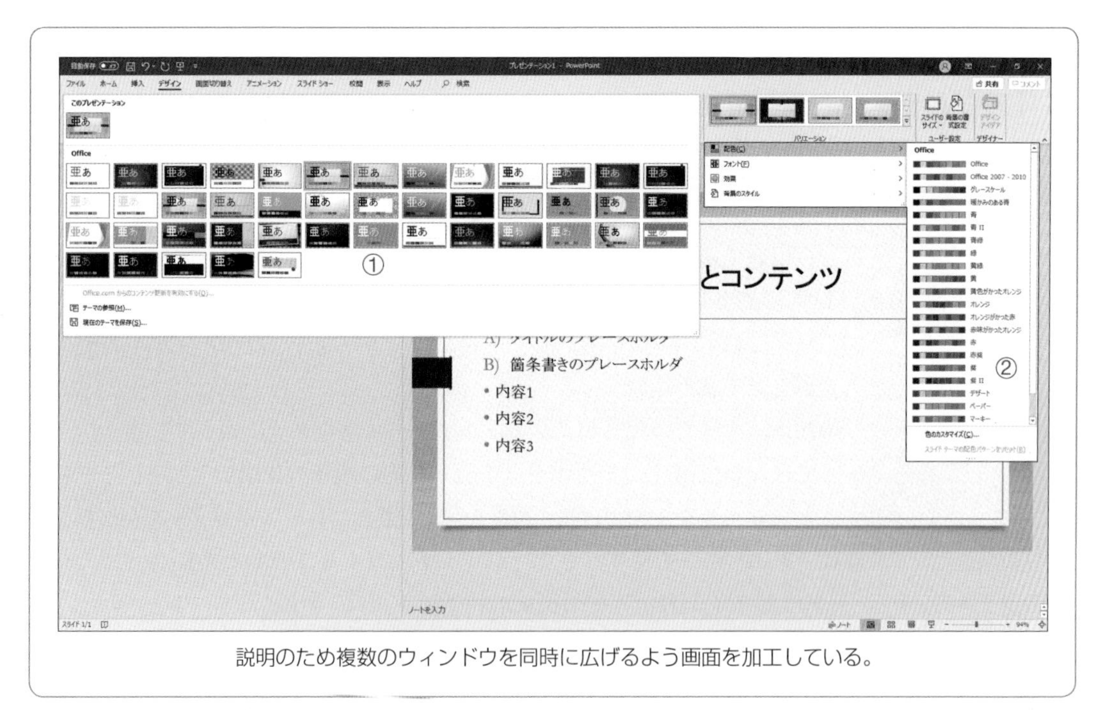

説明のため複数のウィンドウを同時に広げるよう画面を加工している。

▶図 14-6 「全体のデザイン」選択例

イル」で構成されており,「全体のデザイン」は標準でついてくるもの(▶図 14-6-①)以外に，インターネット上からダウンロードすることもできる。

配色▶ 「全体のデザイン」の中に表示されている 6 つのカラフルな四角は「配色」であり，文字の部分も含めて，全体の配色をさまざまな組み合わせに変更することができる(▶図 14-6-②)。また，「フォント」や「背景」も同様に簡単に変更できるので，いろいろな組み合わせを試してみるとよい。

フォント▶ プレースホルダ内のフォントは，Word と同じように，文字を選択して［ホーム］リボンの［フォント］メニューで，その色やフォント，大きさなどを自由にかえられる。ただし，このように変更した文字は「スライドデザイン」では自動的に変更されないので，ある程度「スライドデザイン」を決めてから，個別のフォントを変更するのが望ましい。

調整やテーマの作成▶ なお，もっと細かな調整や，はじめからテーマを自分でつくりたい場合には,［表示］リボンの［スライドマスター］を選択すれば可能である。すべてのスライドに共通のロゴ(たとえば校章など)や画像をはりつけるなどの加工も簡単にできる。ただし，あまりデザインにこりすぎるとかえって見づらくなってしまうため，気をつけたほうがよい。

スライドのサイズ▶ ［スライドのサイズ］のメニューでは，標準(4：3)とワイド画面(16：9)の 2 種類を選択できる。最近はノートパソコンでもワイド画面が主流なので，実際には初期設定がワイド画面であることが多い。会場によってプロジェクタの画面サイズが異なると，スライドにずれが生じるので事前にサイズの確認が必要である。

6 ［アウトライン表示］での編集

ある程度，スライドにする内容がすでにファイルになっている場合には，プレースホルダごとに［コピー］と［貼り付け］をするよりも，［アウトライン表示］を用いて編集すると便利である。

ファイルの読み込み▶ まず，［新しいスライド］メニューにある［アウトラインからスライド］（▶337ページ，図14-3-③）を選択し，内容が箇条書きなどになったファイルを［挿入］ボタンで読み込む。

最初は，すべての段落が「タイトルプレースホルダ」に入ってしまう。タイトルではない段落は，［アウトライン表示］内の段落の先頭で［Tab］キーを押すことでレベルを1つ下げて，通常の「箇条書きプレースホルダ」に入れる。さらに［Tab］キーを使うことで，レベルを変更することもできる。

スライドの分割▶ ［アウトライン表示］での編集の特徴の1つは，「タイトルプレースホルダ」もレベルの1つとして取り扱える点である。そのため，［Tab］キーをうまく使えば，簡単に任意の位置でスライドを分割することも可能である（▶図14-7）。

段落の移動方法▶ 段落を移動する場合は，移動させたい段落の行頭にカーソルをもっていくと表示される移動カーソル「✥」を使えばよい。移動カーソルを表示して選択（クリック）した段落は，同じスライド内での段落の移動だけでなく，別のスライドに移動することも簡単にできる。

表示の折りたたみ方法▶ 内容が完成したスライドは，スライド番号部分をダブルクリックすれば，低いレベルの表示を折りたたんで，スライドタイトルだけの表示にすることができる。全体を見通すには，内容を表示せずスライドタイトルだけにしたほうが簡単である。

3 アウトライン表示での編集
・「アウトライン表示」の特徴の一つは，「タイトルプレースホルダ」もレベルの一つとして取り扱える点である。
・|
・そのため，スライドを分割する場合には，分割したい場所でEnterキーを押して，空行を作成したあとに，「Shift＋Tab」を使って，その空行を「タイトルプレースホルダ」まで格上げしたうえで，スライドのタイトルを入力しなおせばよい。

①スライドを分割したい場所で，［Enter］キーを押して空行を作成する。

3 アウトライン表示での編集
・「アウトライン表示」の特徴の一つは，「タイトルプレースホルダ」もレベルの一つとして取り扱える点である。
4
・そのため，スライドを分割する場合には，分割したい場所でEnterキーを押して，空行を作成したあとに，「Shift＋Tab」を使って，その空行を「タイトルプレースホルダ」まで格上げしたうえで，スライドのタイトルを入力しなおせばよい。

②［Shift］＋［Tab］を使って，作成した空行を「タイトルプレースホルダ」まで格上げしたうえで，スライドのタイトルを入力しなおす。

▶図14-7 「アウトライン」でのスライド分割

スライド全体の移動方法▶ スライド全体を移動して順番を変更する場合は，スライド番号の部分にカーソルを合わせて移動カーソル「✥」を表示させれば，移動させることができる。しかし，操作に慣れないと，移動位置を間違えて，複数のスライドの内容がまじってしまうことがある。

そのため，スライド全体の移動では，あらかじめ低いレベルの表示を折りたたんで，スライドタイトルのみの表示としておくか，［スライド一覧］などで，一枚の画像として表示したうえでスライドを移動したほうがわかりやすく，簡単である。

新しいスライドの挿入方法▶ ［アウトライン表示］での編集中に新しいスライドを挿入したい場合には，マウスの右ボタンで表示されるメニューから選択するか，［Ctrl］+［Enter］を押す。後者の場合，「箇条書きプレースホルダ」にカーソルがあれば1回，「タイトルプレースホルダ」にカーソルがある場合には2回操作を繰り返すと，カーソルの下の位置に新規スライドが挿入される。

7 表示モードの種類

［標準］以外の表示モードとしては，先述した［アウトライン表示］や［スライド一覧］［ノート］［スライドショー］がある。

スライド一覧▶ ［スライド一覧］は，図 14-8 のようにスライドが画面上に並ぶモードである。全体の統一感を見たり，複数のスライドの順番をマウスでドラッグして一度に変更することが容易にできる。また，図 14-8-①のように非表示スライド[*1]の設定をする場合も，このモードが使いやすい。

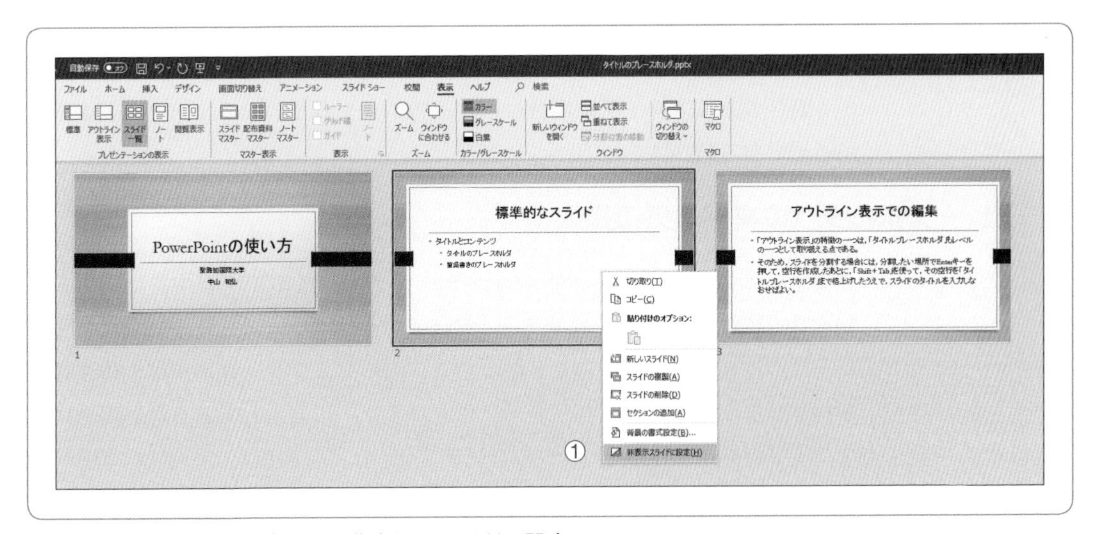

▶図 14-8 スライド一覧画面と非表示スライドの設定

＊1 非表示スライドでは，スライドを実際に削除するのではなく，一時的に表示させない設定にできる。発表時間や発表対象などを考えて，表示するスライドの取捨選択をすることが可能になる。

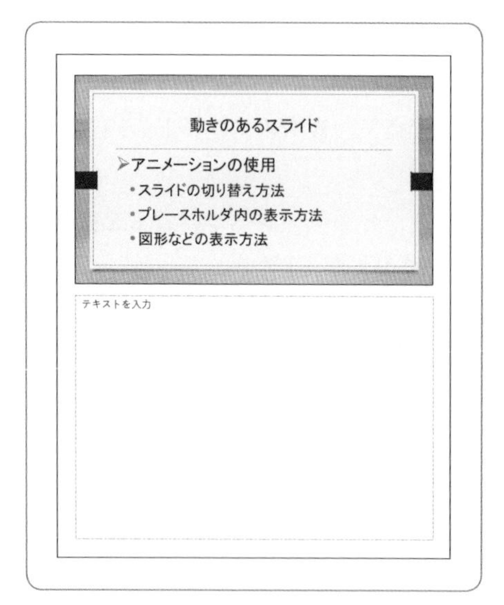

▶図 14-9 ［ノート］モード画面例

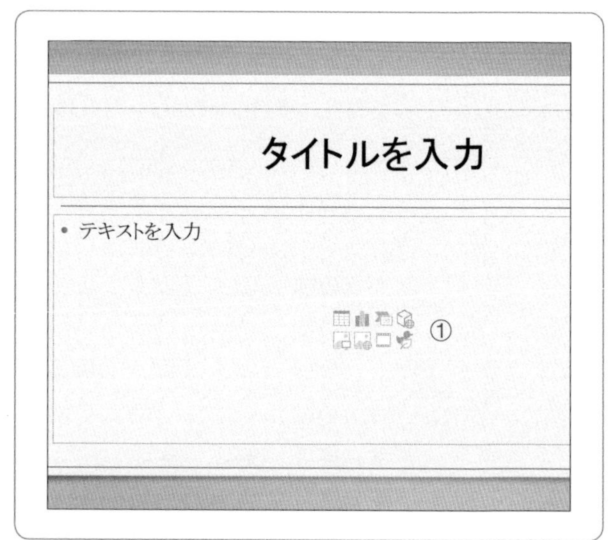

▶図 14-10 図表挿入アイコン

ノート▶ ［ノート］は1枚のスライドとそのノートペイン(▶335ページ，図14-1-②)を大きく表示するモードである。［ノート］モードにすると図14-9のように画面が広く使えるので，ノートペインの入力がしやすくなる。もちろん，印刷する場合も画面のように用紙一枚にスライド一枚と，そのノートペインが印刷されるので，発表時の資料として便利である。

スライドショー▶ ［スライドショー］は画面全体にスライドを表示するモードであり，［F5］キーや［スライドショー］リボンで実行可能である。編集しているときと，実際に画面全体に表示してみたときでは印象が違うこともあるので，リハーサルのときだけでなく，繰り返し表示させて確認することが大切である。とくに，後述する動きのあるスライドの場合には，その動きや表示のタイミングなどの確認が必須である(▶344ページ)。

8 プレースホルダへの文字以外の挿入

文字が入力されてない状態のコンテンツプレースホルダの中央にある，図14-10-①の部分をクリックすると，Excelの表やグラフ，写真や動画などをプレースホルダ内に挿入することができる。ただし，プレースホルダ全体に挿入されてしまうため，説明などを［アウトライン］に表示しておきたい場合には，スライドのレイアウトを［2つのコンテンツ］などに変更しておき(▶337ページ，図14-3-③)，片方のコンテンツに説明を入力するようにするとわかりやすい。

また，図14-11の［挿入］リボンを利用すれば，プレースホルダとは無関係に挿入することも可能である。

なお，図形については使用頻度が高いので，［ホーム］リボンにも図形描画のメニューがあり，さまざまな図形が簡単に挿入できて使いやすい(▶326ページ，

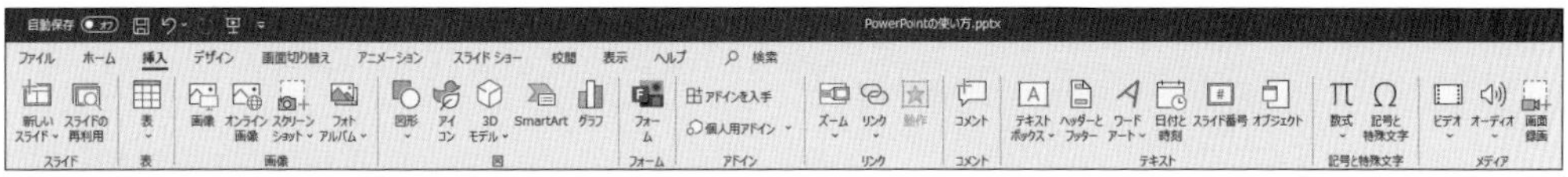

▶図 14-11　挿入リボン

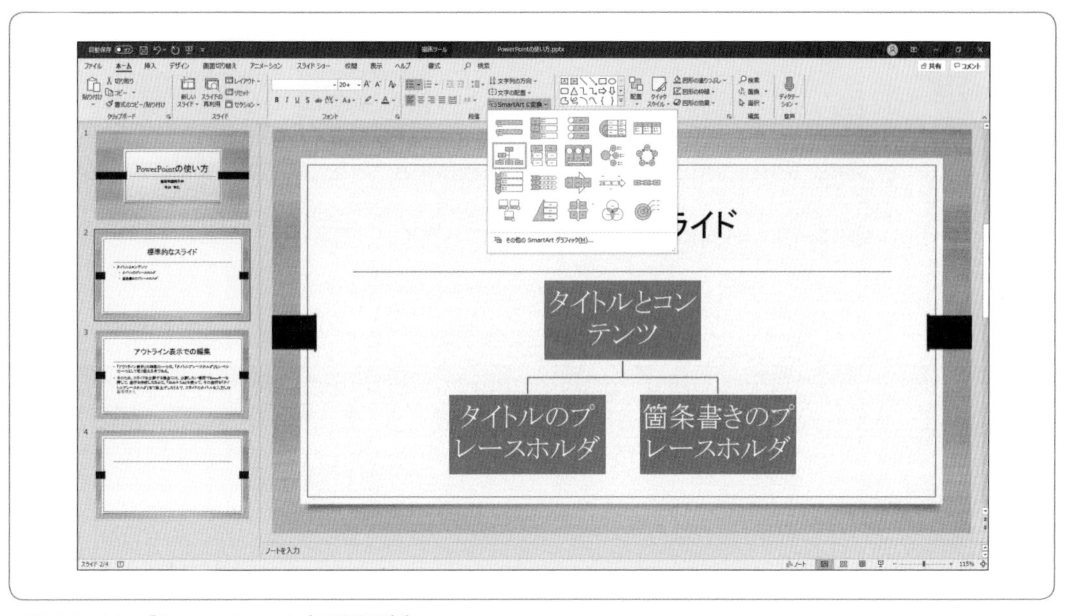

▶図 14-12　「SmartArt」の表示画面例

図 13-13)。大きさや色，配置(順序やオブジェクトの位置)などの操作は Word と同じである。

SmartArt▶　「SmartArt」とよばれる，カラフルな図を組み合わせたサンプルのようなものも利用できるようになっている。最初に「SmartArt」を使って枠組みを作成し，そこに文字を入力するだけでなく，すでに箇条書きになっているプレースホルダで，［ホーム］リボンの［段落］にある［SmartArt に変換］を選ぶと，**図 14-12** のようにレベルに合わせて，どのような雰囲気になるのかを表示してくれるのでわかりやすい。

ただし，一度「SmartArt」に変換してしまうと，その後は［アウトライン］に表示されなくなってしまうので注意が必要である(▶図 14-13-①)。

その場合は，「SmartArt」枠の左端にあるタブをクリックすることにより，その SmartArt 内だけのアウトラインを表示させることができる(▶図 14-13-②)。このメニューを利用すると，前述の［アウトライン表示］での編集(▶340 ページ)と同様の操作で SmartArt 内に新しく段落を追加したり，削除したり，レベルを変更したりすることができる。これにより，SmartArt 全体の構成を容易

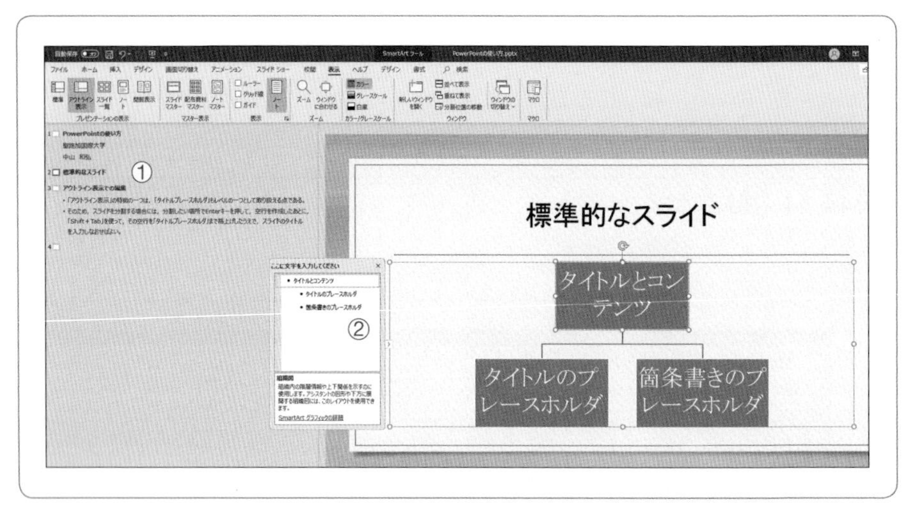

▶図 14-13 「SmartArt」内だけの［アウトライン］表示

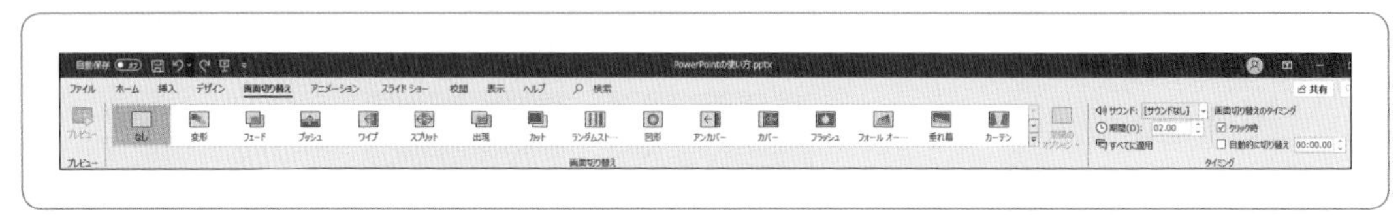

▶図 14-14 ［画面切り替え］リボン

に変更することができる。

9 アニメーションの設定

◉［画面切り替え］の設定

［画面切り替え］リボンでは，1 枚 1 枚のスライドを切りかえるときのアニメーションを設定できる(▶図 14-14)。さまざまな切りかえ方法が標準で用意されているが，あまり特殊な方法を設定すると，視聴者の興味が話の内容からそれてしまうので，避けたほうがよい。

◉ プレースホルダのアニメーションの設定

アニメーションを設定したいプレースホルダを指定し，［アニメーション］リボンの［アニメーション］を使うと，プレースホルダ内の文字を表示するときの方法(スライドインなど)が指定できる(▶図 14-15-①)。［アニメーション］リボンには，さらに［効果のオプション］(▶図 14-15-②)や［開始］のタイミング(▶図 14-15-③)などを指定できるようになっている。

◉［アニメーションウィンドウ］による設定

［アニメーション］リボンの［アニメーションウィンドウ］を選択すると，作業ウィンドウが右側に表示されるので利用しやすい(▶図 14-15-④)。

作業ウィンドウ内で，アニメーション一覧画面の左下にある［▾］で内容(個

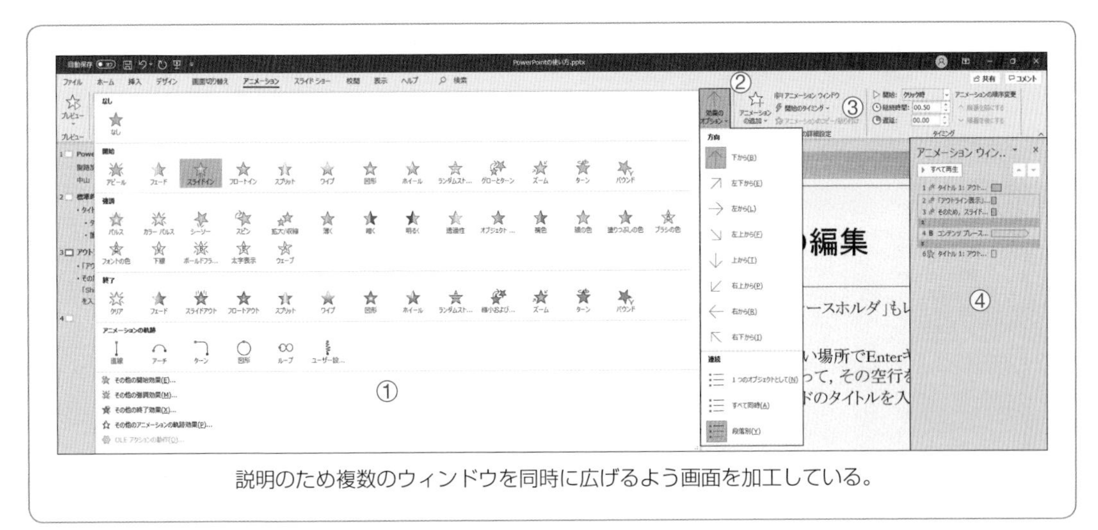

説明のため複数のウィンドウを同時に広げるよう画面を加工している。

▶図 14-15　アニメーションの設定画面

別のレベル)をすべて表示し，それぞれのレベルの右側に出る［▼］をクリックして表示されるメニューで，個別に［開始］のタイミングや［方向］，表示される［速さ］などの詳細を指定することができる。なお，[Ctrl]＋クリックや[Shift]＋クリックで複数のレベルを選択して一度に同じ指定をすることも可能である。

◉ 図形・テキストホルダへのアニメーション設定

図形で挿入した矢印や，テキストホルダにアニメーションを設定する場合も基本は同じであり，マウスで選択して個別にアニメーションを設定する。画面表示の順番は一覧内の順序を上下にかえることで，自由に変更可能であり，プレースホルダの表示の途中で，図形を表示することも可能である(▶図 14-16)。クリックごとに画面に，表示される順番([アニメーションウィンドウ］の番号：▶図 14-16-①)が明示されるので，それで確認したり，実際に［再生］ボタンで画面に再生したりして確認するとわかりやすい。

なお，図 14-16 の画面では 3 番が［左矢印］と［テキストボックス 6：画面切り替え］の両方についている。これは，テキストボックスに［直前の動作の後］と指定したためである。この指定をすることで，マウスをクリックしたタイミングでまず「矢印」があらわれ，それに続いて「画面切り替え」と書かれた「テキストボックス」が表示されるようになる。

◉ その他のアニメーション効果

［アニメーション］リボンの［アニメーションの追加］を選択することにより，表示させるとき(開始)のアニメーションだけでなく，すでに表示している文字の色をかえたり，点滅させたり(強調)，画面から消したり(終了)など，さまざまな動きを加えることができる。

また，Excel で作成したグラフにアニメーションを追加し，効果のオプショ

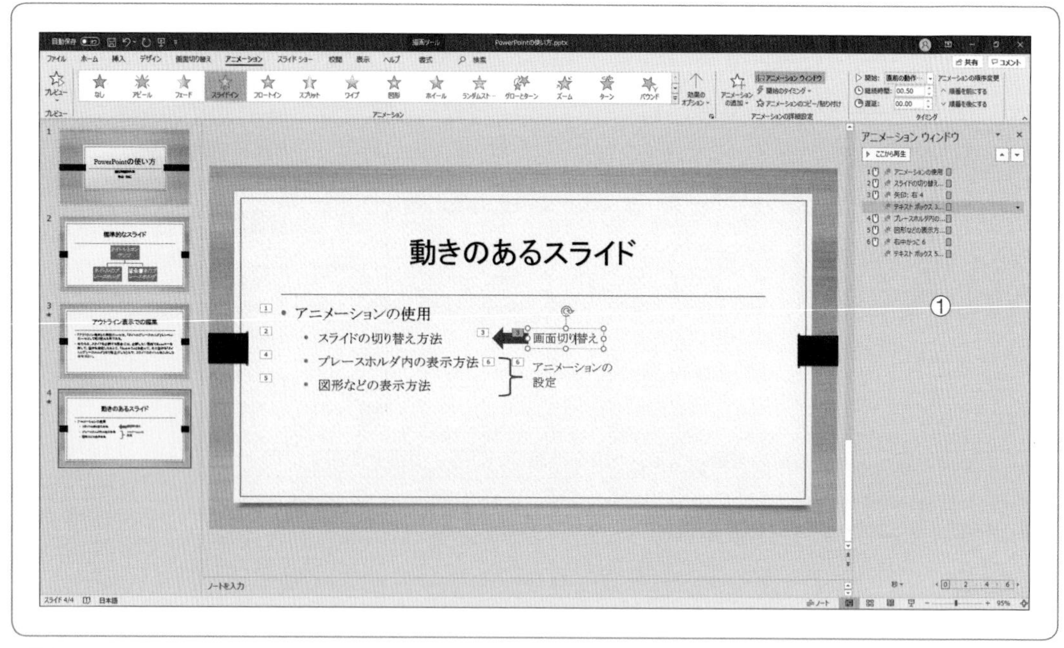

▶図 14-16 図形・テキストホルダへのアニメーション設定の例

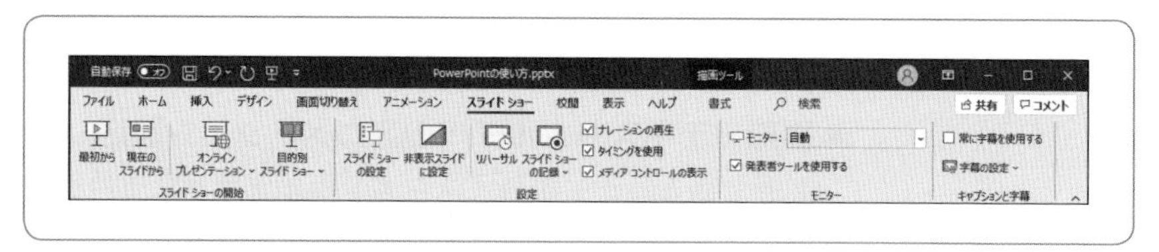

▶図 14-17 ［スライドショー］リボン

ンを設定することで，棒グラフを 1 本ずつ順に表示するなどのプレゼンテーションも可能である。

10 スライドショーの実行

実際に最初のスライドから画面に表示するためには，［スライドショー］リボンの［最初から］（または［F5］キー）を選択する（▶図 14-17）。また，途中から始める場合には，［現在のスライドから］（または［Shift］+［F5］キー）を選択する。

マウスをクリックすることで，次のスライドに移動したり，アニメーションが動いたりするが，そのほかに，［Enter］キーやスペースキー，［→］キーでも，同じ動作をする。また，一度表示したスライドやアニメーションをもとに戻すには，［Backspace］キー，［←］キーを利用すればよい。

なお，マウスのスクロールボタンを使うと，簡単に前後のスライドに移動することができる。

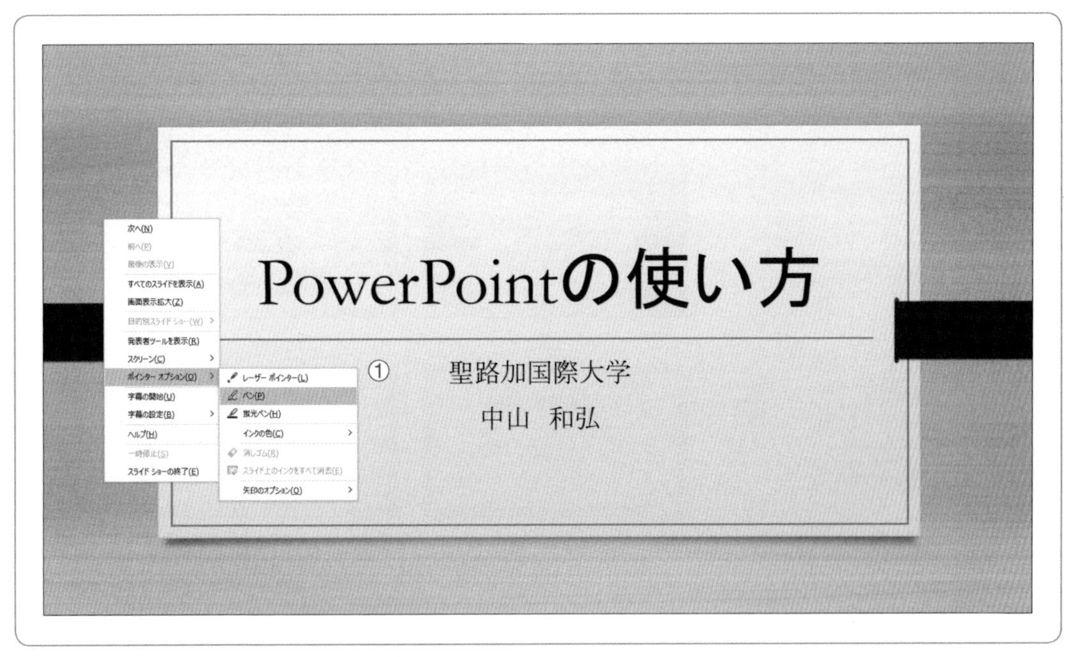

▶図 14-18　スライドショー中の画面操作メニュー

最後まで行くと，メッセージが出て終了するが，途中で終了する場合には，［Esc］キーを利用する。

スライドショーの途中で，マウスの右ボタンを押すと，図 14-18-①のメニューが表示され，任意のスライドに移動したり，［スクリーン］で画面を一時的にホワイトアウトにしたり，画面にペンで書き込んだりすることもできる。

なお，このメニューで「発表者ビューを表示」を選択すると，プロジェクタを接続していなくても発表者ビューになる。また，「ポインターオプション」から「レーザーポインター」を選択すると，マウスをレーザーポインタとして利用できる。この方法を使えば，接続されている複数のモニタや，遠隔講義での利用時などにもポインタを表示できるため効果的である。

11 印刷の方法

［ファイル］メニューで［印刷］を選択すると，右側に印刷プレビュー画面つきの印刷メニューが表示される（▶図 14-19）。

スライドの印刷▶ 印刷レイアウトで［フルページサイズのスライド］を選択した場合には，用紙 1 枚に 1 つのスライドを印刷するモードになっており，画面の細かなチェックや修正のための書き込みができる。

配布資料の印刷▶ 印刷レイアウトを［配布資料］から選択すると，1 ページあたり複数のスライドを並べた資料が印刷できる（▶図 14-19-①）。ここで，レイアウトを［3 スライド］にすると，各スライドのノートペインも同時に印刷されるため，発表原稿に利用できる。

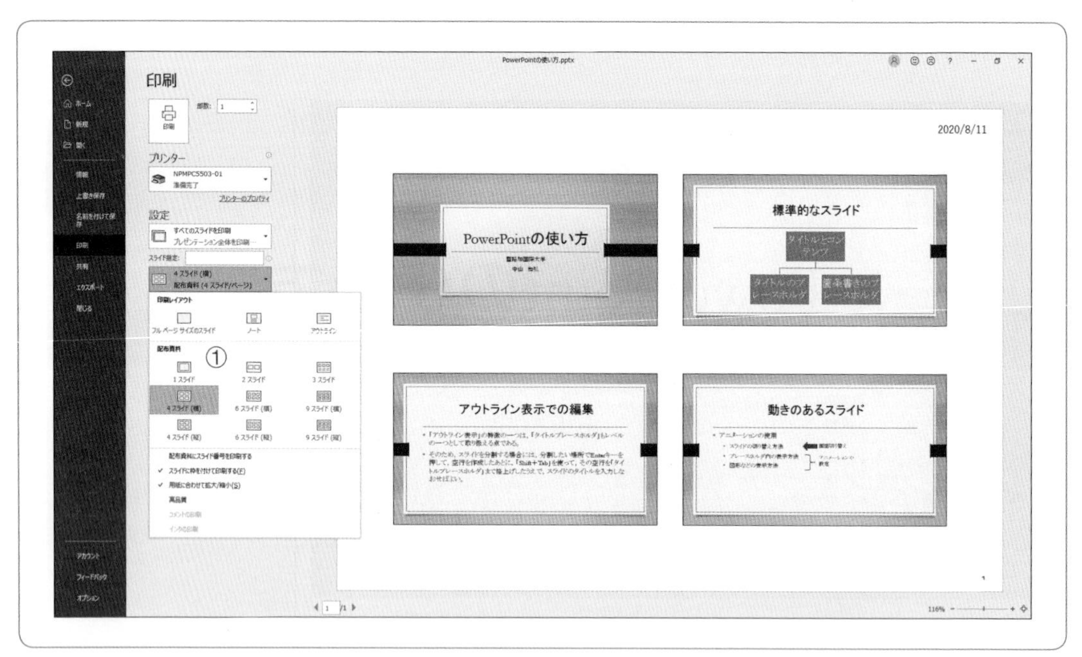

▶図 14-19 印刷メニュー画面

［配布資料］での印刷で 1 ページ［1 スライド］という設定にした場合には，［スライド］での印刷と同じように見えるが，事前に［表示］リボンの［配布資料マスタ］を利用することで，ヘッダーやフッターを使って日付や担当者名などを入れられるので，配布資料としてより適している。ちなみに，企業の営業担当者が説明資料としてよく持参してくるのは，PowerPoint で作成したこの形式の資料である。営業担当者の説明も研究発表も，「聞いている人に，わかりやすく説明する」という点では同じである。看護師として臨床現場に出て，患者などにいろいろな説明をする場合にも PowerPoint を用いて，聞いている人にわかりやすい資料をつくるとよい。

なお，複雑なアニメーションを設定したものを印刷した場合は，図や文字が重なって見づらくなることがあるので注意が必要である。

12 ファイルの保存

プレゼンテーション形式での保存▶

作成した資料を保存する場合には，Word や Excel と同じように，［ファイル］メニューから［名前を付けて保存］を選択し，［PowerPoint プレゼンテーション］を選んで，［保存場所］や［ファイル名］を指定すればよい（拡張子は「pptx」となる）。

ただし，自分のパソコン以外を利用してプレゼンテーションを行う場合には，古いバージョンの PowerPoint しかインストールされていないことも考えられるため，［ファイルの種類］を［PowerPoint97-2003 プレゼンテーション］の形式でも保存しておくとよい（拡張子は「ppt」となる）。

PDF 形式での保存▶ PowerPoint がインストールされていないパソコンの場合でも，プレゼンテーションを行う方法がいくつかある。たとえば，アドビ社が開発したPDF形式で出力したファイルを用意しておけば，「Adobe Acrobat Reader（アドビアクロバットリーダー）」の「フルスクリーンモード（[Ctrl]＋[L]）」で表示する方法が可能である。各スライドの切りかえはマウスや矢印キーなどを使ってPowerPoint とほぼ同じように操作できるものの，アニメーションなどは無効になってしまうので，注意が必要である。

13 スライド作成の注意点

長い文章を避ける▶ 実際のプレゼンテーションでは，１枚のスライドは１分程度を目安として，要点を大きな文字でわかりやすく表記することが重要である。よく，１枚のスライドに長い文章が書いてあり，それをそのまま読んでいる発表を見かける。このような発表では，聞き手がスライドの長い文章をじっくり読んでいると，読んでいる箇所と口頭で発表されている箇所とがずれてしまい，なにを話しているのかがわからなくなってしまうことがある。

スライドをつくるときのポイントは，聞かせることと見せることを区別することである。なるべく要点を箇条書きにして，長い文章は避ける。

アニメーションの利用▶ さらに，アニメーションを使って，説明と同時に文章が順にあらわれたり，要点の部分の色がかわったり，図形の動きで強調するようにすれば，より効果的に印象に残すことが可能である。

第三者のチェック▶ 自分でチェックしても，先入観などで誤字・脱字などを見逃してしまうことがよくある。そのため，作成したスライドは必ず第三者にチェックしてもらう必要がある。スライドに誤字・脱字があると発表内容全体の信頼性が著しく落ちてしまうことになるため，細心の注意が必要である。また，専門用語や略語なども自分では気づかないうちに使用していることがあるので注意する。

14 スライド発表の注意点

リハーサルの実施▶ まず，リハーサルをきちんと行うことが重要である。発表時間による内容の取捨選択が必要なことはもちろんであるが，原稿を目で読んだ場合と，耳から聞いた場合では，同音意義語などもあるため，その内容のわかりやすさが大きく異なる。そのため，発表内容を知らない第三者に実際に聞いてもらうことが重要である。何度も繰り返すことで発表原稿を覚えることもでき，スムーズに話すことができるようになるはずである。

発表時の注意点▶ 当日は，はじめに所属・名前や発表のタイトルなどを紹介してから，大きな声ではっきりと落ち着いて話すように心がける。原稿ではなく，なるべく会場の参加者やスライドを見ながら発表内容に自信をもって話すことが重要である。また，終わりのあいさつなどもきちんとすると印象がよい。

発表後の質問への準備▶

発表のあとには，会場の参加者などから質問があることが多いので，あらかじめ想定される質問とその回答を検討しておく。また，手もとには関連資料と質問を書きとめるための筆記用具を用意するとよい。想定質問に対する追加説明のためのスライドも準備しておくとさらによい。

質問に対して，あまりに見当違いの答えをしてしまうと，発表内容の信頼性も落ちてしまうので慎重に答える必要がある。なかには想定外や見当違いの質問も見受けられるが，その場合には発表に問題があって相手にうまく内容が伝わっていないことが原因なので，むやみに反発するのではなく，大切なアドバイスとして「今後の課題」とするほうがよい。

B　インターネットにおける発表とコミュニケーション

① ウェブサイトでの発表

1 インターネットを通じた成果の共有

本書でこれまで学習してきたように，データや情報は，共有することで知識に結びつけられる可能性がある。したがって，せっかく努力して調べたり研究したりして得られた成果は，なるべく多くの人に見てもらいたいものである。

従来は，たとえ成果が学術雑誌などに掲載されても，発行元の学会や出版社が無料で公開していなければ，限られた人にしか見てもらえなかった。しかし，近年はインターネットを使って成果の概要を紹介したり，内容をそのまま公表したりできるようになり，成果を広く見てもらうための最も効果的な方法になっている。

成果を公表することに対して，「恥ずかしい」「自信がない」などと思う人もいるかもしれない。そのような感情を抑える必要はないが，学会で発表できるような内容でなくても，内容にかかわらず，見る人はなんらかの情報として参考にしたり，活用したりする可能性をもっているので気にすることはない。また，成果に限界や短所があっても，それをきちんと説明しておけば，その範囲で十分に貴重な成果である。

インターネット上の情報は利用者の責任で利用することになっており，それに価値があるかどうかは，見る人が決めることで，出す側が決めることではないのである。

2 結果を返す義務

調査・研究において大事なことは，その結果が，最終的に誰のためになるかである。加えて，その結果が誰の協力を得てできたものなのかも忘れてはならない。したがって，協力者の人々に報いるためにも，結果は公表する義務がある。

たとえば，文献を調べた場合であれば，多くの人の協力を得てその文献は書かれている。また，文献が手に入るまでの経緯について考えると，図書館の司書をはじめ，多くの人の手を経て文献を手に入れることができるのである。そのようにして得た結果を，自分だけのためではなく，公表することによってできるだけ多くの人に役だてることができれば，かかわってくれたすべての人への恩返しになる。

患者や市民を対象にインタビューしたり，調査したりした場合も同様である。たとえ，どのような規模の調査・研究であろうとも，対象となってくれた人は，「研究目的なのであれば」「少しでも人の役にたつのであれば」と思って参加を承諾してくれたのである。また，対象者のほかにも，研究を指導してくれた教員，アドバイスをくれた友人・知人もいる。これらの人々の協力にこたえるためにも，調査・研究の結果は公表することによって最大限に役だてるようにするべきである。

3 看護系大学による公表

看護職の仕事や看護学という学問は，社会に十分理解されているとはいえない。このような現状に対し，一般の人々に向けた看護の紹介を，簡単に行えるのがインターネットのよいところである。できる限りの範囲で，わかりやすくほかの医療者や患者，市民に公開するようにしよう。

看護系大学による取り組みの例▶

ここでは結果の公表の例として，看護系大学による取り組みを紹介する。大学は，専門的な知識を教育する機関でもあるが，基本的には，その専門的知識を生み出すための研究をする機関であるため，教育や研究の成果を社会に返さなくてはいけない。なぜなら，教育や研究には，国民の税金がさまざまなかたちで使われており，そこでは多くの人の協力を得ているからである。そのため，多くの看護系大学は看護の知識や研究成果を公開し，地域や社会と看護職のつながりをつくることを目ざしている。

たとえば，聖路加国際大学の『看護ネット』では，広く市民に看護のことを知ってもらうために，相談による交流の場や，看護学の研究の紹介を行っている(▶図 14-20)。兵庫県立大学看護学部の『災害看護 命を守る知識と技術の情報館』は，2011 年の東日本大震災でも多く活用された看護の「技」を紹介している。いずれも，市民からの評価を受けたり，多くの人々と交流・つながりをもてたりする場所となっている。

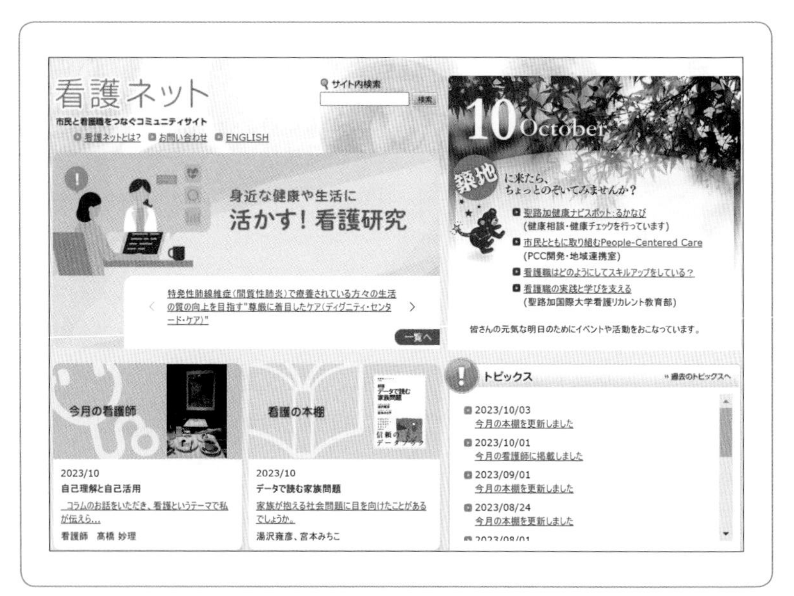

▶図 14-20 聖路加国際大学の『看護ネット』(http://www.kango-net.luke.ac.jp/)画面例

4 サイトでの公表のポイント

一般のサイトで公表する場合は，見てもらいたいページをずっと固定しておいておけるのが利点である。インターネット上をさがせば，無料でサイトを作成できるサービスはいくつも見つけられる。プロバイダと契約していれば，たいていはウェブサイト作成のサービスも提供しており，多くはメニューに従って，タイトルを入力したり好きなデザインを選んだりしていけば，自動的にウェブサイトができあがる。

一方，ブログなどのソーシャルメディアでは，日々の書き込みや投稿を一般のウェブサイトよりも気軽に公表・蓄積することができるが，基本的には新しい内容の書き込みと同時にページは更新される。そのため，ソーシャルメディアを用いる場合は，過去のものがわかりやすいようにキーワード別に分類しておくとよい。

注意点▶ 健康医療情報についてインターネットで情報提供する場合は，誰もが利用しやすいものにする必要がある。

著作物としては，基本的に，インターネット上の情報であっても，紙に書かれた情報と注意点は同じであり，特別に区別するものではない。そのほか，高齢者や視覚障害者などでも情報が得られるかというアクセシビリティやユーザビリティの問題(▶33ページ)，ウェブサイトのわかりやすさ，個人のプライバシーなど倫理的な問題(▶第6～8章)にも気をつける必要がある。

これらの注意点を含めてまとめられたものとしては，日本インターネット医療協議会による「eヘルス倫理コード」[1)]がある。世界的には，HON(Health on the Net)の倫理基準(HON Code of Conduct)[2]がよく知られている。健康医療情報サイトが満たすべき「コンテンツの8つのガイドライン」が作成されているので，参考にするとよい[*1]。これらで重視されていることは，倫理的な問題をはじめ，文献などの出典の明記はもちろん，作成者の氏名と連絡先，作成や更新の日付を明記することであり，信頼できるコミュニケーションのためにはとても大切なことである。

② ソーシャルメディアの利用

1 幅広い専門の人とのコミュニケーション

ソーシャルメディアを使えば，すぐに見たり読んだりできるだけでなく，すぐに情報発信することができる(▶26, 28, 188ページ)。現在，これらのメディアによって，気軽に日常的なコミュニケーションが可能となっている。

ソーシャルメディア元年といわれた2010年以来，ソーシャルメディアは成長しつづけ，世界的にも重要なメディアとなってきている。X(エックス，旧Twitter)やFacebook(フェイスブック)，YouTube(ユーチューブ)，ブログは，アメリカ看護師協会，世界保健機関(WHO)，各国の厚生労働省にあたる行政機関，主要な大学や研究所をはじめ，看護や医療関連の組織や団体によって多く活用されている[3]。

たとえば，アメリカの『ベストホスピタルBest Hospitals』で選ばれる優秀病院は，すべて，X(旧Twitter)をはじめとしたソーシャルメディアを利用している。とくに，そこで1・2位を争うメイヨークリニックは，ソーシャルメディアのセンターをもち，いかにそれを人々の健康に役だてるかを考えている。そして，職員に対して患者とのコミュニケーションのためにFacebookやX(旧Twitter)の使い方をトレーニングしている。

このように，患者と医療者は，ソーシャルメディアによって，いつでもつながっていることで，健康を実現する方向へ向かっているのである。

そして，看護学は，医学系だけでなく，心理・社会的な多くの学問領域との接点がある学問領域であり，これにより幅広い人間理解ができるのである。学生時代は，多くの教員や学生との出会いや交流があるほど，幅広い人間理解につながる。さまざまな機会でめぐりあっても，その後コミュニケーションを継続しておくためには，互いに情報を発信して共有する必要がある。

具体的な活用例▶ 現在，学習に関する理論では，グループによって互いに意見を交換し，協力して学習を進める学習(協調学習)が効果的とされている。そのためには看護学

＊1 コンテンツとは，サイトの内容・記事のことである。ちなみに，これらは認証制度も備えていて，基準を満たせば認証マークを使うことができるようになる。

生だけの小規模な学校に通っている学生であっても，インターネット上で幅広い専門の人々とグループをつくってコミュニケーションを交わしながら，たすけ合うことが有効な学習方法である。

たとえば，ソーシャルメディアを使って，ふだんから学習における疑問点やポイントを記録したり，読んだ文献のまとめやポイントについてのノートやメモなどを共有すれば，互いの参考になる。もし勘違いやミスがあっても，指摘し合うようにすることが学習になる。

コミュニケーション相手の検索方法▶ コミュニケーションの相手をさがすには，X(旧 Twitter)ではユーザを検索できる機能があり，プロフィールを検索できるサイト「ツイプロ(https://twpro.jp/)」も活用できる。X(旧 Twitter)を検索できる「Yahoo! リアルタイム検索(https://search.yahoo.co.jp/realtime)」などを利用するとよい。「看護」「看護学生」などのキーワードをはじめ，関心のある他職種として「医師」「薬剤師」などで，また各専門領域の専門家として「心理学」「社会学」などで検索してみるとよいだろう。また，そこで出会った人がどのような人とつながりをもっているのかをさがすのも有効である。

2 ソーシャルメディアリテラシー

投稿は受け取る側の立場に立って▶ 2010年，アメリカの看護大学生が，トレーに入った胎盤から出た臍(へそ)の緒をつまみあげ，満面の笑顔でとった写真を Facebook に投稿し，退学になったというニュースが話題になった[4]。処分に対し，学生は写真の投稿は教員に許可を得ており，匿名(とくめい)のドナーから提供された胎盤を用いた授業でのことで匿名性を侵害していないとして，復学を求める訴状を裁判所に出した。

学生は「私たちは，胎盤を観察したあの日は，看護師として重要な瞬間だと思ったのです。なぜなら，この驚くべき臓器は子どもに必要なすべての栄養を9か月間も提供してきたからです」と述べた。裁判の結果，退学処分は無効となり，学生は復学できることになったが，賛否両論を巻きおこした。

日本でも似たような事件はおこっており，不適切な投稿がマスコミに広がって退学になった事例がある。看護のために大切な学びをシェアしたい気持ちがあふれた結果とみられるか，なんの配慮もない投稿とみられるかは，見る人の立場によっても異なる。学んだ喜びやその努力を表現したり，学んだ最新の内容を紹介したりすることは，市民や患者にとって有益であれば信頼や尊敬を得ることにつながるが，投稿がどのようにみえるかには配慮が求められる。

ソーシャルメディアリテラシー▶ 責任をもってソーシャルメディアを使いこなす力は，**ソーシャルメディアリテラシー**ともよばれる。ソーシャルメディアは，誰もがオープンに参加できることこそが特徴であり，情報の「つくり方」「まもり方」「広め方」「つながり方」についてのスキルが必要となる。

情報の「つくり方」では，誰にとっても「いかす」ことが容易なものをつくる力が必要である。「まもり方」では，個人情報や著作物などが，当初の利用目的から外れたかたちで「入手」されることの問題を知る必要がある。そして，「広め方」では，自分の出す情報は，どのような人たちに「入手」「理解」「評価」「活用」され，どのような影響や反響をもたらすと考えられるかを想像できる力が求められる。

ソーシャルメディアでも引用は重要であり，引用のない書き込みをすることや引用先の確認をしないでシェアして拡散することは，デマ防止の点からも大きな問題である。

さらに，情報のシェアによって，「つながり」ができていくが，そこで「つながり方」が問題となる。「友だち」になるかならないか，個人としてつながるのか看護者としてつながるのかなど，つながりを深めるためには，プライバシーを共有する範囲やそのメリット・デメリットを判断する力が求められる。

ICNのガイドライン▶

ソーシャルメディアの普及に伴い，世界の看護職の団体は，その利用に関するガイドラインを作成している。国際看護師協会(ICN)はソーシャルメディアについての所信声明[5]を出している。そこでは，「ICNは，健康増進や疾病予防のため，および，保健医療プログラムやサービスの促進のためにソーシャルメディアを活用する恩恵を認識する。ソーシャルメディアは適切に利用すれば，時宜を得た信頼できる保健医療情報へのアクセスを増加することができ，また，この情報をより幅広い人々と共有するためのツールを，保健医療の提供者および消費者に対して提供することもできる。さらには，看護の貢献を一般市民に知らせ，世界的に看護のイメージを強化するための仕組みとしても活用することができる」と，信頼できる情報の共有と看護のアピールについて述べている。そのうえで，利用に伴うリスクについても認識と理解が必要であるとし，看護師に必要な行動のリストをあげている。

イギリスの看護・助産審議会(NMC)のガイドラインでも，ソーシャルメディアは，責任をもって適切に用いれば，看護師・助産師・看護学生にとって有益とされている。そしておこりえるリスクとして，以下のことをすれば，資格停止，学生なら資格が取れなくなると警告している[6]。

- 機密性の高い情報を不適切にシェアすること
- 患者やケアを受ける人々の写真を同意なしに投稿すること
- 患者について不適切なコメントを投稿すること
- 人々をいじめたりおどしたり不当に利用すること
- 患者やサービスの利用者と関係を築いたり追い求めたりすること
- 個人情報を盗んだり誰かになりすましたりすること
- 暴力や自傷を促すこと
- 憎悪や差別をあおること

アメリカの看護連盟全国協議会(NCSBN)のガイドラインでも，まずソーシャルメディアの利点として，看護職どうし・患者・市民とのつながりやサポートをあげながら，日々記録をすること journaling や反省的実践 reflective practice が，看護の実践には効果的であると指摘している。また，イギリスと同様にリスクをあげながら，次の迷信と誤解について紹介している[7]。

- 投稿ややりとりは，プライベートなもので，対象とする受信者しかアクセスできない(一度投稿されたものは他人に広めることができることをわかっていないかもしれない)
- サイトから消したコンテンツはもうアクセスできない(投稿された瞬間からサーバーに残っていて，いつも裁判で発見される)
- 対象とする受信者にしかアクセスできないやりとりであれば，患者の個人情報を明らかにしても罪はない(この場合もやはり守秘義務違反である)

活用のメリットとともにリスクを認識することが必要であるが，これらのリスクはインターネットに限った話ではない。学校や職場，飲食店などで，看護関係者とわかる人が，ここだけの話と人に聞かせられない話をすれば同じであり，それらが投稿されることもありえる。

多様な人々についての学びあう場▶

ソーシャルメディアとは，「ソーシャル」すなわちつながりから学ぶことができる「場」(メディア)である。いわゆる「炎上」をおそれるよりも，一般社会でしてはいけないことについて学び合うほうが重要である。

ソーシャルメディアでは，よくもわるくも，ふだんは会えないような多様な立場や価値観の人々に出会う。自分と違うから間違っているとせめ，自分の考えを押しつける人，人に勝手にラベルをはって批判する人，1 人ひとりの違いを尊重して自分の思い込みに気づけたことに感謝する人などさまざまである。

このような場で学び合うためには，偏見や差別，虐待，ハラスメント，犠牲者非難など，その人個人の責任ではないこと，容易にかえられない属性・特徴に基づく言動には敏感でなくてはならない。

3 沈黙から発言へ

ソーシャルメディア上では，医療に関連した事件や問題などが報じられれば，多くの医療関係者が声をあげている。また，患者や市民が，専門家の解説を求めていることもある。これらの場面では，医師や医学生が発言していることもあるが，看護職や看護学生らしき人の発言は目だたない。

メディアでは，第 1 章で紹介した議題設定効果(▶16 ページ)によって，多く発言するほうが重要に思われやすい。看護関係者が沈黙していると，そこにはいないのと同然になり，現在の医療や看護はいまのままでよい，と考えているととられることになる。これからは，看護関係者が患者中心の視点から積極的に発言し，看護学の重要さをメディアにアピールすること大切である。このことは，ジャーナリストが，「看護職は，その重要性を十分に世間に知らせていない，沈黙していてはいけない」と訴えた著書『沈黙から発言へ』(ブレッシュ＆ゴードン，2002 年)のタイトルのとおりである。

看護学生と看護学の教員・研究者・実践家，そして，医師，薬剤師，管理栄養士，臨床心理士，診療放射線技師，作業療法士，理学療法士，社会福祉士，介護福祉士，介護支援専門員などの他職種やそれを学んでいる学生たち，そして，保健医療の対象となる患者や市民とのコミュニケーションを幅広く行ってみよう。最初はできなくても，ほかの人の方法から学んだり，いろいろと試したりしてみればよい。インターネットはたすけ合いのコミュニティであり，手を差しのべてくれる人が必ずいるだろう。その経験が，実践の場に出たときに，必ず役にたつことは，本書で述べてきた看護における情報とコミュニケーションとはなにかをふり返ってみれば，想像がつくであろう。

ゼミナール
復習と課題

❶「自分が将来どのような看護師になりたいか」「そのためにどのようなことに取り組んでいるか」について，5分で発表するためのプレゼンテーション資料を作成しなさい。

❷ スライドショーを使って，❶で作成した資料を発表しなさい。

❸ 研究や調べたことをサイトで公表する際の注意点について説明しなさい。

❹ 看護について役にたちそうなソーシャルメディアやウェブサイトをさがして，なぜそれが役にたつのか，なぜその情報が信頼できるのか，それぞれ理由を述べなさい。

参考文献

1）日本インターネット医療協議会：e ヘルス倫理コードについて．＜https://www.jima.or.jp/code/＞＜参照 2020-06-01＞
2）HON（Health on the Net）：HONcode.＜https://www.hon.ch/cgi-bin/HONcode/principles.pl?Japanese＞＜参照 2020-06-01＞
3）中山和弘：ソーシャルメディアがつなぐ/変える研究と健康——Twitter を例に考える．看護研究 44(1)：86-93，2011．
4）福元ゆみ：@wnursing せかいのつぶやき #04「看護学生による胎盤写真投稿事件」．日本看護協会出版部．＜http://jnapcdc.com/archives/2829＞＜参照 2020-06-01＞
5）ICN 所信声明「看護師とソーシャルメディア」．＜https://www.nurse.or.jp/nursing/international/icn/document/policy/pdf/shakai-10-1.pdf＞＜参照 2020-06-01＞
6）Nurses and midwives Council：Guidance on using social media responsibly.＜https://www.nmc.org.uk/globalassets/sitedocuments/nmc-publications/social-media-guidance.pdf＞＜参照 2020-06-01＞
7）NSCBN：A nurse's guide to the use of social media. 2011.＜https://www.ncsbn.org/NCSBN_SocialMedia.pdf＞＜参照 2020-06-01＞

動画一覧

QR コードから動画サイトのリンクを読み込むことができます。

A 数値コードの文字列への置換
【258 ページ】

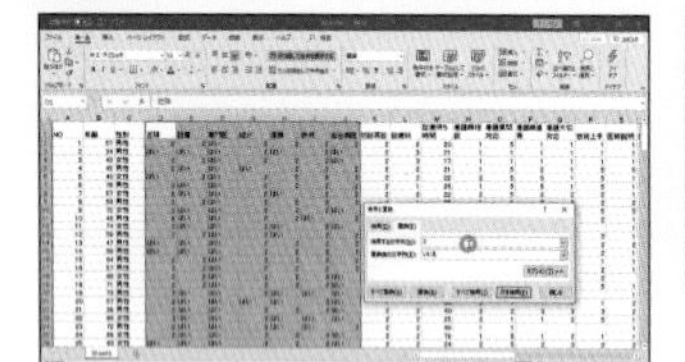

（1 分 30 秒）

B ピボットテーブルの使用例
【259 ページ】

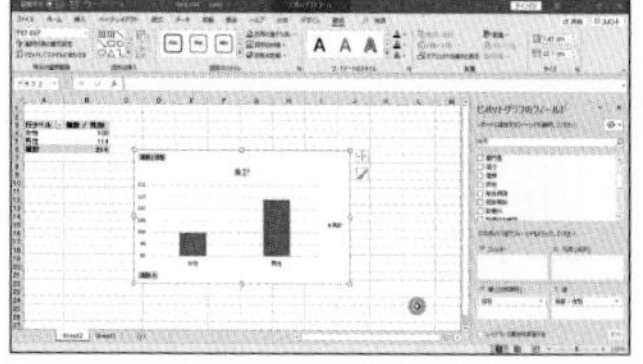

（40 秒）

C 量的データの単純集計
【264 ページ】

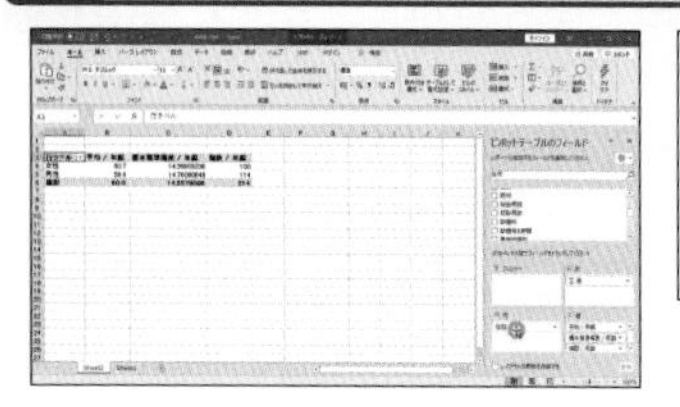

（2 分）

D 度数分布表とデータ分布グラフの作成
【266 ページ】

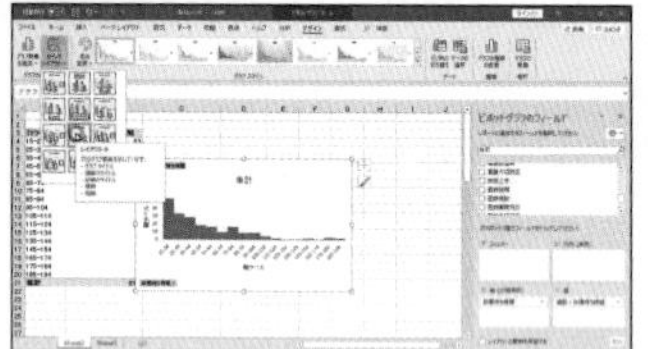

（1 分 40 秒）

E ［データ分析］の使用例
【268 ページ】

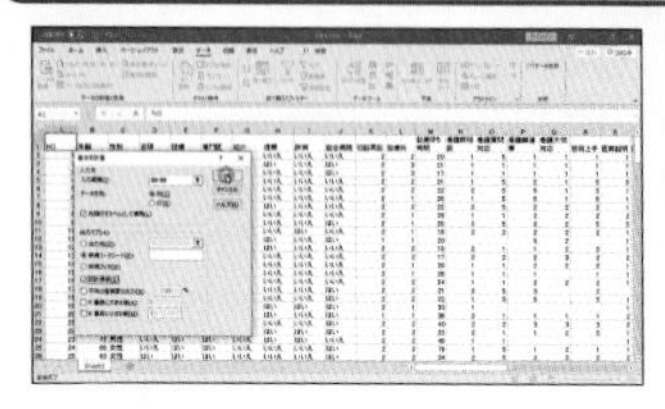

（50 秒）

F クロス集計表の作成
【276 ページ】

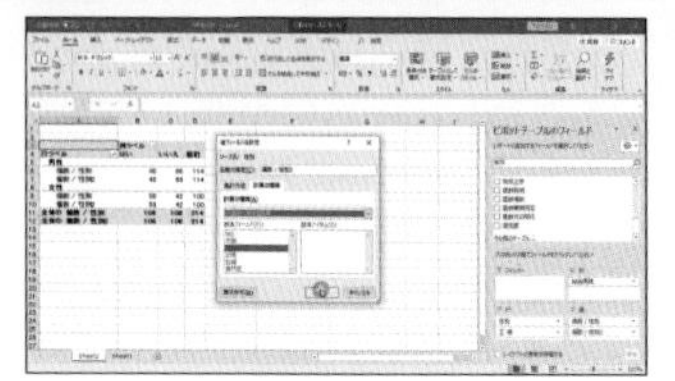

（1 分 15 秒）

＊パケット通信のご利用にあたっては，ご利用方法によりパケット通信料が高額となる場合もございます。ご契約内容をお確かめのうえ，思わぬ高額とならないように注意してください。なお，高額のパケット通信料が発生しても，当社では責任を負いかねますのであらかじめご了承ください。

＊本動画は，下記の動画配信サービスを利用しております。対応機種をはじめ，メンテナンス情報等は下の URL をご覧ください。ご利用される携帯電話の設定等によっては，意図しない表示になることがございます。
https://classtream.jp

＊QR コードは，㈱デンソーウェーブの登録商標です。

G 期待値の表を作成する手順
【279 ページ】

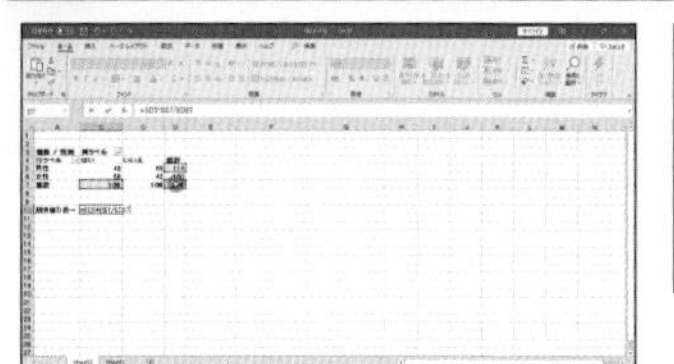

（1 分 15 秒）

H 女性・男性の年齢をはりつける手順
【284 ページ】

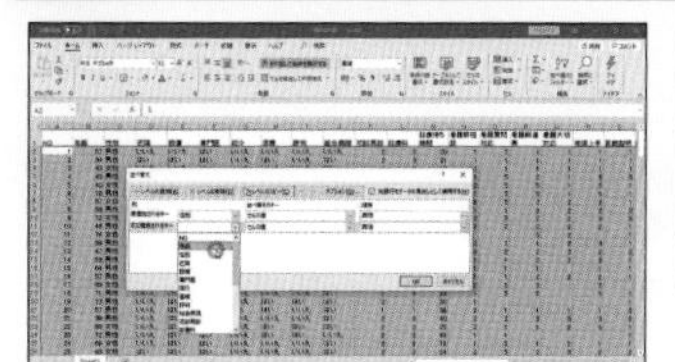

（2 分 20 秒）

I *F* 検定の手順
【284 ページ】

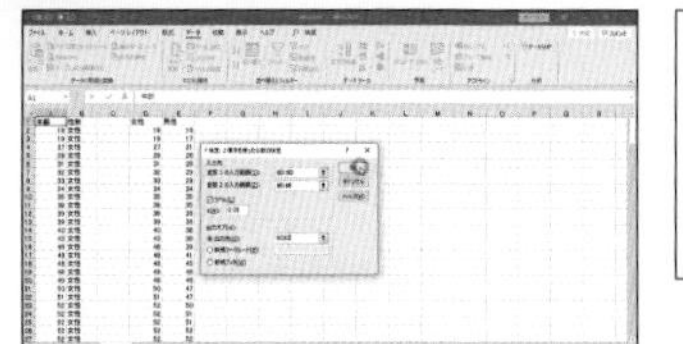

（1 分 10 秒）

J スチューデントの *t* 検定の手順
【285 ページ】

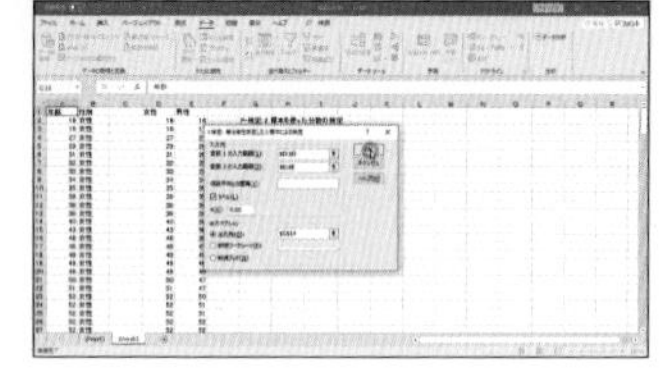

（1 分 10 秒）

K 散布図の作成例
【289 ページ】

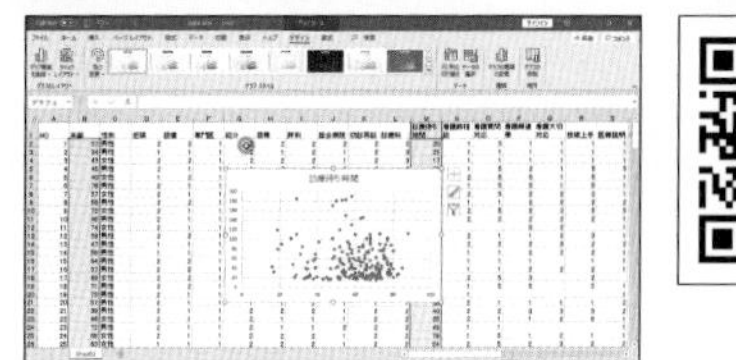

（25 秒）

L 回帰分析の例
【291 ページ】

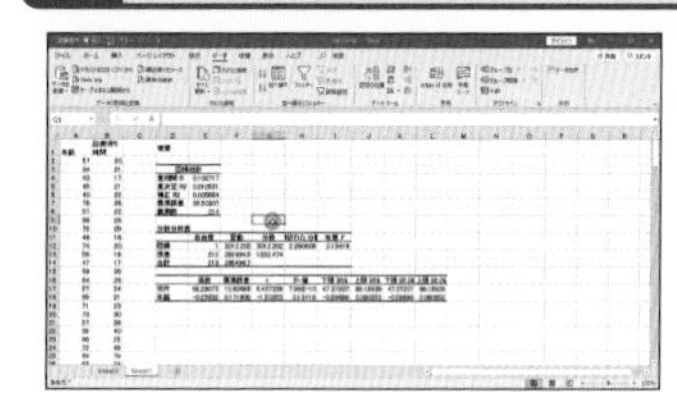

（1 分 45 秒）

索引

S－Y

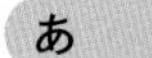

い

う

え

お

か